现代医院管理系列丛书

现代医院管理制度

（全3册）

·中·

主编 李亚军

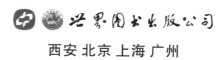
世界图书出版公司

西安 北京 上海 广州

《现代医院管理制度》
编委会名单

第三章　病历管理

第一节　病历书写基本规范

文件名称	病历书写基本规范	文件编号	YY－LC－×××
制定部门	×××	版本号	1.0
生效日期	20××－××－××	页数/总页数	×/××
修订日期	20××－××－××	有效期至	20××－××－××

1　**目的**:规范病历书写行为,提高病历质量,确保医疗质量和医疗安全。

2　**范围**:全院各临床、医技科室人员。

3　**定义**

　3.1　**病历**:指医务人员在医疗活动过程中形成的文字、符号、图表、影像、切片等资料的总和,包括门(急)诊病历和住院病历。

　3.2　**病历书写**:指医务人员通过问诊、查体、辅助检查、诊断、治疗、护理等医疗活动获得相关资料,进行归纳、分析、整理形成医疗活动记录的行为。

4　**权责**

　4.1　**书写病历限于下列人员**

　　4.1.1　本院的执业注册医师、护士、营养师、康复师、药师等专业人员。

　　4.1.2　经授权的进修医师、规培医师。

　　4.1.3　在上级医师或其他医务人员指导下的试用期医生、实习生。

　　4.1.4　其他医院批准的人员等。

　4.2　**医务人员**:按要求完成病历书写,负责病历的完整及整洁。

　4.3　**上级医务人员**:审查、修改下级医务人员书写的病历。

　4.4　**质量控制科**:制定《病历书写基本规范》制度,对运行病历质量进行监督管理。

　4.5　**病案管理科**:负责对终末病历质量进行监督管理,同时负责病历资料的收集、整理、分类、统计、归档、查阅等工作。

　4.6　**门诊部**:负责对门(急)诊病历质量进行监督管理。

　4.7　**护理部**:负责对护理病历质量进行监督管理。

5　**内容**

　5.1　**概述**

　　5.1.1　病历书写应当客观、真实、准确、及时、完整、规范。

　　5.1.2　住院病历书写应当使用蓝黑墨水、碳素墨水,门(急)诊病历和需要复写的资料可以使用蓝或黑色油墨的圆珠笔。计算机打印的病历应当符合病历保存的要求。

　　5.1.3　病历书写一律使用阿拉伯数字书写日期和时间,采用24小时制记录,如2017－12－15－09:41或2017年12月15日09时41分。

　　5.1.4　病历书写应当使用中文和医学术语。通用的外文缩写和无正式中文译名的症状、体征、疾病名称等可以使用外文(医院禁止使用的除外)。禁止在知情同意书、患者权利文书、出院指导、出院记录、其他患者,以及家属阅读或接受医疗服务相关信息的文书中使用缩写。

5.1.5 病历书写应当文字工整,字迹清晰,表述准确,语句通顺,标点正确。手工书写病历书写过程中出现错字时,应当用双线划在错字上,不得采用刮、粘、涂等方法掩盖或去除原来的字迹,加签名及时间。

5.1.6 病历应当按照规定的内容书写。实习医务人员、试用期医务人员、进修医师书写的病历,应当经过在本院合法执业的医务人员审阅、修改、签名。审阅时间不得超过 72 小时;特殊急、危重病情的患者病历需要 24 小时内审阅签写。

5.1.7 下级医师有提醒上级医生审查修改病历的义务,上级医务人员也有审查修改下级医务人员书写的病历的责任。上级医师审阅下级医师的查房记录后,用蓝黑墨水、碳素墨水签名;上级医师修改下级医师病历时,用蓝黑墨水、碳素墨水修改、签名,同时必须保持原记录清楚、可辨。

5.1.8 在抢救患者时,医师若下口头医嘱,护士必须当场记录医嘱内容、下医嘱时间及医嘱执行时间。医师必须在抢救结束后 6 小时内补记病史及口头医嘱,注明开具医嘱时间和补记时间,并签全名。

5.1.9 在病历中记录医务人员对患者进行的各种筛查与评估,如疼痛、营养及康复等状况。

5.1.10 在病历中记录患者使用的所有药物和患者对于用药或治疗的反应(包括不良反应)。

5.1.11 在病历中记录患者接受的操作情况,包括操作过程和结果。

5.1.12 在病历中记录对患者和家属进行的教育与指导。

5.1.13 知情同意书的签署。

5.1.13.1 对需要取得患者书面同意方可进行的医疗活动(如特殊检查、特殊治疗、手术、实验性临床医疗等),应当由患者本人签署知情同意书。患者不具备完全民事行为能力时,应当由其法定代理人或监护人签名;患者因病无法签名时,应当由其授权人签名;为抢救患者,在法定代理人或被授权人无法及时签名的情况下,可由医疗机构负责人或授权的负责人签名。

5.1.13.2 因实施保护性医疗措施不宜向患者说明情况时,应当将有关情况告知患者近亲属,并将谈话记录记入病程中,再由患者近亲属签署知情同意书。患者无近亲属或患者近亲属无法签署同意书的,由患者的法定代理人或关系人签署同意书。

5.1.14 医务人员对患者或其法定代理人、监护人等进行的书面告知书应归入病历,若无书面告知书,口头告知也应记录在《医患沟通记录单》中,让患者或其法定监护人、代理人等签名,并在病程记录中记录。

5.1.15 凡有药物过敏史者,应在体温单、病案首页注明药物名称。

5.1.16 其他需要记入病历的内容,按照医院相关规定的要求记入病历。

5.2 门(急)诊病历书写要求及内容

5.2.1 门(急)诊病历内容包括病历记录、化验单(检验报告)、医学影像检查资料等。

5.2.2 门(急)诊病历记录分为初诊病历记录和复诊病历记录。

5.2.2.1 初诊病历记录书写内容应当包括初次评估、就诊时间、科别、主诉、现病史、既往史,阳性体征、必要的阴性体征及辅助检查结果,诊断及治疗意见,医师签名等。

5.2.2.2 复诊病历记录书写内容应当包括再次评估、就诊时间、科别、主诉、病史,必要的体格检查和辅助检查结果,诊断、治疗处理意见及医师签名等。

5.2.2.3 急诊病历还应记录患者的就诊时间(具体到分钟)、离开时间、治疗结束时的结论、患者离院时的病情和患者的随访指导。

5.2.3 门(急)诊纸质病历的一般项目由患者或其法定监护人、代理人填写,由挂号处录入电脑,记录由接诊医师在患者就诊时及时完成。

5.2.4 急诊留观记录是急诊患者因病情需要留院观察期间的记录,重点记录观察期间的病情变化和诊疗措施,记录简明扼要,并注明患者去向。抢救危重患者时,应当书写抢救记录。门(急)诊抢救记录书写内容及要求按照住院病历抢救记录书写内容及要求执行。

5.2.5 门(急)诊患者需要住院治疗的,医师应告知患者和家属住院原因、初步的诊疗计划、预期的治疗结果、预计的费用及其他有助于患者与其家属做出住院决定的信息,并做记录,同时应书写门诊小结,内容包括门诊收住院小结、诊断等。

5.3 住院病历书写要求及内容

5.3.1 住院病历内容包括住院病案首页、评估单、入院记录、病程记录、出院记录、手术知情同意书、麻醉知情同意书、输血治疗知情同意书、特殊检查(特殊治疗)知情同意书、病危(重)通知书、医嘱单、辅助检查报告单、体温单、医学影像检查资料、病理资料等。

5.3.2 入院记录是指患者入院后,经治医师通过问诊、查体、辅助检查获得有关资料,并对这些资料归纳分析书写而成的记录。可分为入院记录、再次或多次入院记录、24 小时内入出院记录、24 小时内入院死亡记录。

5.3.3 入院记录、再次或多次入院记录应当于患者入院后 24 小时内完成;24 小时内出入院记录应当于患者出院后 24 小时内完成,24 小时内入院死亡记录应当于患者死亡后 24 小时内完成。如有医疗纠纷的可能,必须立即完成病历。

5.3.4 再次或多次入院记录是指患者因同一种疾病再次或多次住入同一医疗机构时书写的记录。要求及内容基本同入院记录,特点:主诉是记录患者本次入院的主要症状(或体征)及持续时间;现病史中要求先对本次住院前历次有关住院诊疗经过进行小结,再书写本次入院的现病史。

5.3.5 患者入院不足 24 小时出院的,可以书写 24 小时内入出院记录。内容包括患者姓名、出生年月日、性别、年龄、职业、入院时间、出院时间、主诉、入院情况、入院诊断、诊疗经过、出院情况、出院诊断、出院医嘱、医生签名等。

5.3.6 患者入院不足 24 小时死亡的,可以书写 24 小时内入院死亡记录。内容包括患者姓名、出生年月日、性别、年龄、职业、入院时间、死亡时间、主诉、入院情况、入院诊断、诊疗经过(抢救经过)、死亡原因、死亡诊断、医师签名等。

5.3.7 新入院患者由经治医师书写入院记录,首诊医师书写首次病程记录。

5.3.8 入院记录的要求及内容。

5.3.8.1 患者一般情况内容包括姓名、出生年月日、性别、年龄、民族、婚姻状况、出生地、职业、入院日期、记录日期、病史陈述者等。

5.3.8.2 主诉是指促使患者就诊的主要症状(或体征)及持续时间。一般不超过 20 字,能推导出第一诊断。

5.3.8.3 现病史是指患者本次疾病的发生、演变、诊疗等方面的详细情况,应当按时间顺序书写。内容包括发病情况、主要症状特点及其发展变化情况、伴随症状、发病后诊疗经过及结果、睡眠、饮食等一般情况的变化,以及与鉴别诊断有关的阳性或阴性资料等。

5.3.8.3.1 发病情况:记录发病的时间、地点、起病缓急、前驱症状、可能的原因或诱因。

5.3.8.3.2 主要症状特点及其发展变化情况:按发生的先后顺序描述主要症状的部位、性质、持续时间、程度、缓解或加剧因素及演变发展情况。

5.3.8.3.3 伴随症状:记录伴随症状,描述伴随症状与主要症状之间的相互关系。

5.3.8.3.4 发病以来诊治经过及结果:记录患者发病后到入院前,在院内、外接受检查与治疗的详细经过及效果。对患者提供的药名、诊断和手术名称需加引号("")以示区别。

5.3.8.3.5 发病以来一般情况:简要记录患者发病后的精神状态、睡眠、食欲、大小便、体重等情况。

5.3.8.3.6 与本次疾病虽无紧密关系、但仍需治疗的其他疾病情况,可在现病史后另起一段予以记录。

5.3.8.3.7 医师应在入院记录中记录患者入院前正在使用的所有药物名称及其用量、用法。

5.3.8.4 既往史是指患者过去的健康和疾病情况。内容包括既往一般健康状况、疾病史、传染病史、预防接种史、手术外伤史、输血史、药物过敏史等。

5.3.8.5 个人史、婚育史、月经史、家族史。

5.3.8.5.1 个人史:记录出生地及长期居留地,生活习惯,有无烟、酒、药物等嗜好,职业与工作条件,有无工业毒物、粉尘、放射性物质接触史,有无旅游史。

5.3.8.5.2 婚育史、月经史:婚姻状况、结婚年龄、配偶健康状况、有无子女等。女性患者记录初潮年龄、行经期时间、间隔周期、末次月经时间(或闭经年龄)、月经量、痛经及生育等情况。

5.3.8.5.3 家族史:父母、兄弟、姐妹健康状况,有无与患者类似疾病,有无家族遗传倾向的疾病。

5.3.8.6 体格检查应当按照系统循序进行书写。内容包括体温、脉搏、呼吸、血压、一般情况、皮肤、黏膜、全身浅表淋巴结、头部及其器官、颈部、胸部(胸廓、肺部、心脏、血管)、腹部(肝、脾等)、直肠肛门、外生殖器、脊柱、四肢、神经系统等。

5.3.8.7 专科情况应当根据专科需要记录专科特殊情况。

5.3.8.8 辅助检查指入院前所做的与本次疾病相关的主要检查及其结果。应当写明检查日期,若是在其他医疗机构做的检查,应当写明该机构名称及检查号。

5.3.8.9 初步诊断是指经治医生根据患者入院时情况,综合分析诊断结果。若初步诊断为多项时,应当主次分明。

5.3.8.10 书写入院记录的医师签名。

5.3.9 诊疗计划:患者入院 8 小时内,医师应综合护理评估和医疗评估的结果,制订针对性的诊疗计划。医务人员根据诊疗计划对患者进行治疗,并根据情况(病情变化、护理评估结果、会诊医生意见等)随时修订诊疗计划。诊疗计划及其修订都要记录在病历中。

5.3.10 病程记录是指继入院记录之后,对患者病情和诊疗过程进行的连续性记录。内容包括患者的病情变化情况、重要的辅助检查结果及其临床意义、上级医师查房意见、会诊意见、医师分析讨论意见、所采取的诊疗措施及效果、医嘱更改及理由、向患者及其近亲属告知的重要事项等。

5.3.11 病程记录的要求及内容。

5.3.11.1 首次病程记录是指患者入院后由首诊医师书写的第一次病程记录,应当在患者入院 8 小时内完成。首次病程记录的内容包括病例特点、诊断依据及鉴别诊断、诊疗计划、住院初次评估内容、出院计划等。

5.3.11.2 日常病程记录是指对患者住院期间诊疗过程的经常性、连续性记录。由医师书写,也可以由实习医务人员或试用期医务人员书写。书写日常病程记录时,首先标明记录日期,另起一行记录具体内容。对所有患者每日进行病情评估并记录病程记录。对病危患者,应当根据病情变化随时书写病程记录。

5.3.11.3 上级医师查房记录是指上级医师查房时对患者的病情、诊断、鉴别诊断、当前治疗措施疗效的分析及下一步诊疗意见等的记录。

　　5.3.11.3.1 主治医师首次查房记录应当于患者入院 48 小时内完成,内容包括查房医师的姓名、专业技术职务、补充的病史和体征、诊断依据与鉴别诊断的分析、诊疗计划等。

　　5.3.11.3.2 科室主任或具有副主任医师以上专业技术职务任职资格医师首次查房记录应当于患者入院 72 小时内完成,内容包括查房医师的姓名、专业技术职务、对病情的分析和诊疗意见等。

　　5.3.11.3.3 主治医师、科室主任或副主任医师日常查房记录间隔时间视病情和诊疗情况确定,内容包括查房医师的姓名、专业技术职务、对病情的分析、诊疗意见等。

5.3.11.4 疑难病例讨论记录是指由科室主任或具有副主任医师以上专业技术任职资格的医师主持、召集有关医务人员对确诊困难或疗效不确切的病例讨论的记录。内容包括讨论日期、主持人及参加人员姓名、专业技术职务、具体讨论意见及主持人小结意见等。疑难或危重病例讨论后,除在相应病例讨论本上记录外,还应在病程记录中记录完整内容或摘要。

5.3.11.5 交(接)班记录是指患者经治医师发生变更之际,交班医师和接班医师分别对患者病情及诊疗情况进行简要总结的记录。交班记录应当在交班前由交班医师书写完成;接班记录应当由接班医师于接班后 24 小时内完成。

5.3.11.6 转科记录是指患者住院期间需要转科时,经转入科室医师会诊并同意接收后,由转出科室和转入科室医师分别书写的记录,包括转出记录和转入记录。转出记录由转出科室医师在患者转出科室前书写完成(紧急情况除外)。转出记录应包括主诉、入院情况、入院诊断、重要的症状体征和阳性发现、诊疗经过(包括所接受的手术操作、药物及其他治疗)、目前情况、目前诊断及转科目的,特别要写明患者目前所有用药情况和采取的治疗措施。转入记录由转入科室医师于患者转入后 24 小时内完成。转入记录内容包括入院日期、转入日期、患者姓名、出生年月日、性别、年龄、主诉、入院情况、入院诊断、诊疗经过、目前情况、目前诊断、转科目的及注意事项或转入诊疗计划、医师签名等。转科后转入科室医师应在本班次内重新评估患者,重新开具医嘱。

5.3.11.7 阶段小结是指患者住院时间超过 30 日,由经治医师对本月病情及诊疗情况作总结。

　　5.3.11.7.1 内容包括入院日期、小结日期、患者姓名、出生年月日、性别、年龄、主诉、入院情况、入院诊断、诊疗经过、目前情况、目前诊断、诊疗计划、医师签名等。

　　5.3.11.7.2 交(接)班记录、转科记录可代替阶段小结。

5.3.11.7.3 对住院超过 30 日患者,科室要进行讨论、评价、分析。将讨论、评价、分析的结果以病例讨论的形式记录在病历中。

5.3.11.8 抢救记录是指患者病情危重,采取抢救措施时书写的记录。因抢救急危患者未能及时书写病历时,有关医务人员应当在抢救结束后 6 小时内据实补记,并加以注明。内容包括病情变化情况、抢救时间及措施、参加抢救的医务人员姓名及专业技术职称等。记录抢救时间应当具体到分钟。

5.3.11.9 会诊记录(含会诊意见)是指患者在住院期间需要其他科室或其他医疗机构协助诊疗时,分别由申请医师和会诊医师书写的记录。会诊记录应另页书写。内容包括申请会诊记录和会诊意见记录。申请会诊记录应当简要载明患者病情及诊疗情况、申请会诊的理由和目的、申请会诊医师的签名等。常规会诊应当由会诊医师在会诊申请发出后 24 小时内完成并记录,急会诊时会诊医师应当在会诊申请发出后 10 分钟内到场,并在会诊结束后即刻完成会诊记录。会诊记录应当有会诊意见,会诊医师所在的科别或医疗机构名称、会诊时间及会诊医师签名等。申请会诊医师应在病程记录中记录会诊意见执行情况。集体会诊尤其应当详细记录。

5.3.11.10 术前小结是指在患者手术前,由经治医师对患者病情的总结。内容包括简要病情、术前诊断、手术指征、拟施行手术名称和方式、拟施行麻醉方式、注意事项等,并记录手术者术前查看患者相关情况等。特殊情况需要紧急手术患者,须书写急诊手术术前小结,内容包括简要病情、术前诊断、拟施行手术名称、拟施行麻醉方式等内容。

5.3.11.11 术前讨论记录是指手术前在上级医师主持下,对拟施行手术方式和术中可能出现的问题及应对措施的讨论。讨论内容包括术前准备情况、手术时机、手术指征、手术方案、其他非手术替代方案,手术的利弊,可能出现的意外及防范措施、参加讨论者的姓名及专业技术职务、具体讨论意见、主持人小结意见、讨论日期、记录者签名等。3 级手术以上(含 3 级手术)择期手术均要进行术前讨论。

5.3.11.12 麻醉术前访视记录是指在麻醉实施前,由麻醉医师对患者拟施行麻醉进行风险评估的记录。麻醉术前访视记录另立单页。内容包括姓名、出生年月日、性别、年龄、科别、病案号、患者一般情况、简要病史、与麻醉相关的辅助检查结果、拟施行手术方式、拟施行麻醉方式、麻醉适应证、麻醉中需要注意的问题、术前麻醉医嘱,最后由麻醉医师签名并填写日期等。

5.3.11.13 麻醉记录是指麻醉医师在麻醉实施中书写的麻醉经过及处理措施的记录。麻醉记录应当另页书写,内容包括患者一般情况、术前特殊情况、麻醉前用药、术前诊断、术中诊断、手术方式及日期、麻醉方式、麻醉诱导及各项操作开始及结束时间、麻醉期间用药名称、方式及剂量、麻醉期间特殊或突发情况及处理、手术起止时间及麻醉医师签名等。

5.3.11.14 手术记录是指手术医师(又称术者或主刀医师)书写的反映手术一般情况、手术经过、术中发现及处理等情况的特殊记录,应在术后离开手术室前完成。特殊情况下由第一助手书写时,应有手术者签名。手术记录应当另页书写,内容包括一般项目(科别、患者姓名、出生年月日、病案号、性别、床位号)、手术日期、术前诊断、术中诊断、手术名称、手术者及助手姓名、麻醉方法、手术经过、术中出现的情况及处理、出血量、输血量、手术切除标本描述、送检情况等。

5.3.11.15 手术安全核查记录是指由手术医师、麻醉医师和护士三方，在麻醉实施前、手术开始前和患者离室前，共同对患者身份、手术部位、手术方式、麻醉及手术风险、手术使用物品清点等内容进行核对的记录，输血的患者还应对血型、用血量进行核对。应有手术医师、麻醉医师及护士三方核对、确认并签名。

5.3.11.16 手术清点记录是指手术护士对手术患者术中所用血液、器械、敷料等的记录，应当在手术结束后即时完成。手术清点记录应当另页书写，内容包括患者姓名、出生年月日、病案号、手术日期、手术名称、术中所用各种器械和敷料数量的清点核对、巡回护士和手术器械护士签名等。

5.3.11.17 术后首次病程记录是指参加手术的医师在患者术后即时完成的病程记录。内容包括手术时间、参加手术的医师、术中诊断、麻醉方式、手术方式、手术简要经过、术后处理措施、术后须特别注意观察的事项等。

5.3.11.18 麻醉术后访视记录是指麻醉实施后，由麻醉医师对术后患者麻醉恢复情况进行访视的记录。麻醉术后访视另立单页，内容包括患者姓名、出生年月日、病案号、性别、年龄、科别、患者一般情况、麻醉恢复情况、清醒时间、术后医嘱、是否拔除气管插管等。若有特殊情况应详细记录，麻醉医师签名并填写日期。

5.3.12 手术同意书是指手术前，手术医师向患者告知拟施行手术的相关情况，并由患者签署同意手术的医学文书。内容包括手术医师、术前诊断、手术名称、手术利弊、可替代手术的其他方案、术中或术后可能出现的并发症、手术风险、患者签名、手术医生签名、经治或值班医师签名等。

5.3.13 麻醉同意书是指麻醉前，麻醉医师向患者告知拟施行麻醉的相关情况，并由患者签署是否同意麻醉意见的医学文书。内容包括患者姓名、出生年月日、病案号、性别、年龄、科室、术前诊断、拟施行手术方式、拟施行麻醉方式，其他可供选择的麻醉方式及利弊，患者基础疾病，可能对麻醉产生影响的特殊情况，麻醉中拟施行的有创操作和监测，麻醉风险，可能发生的并发症及意外情况，患者签署意见并签名，麻醉医师签名并填写日期等。

5.3.14 输血治疗知情同意书是指输血前医师向患者告知输血的相关情况，并由患者签署是否同意输血的医学文书。输血治疗知情同意书内容包括患者姓名、出生年月日、病案号、性别、年龄、科室、诊断、输血指征、拟输血成分、输血前有关检查结果、输血风险及可能产生的不良后果，患者签署意见并签名、医师签名并填写日期。

5.3.15 特殊检查、特殊治疗同意书是指在实施特殊检查、特殊治疗前，经治医生向患者告知特殊检查、特殊治疗的相关情况，并由患者签署同意检查、治疗的医学文书。内容包括特殊检查、特殊治疗项目的名称、目的，可能出现的并发症及风险，患者签名，医师签名等。

5.3.16 病危（重）通知书是指因患者病情危、重时，由经治医师或值班医师向患者家属告知病情，并由患方签名的医疗文书。内容包括患者姓名、出生年月日、性别、年龄、科室，目前诊断及病情危重情况，患方签名，医师签名并填写日期时间。一式两份，一份交患方保存，另一份归病历中保存。

5.3.17 出院记录是指经治医师对患者出院时情况的总结，应当在患者出院时完成。内容主要包括入院日期、出院日期、入院情况、入院诊断、诊疗经过、出院诊断（所有诊断和并发症）、出院情况（包括出院时带药）、出院医嘱、出院指导、医师签名。一式两份,一份交患方保存,另一份归病历中保存。

5.3.18　死亡记录是指经治医师对死亡患者住院期间诊疗和抢救经过的记录,应当在患者死亡24小时内完成。内容包括入院日期、死亡时间、入院情况、入院诊断、诊疗经过（重点记录病情演变、抢救经过）、死亡原因、死亡诊断等。记录死亡时间应当具体到分钟。凡做尸体解剖的患者,应有详细的病理解剖记录及病理诊断。

5.3.19　死亡病例讨论记录是指在患者死亡1周内,由科室主任或具有副主任医师以上专业技术职务任职资格的医师主持,对死亡病例进行讨论、分析的记录。内容包括讨论日期、主持人及参加人员姓名、专业技术职务、讨论意见等。尸检病例在尸检报告出具后1周内必须再次讨论。

5.3.20　医嘱是指医师在医疗活动中下达的医学指令。

5.3.20.1　医嘱内容及起始、停止时间应当由医师书写。

5.3.20.2　医嘱内容应当准确、清楚,每项医嘱应当只包含一个内容,并注明下达时间,下达时间应当具体到分钟。

5.3.20.3　医嘱不得涂改,需要取消时,应当使用红色墨水标注"取消"字样,然后签名,注明时间（精确到分钟）。有关电子病历医嘱取消参照《电子病历应用管理规范》执行。

5.3.20.4　一般情况下,医师不得下达口头医嘱。因抢救危急患者需要下达口头医嘱时,护士应当复述一遍,并立即记录医嘱内容、下医嘱时间及医嘱执行时间。抢救结束后,医师应当立即补记医嘱。

5.3.20.5　医嘱单分为长期医嘱单和临时医嘱单。医嘱单内容包括患者科室、姓名、出生年月日、病案号、医嘱内容、医师签名、执行时间、执行护士签名、核对护士签名等。长期医嘱单还应包括起始日期和时间、停止日期和时间,临时医嘱单还应包括医嘱起始日期和时间、执行日期和时间。

5.3.21　辅助检查报告单是指患者住院期间所做的各项检验、检查结果的记录。内容包括患者姓名、出生年月日、性别、年龄、病案号、检查项目、检查结果、报告日期、报告人员签名或者印章等。

5.3.22　体温单为表格式,由护士填写。内容包括患者姓名、出生年月日、性别、科室、床号、入院日期、病案号、日期、住院日数、手术后时间、体温、脉搏、呼吸、血压、大小便次数、出入量、体重、身高、引流量、药物过敏等。

5.3.23　护理记录单为表格式,由护士填写。护理记录单是指护士根据医嘱和病情对患者住院期间过程的客观记录,应当根据相应专科的护理特点书写。内容包括患者姓名,出生年月日、性别、科室、床号、入院日期、病案号、记录日期和时间、病情观察、护理措施、入量、出量、病情变化及措施、执行人等。记录时间应当具体到分钟。

5.3.24　病案首页:患者治疗结束出院,由经治医师填写病案首页,并由主治医师检查签名,最后由科室主任或主管医疗组的主任、副主任检查,质控医师质控合格签名后,才能出科归档。病历内容的排列顺序按规定执行。

6　流程:无。

7　相关文件

7.1　《病历书写基本规范》（卫医政发〔2010〕11号）

7.2 《医疗机构病历管理规定》(国卫医发〔2013〕31 号)

7.3 《中医病历书写基本规范》(国中医药医政发〔2010〕29 号)

7.4 《住院病案首页数据填写质量规范(暂行)和住院病案首页数据质量管理与控制指标》(国卫办医发〔2016〕24 号)

8 使用表单

《各专科病历书写要求》

批准人:　　　　　　　　　　签署日期:

审核人:　　　　　　　　　　发布日期:

附件

各专科病历书写要求

1 **呼吸内科病历书写要求**:病历的一般项目、病史、体格检查与入院记录基本相同,有关本专科的重点如下。

　　1.1 **现病史**:起病的缓急,有无诱因。

　　　　1.1.1 **咳嗽性质**:干咳、呛咳、湿咳、咳嗽带有喉鸣、嘶哑性咳嗽、犬吠样咳嗽、金属音咳嗽、低微音咳嗽等。出现的时间与节律:骤咳、慢性咳嗽、阵发性咳嗽、清晨起床或夜间卧床时咳嗽加剧、夜间咳嗽增剧以及咳嗽持续的时间等。伴随症状:发热、胸痛、呼吸困难、体重减轻、气喘等;有无咽干痒、流涕、喷嚏、进食反流等。

　　　　1.1.2 **咳痰性质**:黏液性、浆液性、脓性、黏液脓性、浆液血性、血性,放置后有无分层等。颜色:白色、灰白色、炭末样、黄色颗粒样、铁锈色、黄色、粉红色等。量:无痰、少量、较多、大量。气味:血腥味、恶臭味等。伴随症状:咳嗽、胸痛、呼吸困难、发热等。

　　　　1.1.3 **咯血**:量,痰内带血丝、血块、整口血,每次咯血量以毫升来估计。颜色:粉红色、鲜红色、紫红色、暗红色等。持续时间。伴随症状:发热、胸痛、呛咳、皮肤黏膜出血、黄疸、呼吸困难、皮肤苍白或发绀、心悸等。

　　　　1.1.4 **呼吸困难**:起始时间与频率,持续性或阵发性。类型:吸气性、呼气性、混合性。程度:Ⅰ度、Ⅱ度、Ⅲ度(Ⅰ度仅肋间肌参与呼吸运动,吸气时肋间凹陷;Ⅱ度所有呼吸辅助肌尤其是胸锁乳突肌参与呼吸运动,吸气时抬头耸肩,且伴肋间凹陷;Ⅲ度即Ⅱ度伴意识障碍)。伴随症状:窒息感、一侧胸痛、发热等。缓解方法:坐位或前倾坐位是否可缓解,用支气管解痉剂是否可缓解。

　　　　1.1.5 **胸痛**:部位。性质:灼痛、刺痛、酸痛、钝痛、胀痛、闷痛、隐痛等,持续性或阵发性,持续时间,有无阵发性加重。影响因素:是否因咳嗽或深呼吸、体位变动而加剧。伴随症状:咳嗽、咯血、呼吸困难。有无畏寒、发热、出汗(自汗或盗汗)、乏力、食欲缺乏或体重减轻等。

　　1.2 **既往史**:应详细询问呼吸道感染史及结核病史,包括病变部位、抗感染或抗结核药物治疗情况及疗效,并注意该疾病与目前疾患的关系。患者有无糖尿病、心脏病、风湿免疫性疾病等,以及有无使用免疫抑制剂等。患者是否过敏体质,对花草、皮毛、食物、药物、化学制品等有无过敏。

　　1.3 **个人史**:应特别注意职业、工种、居住环境条件及粉尘接触情况及其他疾病用药史。吸烟应写清年限、每日吸烟支数及戒烟情况。有无爱好饲养花草及犬、猫、鸽等小动物的情况。

　　1.4 **家族史**:家族中有无哮喘、结核、肿瘤等疾病患者。

　　1.5 **体格检查**

　　　　1.5.1 注意呼吸频率、深浅、类型(胸式或腹式),如有呼吸困难应描写其类型、程度,有无鼻翼扇动,有无口唇、四肢末梢发绀等。

　　　　1.5.2 皮肤黏膜、甲床有无发绀,有无皮下结节及红斑,有无水肿。

　　　　1.5.3 浅表淋巴结包括颌下、颈部、锁骨上及腋下淋巴结有无肿大、压痛和粘连,并注意其数目、大小和质地。

　　　　1.5.4 口腔应注意黏膜有无黏膜疹、出血点及溃疡、白斑,有无齿病,扁桃体大小及是否附有脓性分泌物。

1.5.5 颈静脉充盈及搏动情况,有无肝颈静脉回流征,颈部软组织有无水肿、肿胀及皮下捻发音,气管的位置。

1.5.6 胸部应重点详细检查,肺部的阳性和阴性体征均应逐项具体记明,尤其要写明啰音的部位、性质、大小,并应与胸膜摩擦音、肠鸣音及其他夹杂音鉴别。

1.5.7 心脏体征也应仔细检查和描写,注意 P2 和 A2 的关系,并应注意剑突下搏动、心音及杂音情况,必要时关注颈部、锁骨下、腹部等大血管有无杂音。

1.5.8 注意肝脏的上界与下界,是否肿大,有无压痛。

1.5.9 有无杵状指(趾),双下肢有无水肿,有无粗细不一、静脉曲张等。

2 消化内科病历书写要求:病历的一般项目、病史、体格检查与入院记录基本相同,有关专科的重点如下。

2.1 现病史

2.1.1 饮食情况:有无食欲亢进、易饥多食、厌食或拒食,是否伴有体重减轻,食后有无饱胀、嗳气、反酸等。

2.1.2 吞咽困难:发病缓急、发生及持续时间,对流质和固体食物咽下的反应,进行性加重或间断性发生,自觉咽下困难的部位,是否伴有食道部位(胸骨后)疼痛。

2.1.3 腹痛:急性或慢性腹痛(持续时间)、部位、性质及程度,有无节律性、周期性和放射痛,有无阵发性或持续性痛,缓解因素,是否伴有嗳气、反酸,疼痛与排便、体位、体温、黄疸和情绪的关系,有无呕吐、便血。

2.1.4 恶心、呕吐:呕吐物的性质、数量、频度、颜色和气味,是否混有食物,发生的时间、诱因、程度与进食的关系,是否伴有头痛和喷射性呕吐,是否伴有眩晕、腹痛、便秘、发热、意识障碍。

2.1.5 呕血和便血:数量、频度、颜色、便血与粪便的关系(血液与粪便相混或否),有无伴随症状如腹痛、腹泻、呕吐、发热、贫血或休克。

2.1.6 腹部肿块:发现时间与发展情况,部位、形状、大小、移动性,肿块有无压痛或疼痛,有无伴有排便异常(如便秘、腹泻)、恶心、呕吐,排便后是否消失,有无发热。

2.1.7 黄疸:发生缓急,是否进行性加重,是否伴有皮肤瘙痒、乏力、呕吐、食欲缺乏,尿、粪便颜色有无改变,是否伴随发热、腹痛,有无精神、神经系统改变。

2.1.8 排便情况:有无腹泻或便秘,急性或慢性(持续时间),每日排便次数,腹泻时粪便为水样、糊状、黏液便或脓血便,有无腹泻、便秘交替,是否伴随腹痛、发热。

2.2 既往史、个人史、家族史:有无肝炎(何种)、血吸虫病、肝胆疾病、胃肠疾病史,有无腹部手术史及术后情况,烟酒嗜好程度及年限,家族中有无类似疾病和肿瘤、遗传性疾病及肝炎等传染病病史。

2.3 体格检查

2.3.1 营养状态:有无消瘦、体重下降。

2.3.2 皮肤、黏膜:有无黄染、色素沉着、瘀点、瘀斑、皮疹,面色,有无毛细血管扩张、蜘蛛痣、肝掌、腹壁表浅静脉曲张、扑翼样震颤。

2.3.3 有无肝臭、锁骨上淋巴结肿大、男子乳房发育。

2.3.4 腹部。

2.3.4.1 视诊:腹部外形、腹壁皮肤、腹壁静脉,胃肠型或逆蠕动波,是否存在腹式呼吸。

2.3.4.2 触诊:腹肌紧张程度、压痛及反跳痛、液波震颤。肝脾:大小、质地、边缘、触痛。包块:

部位、大小、质地、表面情况、边界、压痛、移动性。

2.3.4.3 叩诊:肝浊音界、肝区叩痛、腹部移动性浊音。

2.3.4.4 听诊:肠鸣音情况(消失、亢进、音调),振水音,有无血管杂音。

2.3.5 肛门指诊。

3 **神经内科病历书写要求**:病历的一般项目、病史、体格检查与入院记录基本相同,有关本专科的重点如下。

3.1 **现病史**

3.1.1 症状的起始时间、起病特点及严重程度,症状的部位、性质及确切范围,时间的先后关系,症状加重和减轻的因素,既往诊疗情况及效果,病程中症状有无缓解和复发。

3.1.2 头痛:发作性还是持续性,部位、性质、时间、程度、规律,伴发症状及加重、减轻的因素。

3.1.3 疼痛及感觉异常:部位、性质、范围、扩散或发展过程,发作性或持续性,引起发作加剧的原因,治疗的效果。

3.1.4 抽搐发作:起病年龄,有无先兆,发作情况、频率、诱因,意识是否丧失,局限性或全身性,伴发症状,持续时间,发作缓解后症状,间歇期是否正常,过去治疗情况。

3.1.5 瘫痪:起病的急缓、部位,瘫痪程度,伴随症状。

3.1.6 括约肌障碍:排便是否费力,有无尿潴留、尿失禁、粪失禁。

3.1.7 睡眠障碍:有无睡眠增多、不易入睡、不眠、易醒,每日共睡眠几小时。

3.2 **既往史**:有无脑炎、脑膜炎、结核、外伤、中毒、风湿病、钩端螺旋体病、脑寄生虫病、癌肿、血液病、糖尿病、高血压、冠心病、癫痫、偏头痛等疾病。

3.3 **个人史**:嗜好、饮食习惯、性功能及月经情况;儿童应注意询问生产经过、身体和智力的发育情况。

3.4 **家族史**:要突出遗传史,对各种遗传性疾病应详细记录。

3.5 **体格检查**:必须按一定顺序进行,从上至下、从前到后、左右对比,耐心、细致、反复、认真地检查。

3.5.1 意识:是否清晰,有无模糊、谵妄、嗜睡及昏迷。

3.5.2 有无动脉异常搏动(颞动脉、桡动脉、颈动脉、足背动脉)及血管杂音(如颈部)。

3.5.3 脑神经(12 对)。

3.5.3.1 嗅神经嗅觉(需要时进行)。

3.5.3.2 视神经:视力(远、近视力),视野(手试法为主),眼底(视盘、视网膜、血管)。

3.5.3.3 动眼神经。

3.5.3.4 滑车神经。

3.5.3.5 三叉神经:感觉(颜面痛、触觉、角膜反射),运动(颞、嚼肌运动),反射(角膜反射、下颌反射)。

3.5.3.6 外展神经:眼睑及眼裂,眼球运动、眼外肌运动、眼球同向运动,瞳孔形状、大小、光反射。

3.5.3.7 面神经:运动(上部及下部面肌运动),味觉(舌前 2/3 味觉)。

3.5.3.8 听神经:骨导气导对比法、两侧骨导比较法测试听力,前庭神经(眼球震颤,肢体倾斜)。

3.5.3.9 舌咽神经。

3.5.3.10 迷走神经:发音、吞咽、悬雍垂与软腭位置及运动、咽反射、味觉(舌后 1/3 味觉)。

3.5.3.11 副神经:耸肩(查斜方肌),转颈(查胸锁乳突肌)。

3.5.3.12　舌下神经伸舌有无偏斜,舌肌有无萎缩及束颤。

3.5.4　运动:肌营养、肌张力、不自主动作、肌力(采用6级记分制:0级,完全瘫痪;Ⅰ级,可见肌肉收缩,无肢体移动;Ⅱ级,肢体能在床上移动,不能抬起;Ⅲ级,肢体能抬离床面;Ⅳ级,能抵抗阻力运动;Ⅴ级,正常肌力)、共济运动、姿势与步态。

3.5.5　感觉:浅感觉(触觉、痛觉、温度觉)、深感觉、皮层觉。

3.5.6　反射:腱反射、皮肤反射、病理反射。

3.5.7　脑膜刺激征:颈强直、Kernig 征、Brudzinski 征。

3.5.8　自主神经:皮肤色泽、温度、营养状态、汗液分泌、皮肤划痕试验等。

3.5.9　括约肌功能。

3.5.10　失语及构音障碍。

4　**心血管内科病历书写要求:**病历的一般项目、病史、体格检查与入院记录基本相同,有关本专科的重点如下。

4.1　**现病史**

4.1.1　胸痛:开始发病的时间、部位、性质、持续时间、放射部位,与活动及体位的关系,发作频度、时间规律、伴随症状,疼痛的诱因(运动、寒冷、情绪、饱餐等)及缓解方式(硝酸甘油、休息等)。

4.1.2　心悸:诱因(与体位、体力活动、情绪激动、药物的关系),持续时间,突然发作、突然中止,发作频率,伴随症状(眩晕、心前区痛、气急等),缓解方式。

4.1.3　呼吸困难:诱因,发作时间,有无端坐呼吸或劳力性呼吸困难,是否伴有咳嗽、咯血、粉红色泡沫样痰。

4.1.4　水肿:开始出现的部位及发展顺序,是否伴有尿量、尿色和夜尿量的改变,有无腹胀、肝区疼痛。

4.1.5　黑矇、晕厥:发生的时间规律,晕厥与活动及体位的关系,持续时间,是否伴抽搐、外伤、尿失禁、粪失禁,发作时的面色、呼吸、脉搏等。

4.1.6　近期用药情况:尤其是洋地黄、抗心律失常药、利尿剂等,包括药物的名称、剂量及用药时期。

4.2　**既往史:**有无风湿热、高血压、甲状腺功能亢进、糖尿病、肾脏病变、晕厥、心动过速及高脂血症等病史。

4.3　**家族史:**有无高血压、糖尿病、高脂血症等疾病。

4.4　**体格检查**

4.4.1　体位、神志、血压(必要时测四肢血压,卧位＋坐位、站位血压)、脉搏、呼吸。

4.4.2　面容,有无鼻翼扇动、发绀、颈静脉怒张、颈静脉搏动、肝颈静脉回流征、颈动脉异常搏动或血管杂音。

4.4.3　心、肺的四诊(视、触、叩、听)检查(见住院病历)。

4.4.4　末梢动脉搏动情况,有无脉搏短绌、奇脉、交替脉、水冲脉等。

4.4.5　有无肝大、腹水征、腹部血管杂音、腹壁静脉曲张。

4.4.6　有无水肿、杵状指(趾)、关节红肿、压痛、运动障碍及畸形、环形红斑、皮下结节。

5　**血液病科病历书写要求:**病历的一般项目、病史、体格检查与入院记录基本相同,有关本专科的重点如下。

5.1　**现病史**

5.1.1　有无头晕、乏力、耳鸣、心慌、气急、食欲减退、恶心、呕吐等病史。

5.1.2 有无营养缺乏、偏食史。

5.1.3 有无皮肤、黏膜、牙龈及鼻出血史,有无黑便、血尿及酱油尿史,有无月经过多史。

5.1.4 有无畏寒、发热、盗汗、皮肤瘙痒、骨骼疼痛和体重下降。

5.1.5 有无服用某些食物(如蚕豆、鱼、虾等)或药物(如解热止痛剂、抗甲状腺药物、细胞毒药物和免疫抑制剂等)。

5.1.6 有无与现病有关的疾病,如慢性炎症、感染、肝病、肾病、内分泌系统疾病、风湿病病史。

5.2 **既往史、个人史:**患者的营养、月经和生育史,有无慢性疾病(如糖尿病、肾脏病、慢性胃肠道疾病等)和胃肠手术史,有无服药及化学品、放射性物质接触史,有无病毒性肝炎史,有无组织、器官自发性或轻微创伤后出血史。

5.3 **家族史:**有无造血淋巴系统恶性肿瘤、出血及溶血性疾病等遗传性血液病病史。

5.4 **体格检查**

5.4.1 有无皮肤瘀点、紫癜、瘀斑、结节、溃疡等。

5.4.2 皮肤黏膜有无苍白,齿龈、口腔、鼻、关节、肌肉组织等有无出血。

5.4.3 有无淋巴结及肝、脾大,有无胸骨及其他骨骼的压痛等。

5.4.4 各负重的关节有无肿胀、疼痛及功能障碍,皮下、肌肉及软组织有无血肿,浆膜腔(如胸腔、腹腔、心包等)、眼底、内脏及中枢神经系统有无出血。

6 **肾脏内科病历书写要求:**病历的一般项目、病史、体格检查与入院记录基本相同,有关本专科的重点如下。

6.1 **现病史**

6.1.1 水肿:出现的时间、初起的部位、程度、发展顺序。

6.1.2 高血压:有无头晕、头痛、头胀、视力模糊等高血压表现。

6.1.3 血尿:发生时间(持续性、间歇性),程度(云雾样、洗肉水样、血丝、血块),与排尿的关系(初始血尿、全程血尿、终末血尿),血尿与疼痛、体位、运动、性生活、药物及全身疾病的关系。

6.1.4 腰痛或膀胱区疼痛:程度、性质、放射部位及与其他症状的关系。

6.1.5 尿路刺激症状:有无尿频、尿急、尿痛、排尿困难或排尿中断现象。

6.1.6 尿量异常:发生异常的缓急情况,有无尿量减少、少尿、无尿或多尿,夜尿次数。

6.1.7 有无食欲减退、皮肤瘙痒(出现时间)、鼻衄、牙龈出血、黑便、恶心、呕吐等症状。

6.1.8 近期有无上呼吸道感染、皮肤感染或其他感染。

6.1.9 有无关节疼痛、发热、多汗。

6.1.10 以往用药情况:激素(种类、剂型、剂量、疗程、疗效),细胞毒类药物和抗凝、抗血栓治疗情况,肾毒性药物,药物过敏现象。

6.1.11 以往检查情况:尿常规、血生化、两肾体积等,有无肾活检,结果如何。

6.2 **既往史:**有无糖尿病、痛风、高血压、结缔组织病、肝炎、疟疾、肿瘤和过敏性疾病史,有无应用肾毒性药物和毒物接触史。

6.3 **家族史:**有无高血压、糖尿病、遗传性肾脏病史。

6.4 **体格检查**

6.4.1 一般情况:身高、体重、血压(注明体位,必要时测四肢血压)。

6.4.2 皮肤:色泽,有无水肿(部位、程度、可凹性)、皮疹、色素沉着、尿霜、搔痒抓痕、出血点、紫癜、紫纹。

6.4.3 头颈部:有无头皮水肿、眼睑水肿,角膜、结膜、巩膜、视力、听力情况。耳廓有无尿酸结石,呼吸气味,有无鼻窦压痛和龋齿,口腔黏膜有无发疹和溃疡,扁桃体大小,颈静脉有无怒张。

6.4.4 心肺:心尖搏动位置,心界大小,心率,心律,各瓣膜听诊区的心音性质,有无杂音、奔马律和心包摩擦音;呼吸频率及深度,两肺呼吸音性质。

6.4.5 腹部:肾脏大小(双手合诊),有无包块、触痛、肋脊角叩击痛,沿输尿管径路体表投影区压痛点,耻骨上区压痛,肝脾大小,有无移动性浊音,血管性杂音的部位、性质和传导性。

6.4.6 其他:有无痛风结节,第一跖趾关节压痛,关节畸形、肿胀、压痛、积液,雷诺病,指甲畸形,骨骼压痛等。

7 内分泌科病历书写要求:病历的一般项目、病史、体格检查与入院记录基本相同,有关本专科的重点如下。

7.1 现病史:主要掌握一些内分泌腺,如垂体前叶(腺垂体)、垂体后叶(神经垂体)、甲状腺、肾上腺皮质和髓质、性腺(睾丸、卵巢)、胰岛和甲状旁腺与钙磷代谢等引起的各种疾病。

7.1.1 甲状腺:有无颈粗、颈部肿块、疼痛、压迫症状,有无怕冷怕热、多汗少汗、食欲过盛或减退、腹泻、便秘、消瘦、乏力、性格急躁、思维迟钝、思睡、体重变化,有无黏液性水肿,有无心悸、胸闷、心动过速及心律失常病史等。

7.1.2 肾上腺:有无身体发胖、四肢乏力、头昏、头痛、性格改变、毛发增多或脱落、腰背酸痛;有无消瘦、皮肤色素增加、皮肤紫纹、食欲减退、恶心呕吐、极度无力、站位晕厥等;有无高血压或低血压、肢体麻痹、多尿夜尿;有无心动过速、心悸气喘、大量盗汗等。

7.1.3 性腺:有无阴茎、睾丸过小、阴毛不长、无阴茎勃起和射精、不长胡须、缺乏喉结、肌肉不发达、软弱无力、乳腺发育、男性女化等。

7.1.4 垂体:垂体前叶主管甲状腺、肾上腺皮质和性腺,故上述表现可出现在垂体疾病,尚可有皮肤色素减退;另需要注意有无肢端肥大表现,有无生长障碍和性幼稚等。在描述症状时要补充:垂体性甲状腺功能减退、肾上腺功能减退及性腺功能减退症状。垂体区肿瘤可有头痛、呕吐、视力和视野缺损、偏盲,可有颅内高压症状。垂体后叶可因抗利尿激素(血管加压素)缺乏而表现烦渴、多饮多尿(每日饮水量及尿量多少),甚至脱水,皮肤弹性丧失,口唇干皲。

7.1.5 胰岛:主要因胰岛素缺乏而有糖尿病和高血糖,可有"三多一少"、瘙痒、头昏、乏力、消瘦、体重变化。久病者可有眼、肾、心脑血管及神经等病变所造成的各种相关症状。胰岛 β 瘤的症状着重描述低血糖症状。胰岛素过多时可有低血糖,伴有交感神经兴奋、肾上腺素分泌增加或大脑细胞缺糖的有关症状,性格改变,抽搐,昏迷等,均应详细询问。

7.1.6 甲状旁腺:有无口干、多饮、乏力,有无手足麻木、抽搐、痉挛等(提示低钙血症);有无骨痛、骨折、骨肿大畸形、身材变矮、肾绞痛、血尿、溃疡病、神经精神症状等(提示高钙血症)。

7.1.7 其他:生长发育、体毛过多、颜面潮红、痛风症状、关节炎、肾结石等等,均应仔细询问个人和家族史。

7.2 既往史:有无产后大出血休克、结核病、手术创伤史、放射治疗、化学治疗、腮腺炎、特殊药物接触史。

7.3 个人史、家族史:不少内分泌—代谢疾病的发生与遗传和环境因素密切相关,询问个人史、家族史很重要。有无先天性遗传史,最好能画出家谱图,便于了解其遗传方式,少数有遗传病的人要描述出生史、哺乳史、生长发育情况。环境因素中,应寻找有关营养、社会心理、环境变革、生活方式改变、经济变化等因素。

7.4 月经史、婚育史:有无原发性和继发性闭经、月经稀少、溢乳、异常分娩、宫内生长障碍等。

7.5 体格检查

7.5.1 身高、体重、体重指数、指距、上半身、下半身、智力、神志状态、血压、腹围、臀围、特殊体型、特殊面容（肢端肥大症、呆小病、黏液性水肿、Graves病、Cushing综合征）、水牛肩等。

7.5.2 皮肤：有无睑黄斑、黄色瘤、黑棘皮病、紫纹、痤疮、阴毛、腋毛、体毛分布及密度，有无皮炎、下肢溃疡、色素沉着增加、痛风结石。

7.5.3 甲状腺：甲状腺肿Ⅰ度即不能看出，但能触及；甲状腺肿Ⅱ度既能看出肿大，又能触及，但在胸锁乳突肌内；甲状腺肿Ⅲ度甲状腺肿明显并超过胸锁乳突肌内缘。甲状腺质地，有无结节和包块，有无触痛，有无震颤和血管杂音，有无局部淋巴结肿大。

7.5.4 眼：有无Graves眼病、睑下垂、球结膜充血水肿、角膜溃疡、眼外肌麻痹、晶体混浊、角膜老年环等。

7.5.5 胸：乳腺发育，乳晕色素，溢乳，心脏检查着重于心包和心脏的叩诊与听诊。

7.5.6 腹部：有无肿块、血管杂音、膀胱尿潴留、脐疝，脂肪分布。

7.5.7 性腺及第二性征：睾丸大小、质地、触痛、发育情况，胡须，前发际，阴毛分布，腋毛生长。

7.5.8 脊柱及四肢：有无脊柱后突、脊椎触痛、骨折、肢体近端肌肉萎缩、下肢瘫痪、胫骨前黏液性水肿，骨骼和关节有无畸形。

7.5.9 神经系统：生理反射，肌张力和感觉有无异常，Trousseau束臂缺钙征，Chvostek面神经弹击征。

8 肿瘤内科病历书写要求：病历的一般项目、病史、体格检查与入院记录基本相同，有关本专科的重点如下。

8.1 现病史：现病史的书写原则与一般内科及普通外科相同。

8.1.1 症状描述：如发热、消瘦、肿块、疼痛、咳嗽、吞咽困难、溃疡、出血、贫血、黄疸、骨痛等应详细询问并具体描述。

8.1.2 诊断经过：记录血清学检查结果，如肝炎全套、LDH、肿瘤标记物等，影像学检查结果及获取病理诊断的经过及病理结果。若是手术确诊患者，需要说明手术指征、手术时间、地点和手术名称，术中探查情况，术后病理（术后病理一定要记录肿瘤的大小、分化程度、侵犯深度、淋巴结清扫数目，阳性淋巴结数目，切缘情况，脉管是否有癌栓，神经是否侵犯），术后恢复情况。

8.1.3 治疗情况：肿瘤内科患者往往反复入院治疗，故在现病史中，对患者的既往治疗方案，如放疗、化疗、生物治疗等，应予充分且扼要的描述，并记录每种治疗方案的疗效（包括症状改善、客观疗效评价、生活质量提高等），记录每种治疗方案的毒副作用（按照WHO毒副作用分级标准）。癌痛患者还应对既往和目前的疼痛治疗方案、疗效和副作用做出描述。

8.1.4 一般状况：体力状况、体重变化、疼痛评分。

8.2 既往史：特别关注患者有无既往或同时存在的其他恶性肿瘤，有无可导致肿瘤的慢性疾病，肝癌患者有无肝炎病史（如慢性乙型病毒性肝炎、丙型病毒性肝炎）；胃癌患者既往有无胃息肉、胃腺瘤等病史；宫颈癌患者既往有无宫颈糜烂、HPV感染；结直肠癌患者既往有无多发性肠息肉病；关注患者有无伴有发生肿瘤高风险的疾病（如皮肌炎、炎症性肠病、艾滋病等）。癌痛患者还应关注有无既往或同时存在的其他慢性疼痛，有无与疼痛相关的心理疾病、精神疾病。

8.3 个人史：特别关注患者有无吸烟、饮酒、不良饮食习惯及其他不良嗜好，患者的籍贯、职业、宗教信仰等，对女性患者关注其月经史、生育史。癌痛患者还应关注有无麻醉药品、精神药品和毒品滥用史。

8.4 家族史：特别关注家族肿瘤性疾病史，有无某种肿瘤家族性聚集现象。

8.5 **体格检查**:有无消瘦、体重下降,有无贫血貌。

8.5.1 视诊:毛发分布情况,有无消瘦、贫血、黄疸、肝掌、蜘蛛痣、皮疹,有无异常隆起、畸形,是否有肠梗阻征象,如胃肠蠕动波、肠型。

8.5.2 触诊:浅表淋巴结触诊时特别关注肿瘤的淋巴引流区淋巴结,如颈部、锁骨上、腋下、腹股沟等部位。对于可通过视诊或触诊探知的肿瘤,注意肿瘤的部位、大小、数量、形状、表面光滑与否、质地,有无压痛,活动度,有无破溃,与周围组织器官的关系等。乳腺癌患者须着重描述乳房体检,包括有无包块,包块的部位、大小、质地、可否移动,乳头是否累及,有无凹陷征,有无橘皮样改变。肝脏触诊注意肝脏质地、大小,有无压痛或叩痛。

8.5.3 叩诊:浆膜腔(胸、腹腔及心包)积液叩诊。

8.5.4 听诊:注意有无胸腔积液、肺不张,有无心包积液体征,有无肠梗阻体征。

8.5.5 脊柱及四肢:注意有无活动受限,有无压痛、叩痛、牵拉痛,关节是否有肿大畸形,有无局部水肿。

8.5.6 神经系统:有无神经系统阳性体征。

9 **精神科病历书写要求**:精神科为表格式病历,其内容与入院记录基本相同,一般项目增加文化程度、宗教信仰、本市联系人三项。有关本专科的重点如下。

9.1 **主诉**:对同一性质疾病、多次住院的患者,应分别写明本次病程及总病程的时间。

9.2 **现病史**:如病程较久、多次发作,不论既往愈否,应从病初时写起,依病程顺序叙写至本次发病,叙写时应贯彻"厚今薄古"的原则,要重点突出,层次清楚;若病程为发作性、周期性、循环性,应在相应层次中加以描述;若是多次发病、多次住院患者,则发作间歇期有无残留症状,治愈病例社会功能如何,对患者自身及周围环境的不安全行为等,均应重点交代。人称要统一,以第三人称书写。

9.3 **既往史**:表中列出疾病,如与本科室诊疗关系密切者,必须详细询问,应写明罹患时间、治疗情况及转归。药物过敏史包括药物过敏性疾病、药物依赖或药痛等。

9.4 **个人史**:童年不良遭遇,指家庭环境、经济等非正常变化,如遭下放、父母离异、经济破产、灾变、亲人死亡、入狱、遭强奸、外伤、车祸致残等。婚姻史要描写配偶的自然、生物和社会方面的情况。病前个性特征采用圈列式,表格印出根据巴甫洛夫高级神经活动学说而分的"强不均衡、弱型、均衡灵活、均衡惰性"四种正常类型,亦即希波克拉底的"胆汁质、忧郁质、多血质、黏液质"四种类型;同时列出了一些病态性格的表现,应认真询问填写。书写个人史时,时间概念要统一,或一律记岁,或一律记年,勿岁、年混用。

9.5 **家族史**:对家族和(或)家庭每个成员的称谓、姓名、年龄、从事工作、健康状况、性格特点、与患者关系及影响等方面应如实记录,次序为先父后母、先长后幼。关于家庭背景、社会地位、文化传统、经济状况、居住条件、邻里关系等方面,如有问题或与病因有关,亦应有所描述。家系精神病史包括癫痫及精神发育迟滞患者,按亲属等级、血缘关系分别询问记录。若家族中有两名以上先证者,最好能另纸绘制家系图谱。

9.6 **精神检查**:圈填了存在某种症状,还必须写明此项症状的具体内容,以求症状学资料的完整,有利于诊断及心理治疗。并应重点记录有价值的检查问答实况实录。

10 **普外科病历书写要求**:普外科病历的一般项目、病史、体格检查与入院记录基本相同,有关本专科的重点如下。

10.1 **外科感染**

10.1.1 现病史:应准确记录发病日期、感染部位及演变过程、病因及诱因(如外伤、长期营养不良、糖尿病、尿毒症、使用抗菌药物的情况、晚期癌肿的化疗和放疗等史);有无红、肿、痛、热和功能障碍等局部症状;有无畏寒、发热、乏力、全身不适、食欲缺乏、意识障碍等全身性感染的临床表现。

10.1.2　体格检查:除体温、脉搏、呼吸、血压外,应确切记录感染部位,有无红肿及范围大小,边界是否清楚,有无压痛及波动感,有无淋巴结肿大和肢体功能障碍;对感染伤口,应详细记录大小、深浅度、分泌物性状和气味、肉芽组织生长情况、周围皮肤颜色、区域淋巴结有无肿大。

10.2　损伤

10.2.1　现病史:应准确记录受伤时间和地点、致伤原因和性质、暴力大小、受伤时姿势、着力点和作用方向、致伤物种类、有无躯体被挤压等;致伤后有无疼痛、肿胀、出血(性质和量)、功能障碍等局部症状;致伤后体温、神经系统变化等全身症状;致伤后的治疗经过和效果等。

10.2.2　体格检查:除体温、脉搏、呼吸、血压外,确切记录损伤部位;对开放性损伤应注意伤口形状、大小、深度、出血、污染(包括有无异物)、渗出物、伤道位置等。如头部伤应注意头皮、颅骨、瞳孔、耳道、鼻腔、反射、肢体运动和肌张力等。如腹部伤应注意触痛部位、腹肌紧张、压痛和反跳痛、移动性浊音、肝浊音界和肠鸣音。为了避免触诊引起胃肠蠕动增加,使肠鸣音发生变化,腹部检查的顺序应为视、听、触、叩,但记录时为了统一格式仍按视、触、叩、听的顺序。如四肢伤应注意肿胀、畸形或异常活动、骨擦音、肢端脉搏等。全身情况检查应记录精神(心理)状态,有无体温过低、意识障碍、呼吸急促或困难、脉搏和脉律失常、收缩压和脉压改变,以及有无面色苍白或口唇、肢端发绀等。

10.3　甲状腺疾病

10.3.1　现病史:应准确记录肿块发现日期、大小变化,有无压痛、声音改变、呼吸不畅、吞咽困难等压迫症状;有无发热、心悸、多汗、消瘦、易怒、食欲改变、双手颤动、怕热,女性有无月经异常等。

10.3.2　体格检:除体温、脉搏、呼吸、血压外,确切描述甲状腺形态、质地、大小,有无压痛、血管杂音及气管受压征象;颈部淋巴结有无肿大(指出部位、数目、大小、质地和活动度);对甲状腺肿块应记述位置、个数、大小、质地、境界、压痛感、张力,是否随吞咽动作上下移动等。

10.4　乳房疾病

10.4.1　现病史:应准确记录肿块发现日期、位置、大小、生长速度,有无疼痛和发热,乳头形态和有无溢液(颜色、量)、出血及与月经的关系;有无服用避孕药和其他雌激素药物史;有无肝病史,患病后的检查和治疗情况;男性患者应询问有无睾丸疾病史。

10.4.2　体格检查:除体温、脉搏、呼吸、血压外,确切记述两侧乳房的形状、大小是否对称,有无局限性隆起和凹陷,乳房皮肤有无发红、水肿及"橘皮样"改变,两侧乳头是否在同一水平,有无内陷,乳晕及乳头有无糜烂;乳房浅表淋巴结、腋下淋巴结、锁骨上淋巴结有无肿大;乳房肿块应详细记录位置、大小、个数、质地、触痛、境界、移动度、表面是否光滑及与皮肤及基底有无粘连等。

10.5　腹部外科

10.5.1　现病史。

10.5.1.1　腹痛:对腹痛患者必须鉴别有无外科急腹症存在,包括感染、梗阻、出血、穿孔、脏器破裂等情况。确切描述腹痛发生时间、起病缓急、有无诱因、疼痛部位、腹痛性质(阵发性、持续性、持续性伴阵发加重、腹痛突然减轻或消失)、腹痛主观感觉(烧灼样痛、胀痛、搏动性痛、钝痛、刀割样锐痛、钻顶样痛、绞痛等)和腹痛程度;有无转移性痛或放射痛,有无呕吐及与疼痛的关系,呕吐物的性质(胃内容物、血液、胆汁、肠内容物)、量、颜色、气味,有无食欲缺乏、恶心、嗳气、反酸、腹胀、腹泻、便秘、黄疸、排尿异常、血尿等;注意腹痛与体温变化、腹痛与月经的关系。

10.5.1.2 呕血和便血:记录颜色、性状、数量,有无伴发休克等全身症状。

10.5.1.3 腹部肿块:记录发现时间,持续存在或间歇出现,部位,质地,形状,大小,生长速度,有无疼痛及移动性,有无伴随其他症状(消瘦、贫血、黄疸、腹痛、发热、腹水、排尿异常、血尿、便血、便秘和阴道出血等)。

10.5.2 既往史:既往有无类似症状及其治疗情况;有无心血管疾病、肝炎、结核、寄生虫病史等,有无手术史及药物过敏史。

10.5.3 个人史:有无烟、酒等嗜好及其程度等。

10.5.4 家族史:有无肿瘤及家族遗传性疾病。

10.5.5 体格检查。

10.5.5.1 一般检查:体温、脉搏、呼吸、血压、神志、面容、姿势、皮肤、巩膜、胸部检查等。

10.5.5.2 腹部检查:视诊(腹式呼吸、腹壁皮肤、腹部外形,有无胃饱满、肠型、蠕动波及手术瘢痕等);触诊(腹肌紧张度、压痛和反跳痛、腹部包块、肝脾等);叩诊(判断腹胀性质,积液和游离气体,有无叩痛或叩击痛,判断腹腔肿块的性质与脏器的关系);听诊(震水声、肠鸣音、心血管杂音)。

10.5.5.3 直肠指检:注明体位并以时钟定位法记录病变位置,有无肠腔狭窄、包块、触痛,指套上有无染血及其他分泌物等。

11 神经外科病历书写要求:病历的一般项目、病史、体格检查与入院记录基本相同,有关本专科的重点如下。

11.1 现病史

11.1.1 首发症状、起病急缓和病程的长短。

11.1.2 疼痛:可能的原因、部位、性质、规律、散布、程度、伴发症状,以及疼痛加剧或减轻的因素等,对各种治疗的结果。

11.1.3 麻木:性质、分布、传播、发展过程。

11.1.4 抽搐:起病年龄,有无先兆,发作情况,规律,伴发症状,病程经过。

11.1.5 运动障碍或瘫痪:起病急缓、部位,肌张力的改变,伴发症状。

11.1.6 昏迷:程度,起病急缓,伴随症状和可能因素。

11.1.7 现病史诊治经过。

11.2 既往史:有无脑炎、脑膜炎、结核、慢性支气管炎、外伤、中毒、寄生虫病、心血管疾病、代谢疾病、内分泌系统疾病、血液病、恶性肿瘤及手术、药物过敏史等。

11.3 个人史:嗜好、饮食习惯、工作能力、社会环境、性功能及月经情况,儿童应注意询问生产经过,身体和智力的发育情况。

11.4 家族史:要突出遗传史,对各种遗传性疾病均应详细记录。

11.5 其他:颅脑外伤、肿瘤、脑血管病按表格式病历要求书写。

12 骨科病历书写要求:病历的一般项目、病史、体格检查与入院记录基本相同,有关本专科的重点如下。

12.1 现病史

12.1.1 起病情况:患病时间、发病缓急、前驱症状、可能的病因和诱因。对于外伤,应记录受伤原因、时间、场所及详细经过,特别注意受伤的姿势、身体着地或受暴力的部位,以及现场救治情况;对于高处坠落,应记录其高度;对于交通事故,还应了解车辆的有关情况(车自重及载重、车速及撞车经过等);对于感染,应描述发热情况,有无疖、痈等感染史;对于慢性疾病,应描述该疾病既往诊治情况,尤其是手术史。

12.1.2 主要症状:如疼痛、跛行、畸形、肿块、关节僵硬、无力和功能障碍等,应详细记载其特点、演变过程、治疗经过和效果等。分析疼痛应注明疼痛起病情况、疼痛部位(局部痛、放射痛及游走性疼痛等)、疼痛性质(胀痛、酸痛、跳痛等)、疼痛时间(持续性或间歇性发作等)、疼痛程度(轻、重、较前减轻或加重)、疼痛的特点及相关因素(晨起重、活动后好转,夜间或白天重,咳嗽及打喷嚏加重,时轻时重,可完全缓解或呈进行性加重等)。

12.1.3 伴随症状:如发热、肿胀等,应记录伴随症状与伴随症状之间及与主要症状之间的相互关系,以及必要的鉴别诊断资料。

12.2 **既往史**:记录和目前疾病相关的其他病史,如骨结核时,应记录有无肺结核及其他脏器结核史;发现肿块时,应了解感染、外伤及血液病史等。原有基础疾病对目前疾病的治疗有影响的,应详细描述。对于高血压,应详细到具体用药成分,目前所知含"利血平"成分的降压药对手术麻醉影响较大,术前须停用该药半个月以上;对于脑梗死或心脏放过支架的情况,长期服用强抗凝药物,应详细描述,术前须停药一周以上;对于免疫系统疾病,长期服用激素类药物,应详细描述其使用的强度、持续时间。

12.3 **个人史**:有些与职业有关的疾病(如氟骨症、股骨无菌性坏死等),应记录其工种、工作环境、操作方法、毒物接触情况及同工种同事的健康状况。有些与疾病直接相关的生活习惯,如长期大量饮酒导致股骨头坏死等,应记录其饮酒品种,每日饮用量及持续时间等。

12.4 **体格检查**

12.4.1 检查原则:理学检查是骨科学检查法中最基本、最重要的检查。理学检查的原则如下。

12.4.1.1 室内温暖,光线明亮,充分暴露并两侧对比检查。

12.4.1.2 先由患者"检查"(指出痛点或异常部位、反常活动等),后由医师检查。

12.4.2 检查次序:检查次序为望、触、动、量和其他特殊的理学检查。

12.4.2.1 望诊:观察患者的姿势、畸形、步态,以及站、坐、卧、脱、穿衣等的动作,患部的肿胀或肿块、皮肤色泽、创面、窦道、瘢痕及静脉曲张等。

12.4.2.2 触诊:触骨、关节、肌肉、肌腱、韧带等是否有异常(如异常突起、韧带断裂有空虚感等),注意有无异常感觉(如骨擦感、握雪感、肌腱弹跳等);查压痛部位、程度、范围、深浅及放射痛情况;查肿块大小、硬度、光滑度、活动度、深度,与周围组织的关系,病区皮肤温度和动脉搏动;查麻木肢体近端关节节点处,按压有无麻木加重等。

12.4.2.3 动诊:静态和动态肌肉收缩,前者关节不动,可摸到和看到肌肉的收缩,后者是通过关节的抗伸、抗屈力及步态检查肌肉的收缩;查关节主动和被动活动范围。

12.4.2.4 量诊:测量肢体的长度与周径、关节活动范围、肌力、感觉障碍区等,并测量对侧肢体对称部位,分别记录。

12.4.2.4.1 上肢长度:肩峰至桡骨茎突尖端,以肱骨外上髁为界,以上称上臂长度,以下为前臂长度。下肢长度:髂前上棘至胫骨内踝上缘为真性长度,以膝关节内侧间隙为界,以上称大腿长度,以下称小腿长度;脐到胫骨内踝下缘,即为上肢相对长度。

12.4.2.4.2 肢体周径:选肌肉萎缩或肿胀明显的平面(一般大腿选髌骨上缘上 10 cm 或 15 cm 处,小腿选髌骨下缘下 10 cm 或 15 cm 处,上臂选肱骨外上髁上 10 cm 处,前臂选肱骨外上髁下 10 cm 处)测量。

12.4.2.4.3 肢体轴线上肢轴线:在肘关节完全伸直、前臂旋后位测量上臂与前臂所形成的夹角,正常向桡侧偏斜5°~15°称提携角。肘内翻或外翻时,应记录向尺侧或桡侧偏斜角度。下肢轴线:膝关节伸直,由髂前上棘通过髌骨直到拇趾和第二趾间为正常轴线。膝内翻:下肢直立,两踝足趾并拢,测量两股骨内髁间距离。膝外翻:两膝并拢,测量两胫骨内踝间距离。

12.4.2.4.4 关节活动范围:以关节的中立位为0°,以此为起点,测量关节伸、屈、外展、内收、外旋及内旋等角度。对膝、肘等关节的记录:0°(伸)⇆140°(屈);在记录内收、外展及旋转等角度时,也需用括号注明,如20°(收)⇆30°(展),30°(旋前)⇆80°(旋后)。对脊柱活动的记录:上下代表屈伸,两旁代表左右侧屈。

12.4.2.4.5 肌力测量:采用6级方法。0级,肌肉完全无收缩,为完全瘫痪;1级,肌肉稍有收缩,但关节无活动;2级,肌肉收缩可使关节活动,但不能对抗引力;3级,可对抗引力,但不能对抗阻力;4级,可对抗引力和轻微阻力;5级,有对抗强阻力的肌肉收缩,为正常肌力。

12.4.2.4.6 感觉消失区测定。

12.4.2.4.7 腱反射检查。

12.4.2.4.8 自主物神经检查:交感神经功能障碍表现为支配区内的皮肤干燥无汗或多汗冷湿,立毛反射消失,血管运动和营养障碍;皮肤、皮下组织和肌肉均萎缩,可光滑菲薄,易溃难愈,也可暗无色泽,过度角化;指甲失去光泽,脆弱易裂,变形弯曲,发生纵横突起。

12.5 各部位的检查

12.5.1 肩部。

12.5.1.1 望诊:肌肉两侧是否对称,有无肌萎缩、肿胀,是否有方肩、耸肩、垂肩、翼状肩胛等畸形和窦道等。

12.5.1.2 触诊:肩三角(喙突尖、肩峰尖和肱骨大结节)的位置、压痛点。

12.5.1.3 动诊和量诊:肩关节活动范围,杜加征(Dugas sign),直尺试验,上肢长度测量。

12.5.2 肘关节与上臂。

12.5.2.1 望诊:有无肘内翻或外翻畸形或其他畸形,有无肿胀、瘀斑或窦道等。

12.5.2.2 触诊:压痛点、骨擦感及肿块等。

12.5.2.3 动诊:关节活动范围。

12.5.2.4 量诊:肘后三角与Hueter线(肘线),Mill征。

12.5.3 前臂:有无成角畸形,旋转活动范围测量。

12.5.4 腕关节。

12.5.4.1 望诊:"鼻烟窝"有无肿胀,整个关节有无肿胀,有无餐叉样畸形、腕下垂及肿块等。

12.5.4.2 触诊:压痛点,桡、尺骨茎突间的解剖关系。

12.5.4.3 动诊和量诊:腕关节中立位第三掌骨与前臂纵轴是否成直线,关节活动范围。

12.5.4.4 叩诊:第三掌骨头向近侧叩击有无疼痛。

12.5.5 手部。

12.5.5.1 望诊:有无爪形手(猿形手)、锤状指及其他畸形,有无肿胀、肌萎缩等。

12.5.5.2 触诊:压痛点、肿块大小、手部触觉和痛觉检查。

12.5.5.3 动诊和量诊:各个关节的活动范围,握力,Finkelstein征,Froment征等。

12.5.6 脊柱。

12.5.6.1 站立位。

12.5.6.1.1　望诊：生理弧度有无改变，有无角状或圆弧形后突、侧凸、剃刀背、斜颈等畸形，有无椎旁肌痉挛、脓肿或窦道，有无骨盆倾斜、肿块等。

12.5.6.1.2　触诊：用示指、中指沿棘突从上而下划过，在皮肤上可以显出两条红线，再观察有无畸形，有无压痛点、放射痛及肿块。

12.5.6.1.3　动诊和量诊：脊柱活动范围，拾物试验等。

12.5.6.2　卧位：直腿抬高试验或 Laseque 征和直腿抬高加强试验（足背屈试验），屈颈试验，腰骶关节过伸试验，髋关节过伸试验，斜扳试验，骶髂关节扭转试验（Gaenslen 征），腘窝是否摸到脓肿。

12.5.7　髋关节。

12.5.7.1　望诊：压痛点或肿块，内收肌有无痉挛。

12.5.7.2　动诊：关节活动范围，滚动试验，"4"字试验，托马斯征（Thomas 征），蛙式试验，套叠症（望远镜试验），下肢短缩（Allis 征），髂胫束挛缩（Ober 征），站立提腿试验（Trendelenburg 征），外展试验（Ortolani 征）。

12.5.7.3　量诊：下肢长度测量，测定股骨大转子上移（Shoemaker 征、Nelaton 线、Bryant 三角）。

12.5.7.4　叩诊：伸膝位叩足跟，有无纵向叩击痛；叩股骨±转子，有无叩击痛。

12.5.8　膝关节。

12.5.8.1　望诊：有无肿胀、积液，大腿和小腿有无肌萎缩，特别是股四头肌是否有萎缩。有无"O"形腿（膝内翻）、"X"形腿（膝外翻）、"K"形腿（一侧正常、另一侧膝外翻）或"≪"形腿（一侧膝内翻、另一侧膝外翻）等畸形。有无肿块。

12.5.8.2　触诊：压痛点，浮髌征，肿块。

12.5.8.3　动诊和量诊：膝关节活动范围，膝关节伸屈活动时是否有摩擦感，股四头肌抗阻试验，半蹲试验，抽屉试验（膝交叉韧带推拉试验），膝关节侧方加压试验，膝关节过伸试验，过屈试验，研磨试验（Apply 征）、回旋挤压试验（McMurry 征）。

12.5.9　小腿：观察下肢的轴线，有无肿胀、畸形、瘀斑、肌萎缩、肿块、静脉曲张等。

12.5.10　踝部和足部。

12.5.10.1　望诊：观察有无跛行、畸形（马蹄足、马蹄内翻足、外翻足、高弓足、平底足、跟足、姆外翻、爪状趾等）肿胀、足底胼胝，以及窦道、溃疡等。

12.5.10.2　触诊：触摸足背动脉搏动及胫后动脉搏动，压痛点，足趾有无麻木。

12.5.10.3　动诊和量诊：关节活动范围，有无跟腱挛缩，小腿诸肌肉的肌力。

12.5.11　周围神经：有无感觉障碍，主动运动消失，自主神经功能障碍，神经干叩击试验（Tinel 征）。

12.5.11.1　桡神经：拇指背侧及手背的桡侧是否感觉障碍，拇指掌指、指间关节及其他四指的掌指关节是否失去主动伸直能力，拇指是否能主动外展，有无腕下垂，伸腕力量有无减弱，肱三头肌是否瘫痪。

12.5.11.2　正中神经：手桡侧 3 个半手指掌侧及手掌的桡侧感觉有无障碍，拇短展肌的触笔检查，Ochsner 握手测验，大鱼际肌及前臂肌肉有无萎缩，有无猿手畸形。

12.5.11.3　尺神经：手尺侧 1 个半手指及手尺侧的掌侧和背侧有无感觉障碍，Froment 征，有无爪形手畸形（腕部平面损伤），尺侧屈腕肌是否瘫痪，有无小鱼际肌、骨间肌和拇内收肌萎缩。

12.5.11.4　腓总神经：小腿外侧和足背皮肤感觉有无障碍，是否呈马蹄内翻畸形，足能否主动背屈、外展活动。

12.5.11.5　胫神经：足底皮肤感觉有无障碍，是否呈仰趾畸形，足能否主动跖屈活动。

12.5.12 脊髓损伤。

12.5.12.1 望诊:观察下肢活动、腹胸部呼吸运动及上肢活动。

12.5.12.2 触诊:查肢体、躯干、会阴部和肛周的痛觉和触觉等,膀胱有无尿潴留,肛门括约肌有无收缩能力,压痛点。

12.5.12.3 动诊和量诊:测定肢体肌力、肌张力,检查肱二头肌反射、肱三头肌反射、桡骨膜反射、跟腱反射、膝反射、腹壁反射、提睾反射、肛门反射、球海绵体反射、Hoffmann 征或 Rossolimo 征、Babinski 征、Oppenheim 征、Gordon 征等。

13 泌尿外科病历书写要求:病历的一般项目、病史、体格检查与入院记录基本相同,有关本专科的重点如下。

13.1 现病史

13.1.1 尿液异常。

13.1.1.1 血尿:发生时间(持续性、间歇性),血尿程度(血丝、血块、初始血尿、全程血尿、终末血尿),血尿的颜色,血尿伴随的症状,以及血尿与疼痛、运动、性生活、药物、全身疾病的关系。

13.1.1.2 脓尿:与排尿的关系(开始混浊、尿末混浊),有无特殊气味。

13.1.1.3 乳糜尿:与饮食和活动的关系,有无丝虫病及手术史,尿中有无乳糜块、血块,是否有排尿障碍、腰痛。

13.1.1.4 气尿:排尿时尿道内有无气体排出。

13.1.2 排尿异常。

13.1.2.1 疼痛:性质(绞痛、隐痛、刺痛、灼痛),部位,有无放射痛及其他伴随症状。

13.1.2.2 其他:有无尿频(白天、夜间)、尿急、尿痛、尿失禁、尿潴留、尿少及尿道分泌物(黏液性、血性、脓性)。

13.1.3 如有外伤情况,则应描写着力部位、力量大小,当时有无昏迷及休克。

13.1.4 性功能障碍:早泄、阳痿、性欲减退、射精障碍、生育情况。

13.2 既往史

13.2.1 既往有无血尿、脓尿、乳糜尿史,有无腹痛、腰痛史,症状发作情况及诱因,有无排石史,既往就诊及处理结果(包括医学影像学检查结果)。

13.2.2 有无出血性疾病、皮肤瘀斑。

13.2.3 有无结核病史,治疗方案及结果。

13.2.4 有无其他脏器肿瘤史,治疗方案及结果。

13.2.5 有无泌尿生殖系统手术史。

13.3 体格检查

13.3.1 肾脏和肾上腺:双合诊扪及肾脏时,应注意位置、大小、形状、活动度(与体位的关系)、质地,有无触痛、压痛和叩击痛等。按压肾区(或上腹部)的肿块与血压的关系,肾区(腰部或腰背部)有无闻及血管杂音。

13.3.2 输尿管:体表投影区有无压痛及叩击痛。

13.3.3 膀胱:耻骨上通过触诊及叩诊,了解膀胱充盈程度及有无包块,必要时排尿后或导尿后再重复检查有无包块、残余尿。若发现肿块,应注意位置、大小,有无触痛及与邻近脏器的关系。

13.3.4 外生殖器。

13.3.4.1 阴毛:分布状态。

13.3.4.2 阴茎:发育,形状,有无畸形,尿道开口有无异位和分泌物,有无包茎或包皮过长,包皮有无粘连,阴茎海绵体有无触痛、硬结,阴茎头部有无溃疡、新生物及特殊气味等。

13.3.4.3 阴囊:大小、形状,有无窦道、溃疡或象皮肿。阴囊内有无肿物,是否透光,注意肿物硬度、光滑度,有无压痛及与体位的关系;还需注意肿物与睾丸、附睾和精索的关系。

13.3.4.4 睾丸:大小、形状、硬度,感觉有无异常,是否缺如。如扣及肿物,应注意其大小、位置及与附睾的关系,有无触痛及挤压痛。

13.3.4.5 附睾:头体尾部有无压痛、肿大或结节。

13.3.4.6 精索:有无静脉曲张,精索与输精管是否光滑,有无增粗、结节和触痛。

13.3.5 前列腺和精囊:检查前须排空膀胱,注明检查时体位。注意前列腺的大小、硬度,有无结节、压痛及波动,中央沟是否存在(必要时行前列腺按摩,查前列腺液),侧叶是否光滑。精囊正常时不易触及,若能触及,则应注意有无结节、肿块、波动及压痛。

13.3.6 全身体检时,还须注意第二性征发育情况,脂肪分布,毛发生长情况,有无皮肤痤疮、下腹部等处异常皮纹、乳房异常增大。

14 心胸外科病历书写要求:病历的一般项目、病史、体格检查与入院记录基本相同,有关本专科的重点如下。

14.1 现病史

14.1.1 食管、贲门疾病:发生时间,进食下咽情况,能进何种饮食,有无进行性加重,有无胸背痛、呃逆、呕吐、上腹不适、呕血、黑便、消瘦、发热、咳嗽、声嘶、饮水呛咳、体重下降等,患病后诊疗经过,是否做过放疗或其他治疗。

14.1.2 肺部、胸膜及纵隔疾病:咳嗽、咳痰(痰量、性质)、咯血(色、量)胸痛、胸闷、气短或呼吸困难、喘鸣等出现的时间及经过,有无发热、乏力、体重下降、声嘶、呛咳、吞咽困难及患病后的诊疗情况等。

14.1.3 心脏及大血管疾病:有无心悸、气喘、胸痛、胸闷、咯血、头晕、黑蒙、昏厥、抽搐、偏瘫、发绀、下肢水肿及蹲踞状位,能否夜间平卧,发病后心脏功能减退及心律不齐等情况(以患者日常主要活动强度逐年比较)。

14.1.4 胸部外伤:损伤原因、部位、时间,有无呼吸困难、咯血、意识障碍,疾病情况及救治经过。

14.2 既往史

14.2.1 肿瘤病史:包括发病时间、器官部位、病理性质、治疗情况及结果。

14.2.2 呼吸道感染及结核病史:包括病变部位,抗感染、抗结核药物治疗情况及结果。

14.2.3 胸部、腹部的其他慢性疾病及外伤、住院、手术、输血史。

14.2.4 风湿活动史:包括扁桃体炎、关节疼痛等。

14.2.5 心功能情况:包括心力衰竭发生时间、诱因、次数、治疗用药情况。

14.3 个人史:居住地点,职业及工作环境,劳动强度,饮食习惯,尘埃接触情况,吸烟、饮酒年限及每日饮用量。

14.4 家族史:家族中肿瘤、结核、性病及先天性畸形发病情况。

14.5 体格检查

14.5.1 血压(必要时测量左、右、上、下肢血压,并注意有无奇脉)、脉率、呼吸频率、体温、体重、身高、面容(结核、恶病质等)。

14.5.2 面、颈部:唇(发绀),巩膜(黄染),咽(扁桃体),面(水肿),颈静脉搏动和充盈情况,肝颈静脉回流征,甲状腺大小及随吞咽运动移动情况,气管偏移情况。

14.5.3 淋巴结:颈、锁骨上、腋下、腹股沟部位,注意大小、个数、质地、移动度、压痛等。

14.5.4　胸部:胸廓(正常、扁平、桶状、塌陷畸形,隆起畸形,肋间隙的宽窄、呼吸运动时两侧是否对称),有无胸壁肿块(大小、部位)、皮下气肿、前胸壁静脉迂曲和侧支循环。

14.5.5　心、肺:四诊(视、触、叩、听)检查。

14.5.6　肛门:食管、贲门肿瘤应做肛门指检。

14.5.7　四肢:有无水肿、杵状指(趾),有无枪击音及毛细血管搏动等。

15　**整形外科病历书写要求:**病历的一般项目、病史、体格检查与入院记录基本相同,有关本专科的重点如下。

15.1　现病史

15.1.1　畸形:应了解先天畸形还是后天畸形。先天畸形须了解母亲妊娠期间的健康、服药及患者产后情况,随着年龄的增长,畸形有无改善或加重,以及对生活的影响;后天畸形须了解引起畸形的原因,随着时间的进展,畸形有无改善或加重,对功能的影响。

15.1.2　体表组织缺损:应了解组织缺损的原因、部位、治疗过程、治疗后随着时间的进展,组织缺损有无改善或加重,对功能和外观的影响。

15.1.3　瘢痕:应了解引起瘢痕的原因(烧伤、外伤、手术、感染等)、部位、时间、治疗经过,对功能和外观的影响。烧伤后瘢痕应了解何种烧伤,当时烧伤的深度,创面处理情况(包括切痂植皮等),出现瘢痕后的进展,对功能的影响。

15.1.4　溃疡、压力性损伤等慢性创面:应了解病因、治疗经过及如何引起局部组织缺损。了解全身疾病(糖尿病、血管病变、免疫系统疾病、截瘫等)。

15.1.5　斑痣和肿瘤:应了解发生时间、病变的进展、治疗经过、局部淋巴结及远处转移情况。有无手术史,其病理诊断及手术后造成的缺损和畸形情况。

15.2　家族史

15.2.1　先天畸形:应详细了解家族中特别是父母、兄弟、姐妹有无相似畸形或其他畸形。

15.2.2　了解有无其他遗传性疾病。

15.3　体格检查

15.3.1　望诊。

15.3.1.1　畸形:部位(器官)、形态、范围、大小、表面色泽,对生理功能的影响,面部对表情的影响,肢体对运动功能的影响,必要时借助骨外科运动功能的检查方法进行检查(见骨外科病历)。

15.3.1.2　外伤创面:部位、范围、面积、深度,深部组织暴露或缺损(骨骼、神经、血管、肌腱或肌腹)情况,肢、指缺损情况。

15.3.1.3　瘢痕:部位、范围、面积、表面色泽,有无溃疡及挛缩(线状、蹼状、片状及关节屈曲)情况及对生理功能的影响。瘢痕周围软组织或其他部位正常皮肤的情况。

15.3.1.4　慢性溃疡(创面):部位、范围、面积、深度、肉芽情况,有无深部组织(骨骼、肌腱、肌腹、神经血管等)暴露及与正常组织间的界限,分泌物情况,周围组织炎症情况。

15.3.1.5　斑痣和肿瘤:部位、形态、面积、色泽。

15.3.2　触诊:质地、范围、活动度,与深部组织关系(骨骼、神经血管、肌腱等),附近或远处淋巴结是否肿大。

15.4　特殊记录

15.4.1　X线、CT 或 MRI 检查,了解病变畸形与周围组织器官、骨关节的关系。

15.4.2　照相:整形外科的病变均须术前、术后照相。

15.4.3　模型:有条件的医疗单位,对特殊疾病的患者须做塑料、蜡型或石膏模型作为设计治疗方案的依据和长期保存。

15.4.4 对唇裂、腭裂须进行发音和话态的录音或录像,作为术后的对比。

15.4.5 创面细菌培养结果及药敏情况。

15.4.6 两性畸形患者应查性染色体。

15.4.7 体表肿瘤应有病理检查结果。

16 **妇科病历书写要求:**病历的一般项目、病史、体格检查与入院记录基本相同,有关本专科的重点如下。

16.1 现病史

16.1.1 月经失调:以往月经情况。本次发病的具体时间,发病后月经变化情况,如月经周期缩短、延长或不规则,经期持续时间,量多或量少(以所用卫生巾数量作为指标);做过哪些检查,采取何种方法治疗,所用药物名称,用药起止时间;发病前有无诱因;有无其他伴随症状。若是闭经患者,应询问可能引起闭经的各种原因及各项检查情况。

16.1.2 阴道流血:流血的时间,流血量,颜色,有无血块或组织脱出,是否在月经前、中、后期,流血前有无停经史,有无其他伴随症状。

16.1.3 腹痛:疼痛部位、性质(钝痛还是锐痛)、起始时间,与月经的关系;疼痛是急性发作还是慢性过程,持续还是阵痛,是否伴有其他症状(如发热、阴道流血等);有无类似病史。

16.1.4 白带异常:发病时间,与月经的关系,性状是脓性、血性或黏性,是否伴外阴瘙痒,有无异味。

16.1.5 腹部包块:包块的部位、大小、质地、增长速度、发展过程、移动度,有无疼痛和压迫邻近脏器的症状,如尿频、便秘等。

16.1.6 不孕:月经史,盆腔感染史,夫妻双方健康状况,婚后性生活是否正常,曾做过哪些特殊检查,结果如何。

16.2 个人史

16.2.1 月经史:初潮年龄、月经周期及经期长短。如初潮 14 岁,周期 28～30 日,经期持续 5 日,可简写为 $14\frac{5}{28\sim30}$ 日,量多、少或正常;有痛经者应询问疼痛时间和疼痛程度;还应常规询问末次月经(LMP);老年人应询问绝经年龄。月经史与妇科疾病关系极为密切,应详细询问并记录。

16.2.2 婚育史:结婚年龄、婚次,是否近亲结婚,对方健康状况,是否同居或分居两地。足月产、早产、流产及现存子女数可用 3－0－2－1 来表示,意思是 3 次足月产、无早产、2 次流产、现有 1 个孩子;或用孕 5 产 3(G5P3)来表示,但此法不能表达现有子女数;每次分娩的方式,有无高危妊娠或难产史,婴儿出生后情况,有无产后流血史、产褥感染史;有无人工流产或自然流产时刮宫,末次分娩或流产时间;现采用何种避孕方法。

16.3 体格检查

16.3.1 腹部检查:平坦或隆起,有无压痛、反跳痛及肌紧张;如有肿块,应注意肿块的部位、大小、表面情况、实质或囊性、移动度,有无压痛,有无移动性浊音。

16.3.2 妇科检查:如为未婚者做肛门指检。

16.3.2.1 外阴:已婚或未婚式,经产或未产式,发育及阴毛分布,有无炎症、赘生物、畸形,屏气时有无阴道前后壁膨出或子宫脱垂。

16.3.2.2 阴道:发育,黏膜伸展性是否良好,有无炎症、瘢痕、隔膜、畸形、肿瘤;分泌物性状、量多少。

16.3.2.3 宫颈:形状,大小、质地、有无糜烂(分Ⅰ、Ⅱ、Ⅲ度和单纯型、颗粒型、乳突型)和囊肿,外口情况,赘生物,是否易出血,有无举痛。

16.3.2.4 宫体:大小,位置,质地,活动度,压痛,形状匀称或不规则。后壁或子宫骶骨韧带有无痛性结节。

16.3.2.5 附件:压痛,增厚,若有包块,应记录肿块的位置、与子宫的关系、大小、活动度、光滑度、质地与压痛。

16.3.3 表格病历中各项目均应逐一填写,无内容记录时可划"—"号。

17 **产科病历书写要求:**病历的一般项目、病史、体格检查与入院记录基本相同,有关本专科的重点如下。

17.1 **现病史**

17.1.1 临产症状:腹痛开始时间,破水时间,羊水性状(清、混),羊水量(少、中、多),见红(有、否)。

17.1.2 末次月经日期,推算预产期;早孕反应与胎动开始日期。

17.1.3 孕前、孕早期有无病毒感染,如流感、风疹、肝炎等,有无长期服用镇静药、激素、避孕药,有无接触放射性或其他有害物质,有无烟酒嗜好。

17.1.4 孕期有无先兆流产、先兆早产,起止时间,胎儿染色体非整倍体筛查和孕中期超声结构筛查处理情况,其他简要病情及治疗经过。

17.1.5 围产期保健,高危因素,如头痛、头晕、眼花、耳鸣、心悸、气急、水肿、高血压、胎位异常、皮肤瘙痒、黄疸等症状及治疗经过。

17.2 **既往史:**有无心、肺、肝、肾疾患及高血压、糖尿病、血液病、癫痫等疾病;过敏史、手术史、用药史、预防接种史。

17.3 **个人史:**月经、婚姻及生育史,包括近亲结婚、足月、早产、流产(人工、自然),有无畸形儿、产伤儿、溶血症新生儿等。

17.4 **家族史:**有无遗传性疾病。

17.5 **体格检查:**神志、面容、身高、体重、体态、血压(基础血压)、水肿,甲状腺、乳房、心、肺、肝有无异常,脊柱及下肢有无畸形。

17.5.1 产科检查。

宫高(cm):   腹围(cm):   估计胎儿大小(g):

先露衔接(已、半入、未):

胎方位: 胎心位置: 胎心率(次/分):

17.5.2 骨盆测量。

髂前上棘间径(cm):   髂嵴间径(cm):

骶耻外径(cm):   坐骨结节间径(cm):

17.5.3 阴道检查。

先露、先露位置:

宫颈质地:软、中: 硬宫颈位置:前、中、后

宫颈受容:未、已(%)   宫口开大:(cm)

胎膜破否:已、否

17.6 **建围产保健卡情况:**院内、院外、产前检查次数。

17.7 **诊断**

17.7.1 第几胎,第几产(G P)。

17.7.2 孕周,待产、临产、已产。

17.7.3 胎方位。

17.7.4 妊娠并发症。

17.7.5 妊娠合并内外科疾病。

17.7.6 其他诊断:出现严重妊娠并发症而导致入院的病理产科情况时,应将妊娠并发症作为入院/出院的主要诊断(第一诊断)。

17.8 **产时产程图:**应认真及时记录产时产程图。

17.9 **新生儿出生记录:**新生儿产时状况,Apgar 评分,婴儿性别、身长、体重,有无畸形,体格检查情况,身份识别记录(婴儿右足印,产妇左拇指印)。

18 **儿科病历书写要求:**病历书写格式及内容与入院记录基本相同,有关本专科的重点如下。一般项目中,年龄要记载患儿的实足年龄,一个月内写日数,半岁以内写几个月几日,半岁以上写几个月,一岁以上写几岁几个月。

18.1 **现病史:**本次疾病发病情况。

18.2 **既往史**

18.2.1 既往疾病史(包括与现病相同或类似的疾病)。

18.2.2 既往健康状况。

18.2.3 急、慢性传染病史。

18.2.4 药物及其他过敏史。

18.2.5 创伤、手术史。

18.2.6 血液制品使用史。

18.3 **个人史:**3 岁以内婴幼儿应着重询问以下四个方面,与本次疾病有关的内容应重点记录。

18.3.1 出生史:胎次,产次,是否足月、早产、过期产,生产方式(顺产、难产或剖宫产),出生地点(医院、家中、其他),出生时体重,出生时有无窒息、产伤,Apgar 评分,必要时加问母亲孕期营养及健康状况。

18.3.2 喂养史:喂养方式(母乳、人工、混合喂养);人工喂养者询问其原因,乳品种类(奶粉、豆奶粉、鲜奶),配制方法,分量(每日几次、每次毫升数);何时添加辅食、种类、分量和方法,何时断奶及有无困难。婴幼儿若营养不良及消化功能紊乱,应重点描述,年长儿可从略,但应询问饮食习惯及现在食谱,有无偏食、挑食、吃零食,食欲及大便情况。

18.3.3 生长发育史:体格发育(何时能抬头、独坐、会走,何时前囟门关闭、出第一颗牙、体重、身高增长情况),智力发育(何时能笑、认人、发单字或短句,如已入学,应询问其学习成绩及一般活动情况),营养状况;内分泌系统疾病、神经系统疾病、先天性及遗传代谢性疾病应重点描述。

18.3.4 预防接种史:包括卡介苗、脊髓灰质炎、百日咳、白喉、破伤风、麻疹、乙肝、甲肝、乙脑、流脑等预防接种情况,记录接种时的年龄、具体次数、有无反应(卡介苗接种后 6 周有无复查,结果如何)。

18.4 **家族史**

18.4.1 家族成员及密切接触者(保姆、保育员等)的健康状况。

18.4.2 有无家族性、遗传性、过敏性或急、慢性传染病史(先天性、遗传代谢性疾病须重点描述两系三级亲属的遗传性疾病史)。

18.4.3 父母年龄、职业、健康状况,是否嗜烟,是否近亲结婚,若已去世,应记录死因;家庭经济情况、居住环境。

18.4.4　母亲各次分娩情况,孕期健康状况。

18.4.5　同胞健康状况(死亡者应询问死亡原因及年龄,患同类疾病者须记录诊治情况)。

18.5　体格检查

18.5.1　一般情况:体温,体重,呼吸(频率、节律、快慢、深浅),脉搏(速率、节律、强弱、紧张度),面色(潮红、苍白、发灰、发绀);5岁以上患儿测血压(休克、心肾疾病患儿5岁以下也应测量血压),身长、头围、胸围视年龄与病情而定。发育营养状况,精神状态(灵活、呆滞、萎靡、安静、烦躁)。

18.5.2　皮肤:有无苍白、黄染、发绀、潮红、脱屑、色素沉着、皮疹、瘀点(斑)、出血,皮肤弹性,皮下脂肪的分布和厚度,有无水肿。

18.5.3　浅表淋巴结:部位、大小、数目、活动度、质地,有无粘连及压痛等,尤其注意颈部、耳后、枕部、腋窝、腹股沟等处。

18.5.4　头部及其器官。

18.5.4.1　头颅:观察大小、形状、头围,婴儿注意有无枕秃、血肿、颅骨软化、缺损、颅缝闭合情况,囟门(大小、闭合、饱满、紧张、隆起、平坦、凹陷)。

18.5.4.2　面部:有无特殊面容,眼距大小,鼻梁高低。

18.5.4.3　眼:有无眼睑水肿、下垂、斜视、结膜充血、眼分泌物,瞳孔大小,对光反射。

18.5.4.4　耳:双外耳道有无分泌物,有无局部红肿及外耳牵拉痛。

18.5.4.5　鼻:有无鼻周发绀、鼻翼翕动、鼻腔分泌物,通气情况。

18.5.4.6　口:口腔(气味,有无张口呼吸),唇(色,有无苍白、发绀,有无疱疹、皲裂、畸形、色素沉着),口角有无糜烂、溃疡,牙(数目,有无龋齿),牙龈(色泽、肿胀、溃疡、出血、溢脓),舌(形态,舌质,舌苔,乳头,有无溃疡、地图舌、异常色素,动作,对称性,是否伸出口外),舌系带(有无溃疡、过短),舌下有无囊肿,颊黏膜(颜色,腮腺管开口情况,有无红肿及分泌物、鹅口疮、麻疹黏膜斑、瘀点、溃疡),腭(有无腭裂、上皮珠、瘀点、溃疡),咽(有无充血、滤泡增生,吞咽情况,悬雍垂动作,咽后壁脓肿),扁桃体(大小,充血程度,有无分泌物、脓点或假膜),喉(有无声音嘶哑、失音、喘鸣声)。

18.5.5　颈部:有无抵抗,气管(居中、向左右偏移),有无颈静脉怒张,颈动脉搏动情况,甲状腺情况。

18.5.6　胸部。

18.5.6.1　胸廓:有无畸形(鸡胸、漏斗胸、桶状胸、肋骨串珠、肋膈沟)和三凹征。

18.5.6.2　心:心前区有无隆起,心尖搏动位置,是否触及震颤,心界大小(包括左、右缘,心左界以左乳线为准,右界以胸骨右缘为准;可记录在其内或外几厘米),心脏的听诊(心音、心率,有无杂音,杂音的性质、部位、强度、传导)。

18.5.6.3　肺:按视触叩听记录。

18.5.7　腹部:脐部有无出血、分泌物及脐疝。

18.5.8　脊柱和四肢:有无畸形,躯干与四肢比例失调和佝偻病体征("O"形腿或"X"形腿,手镯、脚镯,脊柱侧弯),杵状指(趾)。

18.5.9　肛门及外生殖器:有无畸形(先天性无肛、尿道下裂、两性畸形)、肛裂;女性有无外生殖器畸形与分泌物;男孩有无隐睾,包皮过长、过紧,鞘膜积液,腹股沟疝。

18.5.10　神经系统:必要时做动作、感觉及其他有关检查,做生理反射(包括浅、深反射)、病理反射及脑膜刺激征检查。

19　**新生儿病历书写要求:**病历的一般项目、病史、体格检查按儿科病历书写要求,年龄在1小时内的记录到分钟,在 24 小时以内的记录到小时,1 日以后的记录几日几小时。有关本专科的重点如下。

19.1 现病史:与本次疾病有关的个人史内容可以在此描述,而不记入个人史。

19.2 既往史:出生后有无疾病及诊治情况,有无挑马牙、擦口腔。

19.3 个人史

19.3.1 出生史:胎次,产次,是否足月、早产、过期产,是否多胎,生产方式(顺产、异常胎位、胎吸、产钳、剖宫产),有无宫内窘迫,早产原因,剖宫产原因,出生时间、地点(医院、家中、其他),出生体重,接生者,接生用具,有无产伤,出生时治疗情况,出生后有无出血、皮疹、青紫、苍白,Apgar 评分(1 分钟,5 分钟),总产程、第二产程,羊水早破时间、量、性质,胎盘完整性,脐带脱落时间,有无黄疸,黄疸出现时间、消退时间,有无羊水吸入,有无胎粪吸入。

19.3.2 喂养史:开始喂奶时间、方式(母乳、人工、混合喂养)、奶量,有无呕吐,胎粪排出时间(不必重复现病史中已有的内容)。

19.3.3 预防接种史:卡介苗,乙肝疫苗,其他。

19.4 家族史:妊娠期疾病史及治疗情况,父母婚姻状况(近况),是否近亲结婚,年龄,健康状况,遗传性疾病史,产妇妊娠次数、胎次、产次、死胎、人流情况,同胞健康状况。宠物接触史。

19.5 体格检查

19.5.1 体温、脉搏、呼吸、血压、体重、身长、头围、胸围。

19.5.2 一般情况:外貌、发育程度、营养状况、体位、面色、神志(清晰、模糊、昏睡、昏迷)、哭声、呼吸、呻吟。

19.5.3 皮肤、黏膜:颜色(潮红、苍白、发绀、黄染、色素沉着),水肿,皮肤弹性,皮下脂肪,出血,皮疹,花纹,有无失水,硬肿面积及程度。

19.5.4 淋巴结:全身浅表淋巴结有无触及。

19.5.5 头部及其器官。

19.5.5.1 头颅:头形,前囟大小、紧张度,有无隆起或凹陷,后囟有无闭合,有无血肿,血肿部位、大小,颅骨有无重叠、裂开,头发色泽。

19.5.5.2 眼:有无凝视,两侧瞳孔(大小、对称、对光反射),巩膜有无黄染及程度,眼球有无震颤,结膜有无出血、分泌物。

19.5.5.3 耳:有无畸形,外耳道有无分泌物。

19.5.5.4 鼻:有无畸形、鼻翼翕动、分泌物及出血。

19.5.5.5 口:口唇有无发绀,咽及颊黏膜是否潮红,有无鹅口疮。

19.5.6 颈部:有无抵抗,气管,有无颈静脉怒张。

19.5.7 胸部:胸廓有无畸形、膨隆、塌陷,有无锁骨骨折,有无"三凹征"。

19.5.7.1 心:心前区(隆起、平坦),心尖搏动(是否弥散),有无震颤,心界大小,心音(有力、低钝),心律(齐、不齐),杂音。

19.5.7.2 肺:呼吸节律,哭时语颤(对称、强、弱),叩诊情况,听诊呼吸音(清、粗糙,干啰音,中小湿啰音,哮鸣音,痰鸣音)。

19.5.8 腹部:形状,肠型,紧张度,有无包块,肝,脾,肠鸣音,移动性浊音,脐部有无分泌物,分泌物性质,有无异味,脐轮是否红肿,有无脐疝。

19.5.9 脊柱、四肢:有无畸形,活动度,肌张力,四肢温度。

19.5.10 肛门外生殖器:有无畸形。

19.5.11 神经反射:觅食反射、吸吮反射、握持反射、拥抱反射。

19.5.12 胎龄评分。

19.6 实验室检查:血型等。

20 **儿科各专业病历书写要求:**病历的书写按儿科病历书写要求。有关儿科各专业的重点如下。

20.1 **儿科呼吸系统疾病:**记录与咳嗽有关的详细情况,喘鸣及呼吸困难情况,治疗情况及疗效,哮喘应详细记录过去发作次数、治疗情况、个人过敏史、家族哮喘患病情况。

20.2 **儿科消化系统疾病:**大便次数、性状及伴随症状,有无脱水情况及程度,有无休克,有无嗳气、反酸、呕吐,腹痛的部位、性质及时间。儿科呕吐与腹痛是重要症状,须详细描述。父母及家庭密切接触的成员消化道疾病史及治疗情况。腹部体征。

20.3 **儿科肾脏疾病:**现病史重点记录蛋白尿、血尿的发生、发展经过,与上呼吸道感染、皮肤化脓病灶及其他感染的关系;有无伴随高血压、水肿、关节炎、皮疹、发热、咯血等;有无脓尿及尿路刺激症状。个人史中注意有无接触肾毒性物质,如放射线、重金属(铅、汞、镉等)、有机化合物(四氯化碳)等,近期预防接种疫苗史。用药情况重点为有无用激素(种类、剂型、剂量、疗程、疗效),有无用细胞毒类药治疗,抗血栓治疗情况,病前的前驱感染及用药史。既往史中应注意有无过敏性紫癜及乙肝病史和接触史。家族史中有无遗传性肾脏病、高血压、糖尿病史。

20.4 **儿科心血管疾病:**先天性心脏病记录最早发现心脏病的年龄,有无气急、昏厥、水肿等现象,发绀情况应详细记录,生长发育情况,是否经常反复感冒,孕期第3~8周健康状况。心肌炎患者要询问发病前3周内有无病毒感染,有无乏力、苍白、多汗、心悸、胸闷、气急、发绀、水肿等症状。体格检查注意心脏有无扩大,心律是否规则,有无杂音,有无奔马律或心包摩擦音,有无心力衰竭或心源性休克的表现,检查四肢脉搏的强弱及血压。

20.5 **儿科血液系统疾病:**主诉能反映本次就诊的主要目的,对确无症状者或现存症状不是导致本次就诊目的者,可用诊断名词(加""号)直接描述。如患儿主要因急性淋巴细胞白血病需要强化治疗入院,则可写为"确诊急性淋巴细胞白血病×年,入院强化治疗"。现病史记述有无诱因,详细记录出血、贫血、感染、骨痛四大主要症状,激素应用情况,化疗药物的使用方法以及疗效。注意询问遗传病史、家族史,父母是否近亲婚配。体格检查重点描述贫血程度,颅骨变形、缺损,皮肤黏膜出血情况,浅表淋巴结及肝、脾肿大情况。

20.6 **儿科神经系统疾病:**首发症状及伴随症状、抽搐及瘫痪等情况。既往史、个人史及家族史中详细记录与神经系统有关的疾患。重点记录出生史及生长发育史。着重询问遗传、家族性疾病史,是否近亲婚配。

20.7 **儿科遗传代谢性疾病:**记录智力和体格发育过程及状态,精神及某种特征性症状和体征的发现、发展过程。家族史重点记录遗传病史。体格检查重点描述面容特征(头颅形态、五官、毛发及发际)、颈蹼、胸廓、乳距、腹部特殊外形,外生殖器、四肢有无畸形,指纹、掌纹、平底足、足底纹等情况。

21 **口腔科病历书写要求:**病历的一般项目、病史、体格检查与入院记录基本相同,有关本专科的病历书写重点如下。

21.1 **现病史**

21.1.1 **颌面部炎症性疾病:**发病时间,病情缓急,张口、吞咽、语言、咀嚼障碍的程度,肿痛的中心部位及全身症状,病灶牙发病情况。

21.1.2 **颌面部肿瘤:**发病年龄,病程长短,原发部位,生长速度,有无疼痛、出血、溃疡、鼻出血、鼻塞、脓涕、复视(上颌窦癌)、下唇麻木(下颌骨恶性肿瘤)、面瘫(腮腺癌)等,口内修复体情况,既往手术史及其他治疗情况。

21.1.3 **颌面部创伤:**致伤原因、方向、部位,跌倒后首先着地部位,出血量,有无骨折及异物存留,有无呼吸困难、恶心、呕吐、耳漏、鼻漏,有无颌关系紊乱、张口受限、休克、昏迷等及其程度和持续时间,有无颅脑损伤及其他部位并发伤。

21.1.4　颌面部畸形:先天性畸形对进食、语言及呼吸功能的影响,喂养情况(唇裂);获得性畸形的发病和形成过程,口腔功能障碍类型、程度及诊疗情况。

21.1.5　口腔修复科疾病:牙体或牙列缺损、缺失的时间、原因、发展过程,是否接受过修复治疗,采用何种修复治疗方式,持续时间和使用效果。咬合是否正常,有否夜磨牙等。

21.1.6　口腔内科疾病:发病时间、部位、性质、程度,有无规律,持续过程,咀嚼时反应,缓解方式及伴随症状,初发或复发。

21.2　专科检查

21.2.1　颌面部检查。

21.2.1.1　面颊部:面部表情变化。

21.2.1.1.1　正面:面型、面部对称性、面中 1/3 凸度及口唇关系(是否开唇露齿、颏唇沟、上下唇长度)

21.2.1.1.2　侧面:是否直面型、鼻唇角大小、上下颌骨位置关系、下颌平面角度等;皮肤色泽、质地和弹性,有无瘢痕、红肿、伤口、溃烂、瘘管及新生物(记录其部位、范围、形态、质地,有无移动度、波动感、捻发音及触痛,与深部组织和表面皮肤的关系等)。

21.2.1.2　唇及口角部:形态,大小,有无畸形、缺损,黏膜色泽,有无红肿、糜烂、溃疡、皲裂、脱屑、痂壳及新生物(记录其部位和范围),唇线的水平,外露的牙龈和肌肉附着。

21.2.1.3　上、下颌骨:有无膨隆或缺损(记录其部位和范围),骨面有无乒乓球感,骨折(部位、开放或闭合性,有无移位、骨擦音、异常动度、张口受限、颌错乱、血肿等)。

21.2.1.4　头颈部淋巴结:有无肿大(部位、大小、数目、硬度、活动度),与皮肤或基底部有无粘连,有无压痛及波动感。

21.2.2　口腔检查。

21.2.2.1　口腔前庭:唇、颊系带的位置,唇、颊及牙龈黏膜的色泽,有无窦道、斑块、网纹、溃疡或新生物,腮腺导管口有无红肿及其排出物的性质(清亮、浑浊或脓性)。

21.2.2.2　牙齿、牙周、牙列及咬合:检查牙齿形态、数目、排列情况,有无龋齿、窦道、其他牙体损害及牙髓活力等。牙菌斑、软垢、牙石等口腔卫生状况,有无局部促进因素;牙龈充血、水肿的程度及其范围,是否伴有牙龈增生及龈缘位置的变化;牙周袋的深度及范围;有无探诊出血及程度;根分叉区有无损害及程度。牙列是否完整,缺牙区伤口是否愈合;缺牙区牙槽嵴宽度,表面软组织厚度、弹性及松弛度,是否有骨突、骨刺;邻牙是否有倾斜、移位、松动;基牙的高度、稳固程度、磨耗及牙周状况。牙齿的咬合及功能状况。

21.2.2.3　固有口腔。

21.2.2.3.1　腭:检查腭部黏膜的色泽、质地和形态,是否有充血、肿胀、包块、溃疡和坏死;是否有畸形和缺损;肿块应检查其颜色、大小、形态、质地和动度;检查软腭、腭垂、腭舌弓、腭咽弓的运动及腭咽闭合情况。髁状突活动度有无异常,双侧活动是否对称,开闭口运动时关节有无弹响和疼痛,开口度、开口型是否正常,关节运动过程中是否出现绞锁,咬合关系是否正常,髁状突和咀嚼肌有无压痛。

21.2.2.3.2　舌:舌体、舌根、舌腹黏膜的色泽,有无皲裂、充血、糜烂、溃疡和肿块(记录其大小、范围、硬度、活动性,有无触压痛及浸润);舌背乳头有无增生或萎缩;舌苔的形状及颜色;舌形及舌体大小,舌体是否上抬;舌运动情况,有无运动障碍,伸舌检查时舌的对称性及有无歪斜或震颤;舌系带位置及长度;感觉有无异常。

      21.2.2.3.3 口底黏膜:有无充血、肿胀、溃疡或新生物,颌下腺导管口有无红肿、溢脓,扪诊有无结石等。

21.2.3 颞下颌关节检查:关节区有无红肿、凹陷、畸形,髁状突活动有无异常,双侧是否对称;开口度、开口型是否正常,运动时是否出现绞锁,开闭口运动时是否伴有弹响和疼痛,以及弹响出现的时间;前伸及侧方运动是否正常;关节及咬肌、颞肌区是否有压痛;口内咬合关系是否正常。

21.2.4 涎腺检查:主要检查腮腺、颌下腺和舌下腺三对大涎腺,两侧是否对称,有无肿大、红肿、压痛和肿块(记录其大小、形态、质地、活动度及与周围组织的关系),导管口有无红肿、溢脓,分泌物的量及其性状,如腮腺肿块应观察有无面瘫,软腭、咽侧壁有无突起。

21.2.5 口腔颌面部炎症:肿胀部位,波及范围,肤色,硬度,有无压痛、波动及凹陷性水肿,穿刺结果(疑有深部脓肿时),有无皮(龈)瘘(溢脓情况),病灶牙情况(有、无),张口度,淋巴结有无肿大、压痛,有无呼吸困难或吞咽障碍,有无脱水或败血症等症状。

21.2.6 口腔颌面部损伤:损伤部位及性质,肿胀,触痛及面部畸形情况,有无骨折或异物存留(如有骨折,骨折片移位情况),有无麻木、面瘫及皮下青紫,有无组织缺损(部位、大小),有无出血、感染,牙齿情况(牙折、松动、移位、脱位),有无咬合错乱,启口度情况,有无咀嚼、吞咽、呼吸障碍,有无眼球运动障碍或复视,有无脑脊液漏,有无颅脑或其他部位损伤。

21.2.7 口腔颌面部肿瘤:生长部位及方式,大小(长×宽×高,单位:cm),波及范围(与邻近组织关系),皮肤、黏膜、牙龈情况,活动度,触痛,牙齿有无移位、松动、脱落,咬合关系有无改变(颌骨中心性良恶性肿瘤),有无功能障碍(启口度、舌及眼球运动等),有无面瘫(腮腺肿瘤),有无下唇麻木(下颌骨中心性癌),颏下、颌下、颈部淋巴结有无肿大,其部位、大小、数目、硬度、活动度等。

21.2.8 口腔颌面部畸形(发育性)

      21.2.8.1 唇裂:左、右或双侧,类型,唇高(健侧、患侧),鼻孔大小(健侧、患侧),鼻小柱是否偏斜,鼻尖及鼻翼塌陷情况,前唇部及前颌骨情况(双侧唇裂),有无牙槽嵴裂,萌牙情况,有无身体其他部位畸形。

      21.2.8.2 腭裂:类型,裂隙宽度(mm),腭咽距离(mm),犁骨、扁桃体、增殖腺情况,咽部有无充血,发音情况,有无身体其他部位畸形。

22 眼科病历书写要求:病历的一般项目、病史、体格检查与入院记录基本相同,有关本专科的重点如下。

22.1 现病史

22.1.1 视力减退:发生的时间,突然黑蒙或缓慢减退,近视力是否良好,能否矫正,屈光性质及度数。

22.1.2 有无视物变形、复视、雾视、红绿彩环(虹视)、闪光感或飞蚊症等。

22.1.3 有无夜盲,夜间能否走黑路,是否碰墙、绊脚或蹒跚等。

22.1.4 有无怕光流泪,有无眼球疼痛,是转动痛、牵拉痛、胀痛或钝痛。

22.1.5 有无眼外伤(机械性、化学性、辐射性),创伤物的种类(金属性、非金属性)。

22.2 家族史:着重询问与全身疾病有关的病史(高血压、糖尿病、血液病、内分泌疾病和代谢性疾病)和遗传性疾病史。

22.3 专科检查

22.3.1 视力：远视力、近视力、矫正视力、光感、光辨向及色觉等。

22.3.2 眼睑：有无充血、水肿、瘀血、裂伤、瘢痕、气肿、缺损、肿块、压痛及睑缘糜烂，注意眼睑位置、睑裂大小、闭合及睫毛情况等。

22.3.3 泪器：有无溢泪，泪小点位置和大小；泪囊部皮肤有无红肿，压迫泪囊部有无分泌物自泪点溢出，泪囊部有无肿块、压痛、瘘管；冲洗泪道是否通畅；泪腺有无下垂、肿大或压痛。

22.3.4 结膜：睑结膜有无充血、血管纹理不清、浸润、肥厚、乳头、滤泡、瘢痕、异物、结石、溃疡、肉芽组织增生、睑球粘连、新生物及异物，球结膜有无充血（结膜、睫状或混合性）、出血、水肿、干燥、粘连、增长、疱疹及外伤等。

22.3.5 角膜：形态、大小，有无混浊、浸润、溃疡、荧光素染色及其范围等，有无角膜后沉着物（部位、形态、大小、数目、颜色、排列、分布）、异物及外伤等。

22.3.6 巩膜：颜色，有无色素、充血、结节、隆起、压痛、新生物及外伤等。

22.3.7 前房：深浅（轴深与房周深），有无房水混浊、积脓、积血及异物等。

22.3.8 虹膜：颜色、纹理，有无前后粘连、新生血管、脱色萎缩、结节、缺损、根部断离及震颤。

22.3.9 瞳孔：大小、形状、位置，调节与集合反射、对光反应，有无膜闭或闭锁。

22.3.10 晶体：有或无，位置，透明或混浊情况，有无色素沉着。

22.3.11 玻璃体：有无混浊、积血、积脓、异物、寄生虫、新生血管、变性、脱离及增殖性病变等。

22.3.12 眼球、眼肌：有无眼球突出、下陷、震颤，有无斜视及眼肌运动障碍等。

22.3.13 眼压：指压法（Tn、T−、T＋），测量法（mmHg）。

22.3.14 眼底：需要绘图说明。

22.3.15 屈光：屈光性质及度数。

23 耳鼻咽喉科病历书写要求：病历的一般项目、病史、体格检查与入院记录基本相同，有关本专科的重点如下。

23.1 现病史

23.1.1 耳部疾病。

23.1.1.1 耳痛：部位，性质，程度。

23.1.1.2 耳鸣：时间（持续性、间歇性），频率（比喻某种声音），强度（轻：不引起烦躁；中：引起烦躁；重：影响入睡）。

23.1.1.3 耳聋：（听力下降）发生时间，严重程度，性质（突发性、进行性、波动性），程度（是否影响一般对话）。

23.1.1.4 眩晕：频发，偶发，发作时有无恶心、呕吐、耳内胀满感、站立不稳、步态异常及倾倒方向。

23.1.1.5 耳漏（分泌物）：时间（持续性、间歇性），性质（脓性、血性、黏液性），量，气味等。

23.1.1.6 诱发病史：外伤史，噪音暴露史，耳毒性药物使用史，病毒感染史等。

23.1.2 鼻部疾病。

23.1.2.1 鼻阻塞：持续性、交替性、间歇性。

23.1.2.2 鼻音：阻塞性、开放性。

23.1.2.3 分泌物：性质（水样、黏液性、黏脓性、脓性、血性、干痂），程度（少、中、多），与体位的关系。

23.1.2.4 嗅觉：减退、倒错、丧失。

23.1.2.5 鼻出血：单侧、双侧、间歇性、持续性、出血量（多、少）。

23.1.2.6 头痛:部位,性质,时间规律性,与体位关系,有无合并鼻出血、鼻塞及流涕等。

23.1.2.7 有无鼻外伤、出血、肿胀和骨折。

23.1.3 咽喉部疾病。

23.1.3.1 咽喉痛:性质,程度,是否放射至耳及颈部。

23.1.3.2 咽异感:性质,程度,间歇性、持续性,是否影响吞咽。

23.1.3.3 发声异常:声嘶,失音,语音含糊,睡眠鼾声。

23.1.3.4 吞咽困难:是否进行性加重,进食时有无呛咳,反流或疼痛。

23.1.3.5 呼吸困难:程度,特点,性质(吸气性、呼气性),是否进行性加重。

23.1.4 气管、食管疾病。

23.1.4.1 咳嗽:刺激性,有无伴吸气性哮鸣音、呼气性哮鸣音。

23.1.4.2 咳痰:痰液的性质(泡沫状、黏脓性、脓性),量(多、少),有无臭味,痰中有无带血。

23.1.4.3 呼吸困难:类型、程度(吸气性呼吸困难按Ⅰ、Ⅱ、Ⅲ级分度记录),是否合并喉喘鸣。

23.1.4.4 胸痛:部位、程度、性质。

23.1.4.5 异物吸入史或骨鲠卡史:有、无、不详。

23.1.4.6 吞咽困难:轻、中、重。

23.2 专科检查

23.2.1 耳。

23.2.1.1 耳廓:有无畸形、增厚、红肿、牵引痛,耳屏有无压痛,耳后沟是否消失,耳廓周围有无瘘管。

23.2.1.2 外耳道:有无耵聍栓塞、霉菌、异物、红肿、分泌物(性质、有无臭味)或新生物。

23.2.1.3 鼓膜:鼓膜活动情况,有无充血、肿胀、混浊、增厚、萎缩、鼓室积液影、瘢痕、穿孔(部位、大小并绘图),脓液性质,中耳腔有无肉芽、胆脂瘤。

23.2.1.4 乳突:有无红肿、压痛、波动、瘘管、瘢痕。

23.2.1.5 听力:音叉试验(C512)、任内试验、韦伯试验、施瓦巴赫试验、纯音听阈测试。有条件时应行阈上听力测试、言语测听、声导抗测听、电反应测听及耳声发射测试等。

23.2.1.6 前庭功能:自发性眼震检查、闭目直立试验(Romberg's test)、体位变换试验、步行试验。有条件时应行旋转试验、冷热试验及眼震电图等。

23.2.2 鼻。

23.2.2.1 外鼻:有无畸形、前鼻孔狭窄、鼻小柱过宽、鼻翼塌陷、皮肤变色、肿胀、红肿、压痛。

23.2.2.2 鼻前庭:有无触痛、肿胀、糜烂、溃疡、皲裂、痔肿、肿块、鼻毛脱落、结痂。

23.2.2.3 鼻甲:有无充血、苍白、水肿、肥大、肥厚、干燥、萎缩、息肉样变、桑葚样变。

23.2.2.4 鼻道:分泌物积聚,分泌物性质(水样、黏液性、黏液脓性、脓性、血性、痂皮),息肉,新生物,单侧、双侧。

23.2.2.5 鼻中隔:有无偏曲,有无黏膜肥厚、糜烂、溃疡、出血、穿孔和血管扩张。

23.2.3 咽。

23.2.3.1 鼻咽部:黏膜有无充血、糜烂、溃疡及新生物,腺样体有无肥大,鼻咽腔有无狭窄或闭锁。咽隐窝有无变浅或消失,咽鼓管开放有无阻塞。

23.2.3.2 口咽部:软腭有无水肿、麻痹、下陷及溃疡;悬雍垂有无偏斜、肥厚及过长;前后腭有无充血和水肿;扁桃体有无充血、肥大(大小按分度记录),隐窝有无脓栓、溃疡、伪膜及新生物;咽后壁有无充血、溃疡、干燥、附痂及淋巴滤泡增生;咽侧索是否肥大。

23.2.3.3 喉咽部:梨状窝有无积液及新生物。

23.2.4 喉。

23.2.4.1 会厌:类型,有无充血、水肿、溃疡及新生物。

23.2.4.2 室带(假声带):有无红肿、增厚及新生物。

23.2.4.3 声带:有无充血、水肿、肥厚、声带小结、息肉及新生物,运动是否对称,声门有无闭合不良。声带病变需要绘图说明。

23.2.4.4 杓状软骨:运动是否对称,黏膜有无红肿、糜烂及新生物。

23.2.4.5 梨状窝:有无积液、新生物、异物。

23.2.5 气管:居中、移位。

23.2.6 颈部。

23.2.6.1 喉软骨支架:有无膨隆或下陷,左右推动时摩擦感是否存在。

23.2.6.2 甲状腺:有无肿大及包块,吞咽时是否上下活动。

24 **皮肤科病历书写要求**:病历的一般项目、病史、体格检查与入院记录基本相同,有关本专科的重点如下。

24.1 **现病史**

24.1.1 发病的原因和诱因:如与饮食、职业、用药、接触化学品、生活环境、外伤、情绪及其他内外因素等的关系。

24.1.2 疾病的初发情况:病期、部位、损害性质、前驱症状等。

24.1.3 疾病的发展情况:皮疹发生的先后顺序、发展速度、发病规律,以及加重、缓解或复发情况。

24.1.4 自觉症状:局部和全身。

24.1.5 治疗情况:方法、药名、剂量、效果及反应。

24.1.6 传染性皮肤病应详细询问传染源、传染途径。

24.2 **既往史**:以往有无类似病史,有无过敏性皮肤病如药疹、接触性皮炎,有无过敏性哮喘、过敏性鼻炎、荨麻疹等过敏史。有无糖尿病、消化道溃疡、高血压病史。

24.3 **家族史**:近亲及远亲中有无同本病相关的病史,父母是否近亲结婚。

24.4 **专科检查**

24.4.1 部位:按解剖部位描述。暴露部位、遮盖部位、光暴露部位、伸侧、屈侧、间擦部、皮脂溢出部位、皮肤黏膜交界部位等。

24.4.2 性质:区别是原发性皮疹还是继发性皮疹,是一种皮疹还是多种皮疹同时存在。

24.4.3 形态:圆形、椭圆形、多角形、弧形、环形、线形、不规则形等。

24.4.4 数目:单发或多发,数目少时应直接记数。

24.4.5 大小:用厘米或毫米表示,也可用实物比喻,如针尖、针头、绿豆、黄豆、核桃、鸽蛋、鸡蛋等大小。

24.4.6 色泽:除区别颜色外,应注意表面光泽。

24.4.7 皮损边缘和界限:清楚、比较清楚、不清、整齐、不整齐、隆起、凹陷等。

24.4.8 表面情况:干燥或湿润,光滑或粗糙,平坦或隆起,中央有无脐窝,半球形、圆锥形、乳头状、花菜状等。鳞屑或痂的情况,油腻、脆、黏着、秕糠样、鱼鳞状、云母状及叠瓦状等。

24.4.9 分布:全身性、局限性、单侧性或对称性,是否沿神经、血管、淋巴管走向按皮区分布。

24.4.10 排列:散在、融合、孤立、群集、线状、带状、环状、弧状、多弧状或不规则。

24.4.11 基底情况:狭窄、宽阔、蒂状等。

24.4.12 有无感觉障碍,必要时进行痛触检查和温觉检查。

24.4.13　水疱内容的颜色及稀稠:浆液性或血性,透明或混浊,疱壁厚或薄,挤压时是否易破裂,尼氏征阳性或阴性。

24.4.14　毛发、指(趾)甲有无异常。

24.4.15　触诊:坚硬度,与周围组织关系,皮温的高低,附近淋巴结有无肿大。

24.4.16　特殊物理检查:玻片压诊,压诊后斑是否消退,有无苹果酱色,皮肤划痕试验阳性或阴性,有无同形反应。

24.4.17　引流淋巴结情况:有无引流淋巴结肿大、触痛、质地、活动度。

25　**感染病科病历书写要求:**病历的一般项目、病史、体格检查与入院记录基本相同,有关本专科的重点如下。

25.1　**现病史**

25.1.1　起病缓急、发病日期、诱因、可疑感染史(如不洁饮食、输注血液制品、野外作业、动物咬伤史、近期疫区旅居并与传染病患者接触史、疫水接触史等)。

25.1.2　发热及热型的变化,发热、皮疹(出疹日期、类型、分布)头痛、腹痛、黄疸、休克、昏迷等的关系。

25.1.3　症状出现的顺序。

25.1.4　家族及周围人群中有无类似疾病、带菌或病毒性肝炎病原携带者。

25.2　**体格检查:**体温、脉搏、血压、神志状态(酒醉貌、无欲貌、兴奋、抑郁、嗜睡、昏睡、昏迷)、外貌、皮疹(疹型、分布部位、数量),淋巴结(肿大部位、大小、质地、分散、融合),心、肺、肝、脾、神经系统,慢性腹泻者的肛门指检。

26　**急性中毒病历书写要求:**急性中毒病历的一般项目、病史、体格检查与入院记录基本相同,供史者如为他人代述,应尽量找目击者提供情况。入院日期、记录日期、发病时间和关键症状出现的时间应具体到分。有关本病的重点如下。

26.1　**现病史**

26.1.1　毒物的名称、剂型或形态,侵入途径和时间,估计毒物进入机体的量。

26.1.2　发病时间和经过,口服者是否呕吐出毒物,是否经过相应处理(用药情况及效果);若已经洗胃,须详细描写洗胃情况、用水量、洗出物性状等。

26.1.3　有无头昏、头痛、谵妄、昏迷、震颤、痉挛,有无腹痛(程度、特点、性质)、呕吐(呕吐的特点、呕吐物的性质、气味)、腹泻,有无上呼吸道刺激和喉头水肿症状,有无流涎、尿色异常、眼部刺激症状、失明、耳鸣、耳聋等,患者衣服有无药渍及气味。

26.1.4　非生产性中毒者应注意中毒前有无进食某种食物,食物的质量,有无可能被毒物沾采,是否集体发病;有无使用某种药物,药物的剂量和用法;中毒现场有无可疑毒(药)物容器,容器内容和残留食物;自杀者中毒前后的心理状况和精神状态。

26.1.5　伴随症状:各种伴随症状出现的时间、特点及其演变过程,各伴随症状之间,特别是与主要症状之间的相互关系,与鉴别诊断有关的阴性资料也应记载。

26.1.6　**职业性急性中毒**

26.1.6.1　应注明患者的具体工种和岗位。

26.1.6.2　中毒当时的生产情况,有无生产事故,生产毒物的工艺流程,生产厂房状况,防护设备的完好程度,最近工艺和原料有无新变化。

26.1.6.3　毒物的接触史,包括有关毒物的生产、包装、搬运、保管、使用或其他方式的接触等,接触毒物的名称、剂量及空气中毒物的浓度。

26.1.6.4　中毒患者的工龄、个人防护情况,同工种人员的身体状况和发病情况。

26.2 体格检查

26.2.1 神志及精神状况,有无特殊表情及表现。

26.2.2 血压、瞳孔大小、反应。

26.2.3 皮肤及口唇的颜色,有无药渍或药味,有无破损、烧伤、灼伤及注射痕迹,有无肌肉抽搐或痉挛,体表温度,有无皮肤出汗或脱水。

26.2.4 呼吸频率、节律、气味,肺部有无湿啰音、哮鸣音,心律、心率。

26.2.5 肝脾的大小、质地。

26.3 实验室及其他特殊检查:注意收集患者的呕吐物或排泄物进行毒物化学分析,针对毒物的种类进行相应的检查。

27 康复医学科病历书写要求:病历的一般项目、病史、体格检查与临床病历的入院记录基本相同,有关本专科的重点如下。

27.1 主诉:促使患者就诊的最主要原因,包括主要功能障碍的症状及持续时间。若有多个功能障碍,按时间顺序排列。一般 20 字以内。

27.2 现病史:患者本次功能障碍的发生、演变、诊疗等方面的详细情况(按时间顺序书写)。内容包括引起主要功能障碍的疾病的发病情况,各种功能障碍(如运动功能障碍、认知功能障碍、言语功能障碍、吞咽障碍、感知觉障碍等)的特点及其发展变化情况,与疾病相关的主要并发症;发病后的诊疗经过及结果,康复治疗经过(包括核心康复治疗的类型)及结果;功能障碍对患者日常生活和社会生活产生的影响;患者的就诊目的,精神、睡眠、饮食、二便等一般情况的变化,以及与鉴别诊断有关的阳性或阴性资料;与本次患病有密切关联的其他疾病情况,以及虽与本次患病无关联但确需治疗的其他疾病情况,都可在现病史后另起一段予以记录。有关各专业的重点如下。

27.2.1 神经损伤:损伤原因、部位;伴发症状,如昏迷、肢体抽搐、气管插管、自主神经功能紊乱,以及呼吸情况、吞咽情况、大小便控制情况、感知觉障碍等;既往神经损伤病史及其后遗症。

27.2.2 骨折及骨关节损伤:患病诱因、时间及病情进展情况;伴发症状,如疼痛、跛行、畸形、肿胀、关节僵硬、无力、发热及功能障碍等。疼痛的描述参见骨科病历书写要求。

27.2.3 内脏病:以导致主要功能障碍的内脏疾病作为主要疾病进行描述,包括引起主要功能障碍的原因、时间、病情演变经过、治疗及其效果等,具体参见各临床专科病历书写要求。

27.2.4 脑瘫:着重描写导致脑瘫的病因及病情进展情况,须记录早期症状(哺乳困难、易惊、异常安静或哭闹,4～5 个月不伸手抓物,6 个月手口眼不协调,两上肢后伸等)。与本次疾病有关的个人史内容可在此描述而不记个人史。

27.3 既往史:着重强调既往病史对心肺功能、神经系统或骨关节的影响。脑瘫康复病历的既往史,患儿的高危因素(母亲高龄初产、低龄初产,孕期疾病、用药史,妊娠中毒症,接受 X 线照射,接触有毒物质;新生儿窒息,新生儿黄疸,核黄疸,缺血缺氧性脑病,颅内出血,新生儿感染,新生儿惊厥,新生儿低血糖、低血钙等);患儿中枢神经系统外伤史、感染史及其他疾病史。

27.4 个人史:脑瘫康复病历的个人史,须记录出生史(母孕胎次、分娩次数、分娩情况及 Apgar 评分)、发育史(竖颈、抬头、翻身、坐、爬、站、行、说话)、喂养史、预防接种史。

27.5 家族史:脑瘫康复病历的家族史,须记录近亲结婚、家族中脑瘫病史。

27.6 体格检查:一般查体参见临床病历的入院记录要求。专科检查中必须有 ICF 通用版,以及各相关病种的简要 ICF 核心组合。根据康复医学科各亚专业的特点和需要,选择下列项目进行查体。

27.6.1 　脑损伤:神志,精神状态,查体配合度,压力性损伤;言语功能,认知功能;头颅完整性,颅神经功能(唇舌运动、咽反射较重要);步行能力(步行方式,如独立步行、拄拐步行、扶持下步行;步行速度,如10 m步行计时测试),步态(徒手步态分析),平衡功能(坐位、立位;Berg平衡测试,起立-行走计时测试),瘫痪肢体综合运动能力(Brunnstrom分级,Fugl - Meyer运动评分),关节活动范围(PROM),肩及上肢并发症,疼痛(VAS),肌张力(改良Ashworth),肌力(MMT),感觉(深感觉、浅感觉、复合觉),腱反射,肌阵挛(Tardieu分级),病理征,共济运动;Barthel指数;必要时,认知功能评定(MMSE,MoCA),情感评定(HAMA,HAMD),洼田饮水试验。

27.6.2 　脊髓损伤:口唇有无发绀,胸腹部呼吸运动;脊柱;球-肛门反射,阴部神经损伤患者查损伤平面以下的腹壁反射和下肢腱反射,骶部感觉、运动功能;运动平面及运动评分(附量表),平面以下关键肌肌力(脊柱骨折超过3个月者,须检查腹肌、腰背肌及双下肢大肌群肌力);感觉平面及感觉评分(附量表);压力性损伤,移动能力(床-轮椅转移、轮椅使用、轮椅减压能力,步行能力),损伤平面以下的关节活动范围(PROM),肌张力(改良Ashworth),肌阵挛(Tardieu分级),病理征;膀胱容量测定;Barthel指数,抑郁自评量表(SDS),焦虑自评量表(SAS)。

27.6.3 　周围神经损伤:感觉障碍性质、分布区域,疼痛(VAS),畸形,关节活动范围(PROM,AROM),肌力(MMT),肌张力,腱反射,病理征,神经干叩击试验(Tinel征);Barthel指数。

27.6.4 　骨折及骨关节损伤:骨折查体参见骨科病历书写要求;Barthel指数,SDS,SAS。脊柱及下肢骨折患者要求检查步行能力。骨关节损伤查体可根据不同关节选择相应的检查项目。

27.6.4.1 　脊柱及骨盆:活动度,压痛,叩痛,放射痛,触诊(条索状硬结),感觉功能,肌力,生理反射,病理反射;压颈试验,臂丛神经牵拉试验;屈颈试验,直腿抬高试验(Lasegue试验),直腿抬高加强试验,"4"字试验(Gaenslen试验),斜搬试验,骨盆分离试验,骨盆挤压试验。

27.6.4.2 　肢体关节:关节肿胀、畸形、皮温、活动范围、压痛,关节脱位;肱二头肌抗阻试验(Yergason征),Mills征,Tinel征;髋关节Harris评分,膝关节HSS评分,腿围,抽屉试验,侧板试验,磨髌征,浮髌征。

27.6.5 　内脏病:参见各系统专科病历书写要求。步行能力(6分钟步行距离),平衡能力(起立-行走计时测试),Barthel指数,SDS,SAS。

27.6.6 　脑瘫:参见儿科病历书写要求。步行能力、步态(> 12个月的患儿),肌张力(PROM,Tardieu),原始反射;脑瘫儿童综合功能评定量表(认知功能、言语功能、运动能力、自理动作、社会适应),脑瘫儿童日常生活活动能力(ADL)评价表,脑瘫儿童粗大运动功能测试(GMFM),脑瘫儿童感觉统合能力发展评定量表。

27.7　实验室及器械检查

27.7.1 　脑损伤:头颅影像学检查。

27.7.2 　脊髓损伤:脊髓MRI。

27.7.3 　周围神经损伤:肌电图。

27.7.4 　骨折及骨关节病:骨骼及关节影像学检查。

27.7.5 　内脏病:各系统相关专科检查结果。

27.7.6 　脑瘫:头颅影像学检查。

27.8　诊断病因:病理诊断、主要功能障碍、次要功能障碍、并发症、合并症。

第二节 病历（案）管理制度

文件名称	病历(案)管理制度	文件编号	YY-LC-×××
制定部门	×××	版本号	1.0
生效日期	20××-××-××	页数/总页数	×/××
修订日期	20××-××-××	有效期至	20××-××-××

1 **目的**：进一步加强医院病历(案)管理,确保医患双方的合法权益,严格遵守与病历(案)有关的法律法规。

2 **范围**：全院各临床科室与医技科室在患者就医过程中产生的医疗文书。

3 **定义**：病历(案)是医务人员在医疗活动过程中形成的文字、符号、图表、影像、切片等资料的总和,经过整理加工,装订成册,回收到病案室归档管理的医疗文书,包括门(急)诊病历(案)和住院病历(案)。

4 **权责**

4.1 **医务人员**：规范完成患者在就医过程中产生的医疗文书,保证内容清晰、真实、准确,并按要求时限完成病历(案)。

4.2 **病案管理人员**：负责病历(案)资料的收集、整理、签收、编码、归档、复印、借阅及入库保管等工作。

4.3 **病案管理科**：制定《病历(案)管理制度》,并监管制度落实情况。

4.4 **病案管理委员会**：审核病历(案)管理相关制度,并对病历(案)管理工作进行督促和指导。

5 **内容**

5.1 **病案管理**

5.1.1 严格执行国家卫生计划生育与健康委员会颁布的《医疗机构病历管理规定(2013年版)》的各项管理规定。

5.1.2 按照病历记录形式不同,可区分为纸质病历(案)和电子病历(案)。电子病历(案)与纸质病历(案)具有同等效力。

5.1.3 病案管理科是管理医院病历(案)的专责部门,负责住院患者出院后的纸质病案及门诊病案中相关文书的保存和管理工作。

5.1.4 全院所有人员应当严格保护患者隐私,禁止以非医疗、教学、研究目的泄露患者的病历资料。

5.2 **病历(案)的建立**

5.2.1 医院为每位患者创建病历,并有专门、独特的识别方式。姓名加病案号是识别患者病案的唯一标识。

5.2.2 医务人员应当按照《病历书写基本规范》《电子病历应用管理规范》的要求书写病历。

5.2.3 住院病历按《住院患者病历排序顺序表》进行排序。

5.3 **病历(案)的收集签收归档管理**

5.3.1 门(急)诊病历(案)：门(急)诊纸质病历(案)原则上为患者保管,医院代为保管电子病历(案)记录。门(急)诊病案中的医疗文书包含知情同意书、评估单、手术安全核查表、操作记录等相关表单,由门诊部人员统一收集整理,每日送交到病案管理科归档管理。急诊死亡病历(案)由急诊科人员整理后,按季度送交到病案管理科归档管理。

5.3.2 住院病历(案):由医院负责保管。

5.3.2.1 患者住院期间,住院病历(案)由所在病区保管,病历不得随意摆放;因医疗活动或者工作需要,需将住院病历(案)带离病区时,应当由病区指定专人负责携带和保管。

5.3.2.2 当患者出院后,出院病历(案)由病区专人统一送交病案管理科,再由病案管理科专人统一保管病案。出院病历(案)必须经由各科室质控医师和质控护士审核无误,再由所在病区专人送交病案管理科。

5.3.2.3 出院病历(案)送病案管理科后,由病案管理人员收集、核查、签收、编码、归档、入库。归档病历(案)任何人不得随意涂改,严禁伪造、隐匿、销毁、抢夺、窃取病历(案)。

5.3.2.4 严格执行院内病历(案)交接制度,临床科室与病案管理科人员交接病历(案)时,双方必须逐份核对,确定病历(案)打印清晰、签名完整、页数完整后,在"病历交接登记本"上签名。

5.3.2.5 病历(案)在收集后病案管理人员进行病案电子签收,编码人员按照 ICD – 10 和 ICD – 9 – CM – 3 对病案首页疾病诊断和手术操作进行编码录入,然后进行病案装袋、排序、归档、上架。

5.3.2.6 病历(案)须在患者出院后 3 个工作日内送达病案管理科,对于超时归档的病历(案)每月进行全院公示,病历(案)归档情况纳入科室的绩效考核。

5.3.2.7 外院辅助检查报告单需要归档的,应由主管医师在其右下角签名认可,方可按照病历排序装订在住院病历(案)里。

5.4 病历(案)复印管理

5.4.1 医院可受理患者本人或其委托代理人,以及死亡患者法定继承人或其代理人的病历(案)复印申请,复印病历(案)的人员须到病案室办理登记、填写复印申请单,病案管理人员查验其相关证件给予复印,病历(案)复印件加盖病案室章。复印病历时需要提供以下证明:

5.4.1.1 申请人为患者本人的,需要提供本人有效身份证明。

5.4.1.2 申请人为患者代理人的,需要提供患者及其代理人的有效身份证明。

5.4.1.3 申请人为死亡患者法定继承人的,需要提供患者死亡证明、死亡患者法定继承人的有效身份证明。

5.4.1.4 申请人为死亡患者法定继承人代理人的,应当提供患者死亡证明、死亡患者法定继承人及其代理人的有效身份证明。

5.4.1.5 公安、司法、人力资源社会保障及负责医疗事故技术鉴定的部门,若因公务需要复印病案,由医务处负责审批后,出具单位介绍信、经办人有效身份证明、有效工作证明和审批单。

5.4.1.6 保险机构因商业保险审核等需要复印病历的,应出具单位介绍信、经办人有效身份证明及有效工作证明,还需提供保险合同复印件;若患者死亡,需要提供保险合同复印件、死亡患者法定继承人或其代理人同意的法定证明材料。

5.4.2 若需要复印特殊情况下病历(案),如有医疗争议的病历(案)由医务处负责审批同意后,病案管理科方可办理登记、复印手续,进行病历(案)复印。

5.4.3 可为申请人复印的病历资料包括门诊病历、住院志、体温单、医嘱单、化验单(检验报告)、医学影像检查资料、特殊检查同意书、手术同意书、手术及麻醉记录、病理资料、护理记录、医疗费用以及卫生行政部门规定的其他属于病历的全部资料。

5.4.4 病案管理人员对复印的病历(案)进行登记,按规定收取工本费。

5.5 病历(案)借阅管理

5.5.1 除为患者提供诊疗服务的医务人员,以及经卫生行政部门、中医药管理部门或医疗机构授权的负责病案管理、医疗管理部门的人员外,其他任何机构和个人不得擅自查阅患者的病历(案)。

5.5.2 具有病历(案)借阅资格者为医师、护士及相关职能部门人员(主要是医务处、护理部、质量控制科、财务科、设备科、医保办)

5.5.2.1 医师借阅本人书写的病历(案),应在病案借阅登记本上签名确认。

5.5.2.2 医师或护士借阅本科出院病历(案),须填写借阅申请单,由科室主任签名并加盖科室公章,且在病案借阅登记本上签名确认。

5.5.2.3 医师借阅其他科室出院病案,须填写借阅申请单,由科室主任和医务处审批签名并加盖科室和医务处公章,且在病案借阅登记本上签名确认。

5.5.2.4 相关职能部门人员因工作需要借阅病案,须填写借阅申请单,本科室主任签名并加盖科室公章,且在病案借阅登记本上签名确认。

5.5.3 病案借阅时限原则上 3 个工作日内归还,到期未完成使用可续借。特殊情况借阅(如医师晋升职称所用)可根据具体情况给予延期。

5.5.4 借阅者应妥善保管和爱护病历(案),不得在原始病历(案)资料上涂改、标注、污损、撕毁或遗失。不得私自复印,不得超越借阅的目的进行与医疗无关的商业行为。

5.5.5 病案管理人员应做好病历(案)的借阅登记、催交工作,返还病历(案)时认真审核并签名确认,由病案管理人员归档上架。

5.6 病历(案)保存及库房管理

5.6.1 住院病历(案)的保存时限为自患者最后一次住院出院之日起不少于 30 年,门诊病(案)及表单保存时间为自患者最后一次就诊之日起不少于 15 年。

5.6.2 病案库房由病案管理人员管理,非工作人员不得擅自进入库房。

5.6.3 库房内设置调温设备及温湿度仪,根据季节变化及时调节库房温、湿度,使库房温度控制在 14 ~ 24 ℃,相对湿度控制在 45% ~ 60%。

5.6.4 库房应做好防火、防盗、防光、防尘、防虫、防霉、防潮等工作。

5.6.5 严禁将易燃、易爆物品带入库房,严禁在库房内吸烟。

5.6.6 库房备有灭火器材,工作人员应掌握消防器材的使用方法。

5.6.7 库房内不得存放食品和堆放杂物,应经常进行清扫,保持库房内清洁。

5.6.8 管理人员离开库房时,要关灭电灯,关好门窗,确保库房安全。

5.6.9 库房内档案资料应分类存放,排列整齐,编号有序。

5.7 病历(案)封存、启封管理

5.7.1 当患者依法要求封存病历(案)时,应在医务处工作人员或总值班人员、患者或其代理人在场的情况下,对病历(案)共同进行确认、签封病历(案)复制件。

5.7.2 医院申请封存病历(案)时,应告知患者或其代理人共同实施病历(案)封存。若患者或其代理人拒绝或放弃实施病历(案)封存,医院可以在公证机构公证的情况下,对病历(案)进行确认,由公证机构签封病历(案)复制件。

5.7.3 封存后病历(案)的原件可以继续记录和使用。病历(案)尚未完成,但需要封存病历(案)时,可以对已完成病历(案)先行封存,当医师按照规定完成病历(案)后,再对新完成部分进行封存。

5.7.4 封存的病历(案)由医务处保管,任何人不得私自拆封。

5.7.5 非正常工作时间封存病案时,总值班人员在场并签名,封存的病历(案)由总值班人员暂时保管,上班时间交医务处。

5.7.6 开启封存病历(案)应当由医务处工作人员和患者在场的情况下实施。病历资料封存后医疗纠纷已经解决,或者患者在病历资料封存满3年未再提出解决医疗纠纷要求,医务处可以自行启封。

5.8 病历(案)的销毁

5.8.1 病案超过法定保存年限可予以销毁。

5.8.2 销毁前应当列册,由病案管理科提交申请,经病案管理委员会审议,医疗质量与安全管理委员会审查,医院质量与安全管理委员会审核后,上报院长办公会,由院长办公会通过后方可执行。

5.8.3 销毁时必须委托专业厂商,由医院专人负责确保销毁。

6 流程:无。

7 相关文件

7.1 《病历书写基本规范》

7.2 《医疗机构病历管理规定》

8 使用表单

8.1 《病历(案)复印申请单》

8.2 《病历(案)借阅申请单》

批准人:　　　　　　　　　　　　签署日期:

审核人:　　　　　　　　　　　　发布日期:

附件1

病历(案)复印申请单

文件编号::BD－BA－×××　版本号:1.0

患者姓名		住院号		出院科室				
身份证号				出院时间				
申请人姓名		与患者关系	夫妻□　母子(女)□　父子(女)□　代理□　其他□					
申请单位								
复印目的		报销□　自留□　看病□　伤残鉴定□　其他□						
申请复印内容(在项目后画"√") 病案首页□　住院证□　入院记录□　出院记录□　体温单□　医嘱单□　化验单□ 医学影像检查资料□　病理报告□　手术记录□　体温□　护理记录□ 医嘱单□　特殊检查(治疗)同意书□　手术同意书□　手术及麻醉记录单□ 其他＿＿＿＿＿＿								
审核部门:医务处□　病案管理科□								
审核意见:　　　　经办人签名:　　　　　　　审核时间:								

附件2

病历(案)借阅申请单

文件编号:BD – BA – ××× 版本号:1.0

患者姓名		住院号	
出院时间		出院科室	
申请人		审批人	
借阅目的	科研□ 教学□ 晋升□ 检查□ 其他□		
借阅时间		归还时间	
科室意见		医务处意见	

第三节　病历质量管理办法

文件名称	病历质量管理办法	文件编号	YY－LC－×× ×
制定部门	×× ×	版本号	1.0
生效日期	20×× －××－××	页数/总页数	×/××
修订日期	20×× －××－××	有效期至	20×× －××－××

1 **目的**:进一步规范病历书写,确保病历的完整性、正确性与及时性,提升病历内涵与医疗照顾品质,强化病历功能,保证医疗安全。

2 **范围**:全院各临床、医技科室。

3 **定义**

3.1 **门(急)诊病历**:指患者在门(急)诊就诊的全部诊疗资料。内容包括门(急)诊患者评估单、病历记录、化验单(检验报告)、医学影像检查报告等。急诊留观记录指急诊患者因病情需要留院观察期间的记录,重点记录观察期间的病情变化和诊疗措施。

3.2 **住院病历**:指患者在住院期间的全部诊疗资料。包括病案首页、入院护理评估单、入院记录、体温单、医嘱单、病程记录、上级医师查房记录、疑难病例讨论记录、会诊记录、手术记录、麻醉记录、护理记录、检验报告、医学影像检查报告、各种治疗(检查)同意书、病理资料、出院记录(或死亡记录)、死亡病例讨论记录等。住院病历分为运行病历和终末病历。

3.2.1 运行病历:指患者正在住院期间的全部诊疗资料。

3.2.2 终末病历:指患者出院后住院期间的全部诊疗资料。

4 **权责**

4.1 **书写病历限于下列人员**

4.1.1 本院的执业注册医师、注册护士、营养师、康复师等专业人员。

4.1.2 经授权的进修医师、规培医师。

4.1.3 在上级医师或其他医务人员指导下的试用期医师、实习生。

4.1.4 其他医院批准的人员等。

4.2 **医务人员**:按要求完成病历书写,负责病历的完整及整洁。

4.3 **临床科室**:负责对本科室病历质量监督检查。

4.4 **门诊部**:负责每月对全院门(急)诊病历质量进行监督检查。

4.5 **病案管理科**:每月召集病案管理委员会下设病案质控小组对全院归档住院病历质量进行监督检查。同时负责住院病历资料的收集、整理、分类、统计、归档、查阅等工作。

4.6 **质量控制科**:负责每月对全院运行住院病历质量进行监督检查。

5 **标准**

5.1 **质控依据**

5.1.1 门(急)诊病历质量评价标准。

5.1.2 住院病历质量评价标准。

5.2 质控方法

5.2.1 门(急)诊病历:每月对门(急)诊病历质量进行检查,抽取当月每位门诊医师门诊病历1～2份,每月5日之前将上月检查结果汇总报于病案管理委员会审议,将审核结果以书面形式反馈于各科室。

5.2.2 运行病历。

5.2.2.1 科室自查:科室质控小组对每份运行病历进行实时质控,发现问题及时纠正,并做好相关记录。

5.2.2.2 质量控制科:每月抽取≥10%运行病历进行检查,并将各科室存在的问题以书面形式反馈于各科室,各科室进行整改。每月提报病案管理委员会审核,将审核结果在《质量简报》予以公示。

5.2.3 终末病历。

5.2.3.1 科室自查:要求质控医师对每一份终末病历进行质控。科室医疗质量安全管理小组每月抽取每位管床医师2份终末病历进行检查,及时发现问题、及时纠正,并做好相关记录。

5.2.3.2 病案管理委员会下设病案质控小组:每月抽取当月≥5%归档病历进行检查,每月25日之前将检查结果汇总报于病案管理委员会审核,将审核结果以书面形式反馈于各科室,各科室进行整改。

5.3 奖惩办法

5.3.1 门(急)诊病历:经病案管理委员会审议认定为不合格的病历,每份扣书写医师绩效工资100元。评选出具有学习交流意义的优秀病历,奖励医师绩效工资200元。

5.3.2 运行病历:经病案管理委员会审议确定为存在重大缺陷的病历,每份扣责任医师绩效工资100元,质控医师20元,科室主任20元。评选出具有学习交流意义的优秀病历,奖励医师绩效工资200元,质控医师50元,科室主任50元。

5.3.3 终末病历:经病案管理委员会审议认定为不合格病历,每份扣责任医师绩效工资500元,质控医师100元,科室主任100元。评选出具有学习交流意义的优秀病历,奖励医师绩效工资1000元,质控医师200元,科室主任200元。

5.3.4 因病历书写缺陷而引发医疗纠纷所产生的医疗赔款,依据原《医疗事故(纠纷)防范及处理管理办法》相关条款处理。

6 流程:无。

7 相关文件

《医疗事故(纠纷)防范及处理管理办法》

8 使用表单:无。

批准人: 签署日期:

审核人: 发布日期:

第四节 电子病历应用管理规范

文件名称	电子病历应用管理规范	文件编号	YY－BL－×× ×
制定部门	×× ×	版本号	1.0
生效日期	20× ×－× ×－× ×	页数/总页数	×/× ×
修订日期	20× ×－× ×－× ×	有效期至	20× ×－× ×－× ×

1 **目的:** 规范电子病历的应用管理,满足临床工作需要,保障医疗质量与医疗安全,保证医患双方的合法权益。

2 **范围:** 全院各临床、医技科室人员。

3 **定义**

3.1 **电子病历:** 医务人员在医疗活动过程中,使用信息系统生成的文字、符号、图表、图形、数字、影像等数字化信息,并能实现存储、管理、传输和重现的医疗记录,是病历的一种记录形式,包括门(急)诊病历和住院病历。

3.2 **电子病历系统:** 医院内部支持电子病历信息的采集、存储、访问和在线帮助,并围绕提高医疗质量、保障医疗安全、提高医疗效率而提供信息处理和智能化服务功能的计算机信息系统。

4 **权责**

4.1 **书写病历限于下列人员**

4.1.1 本院的执业注册医师、注册护士、营养师、药师等专业人员。

4.1.2 经授权的进修医师、规培医师。

4.1.3 在上级医师或其他医务人员指导下的试用期医师、实习生。

4.1.4 受邀的外院会诊医师。

4.1.5 其他医院批准的人员等。

4.2 **医务人员:** 按要求完成病历书写,负责病历的完整及整洁。

4.3 **上级医务人员:** 有审查、修改下级医务人员书写的病历的责任。

4.4 **质量控制科:** 制定病历书写制度,对运行病历质量进行监督管理。

4.5 **病案管理科:** 负责对终末病历质量进行监督管理,同时负责病历资料的收集、整理、分类、统计、归档、查阅等工作。

4.6 **门诊部:** 负责对门(急)诊病历质量进行监督管理。

4.7 **护理部:** 负责对护理病历质量进行监督管理。

4.8 **信息科:** 负责电子病历系统的更新、升级、安全、维护等工作。

5 **内容**

5.1 **电子病历的建立:** 应当满足临床工作需要,遵循医疗工作流程,保障医疗质量和医疗安全。

5.2 **电子病历的基本要求**

5.2.1 电子病历录入应当遵循"客观、真实、准确、及时、完整、规范"的原则。

5.2.2 电子病历录入应当使用中文和医学术语,要求表述准确、语句通顺、标点正确。通用的外文缩写按照《病历书写基本规范》执行。

5.2.3 记录日期和时间由电子病历系统按年历、月历、日历设定并自动生成,使用阿拉伯数字记录,记录时间应当采用 24 小时制。年份应设定为 4 位数,月、日分别设定为 2 位数,时间设定至分钟。记录格式按照《病历书写基本规范》执行。

5.2.4 门(急)诊病历、处方、检查检验申请单、部分报告单等使用 A5 大小的纸张打印,住院病历一律使用 A4 大小的纸张打印。入院记录、病程记录、出院记录、死亡记录及各种病例讨论记录等,除页眉和页脚外,其余均采用宋体、小四号字、1.5 倍行距排版。其他医疗表单等除页眉和页脚外,一般采用宋体、五号字、1.0 倍行距排版。入院记录、手术记录、讨论记录及各种知情同意书等特殊记录单可单独打印。病程记录必须连续书写,住院病历(各类知情同意书、评估单、评分表除外)要求单面打印,打印后发现打印文档中存在错误,必须对电子住院病历内容进行修订后重新打印,禁止直接对电子打印病历进行手写修改,以保证电子文本与打印文本一致。各种医疗文书完成后满页打印,如需上级医师审签,待审签后即时打印。打印的各种医疗文书(长、临时医嘱除外)必须手工签名确认。

5.2.5 电子病历内容应当按照《病历书写基本规范》执行,电子病历使用的术语、编码、模板和数据应当符合相关行业标准和规范的要求,在保障信息安全的前提下,促进电子病历信息有效共享。

5.3 电子病历系统按下列原则设置医务人员审查、修改的权限

5.3.1 权限划分原则。

5.3.1.1 医师权限。

5.3.1.1.1 住院医师可执行病历书写(录入)、浏览、修改等操作。

5.3.1.1.2 主治医师可执行病历书写(录入)、浏览、修改、病历质量控制等操作。

5.3.1.1.3 主任医师、副主任医师可执行病历书写(录入)、浏览、修改、病历质量控制、管理、归档等操作。

5.3.1.2 护理人员权限。

5.3.1.2.1 取得护士执业证书的护士可执行护理电子病历的书写(录入)、浏览、修改等操作。

5.3.1.2.2 护士长或护士长指定的护士可执行护理电子病历的书写(录入)、浏览、修改、病历质量控制等操作。

5.3.1.3 质量控制科、医务处、护理部、病案管理科可执行病历管理、浏览、质量监控等操作。

5.3.1.4 医务处可执行病历的封存、解封工作。

5.3.2 审查、修改的职责。

5.3.2.1 医务人员应保证电子病历的真实性,必须妥善保管好自己的用户名及密码,定期更改密码,不允许泄露给他人使用。医务人员对电子病历系统中以本人姓名生成的病历承担相应的法律责任。

5.3.2.2 电子住院病历系统设立三级权限,分别包括正(副)主任医师(护师)、主治医师(主管护师)、住院医师(护师),权限逐级降低。相应级别的权限仅限于修改本人生成的病历及同一科室低于自己级别的病历。实习、进修医务人员及试用期医务人员记录的病历,应当经过在本院合法执业的医务人员审阅、修改并签名确认。

5.3.2.3 新获得本院处方权医师(护士)由医务处(护理部)负责将人员名单、起止时间、科室等内容报送信息科,由信息科进行权限维护。每年人力资源部将职称变动人员名单报医务处(护理部),医务处(护理部)经审核后上报信息科进行相应职称权限的调整。

5.3.2.4　科室发现医师权限与实际情况不符,由本人提出书面申请,经科室主任签名,医务处(护理部)审核后报信息科行权限的调整。

5.3.2.5　调离本院、取消或暂停处方权的人员由人力资源部、医务处(护理部)出具书面通知报信息科,信息科及时取消权限或调整相应权限。

5.4　电子病历系统应按下列原则设置时间限定:按照《病历书写基本规范》规定的时限设定。

5.4.1　电子住院病历生成时限,按患者到护士站报到,护士完成并维护入住时间为起点,自动确定电子住院病历生成时限,同时信息科必须定期对系统时间进行校对,保证生成时间的准确性。

5.4.2　按照《病历书写基本规范》所规定的时限完成相应的记录。

5.4.3　各类医疗文书完成的时间以保存提交病历的时间计算。

5.5　电子病历系统为患者建立个人信息数据库:包括姓名、出生年月日、性别、民族、婚姻状况、职业、工作单位、住址、有效身份证件号码、社会保障号码、联系电话、门诊 ID 号、病案号、影像检查和特殊检查资料号等,授予唯一标识号码并确保与患者的历次医疗记录相对应。

5.6　电子病历系统具有严格的复制管理功能:同一患者的相同信息可以使用引录功能将需要的内容带入,不同患者的信息不得引录。

5.7　电子病历系统应当满足国家信息安全等级保护制度与标准:严禁篡改、伪造、隐匿、窃取和毁坏电子病历。

5.8　医务人员修改电子病历时,电子病历系统应当进行身份识别、保存历次修改痕迹、标记准确的修改时间和修改人信息。电子病历的修改应符合下列要求。

5.8.1　医务人员登录电子病历系统修改电子病历前,必须进行身份识别。

5.8.2　医务人员应按照开放权限修改电子病历,并由修改者进行签名后方可生效。

5.8.3　必须在电子文本中显示标记元素和所修改的内容,并保留原电子病历版式和内容,保存历次修改痕迹,标记准确的修改时间和修改人信息。

5.9　医院实行院级、科室、书写者三级质量控制体系,实行病历质量网络实时监控,发现问题及时反馈、及时解决,持续改进。质量控制科应根据《病历书写基本规范》设定对电子病历的质量监控要点。

5.10　使用电子病历前,医务处、信息科对各级各类医务人员进行培训,经考核合格后方可授权书写、使用电子病历。

5.11　电子病历中若涉及各类医疗文书模板,应参照××省卫生健康委员会《病历书写基本规范》的要求设计。各科室需要新增医疗文书模板流程:各科室病历模版员设计→科室主任审核签名(纸质版)→质量控制科审核→病案管理委员会审批→电子病历系统审核通过→使用。不允许医务人员私自设计医疗文书模板使用,附于病历中。

5.12　电子病历的管理

5.12.1　建立、健全电子病历安全管理制度和安全稽核制度。不得利用电子病历牟取不正当利益,不得损害电子病历所涉患者的合法权益。

5.12.2　病案管理科具体负责医院门(急)诊电子病历和住院电子病历的收集、保存、调阅、复制等管理工作。

5.12.3　电子病历系统应当保证并满足医务人员查阅病历的需要,提供灵活多样的检索方式,包括通过病历首页内容查询、病案号查询、未归档病历查询、可支持患者姓名的模糊查询等。能够及时提供并完整呈现该患者的电子病历资料。　检索结果具有多种显示或输出形式,包括病案首页,患者姓名、疾病、手术等索引卡片,完善的入院患者、出院患者、死亡患者、各类疾病等所需信息的检索表单。

5.12.4 患者诊疗活动过程中产生的非文字资料(CT、磁共振、超声等医学影像信息,心电图,录音,录像等)应当纳入电子病历系统管理,应确保随时调阅、内容完整。

5.12.5 门(急)诊电子病历中的门(急)诊病历记录以接诊医师录入确认即为归档。

5.12.6 住院电子病历于患者出院时,经上级医师审核、质控医师(护士)质控后归档,归档后由病案管理科统一管理。电子病历归档后原则上不得修改,特殊情况下确需修改时,经医务处批准后进行修改并保留修改痕迹。需要归档的外院辅助检查报告单,主管医师在"外院辅助检查报告单"右下角签名确认,方可归档。

5.12.7 归档后的电子病历采用电子数据方式保存,打印纸质版本同步保存,打印的电子病历纸质版本应当统一规格、字体、格式、纸张等,并确保打印出的纸质版本病历符合长期保存的要求。

5.12.8 住院电子病历应在患者出院后3日内归档,同时保存纸质版本。原则上应在上述规定时间内将完整打印出的并有各级医务人员签名的纸质版本病历归入病案管理科保存,打印的纸质版本病历应为电子病历的整洁版本。电子数据储存的版本应与纸质版本完全一致。

5.12.9 电子病历数据应当采取本地、异地两种形式保存备份,并定期对备份数据进行恢复试验,确保电子病历数据能够及时恢复。当电子病历系统更新、升级时,应当确保原有数据的继承与使用。

5.12.10 电子病历的保存应符合病历安全的要求,便于检索和调用。存储期限:门(急)诊电子病历保存时间自患者最后一次就诊之日起不少于15年;住院电子病历保存时间自患者最后一次出院之日起不少于30年。

5.12.11 归档住院电子病历的复印在患者出院后3个工作日起受理,由病案管理科负责办理。

5.12.12 归档住院电子病历查阅、借阅、复印按照《病历(案)管理制度》执行。

6 流程:无。

7 相关文件

7.1 《电子病历应用管理规范(试行)》(国卫办医发〔2017〕8号)

7.2 《中华人民共和国执业医师法》(中华人民共和国主席令第5号)

7.3 《护士条例》(中华人民共和国国务院令第517号)

7.4 《病历书写基本规范》(卫医政发〔2010〕11号)

7.5 《医疗机构病历管理规定》(国卫医发〔2013〕31号)

7.6 《中医病历书写基本规范》(国中医药医政发〔2010〕29号)

7.7 《住院病案首页数据填写质量规范(暂行)和住院病案首页数据质量管理与控制指标》(国卫办医发〔2016〕24号)

8 使用表单:无。

批准人:　　　　　　　　　　签署日期:

审核人:　　　　　　　　　　发布日期:

第四章　医院感染管理

第一节　手卫生管理制度

文件名称	手卫生管理制度	文件编号	YY－YG－×× ×
制定部门	×× ×	版本号	1.0
生效日期	20×× －×× －××	页数/总页数	×/××
修订日期	20×× －×× －××	有效期至	20×× －×× －××

1　**目的**:预防细菌、病毒和其他病原微生物的传播和感染,降低医源性感染风险,保障员工、患者及家属、探访者、志愿者、外包人员的安全。

2　**范围**:全院员工、医学学员、患者及家属、探访者、志愿者、外包人员等。

3　**定义**

　3.1　**手卫生**:人员洗手、卫生手消毒和外科手消毒的总称。

　3.2　**洗手**:人员用流动水和洗手液揉搓冲洗双手,去除手部皮肤污垢、碎屑和微生物的过程。

　3.3　**卫生手消毒**:人员用手消毒剂揉搓双手,以减少手部暂居菌的过程。

　3.4　**外科手消毒**:外科手术前医务人员用流动水和洗手液揉搓冲洗双手,再用手消毒剂清除或者杀灭手部暂居菌和减少常居菌的过程。

4　**权责**

　4.1　**医院感染管理委员会**:每季度召开会议,对手卫生管理情况进行评估和讨论。

　4.2　**感染控制科**:负责《手卫生管理制度》的制定(修订)并提交医院感染管理委员会审核,负责全院手卫生的培训教育及指导,手卫生执行情况的监管。

　4.3　**各科室**:遵从《手卫生管理制度》,做好患者、家属及探访者的手卫生宣教指导工作。

　4.4　**药学部**:负责手消毒剂的采购、储存及管理。

　4.5　**总务科**:负责手卫生设施的安装和维护。

5　**内容**

　5.1　**洗手与卫生手消毒指征**

　　5.1.1　下列情况人员应洗手和(或)使用手消毒剂进行卫生手消毒。

　　　5.1.1.1　接触患者前。

　　　5.1.1.2　清洁/无菌操作前,包括进行侵入性操作前。

　　　5.1.1.3　体液暴露风险后,包括接触患者黏膜、破损皮肤或伤口、血液、分泌物、排泄物、伤口敷料等之后。

　　　5.1.1.4　接触患者后。

　　　5.1.1.5　接触患者周围环境后,包括接触患者周围的医疗相关器械、用具等物体表面后。

　　5.1.2　当手部有血液或其他体液等肉眼可见的污染时,应洗手。

　5.2　**手卫生设施**

　　5.2.1　洗手与卫生手消毒设施。

5.2.1.1　医院诊疗区设置与诊疗工作匹配的流动水洗手和卫生手消毒设施,方便医务人员使用。

5.2.1.2　水龙头:诊疗区域采用感应式或非手触式水龙头,其中手术室、产房、重症监护室、新生儿科、血液净化室、消毒供应室等重点部门均配备感应式水龙头。

5.2.1.3　水池:配置洗手池,其中外科手消毒的洗手池能防止洗手时水溅出,池面光滑无死角,易于清理。

5.2.1.4　洗手液应符合下列要求。

5.2.1.4.1　使用抗菌洗手液作为清洁剂,洗手液开启后应注明开启日期及失效日期并签名,开启后 30 日内有效。

5.2.1.4.2　盛放洗手液的容器为一次性使用。

5.2.1.4.3　洗手液有浑浊或变色时应及时更换。

5.2.1.5　干手设备:外科手消毒采用灭菌的干手毛巾,其他情况使用一次性干手纸。

5.2.1.6　快速手消毒剂:手消毒剂使用一次性包装,含醇类手消毒剂开启后有效期为 30 日,在门(急)诊公共区域、病区走廊、治疗车、诊室等处放置或悬挂快速手消毒液。外科洗手池旁边悬挂免洗外科手消毒液,采用非手触式出液器。

5.2.1.7　手卫生宣传图、操作图。

5.2.1.7.1　在门(急)诊、住院部大厅、行政楼等位置明显处张贴手卫生宣传图。

5.2.1.7.2　在诊疗区域水池旁、公共区域快速手消毒液放置处等张贴洗手的操作图。

5.2.1.7.3　在外科洗手池旁张贴外科手消毒操作图。

5.2.1.8　外科手消毒区域配备计时装置。

5.3　洗手方法

5.3.1　取 1～2 mL 洗手液,均匀涂抹至整个手掌、手背、手指和指缝。洗手时间为 40～60 秒。

5.3.2　认真揉搓双手至少 15 秒,应注意清洗双手所有皮肤,包括指背、指尖和指缝。具体揉搓步骤见附图 A。

5.3.2.1　掌心相对,手指并拢,相互揉搓。

5.3.2.2　手心对手背沿指缝相互揉搓,交换进行。

5.3.2.3　掌心相对,双手交叉指缝相互揉搓。

5.3.2.4　弯曲手指使关节在另一手掌心旋转揉搓,交换进行。

5.3.2.5　右手握住左手大拇指旋转揉搓,交换进行。

5.3.2.6　五个手指尖并拢放在另一手掌心旋转揉搓,交换进行。

5.3.3　在流动水下彻底冲净双手,擦干。

5.4　卫生手消毒:取 1～2 mL 速干手消毒剂涂抹双手,时间为 20～30 秒。揉搓时保证速干手消毒剂完全覆盖手部皮肤,直至手部干燥,揉搓双手至少 15 秒。具体揉搓步骤见附图 A。

5.5　外科手消毒原则

5.5.1　先洗手,后消毒。不同患者手术之间、手套破损或手被污染时,应重新进行外科手消毒。

5.5.2　洗手方法与要求。

5.5.2.1　洗手之前应先摘除手部饰物,修剪指甲,指甲长度不超过指尖。

5.5.2.2　在流动水下冲洗双手、前臂和上臂下 1/3。

5.5.2.3　取 3～5 mL 洗手液涂抹至双手的每个部位、前臂和上臂下 1/3,并认真揉搓 3～5 分钟。清洁双手时,同时清洁指甲下的污垢,使用手刷清洁手部皮肤的褶皱处。

5.5.2.4　在流动水下从指尖向手肘单一方向地冲净双手、前臂和上臂下 1/3。

5.5.2.5 使用经灭菌的干手毛巾擦干双手、前臂和上臂下1/3。取一块无菌毛巾拍干双手,再对折成三角形搭在一侧手臂上,另一只手握住两侧顺势向上至肘部擦干。同法擦干另一侧。

5.5.2.6 手术人员在戴手套前,用速干手消毒剂消毒双手。

5.5.3 外科免冲洗手消毒方法(附图B)。

5.5.3.1 取1~2 mL的速干手消毒剂放置在左手掌上。

5.5.3.2 将右手手指尖浸泡在速干手消毒剂中(≥5秒),见附图B1。

5.5.3.3 将速干手消毒剂涂抹在右手、前臂直至上臂下1/3,确保通过圆形运动环绕前臂至上臂下1/3,将速干手消毒剂完全覆盖皮肤区域直至消毒剂干燥,持续10~15秒,见附图B2—附图B5。

5.5.3.4 取1~2 mL的速干手消毒剂放置在右手掌上。

5.5.3.5 在左手重复5.5.3.2和5.5.3.3过程。

5.5.3.6 取1~2 mL的速干手消毒剂放置在手掌上。

5.5.3.7 揉搓双手直至手腕,揉搓方法按照附图A,揉搓至手部干燥。

5.5.4 注意事项。

5.5.4.1 不应戴假指甲、装饰指甲,保持指甲和指甲周围组织的清洁。

5.5.4.2 外科手消毒过程中保持双手位于胸前并高于肘部,使水由手部流向肘部。

5.5.4.3 术后摘除手套后,使用洗手液清洁双手。

5.5.4.4 使用后的手刷、干手毛巾放置到指定的容器中。手刷一人一用一灭菌。

5.6 监测与监管要求

5.6.1 消毒效果的监测科室与时间:感染控制科每季度对临床医务人员手进行消毒效果的抽样监测。当怀疑医院感染暴发与医务人员手卫生有关时,应进行监测,并检测相应致病微生物。

5.6.2 手消毒效果判定标准。

5.6.2.1 卫生手消毒,监测的细菌菌落总数应≤10 CFU/cm²。

5.6.2.2 外科手消毒,监测的细菌总数应≤5 CFU/cm²。

5.6.3 手卫生依从性与正确性:感染控制科监测医务人员的手卫生依从性和正确性,并进行反馈,以持续提高手卫生依从性与正确性。

5.6.4 培训:手卫生相关知识培训作为新员工入职培训和继续教育培训的必修内容。

5.6.5 反馈:每季度在医院OA办公平台和医院感染简报反馈手卫生监测结果,提出质量持续改进措施。

6 流程:无。

7 相关文件

7.1 《医务人员手卫生规范》

7.2 《国际联合委员会(JCI)医院评审标准》(第六版)

8 使用表单

8.1 《手卫生依从性调查表》

8.2 《洗手揉搓步骤图示》(附图A)

8.3 《外科免冲洗手消毒方法图示》(附图B)

批准人: 签署日期:

审核人: 发布日期:

附件1

手卫生依从性调查表

文件编号:BD－YG－×××　版本号:1.0

职业类别			职业类别			职业类别		
数量			数量			数量		
时机	手卫生指征	措施	时机	手卫生指征	措施	时机	手卫生指征	措施
1 编码	□接触患者前 □无菌操作前 □接触体液后 □接触患者后 □接触物品后	□手消 □洗手 ○未采取 ○手套 ○正确	1 编码	□接触患者前 □无菌操作前 □接触体液后 □接触患者后 □接触物品后	□手消 □洗手 ○未采取 ○手套 ○正确	1 编码	□接触患者前 □无菌操作前 □接触体液后 □接触患者后 □接触物品后	□手消 □洗手 ○未采取 ○手套 ○正确
2 编码	□接触患者前 □无菌操作前 □接触体液后 □接触患者后 □接触物品后	□手消 □洗手 ○未采取 ○手套 ○正确	2 编码	□接触患者前 □无菌操作前 □接触体液后 □接触患者后 □接触物品后	□手消 □洗手 ○未采取 ○手套 ○正确	2 编码	□接触患者前 □无菌操作前 □接触体液后 □接触患者后 □接触物品后	□手消 □洗手 ○未采取 ○手套 ○正确
3 编码	□接触患者前 □无菌操作前 □接触体液后 □接触患者后 □接触物品后	□手消 □洗手 ○未采取 ○手套 ○正确	3 编码	□接触患者前 □无菌操作前 □接触体液后 □接触患者后 □接触物品后	□手消 □洗手 ○未采取 ○手套 ○正确	3 编码	□接触患者前 □无菌操作前 □接触体液后 □接触患者后 □接触物品后	□手消 □洗手 ○未采取 ○手套 ○正确
4 编码	□接触患者前 □无菌操作前 □接触体液后 □接触患者后 □接触物品后	□手消 □洗手 ○未采取 ○手套 ○正确	4 编码	□接触患者前 □无菌操作前 □接触体液后 □接触患者后 □接触物品后	□手消 □洗手 ○未采取 ○手套 ○正确	4 编码	□接触患者前 □无菌操作前 □接触体液后 □接触患者后 □接触物品后	□手消 □洗手 ○未采取 ○手套 ○正确
5 编码	□接触患者前 □无菌操作前 □接触体液后 □接触患者后 □接触物品后	□手消 □洗手 ○未采取 ○手套 ○正确	5 编码	□接触患者前 □无菌操作前 □接触体液后 □接触患者后 □接触物品后	□手消 □洗手 ○未采取 ○手套 ○正确	5 编码	□接触患者前 □无菌操作前 □接触体液后 □接触患者后 □接触物品后	□手消 □洗手 ○未采取 ○手套 ○正确

附件 2

洗手揉搓步骤图示(附图 A)

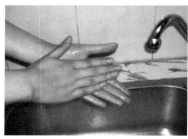

1. 掌心相对,手指并拢,相互揉搓

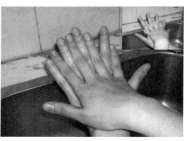

2. 手心对手背沿指缝相互揉搓,
交换进行

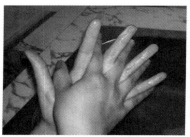

3. 掌心相对,双手交叉指缝相互
揉搓

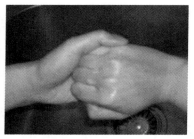

4. 弯曲手指使关节在另一手掌
心旋转揉搓,交换进行

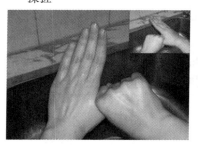

5. 右手握住左手大拇指旋转揉
搓,交换进行

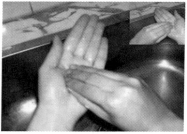

6. 五个手指尖并拢放在另一手
掌心旋转揉搓,交换进行

附件3

外科免冲洗手消毒方法图示(附图 B)

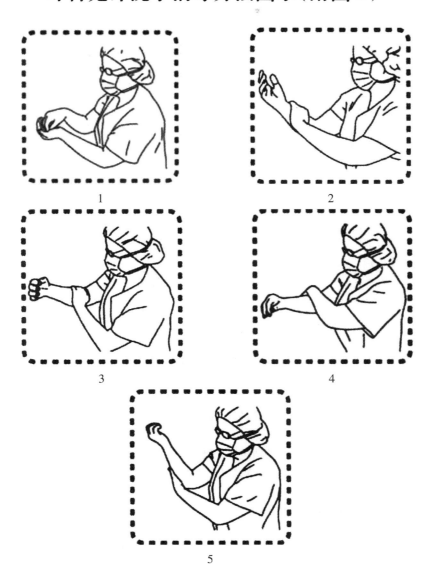

第二节 ××××年度感染预防与控制计划

文件名称	××××年度感染预防与控制计划	文件编号	YY－YG－×××
制定部门	×××	版本号	1.0
生效日期	20××－××－××	页数/总页数	×/××
修订日期	20××－××－××	有效期至	20××－××－××

1　目的:通过风险评估,识别医院在医疗、预防、保健等活动中的医院感染风险,制订改进措施,尽最大可能减少医院感染发生,保障员工、患者及家属、探访者、来访者、外包人员的安全。

2　范围:全院员工、患者及家属、探访者、来访者、外包人员等。

3　定义:无。

4　权责

　4.1　感染监控员

　　4.1.1　负责科室内医院感染监测指标的收集、整理,发现异常情况及时向科室负责人汇报。

　　4.1.2　负责科室内医院感染预防与控制知识培训。

　4.2　科室感染管理小组

　　4.2.1　对科室感染管理质量进行反馈和整改,持续改进科室感染控制工作质量。

　　4.2.2　制订科室感染预防与控制年度计划,并有效落实。

　　4.2.3　及时识别医院感染暴发事件并上报医院感染控制科。

　4.3　感染控制科

　　4.3.1　负责医院感染管理日常工作,具体内容见《感染控制科工作制度》。

　　4.3.2　负责监测指标的收集、整理及持续改进,向医院感染管理委员会汇报。

　　4.3.3　制订医院感染预防与控制计划;每年对感染预防与控制计划进行总结,对计划完成情况进行全面回顾分析,撰写总结报告,向医院感染管理委员会汇报。

　4.4　医院感染管理委员会

　　4.4.1　每年对全院感染风险进行评估讨论,审核年度感染预防与控制计划。

　　4.4.2　每季度召开例会,对医院感染控制的重点及难点工作提出改进方案。

5　内容

　5.1　医院感染知识和技能的培训(附件1)

　　5.1.1　为保障医院员工、患者及家属、探访者、来访者、外包人员等安全,制订医院感染控制的培训计划,组织学习医院感染管理知识和技能,培训内容全面,将培训与考核相结合,提高全院工作人员的医院感染管理知识。

　　5.1.2　结合日常检查时发现的薄弱环节进行重点培训或宣教。

　　5.1.3　医院感染控制科专职人员积极参加全国及省内的医院感染培训班,不断提高管理能力和知识水平。

　　5.1.4　协助预防保健科,为辖区居民开展有针对性的传染病及感染性疾病防控知识健康教育。

　5.2　按照《手卫生管理制度》,对各类人员手的卫生依从性和正确性进行督导检查,开展手卫生宣传活动。

5.3 医院员工的疫苗接种参照《员工疫苗接种管理制度》执行。对员工定期(每年)体检,并在不同传染病流行时期,遵循自愿原则,对参与传染病诊疗工作的医务人员接种相应疫苗,避免发生院内传播与职业暴露。患者的疫苗接种结合病情需要及本地区疾病预防控制中心的工作安排而进行。

5.4 按照传染病报告管理规范要求,常规开展传染病疫情监测。临床医师于诊疗过程中发现法定报告传染病时必须通过传染病报告系统主动进行院内传染病报告,感染控制科核实确认后,录入国家疾病预防控制系统。

5.5 配合医务处、质量控制科、药学部(临床药学室)进行临床抗菌药物应用管理。感染控制科每月进行临床感染病例病原学送检统计,每季度感染控制科与检验科和药学部(临床药学室)共同讨论分析临床分离细菌药敏结果,通过医院感染简报发布常见耐药菌用药指导意见,指导临床合理使用抗菌药物,加强对静脉药物配制室建设与日常工作中感染控制的监督管理。

5.6 开展医院感染质量控制检查,持续改进医院感染管理质量

5.6.1 临床科室每月进行医院感染质控自查,科室感染管理小组讨论医院感染管理质量督察过程中发现的问题,制订整改措施。

5.6.2 每季度感染控制科对全院重点部门,如手术室、产房、消毒供应室、血液净化室、介入诊疗科、内镜诊疗室、口腔科、急诊科、新生儿室等进行检查,并汇总分析以提高医院感染管理质量。

5.6.3 在医院感染发生高危科室组织暴发演练,全面提高应对突发事件的能力。加强医务人员自我防护意识,指导规范使用个人防护用品,减少医务人员职业暴露。

5.7 持续推进医院感染管理工作的科学化、标准化

5.7.1 按照医院评审标准、医院感染管理相关要求与细节,进一步完善医院感染控制预防相关职责、制度、流程、规程、应急预案等,重点关注手卫生、建筑风险管理、环境清洁、职业防护、重点科室感染管理等。

5.7.2 按照医院评审要求进行监测,及时收集数据,定期分析汇总。

5.7.3 应用医院感染移动督导平台(感染控制工作间)进行重点部门(手术室、消毒供应室、新生儿室、口腔科、内镜诊疗室等)、重点项目(手卫生、器械相关感染、手术部位感染、耐药菌感染)工作质量考核与评价。

5.7.4 通过参加国家血流感染细菌耐药监测项目,推动本院血培养标本的规范化送检和血流感染病例的监测与医院感染控制工作。

5.8 关注社区感染流行情况,防止在院内流行

5.8.1 本院地处××市××区,属东亚温暖带大陆性季风气候,辖区非传染病流行疫区。

5.8.2 本院不收治传染病患者,但需要通过每日查询辖区疾病预防控制中心网站疫情发布,关注社区传染病报告与流行情况,包括社区新发传染病、全球新传染病,适时开展宣传教育,做好标准预防措施。发现传染病患者时,及时做好报告、隔离措施并及时转院治疗。根据医院实际情况,启用临时负压病房,以满足收治经呼吸道传播疾病患者的需求。

5.9 医院感染常规监测

5.9.1 医院感染监测:全面综合性监测的基础上,加强重点环节及重点人群的医院感染监测。开展Ⅰ类手术切口感染率监测,加强监控并切实落实防控措施,降低和预防医院感染的发生。继续加强医院细菌耐药性和多重耐药菌监测,加强防控措施的落实与督察。

5.9.2 环境卫生学监测:对手术室、重症医学科、介入诊疗科、消毒供应室、口腔科、内镜诊疗室、检验科等重点科室进行空气监测、物体表面监测、水质监测。

5.9.3 消毒灭菌效果监测。

    5.9.3.1 对使用中的消毒剂和灭菌剂进行监测。

    5.9.3.2 对消毒内镜进行监测。

    5.9.3.3 加强手卫生监测。

    5.9.3.4 对消毒物品进行监测。

    5.9.3.5 对无菌物品进行监测。

    5.9.3.6 对物体表面消毒效果进行监测。

5.9.4 监测指标见附件2。

5.9.5 感染控制科每季度将上述监测结果以感染简报的形式及时反馈至相关科室,并督导整改,通过对数据的分析,为控制医院感染提供依据。

5.10 医院感染管理信息建设:医院感染控制工作的信息化能提高监测的效率和质量,通过升级和加强医院感染实时监测软件的功能,不断完善医院感染管理的信息平台。

5.11 重点监测项目

项目	控制计划		参与人员
	目标值	控制措施及督查方法	
提高手卫生依从性	≥90%	1. 培训:全员培训洗手或手消毒指征、洗手方法(包括医务人员、工作人员、志愿者、家属) 2. 督查:增加检查力度,院感人员及质量改进工作人员均进行手卫生检查 3. 宣传:在门(急)诊大厅、住院楼大厅、电梯口等处张贴手卫生宣传图 4. 硬件投入:对一些洗手设施进行整改,洗手及手消毒产品覆盖所有区域 5. 每月对监测结果统计、分析,在相关会议、简报及内网进行公布 6. 将手卫生依从性纳入全院绩效考核	全院各科室 感染控制科 质量控制科 医务处 护理部 总务科
降低利器伤发生率	≤2.5%	1. 培训员工职业防护、职业暴露管理制度,利器管理制度等内容 2. 张贴垃圾分类处置及针刺伤处理流程 3. 配备防护用品 4. 发生职业暴露后,给予预防措施并随访。每年进行分析汇总 5. 遵循员工自愿原则及自身抗体等情况,进行疫苗注射	全院各科室 感染控制科 医务处 护理部 预防保健科
降低Ⅰ类手术切口感染发生率	≤0.3%	1. 每月对手术Ⅰ类切口感染情况进行监测、统计、分析,每季度简报反馈 2. 有特殊情况及时组织相关部门讨论分析,提出整改方案,督促落实	手术室 感染控制科 临床药学室

续表

项目	控制计划		
	目标值	控制措施及督查方法	参与人员
提高各种消毒、灭菌后内窥镜细菌监测合格率	100%	1. 规范内窥镜的使用及消毒流程,随机进行现场督查,发现问题及时反馈 2. 科室每日进行消毒剂浓度的监测并登记 3. 感染控制科每季度对内窥镜的消毒效果进行监测 4. 每季度对监测结果进行分析汇总	内镜诊疗室 手术室 感染控制科
降低 ICU 呼吸机相关性肺炎发生率	≤15‰	1. 科室报告使用呼吸机的患者数,感染控制科根据上报的相关感染例数,每季度进行统计分析 2. 规范施行呼吸机患者的治疗护理措施,以减少相关感染 3. 针对超过目标值情况进行 PDCA 循环改进	ICU 感染控制科
降低 ICU 导管相关性血流感染发生率	≤0.5‰	1. 科室报告使用 CVC 及 PICC 的患者数,感染控制科根据上报的相关感染例数,每季度进行统计分析 2. 规范使用 CVC 及 PICC 患者的治疗护理措施,以减少相关感染	ICU 感染控制科
降低 ICU 导尿管相关性感染发生率	≤7.2‰	1. 科室报告使用导尿管的患者数,感染控制科根据上报的相关感染例数,每季度进行统计分析 2. 规范使用留置导尿患者的治疗护理措施,以减少相关感染 3. 针对超过目标值情况进行 PDCA 循环改进	ICU 感染控制科
多重耐药菌医院感染核心防控措施执行率	≥90%	1. 临床科室收到多重耐药菌报告后,执行标准预防和接触隔离措施 2. 感染控制科接到检验科多重耐药菌的报告后,督查临床科室消毒隔离措施的落实情况	感染控制科 临床科室

6　流程:无。

7　相关文件

7.1　《国际联合委员会(JCI)医院评审标准》(第六版)

7.2　《感染控制科工作制度》

7.3　《员工疫苗接种管理制度》

7.4　《手卫生管理制度》

8　使用表单

8.1　《××××年医院感染培训计划》

8.2　《××××年医院感染监测计划》

批准人:　　　　　　　　　　　　签署日期:

审核人:　　　　　　　　　　　　发布日期:

附件1

××××年医院感染培训计划

文件编号:BD – YG – ×××　　版本号:1.0

序号	拟定培训日期	培训内容	培训方式	授课部门	课时（小时）	场次	培训范围
1	3月 7月 9月	手卫生相关知识培训	集中授课	感染控制科	2	3	全体员工、医学学员
2	2月	传染病管理规范	集中授课	感染控制科	2	1	医务人员、医学学员
3	2月	食源性疾病管理	集中授课	感染控制科	2	1	医务人员、医学学员
4	2月 10月	医务人员职业暴露	集中授课	感染控制科	2	2	医务人员、医学学员
5	7月	医院感染诊断标准	集中授课	感染控制科	2	1	新员工
6	9月	1.常见性病、艾滋病的诊断与告知 2.传染病报告卡填写要求	集中授课	感染控制科或皮肤科	2	1	医务人员、医学学员
7	3月 10月	医院感染暴发	集中授课	感染控制科	2	2	医务人员
8	1月 9月	医疗废物管理	集中授课	感染控制科	2	1	医务人员、医学学员、保洁人员
9	2月 10月	多重耐药感染防控	集中授课	感染控制科	2	2	医务人员

注:各科室将学习内容记录在工作手册上,医院感染控制科每季度组织检查

附件2

××××年医院感染监测计划

文件编号:BD-YG-×××　版本号:1.0

科室	监测项目		执行标准	菌落总数	监测时间，监测频率
手术室	环境卫生学监测	空气（每平皿细菌菌落总数）	GB50333-2013	符合GB50333-2013的要求	每月一次
		物体表面（CFU/cm²）	GB15982-2012	≤5 CFU/cm²	每季度一次
		外科手消毒	GB15982-2012	≤5 CFU/cm²	每季度一次
	消毒灭菌效果监测	消毒剂（CFU/mL）化学监测（浓度）	GB15982-2012	500 mg/L 的含氯消毒剂	每日使用前，每日更换
		消毒剂（CFU/mL）生物监测（染菌量）	GB15982-2012	使用中皮肤黏膜消毒剂≤10 CFU/mL 其他使用中消毒液≤100 CFU/mL	每季度一次
		灭菌物品	GB15982-2012	无菌检测合格	每季度一次
		灭菌内镜	WS/T367-2012	无菌检测合格	每季度一次
		紫外线强度监测 使用中（30 W）	WS/T367-2012	辐射强度≥70 μW/cm²	每半年一次
产房	环境卫生学监测	空气（每平皿细菌菌落总数）	GB15982-2012	≤4 CFU/15 min（Φ90 mm）	每季度一次
		外科手消毒	GB15982-2012	≤5 CFU/cm²	每季度一次
	消毒灭菌效果监测	消毒剂（CFU/mL）化学监测（浓度）	GB15982-2012	500 mg/L 的含氯消毒剂	每日使用前，每日更换
		消毒剂（CFU/mL）生物监测（染菌量）	GB15982-2012	使用中皮肤黏膜消毒剂 ≤10 CFU/mL 其他使用中消毒液≤100 CFU/mL	每季度一次
		紫外线强度监测 使用中（30 W）	WS/T367-2012	辐射强度≥70 μW/cm²	每半年一次

续表

科室		监测项目		执行标准	菌落总数	监测时间，监测频率
血液净化室	环境卫生学监测	空气（每平皿细菌菌落总数）		GB15982－2012	≤4 CFU/15 min（Φ90 mm）	每季度一次
		物体表面（CFU/cm²）		GB15982－2012	≤10 CFU/cm²	每季度一次
		卫生手消毒		GB15982－2012	≤10 CFU/cm²	每季度一次
		消毒剂	化学监测（浓度）	GB15982－2012	500 mg/L 的含氯消毒剂	每日使用前，每日更换
			生物监测（染菌量）	GB15982－2012	使用中皮肤黏膜消毒剂 ≤10 CFU/mL，其他使用中消毒液 ≤100 CFU/mL	每季度一次
	消毒灭菌效果监测	紫外线强度监测	使用中（30 W）	WS/T367－2012	辐射强度≥70 μW/cm²	每半年一次
		透析液	细菌培养	YY 0572－2015 血液透析及相关治疗用水	<100 CFU/mL	每月一次
			内毒素	YY 0572－2015 血液透析及相关治疗用水	<0.25 EU/mL	每季度一次
		透析用水	细菌培养		≤100 CFU/mL	每月一次
			细菌内毒素	YY 0572－2015 血液透析及相关治疗用水	≤0.25 EU/mL（反渗水输水管路末端）	每月一次
			化学污染物			每年一次
			软水硬度、游离氯			每日一次
消毒供应室	环境卫生学监测	空气（每平皿细菌菌落总数）		GB15982－2012	≤4 CFU/15 min（Φ90 mm）	每季度一次
		物体表面（CFU/cm²）		GB15982－2012	≤5 CFU/cm²	每季度一次
		卫生手消毒		GB15982－2012	≤10 CFU/cm²	每季度一次
		消毒剂	化学监测（浓度）	GB15982－2012	500 mg/L 的含氯消毒剂	每日使用前，每日更换
			生物监测（染菌量）（CFU/mL）	GB15982－2012	使用中消毒液 ≤100 CFU/mL	每季度一次
	消毒灭菌效果监测	灭菌物品		GB15982－2012	不得检出任何微生物无菌检测合格	每季度一次

续表

科室	监测项目		执行标准	菌落总数	监测时间，监测频率
消毒供应室	消毒灭菌效果监测	灭菌内镜	WS/T367 – 2012	无菌检测合格	每季度一次
		高压蒸汽灭菌器	WS/310.3 – 2016	无菌检测合格	每日 B – D 试验、每次物理监测、每包化学监测、每锅同生物监测
		低温等离子灭菌器	WS/310.3 – 2016	无菌检测合格	每灭菌批次（每锅）物理监测、每包化学监测、每日至少进行一次灭菌循环的生物监测
		清洗与清洁	WS/310.3 – 2016		日常监测、定期抽查
母婴同室	环境卫生学监测	紫外线强度监测　使用中（30 W）	WS/T367 – 2012	辐射强度≥70 μW/cm²	每半年一次
		空气（每平皿细菌菌落总数）	GB15982 – 2012	≤4 CFU/15 min（Φ90 mm）	每季度一次
		物体表面（CFU/cm²）	GB15982 – 2012	≤5 CFU/cm²	每季度一次
		卫生手消毒	GB15982 – 2012	≤10 CFU/cm²	必要时
	消毒灭菌效果监测	消毒剂　化学监测（浓度）	GB15982 – 2012	500 mg/L 含氯消毒剂	每日使用前、每日更换
		消毒剂　生物监测（染菌量）	GB15982 – 2012	使用中皮肤黏膜消毒剂≤10 CFU/mL；其他使用中消毒液≤100 CFU/mL	每季度一次
		紫外线强度监测　使用中（30 W）	WS/T367 – 2012	辐射强度≥70 μW/cm²	每半年一次

续表

科室	监测项目		执行标准	菌落总数	监测时间，监测频率
内镜诊疗室 消毒灭菌效果监测	消毒剂	化学监测(浓度)	WS507-2016	500 mg/L 的含氯消毒剂	每日使用前，每日更换
		生物监测(染菌量)	WS507-2016	使用中皮肤黏膜消毒剂≤10 CFU/mL	每季度一次
			WS507-2016	使用中的消毒剂≤100 CFU/mL	每季度一次
	消毒内镜		WS507-2016	每件≤20 CFU	每季度一次
	紫外线强度监测	使用中(30 W)	WS/T367-2012	辐射强度≥70 μW/cm²	每半年一次
监护病房 环境卫生学监测	空气(每平皿细菌菌落总数)		GB15982-2012	≤4 CFU/15 min(Φ90 mm)	每季度一次
	物体表面(CFU/cm²)		GB15982-2012	≤5 CFU/cm²	
	卫生手消毒		GB15982-2012	≤10 CFU/cm²	
监护病房 消毒灭菌效果监测	消毒剂	化学监测(浓度)	GB15982-2012	500 mg/L 的含氯消毒剂	每日使用前，每日更换
		生物监测(染菌量)	GB15982-2012	使用中皮肤黏膜消毒剂≤10 CFU/mL	每季度一次
			GB15982-2012	其他使用中消毒液≤100 CFU/mL	
	紫外线强度监测	使用中(30 W)	WS/T367-2012	辐射强度≥70 μW/cm²	每半年一次
临床科室 消毒灭菌效果监测	消毒剂	化学监测(浓度)	GB15982-2012	500 mg/L 的含氯消毒剂	每日使用前，每日更换
		生物监测(染菌量)	GB15982-2012	使用中皮肤黏膜消毒液≤10 CFU/mL	每季度一次
			GB15982-2012	其他使用中消毒液≤100 CFU/mL	
	紫外线强度监测	使用中(30 W)	WS/T367-2012	辐射强度≥70 μW/cm²	每半年一次

续表

科室	监测项目		执行标准	菌落总数	监测时间，监测频率
总务科	医用织物清洁消毒质量监测	物体表面（CFU/cm²）	WS/T508－2016	≤200 CFU/100 cm²	每季度一次
	消毒灭菌效果监测	消毒剂 化学监测（浓度）	GB15982－2012	500 mg/L含氯消毒剂	每日使用前，每日更换
		紫外线强度监测 使用中（30 W）	WS/T367－2012	辐射强度度≥70 μW/cm²	每半年一次
	饮用水水质监测			GB5749－2006《生活饮用水卫生标准》	每季度一次
	餐具监测			GB14934－1994《食（饮）具消毒卫生标准》	每季度一次
	污水			GB18466－2005《医疗机构水污染物排放标准》	每月一次
	中央空调系统			WS394－2012《公共场所集中空调通风系统卫生规范》	每年一次
基建科总务科	工程维修改建中的感染评估与监测			JCJ 146－2013《建设工程施工现场环境与卫生标准》	根据工程风险分级评进行感染评估与监测
其他监测	感染病例监测		WS/T592－2018	1. 专职人员回顾性监测与前瞻性监测相结合　2. 临床医务人员监测　3. 漏报率监测	对每例医院感染病例进行监测干预
	医院感染现患率调查		WS/T592－2018	每年一次	结果向全院通报
	目标性监测	手卫生依从性监测	WS/T313－2009	1. 感染控制科每周到各科室抽查，季度统计汇总分析　2. 临床科室每月自查并汇总数据	结果向全院通报
		多重耐药菌监测	多重耐药菌医院感染预防与控制技术指南（试行）	重点多重耐药菌检出按照《危急值管理制度》执行，感染控制科人员到临床患者所在科室进行医院感染预防控制措施督导，检查科室执行情况，跟踪落实	抽查多重耐药菌感染患者进行干预（包括社区感染和医院感染患者）

续表

科室	监测项目	执行标准	菌落总数	监测时间，监测频率
目标性监测	1. 导尿管相关尿路感染监测 2. 导管相关血流感染监测 3. 呼吸机相关肺炎监测	血源性病原体职业接触防护导则，导管相关血流感染预防与控制技术指南（试行），导尿管相关尿路感染预防与控制技术指南（试行）、呼吸机相关肺炎预防与控制技术指南（试行）、呼吸机临床应用（WS392－2012）	1. 临床科室按照《导管相关血流感染预防与控制操作规程》《导尿管相关尿路感染预防与控制操作规程》《呼吸机相关肺炎预防与控制操作规程》操作 2. ICU 每日评估 3. 感染控制科每季度调查 ICU 三管感控措施的执行情况，及时反馈，督促整改	每月进行监测，每季度汇总
其他监测	手术部位感染监测	外科手术部位感染预防与控制技术指南（试行）	1. 外科手术部位感染及时上报 2. 医院感染控制回顾性调查切口感染情况 3. 每月统计、分析	每月回顾性调查并统计，每季度分析汇总，每季度简报
	利器伤发生率监测	血源性病原体职业接触防护导则	1. 医务人员发生锐器伤及时处理、上报 2. 医院感染控制科进行评估干预，追踪及随访	发生后及时处理，每半年分析汇总

第三节　个人防护用品管理制度

文件名称	个人防护用品管理制度	文件编号	YY‐YG‐×××
制定部门	×××	版本号	1.0
生效日期	20××‐××‐××	页数/总页数	×/××
修订日期	20××‐××‐××	有效期至	20××‐××‐××

1 **目的**:明确医院不同区域工作人员防护要求及防护用品的使用范围,降低员工及患者受医院感染的风险。

2 **范围**:医院员工、实习生、进修生、规培医师、家属或陪护人员。

3 **定义**

  3.1 **个人防护用品**:用于保护医务人员避免接触感染性因子的各种屏障用品,包括口罩、手套、护目镜、防护面罩、防水围裙、隔离衣、防护服等。

  3.2 **手套**:防止病原微生物通过医务人员的手传播疾病和污染环境的用品。

  3.3 **普通医用口罩**:由无纺布或复合材料制成,采用松紧带,适用于普通环境下的卫生护理,不得用于有创操作。

  3.4 **外科口罩**:能阻止血液和飞溅物等传播,医务人员在有创操作过程中佩戴的口罩。

  3.5 **医用防护口罩**:能阻止经空气传播,直径≤5 μm的感染因子或近距离(<1 m)接触经飞沫传播的疾病而发生感染的口罩。

  3.6 **护目镜**:防止患者的血液等具有感染性的物质溅到人体眼部的用品。

  3.7 **防护面罩**:防止患者的血液等具有感染性的物质溅到人体面部的用品。

  3.8 **隔离衣**:用于保护医务人员避免受到血液和其他感染性物质污染,或用于保护患者避免感染的防护用品。根据与患者接触的方式,包括接触感染性物质的情况和隔离衣阻隔血液和体液的可能性,选择是否穿隔离衣和选择其型号。

  3.9 **防护服**:临床医务人员在接触甲类或按甲类传染病管理的传染病患者时所穿的一次性防护用品。应具有良好的防水、抗静电、过滤效率和无皮肤刺激性,穿脱方便,结合部严密,袖口、脚踝口应为弹性收口。

4 **权责**

  4.1 **全院员工**:参加个人用品防护知识培训,能正确使用个人防护用品。

  4.2 **感染控制科**:组织个人防护用品知识培训,检查制度落实情况,并对制度进行完善。

5 **内容**

  5.1 **培训**

    5.1.1 在职员工:每年组织一次对全院员工个人防护用品知识培训。

    5.1.2 新入职员工、进修生、实习生、规培医师纳入岗前培训和入科前教育培训中。

    5.1.3 家属或陪护人员由责任护士指导正确佩戴防护用品。

  5.2 **手套的使用**

    5.2.1 手套分类。

5.2.1.1　一次性使用医用手套。

5.2.1.1.1　一次性使用灭菌橡胶外科手套(简称"无菌手套")符合 GB7546。

5.2.1.1.2　一次性使用医用橡胶检查手套(简称"清洁手套"或"检查手套")符合 GB10213。

5.2.1.2　可重复使用手套。

5.2.1.2.1　橡胶耐油手套:符合 AQ6101,为接触矿物质油、植物油以及脂肪族的各种溶剂时戴用的手套。

5.2.1.2.2　耐酸(碱)手套:符合 AQ6101,为接触酸碱溶液时戴用的手套。

5.2.1.2.3　浸塑手套:符合 GB/T18843,用于防水、洗涤剂、脏污及轻微机械等伤害,仅适用于清洁工等类似工种手套。

5.2.2　手套使用原则。

5.2.2.1　应根据不同操作要求,选择合适的手套。

5.2.2.2　根据标准预防及接触隔离原则,无论是否使用手套,均应遵循手卫生指征。

5.2.2.3　戴手套不能代替洗手,脱去手套后按规程进行洗手。

5.2.2.4　戴无菌手套时,防止污染。

5.2.2.5　一次性手套应一次性使用,诊疗不同患者应更换手套。

5.2.3　手套使用指征。

5.2.3.1　无菌手套。

5.2.3.1.1　手术操作。

5.2.3.1.2　阴道分娩。

5.2.3.1.3　中心静脉置管。

5.2.3.1.4　全肠外营养和静脉配制室内配制药品时。

5.2.3.1.5　其他无菌操作时,如骨髓穿刺、腰椎穿刺、换药等。

5.2.3.2　清洁(检查)手套。

5.2.3.2.1　接触患者的血液、分泌物、排泄物、呕吐物及污染物品。

5.2.3.2.2　接触潜在高传染性、高危险性的微生物。

5.2.3.2.3　接触实施接触隔离的患者和周围区域。

5.2.3.2.4　静脉注射或静脉抽血。

5.2.3.2.5　静脉导管拔管。

5.2.3.2.6　妇科检查。

5.2.3.2.7　吸痰(非闭式)时。

5.2.3.2.8　倾倒呕吐物。

5.2.3.2.9　处理医疗废物。

5.2.3.2.10　清洗或清洁器械时。

5.2.3.2.11　检验科、实验室在污染区操作及接触污染电脑。

5.2.3.3　无需使用手套的情况。

5.2.3.3.1　除接触隔离以外,不接触血液或污染环境,不需要使用手套。

5.2.3.3.2　量血压,测体温和脉搏,皮下注射和肌内注射,无渗血的静脉导管操作。

5.2.3.3.3　使用电话,书写医疗文书,发放口服药品,收发患者餐具,更换被服,放置无创呼吸机和氧气插管,移动患者使用的设备。

5.2.3.3.4　禁止工作人员戴手套触摸公共场所,如电梯开关。

5.2.4 戴手套与脱手套的指征。

　　5.2.4.1 戴手套:进行无菌操作前,接触患者的血液、分泌物之前,或者接触破损的皮肤和黏膜组织,接触实施接触隔离措施的患者和患者周围物品后。

　　5.2.4.2 脱手套:手套破损或疑有破损时,接触破损的皮肤、黏膜组织,以及血液或其他体液之后,接触实施接触隔离患者和患者周围环境后,有手卫生指征时。

5.2.5 手套戴脱方法。

　　5.2.5.1 戴无菌手套。

　　　　5.2.5.1.1 打开手套包,一手掀起口袋的开口处,如图4-1A。

　　　　5.2.5.1.2 另一手捏住手套翻折部分(手套内面)取出手套,对准五指戴上,如图4-1B。

　　　　5.2.5.1.3 掀起另一只袋口,用戴着无菌手套的手指插入另一只手套的翻边内面,将手套戴好,如图4-1C。然后将手套的翻转处套在工作衣袖外面,如图4-1D。

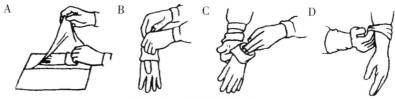

图4-1 戴无菌手套的方法

　　5.2.5.2 脱手套。

　　　　5.2.5.2.1 用戴着手套的手捏住另一只手套污染面的边缘将手套脱下。

　　　　5.2.5.2.2 戴着手套的手握住脱下的手套,用脱下手套的手捏住另一只手套清洁面(内面)的边缘,将手套脱下。

　　　　5.2.5.2.3 用手捏住手套的里面丢至医疗废物容器内。

5.3 口罩的使用

5.3.1 基本要求。

　　5.3.1.1 口罩均应一次性使用,使用后按医疗废物处理。

　　5.3.1.2 佩戴时应注意内外和上下之分,防水层朝外,有鼻夹的一侧在上,或按照产品使用说明书使用口罩。

　　5.3.1.3 口罩潮湿,或者受到患者血液、呕吐物等污染,或者离开隔离病房时,立即更换口罩。

5.3.2 口罩的使用范围。

　　5.3.2.1 普通医用口罩。

　　　　5.3.2.1.1 适用于一般医疗护理活动以及普通的侵入性操作,如检验科抽血等。

　　　　5.3.2.1.2 适用于未接触传染病患者时使用。

　　　　5.3.2.1.3 医务人员自己患有呼吸道感染并有咳嗽或打喷嚏等症状时。

　　5.3.2.2 外科口罩。

　　　　5.3.2.2.1 需常规佩戴外科口罩的工作岗位。

　　　　　　5.3.2.2.1.1 急诊预检分诊台、呼吸科门诊、发热门诊。

　　　　　　5.3.2.2.1.2 手术室、产房应使用有系带的外科口罩。

　　　　　　5.3.2.2.1.3 保护性隔离病房,如血液科病房。

　　　　5.3.2.2.2 进行有创操作或呼吸道操作时,如手术、气管切开、支气管镜检查、创口换药等。

5.3.2.2.3 接触经飞沫传播的疾病,如百日咳、白喉、流行性感冒、流行性腮腺炎、流行性脑脊髓膜炎等传染病患者或疑似患者。

5.3.2.3 医用防护口罩。

5.3.2.3.1 适用于经空气传播的呼吸道传染病或疑似患者的防护,如水痘、麻疹、开放性肺结核等。

5.3.2.3.2 与 SARS 病毒、高致病性禽流感病毒等烈性传染性病毒感染患者进行近距离诊疗时,需要佩戴医用防护口罩。

5.3.3 口罩的佩戴方法。

5.3.3.1 外科口罩和普通医用口罩的佩戴。

5.3.3.1.1 将口罩戴上,鼻夹(金属软条)应该向上,如图 4 - 2A。

5.3.3.1.2 松紧带系于耳后,如图 4 - 2B。若是戴有系带的外科口罩,则口罩下方带系于颈后,上方带系于头顶中部。

5.3.3.1.3 将双手指尖放在鼻夹上,从中间位置开始,用手指向内按压,并逐步向两侧移动,根据鼻梁形状塑造鼻夹,如图 4 - 2C。

5.3.3.1.4 完成时,口罩应罩住鼻、口及下巴,紧贴面部,如图 4 - 2D。

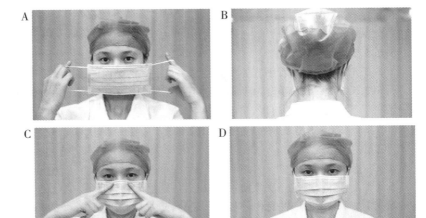

图 4 - 2 口罩的佩戴方法

5.3.3.2 医用防护口罩的佩戴方法。

5.3.3.2.1 将固定带每隔 2～4 cm 拉松,有鼻夹的一面背向外,如图 4 - 3A。

5.3.3.2.2 将防护口罩罩住鼻、口及下巴,鼻夹部位向上紧贴面部,将下方系带拉过头顶,放在颈后双耳下,再将上方系带拉至头顶中部,如图 4 - 3B。

5.3.3.2.3 将双手指尖放在金属鼻夹上,从中间位置开始,用手指向内按鼻夹,并分别向两侧移动和按压,根据鼻梁的形状塑造鼻夹,如图 4 - 3D。

5.3.3.2.4 双手遮盖口罩进行密合性检查,如图 4 - 3D。检查方法:将双手完全盖住防护口罩,快速的呼气,若鼻夹附近有漏气应按图 4 - 3C 调整鼻夹,若漏气位于四周,应调整到不漏气为止。

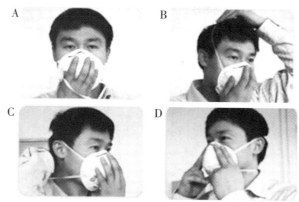

图 4 - 3 医用防护口罩的佩戴方法

　5.3.3.3 摘除口罩的方法。

　　5.3.3.3.1 不要接触口罩前面(污染面)。

　　5.3.3.3.2 先解开下面的系带,再解开上面的系带。

　　5.3.3.3.3 用手仅捏住口罩的系带丢至医疗废物容器内,手消毒。

5.4 护目镜、防护面罩

　5.4.1 使用范围。

　　5.4.1.1 在进行诊疗、护理操作,可能发生患者血液、分泌物等喷溅时,如气管插管、采用高速设备(如钻、锯、离心等)等。

　　5.4.1.2 近距离接触经飞沫传播的传染病患者时。

　　5.4.1.3 为呼吸道传染病患者进行气管切开、气管插管等近距离操作,可能发生患者血液、分泌物喷溅时,应使用全面型防护面罩。

　5.4.2 佩戴方法。

　　5.4.2.1 戴护目镜或面罩:戴上护目镜或防护面罩,调节舒适度。

　　5.4.2.2 摘护目镜或面罩:捏住靠近头部或耳朵的一边摘掉,放入回收容器内,消毒备用。

5.5 隔离衣与防护服

　5.5.1 隔离衣。

　　5.5.1.1 使用范围。

　　　5.5.1.1.1 接触经接触传播的感染性疾病患者,如多重耐药感染患者等时。

　　　5.5.1.1.2 对患者实行保护性隔离时,如大面积烧伤患者的诊疗、护理时。

　　　5.5.1.1.3 可能受到患者血液、分泌物、排泄物喷溅时。

　　5.5.1.2 穿隔离衣的方法。

　　　5.5.1.2.1 右手提衣领,左手伸入袖内,右手将衣领向上拉,露出左手,如图 4 - 4A。

　　　5.5.1.2.2 换左手持衣领,右手伸入袖内,露出右手,勿触及面部,如图 4 - 4B。

　　　5.5.1.2.3 两手持衣领,由领子中央顺着边缘向后系好颈带,如图 4 - 4C。

　　　5.5.1.2.4 再扎好袖口,如图 4 - 4D。

　　　5.5.1.2.5 将隔离衣一边(约在腰下 5 cm)处渐向前拉,见到边缘捏住,如图 4 - 4E。

　　　5.5.1.2.6 同法捏住另一侧边缘,如图 4 - 4F。

5.5.1.2.7 双手在背后将衣边对齐,如图4-4G。

5.5.1.2.8 向一侧折叠,一手按住折叠处,另一手将腰带拉至背后折叠处,如图4-4H。

5.5.1.2.9 将腰带在背后交叉,回到前面将带子系好,如图4-4I。

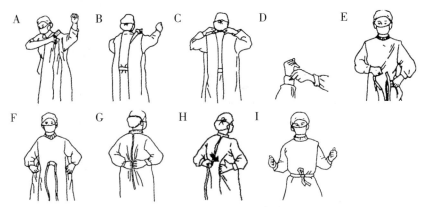

图4-4 穿隔离衣的方法

5.5.1.3 脱隔离衣的方法。

5.5.1.3.1 解开腰带,在前面打一活结,如图4-5A。

5.5.1.3.2 解开袖带,塞入袖袢内,充分暴露双手,进行手消毒,如图4-5B。

5.5.1.3.3 解开颈后带子,如图4-5C。

5.5.1.3.4 右手伸入左手腕部袖内,拉下袖子过手,如图4-5D。

5.5.1.3.5 用遮盖着的左手握住右手隔离衣袖子的外面,拉下右侧袖子,如图4-5E。

5.5.1.3.6 双手转换逐渐从袖管中退出,脱下隔离衣,如图4-5F。

5.5.1.3.7 左手握住领子,右手将隔离衣两边对齐,污染面向外悬挂污染区。如果悬挂污染区外,则污染面向里。

5.5.1.3.8 不再使用时,将脱下的隔离衣,污染面向内,卷成包裹状,丢至医疗废物容器内或放入回收袋中,如图4-5G。

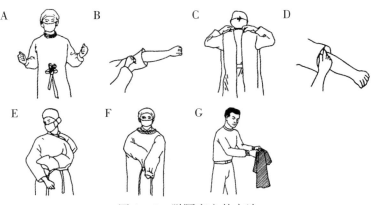

图4-5 脱隔离衣的方法

5.5.2　防护服。

　　5.5.2.1　使用范围。

　　　　5.5.2.1.1　接触甲类或按甲类传染病管理的传染病患者时。

　　　　5.5.2.1.2　接触经空气传播或飞沫传播的传染病患者,可能受到患者血液、分泌物、排泄物喷溅时。

　　5.5.2.2　穿防护服:应遵循先穿下衣,再穿上衣,然后戴好帽子,最后拉上拉锁的顺序。

　　5.5.2.3　脱防护服:先将拉链拉开(图 4－6A)。向上提拉帽子,使帽子脱离头部(图 4－6B),脱袖子、上衣,将污染面向里(图 4－6C);由上向下边脱边卷(图4－6D),污染面向里,直至全部脱下后放入医疗废物袋内(图 4－6E)。

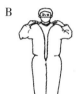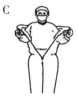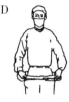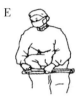

图 4－6　脱防护服的方法

5.6　鞋套

5.6.1　鞋套应具有良好的防水性能,并一次性应用。

5.6.2　从潜在污染区进入污染区时和从缓冲间进入负压病房时,应穿鞋套。

5.6.3　在规定区域内穿鞋套,离开该区域时应及时脱掉。发现破损时,应及时更换。

5.7　防水围裙

5.7.1　可能受到患者的血液、分泌物及其他污染物质喷溅,进行复用医疗器械的清洗时,应穿防水围裙。

5.7.2　重复使用的围裙,每班使用后应及时清洗与消毒。遇有破损或渗透时,应及时更换。

5.7.3　一次性使用围裙应一次性使用,受到明显污染时,应及时更换。

5.8　帽子

5.8.1　进入污染区和洁净环境前、进行无菌操作时,应戴一次性帽子。

5.8.2　被患者血液、分泌物等污染时,应立即更换。

5.8.3　一次性帽子应一次性使用。

6　流程:无。

7　相关文件

《医院隔离技术规范》

8　使用表单

《个人防护用品检索表》

批准人:　　　　　　　　　　　　　　签署日期:

审核人:　　　　　　　　　　　　　　发布日期:

附件

个人防护用品检索表

文件编号:BD－YG－×××　版本号:1.0

项目	口罩	帽子	手套	护目镜/面罩	专用鞋/其他	工作服/隔离衣/无菌衣/防护服/专用工作服/手术衣/参观衣	防水围裙	外出衣	铅衣、铅帽、铅围脖、铅围裙、铅镜
一般病区无菌操作	√	√	√			工作服			
标准预防(接触患者血液、分泌物、非完整皮肤和黏膜)	√	√	√	△		工作服			
保护性隔离	√	√	√		鞋套	隔离衣			
高度呼吸道传染源(如SARS、人传人H7N9)	N95口罩	√	√	√	鞋套	防护服			
呼吸道、飞沫隔离	N95口罩	√	√	△		隔离衣			
接触隔离	√	√	√	△		隔离衣			
血液、引流、分泌物隔离			√			隔离衣			
肠道隔离	√	√	√			隔离衣			
医疗废物回收专职人员	√	√	√	△	胶鞋	防护服			
洗衣房人员(污染区)	△	√	√			工作服			
洗衣房人员(清洁区)		√				工作服			
洗衣房人员外出收送	√	√	√			工作服			
暴露于X线或辐射环境						√			√
供应室(污染物品回收)	△	√	√			工作服		√	
供应室(去污区)	√	√	√	√	√	专用工作服	√		
供应室(器械检查、包装)	√	√	√		√	专用工作服			
供应室(灭菌物品装载)		√			√	专用工作服			
供应室(无菌物品卸载)		√	防烫手套		√	专用工作服			

续表

	口罩	帽子	手套	护目镜/面罩	专用鞋/其他	工作服/隔离衣/无菌衣/防护服/专用工作服/手术衣/参观衣	防水围裙	外出衣	铅衣、铅帽、铅围脖、铅围裙、铅镜
供应室(无菌物品发放)		√			√				
入(含门诊、介入)住院手术室、产房	√	√		△	√	手术衣			
进入ICU、新生儿病房	√	√			√	专用工作服			
出(含门诊、介入)住院手术室、产房、ICU、新生儿病房						工作服			
进入血库、检验科	√					工作服			
进入检验科污染区、微生物室、PCR实验室	√	√	√	△		隔离衣			
工作人员出检验科、血库						工作服			
血透室人员	√	√	√	△	√	专用工作服			
口腔科医师治疗操作	外科口罩	√	√	△		工作服			
病理科工作人员操作	√	√	√	△		工作服	√标本室		
保洁(低度风险区域)		√				工作服			
保洁(中度风险区域)	√					工作服			
保洁(高度风险区域)	√	√	√		√	工作服			
120急救人员	√					工作服			
内镜诊疗室	√	√	√	△		专用工作服			
内镜消毒室	√	√	√		√	专用工作服	√		
参观、维修无菌区	√	√			鞋套	参观衣			
病区配餐间	√	√	√			工作服			
食堂	√	√				工作服			
静配室	√	√	√		√	专用工作服			

注:△表示可能有血液、排泄物等喷溅时使用

第四节 病区医院感染预防与控制制度

文件名称	病区医院感染预防与控制制度	文件编号	YY－YG－×××
制定部门	×××	版本号	1.0
生效日期	20××－××－××	页数/总页数	×/××
修订日期	20××－××－××	有效期至	20××－××－××

1 **目的**：预防细菌、病毒和其他病原微生物的传播和感染,降低医源性感染风险,保障员工、患者及家属、探访者的安全。

2 **范围**：所有员工、患者及家属、探访者。

3 **定义**

  3.1 **病区**：由一个护士站统一管理的多个病房组成的住院临床医疗区域,与住院部公用区域或公用通道由门分隔。一般包括病房、护士站、医师办公室、医务人员值班室、治疗室、污物间等。

  3.2 **病房**：病区内住院患者接受医学观察、诊疗、睡眠、休息和就餐的房间,一般配备床单元、隔离帘、座椅、呼叫系统、氧源、负压吸引系统、手卫生设施、卫生间、生活垃圾桶等。

  3.3 **床单元**：病房内为每位住院患者配备的基本服务设施,一般包括病床及其床上用品、床头柜、床边治疗带等。

  3.4 **医院感染**：住院患者在医院内获得的感染,包括在住院期间发生的感染和在医院内获得出院后发生的感染,但不包括入院前已开始或入院时已处于潜伏期的感染。医院工作人员在医院内获得的感染也属于医院感染。

4 **权责**

  4.1 **感染控制科**：负责《病区医院感染预防与控制制度》的制定及修订。每季度对临床科室进行督查并对结果分析、讨论、汇总。

  4.2 **临床各科室**：负责落实制度,做好对病区的日常管理工作。

5 **内容**

  5.1 **标准预防措施**

    5.1.1 进行有可能接触患者血液的诊疗、护理、清洁工作时应戴清洁手套,操作完毕,脱去手套后,立即洗手或进行卫生手消毒。

    5.1.2 在诊疗、护理操作过程中,有可能发生血液飞溅到面部时,应戴医用外科口罩、防护眼镜或防护面罩;有可能发生血液大面积飞溅或污染身体时,应穿戴具有防渗透性能的隔离衣或围裙。

    5.1.3 在进行侵入性诊疗、护理操作时,如在置入导管、经椎管穿刺等,应戴医用外科口罩等医用防护用品,并保证光线充足。

    5.1.4 使用后针头不应回套针帽,确需回套针帽时,应单手操作或使用器械辅助,不应用手直接接触污染的针头、刀片等利器。废弃的利器应直接放入耐刺、防渗漏的专用利器盒中。

    5.1.5 接触患者黏膜或破损的皮肤时应戴无菌手套。

    5.1.6 密封运送被血液、分泌物、排泄物污染的被服。

    5.1.7 有呼吸道症状(如咳嗽、鼻塞、流涕等)的患者、探访者、医务人员应采取呼吸道卫生(咳嗽礼仪)相关感染控制措施。

5.2 手卫生

5.2.1 病区配备符合 WS/T313 要求的设施,包括洗手池、干手设施、手消毒剂等。张贴手卫生标识,包括洗手流程图。

5.2.2 医院使用手消毒剂为一次性包装。

5.2.3 各病区进行医务人员手卫生正确性和依从性的自查和监督,持续改进。

5.3 清洁与消毒

5.3.1 病区环境整洁、干燥,无卫生死角。保持环境整洁,无肉眼可见灰尘,走廊每日湿式清扫两次,遇污染须立即清洁、消毒。当物体表面及地面受到患者血液等明显污染时,先用吸湿材料去除可见污染物,然后再用 2000 mg/L 的含氯消毒剂进行消毒及清洁。

5.3.2 执行医疗器械、器具的消毒工作技术规范,所使用物品达到下列要求。

    5.3.2.1 进入人体无菌组织、器官、腔隙,或接触人体破损皮肤、黏膜、组织的诊疗器械、器具和物品应进行灭菌。

    5.3.2.2 接触完整皮肤、黏膜的诊疗器械、器具和物品应进行消毒。

    5.3.2.3 各种用于注射、穿刺、采血等有创操作的医疗器具应一用一灭菌。

    5.3.2.4 使用的消毒药械、一次性医疗器械和器具应符合国家有关规定。

    5.3.2.5 一次性使用的医疗器械、器具应一次性使用。

5.3.3 诊疗用品的清洁与消毒。

    5.3.3.1 重复使用的器械、器具和物品,如弯盘、治疗碗、引流瓶送消毒供应集中处置。接触完整皮肤的医疗器械、器具及物品,如听诊器、监护仪导联、血压计袖带等,应保持清洁。被污染时及时去污、清洁与消毒,用消毒湿巾擦拭消毒。

    5.3.3.2 湿化水每日更换。使用中湿化瓶每周更换两次,用后交消毒供应室集中处置。

    5.3.3.3 一次性使用呼吸机管路一次性使用,使用中不常规更换,遇污染时立即更换。

    5.3.3.4 使用中呼吸机表面、按钮、面板保持清洁、干燥,每日用消毒湿巾擦拭消毒一次,遇污染立即去污,擦拭消毒。每位患者使用后进行终末擦拭消毒。

    5.3.3.5 一次性注射器、针头、输液器、输液瓶、弯盘、吸氧管、胃管、导尿管、气管插管、引流管等,使用后按医疗废物分类收集统一回收。

5.3.4 患者生活用品的清洁与消毒。

    5.3.4.1 患者生活用品,如毛巾、面盆、便器、餐具保持清洁,个人专用。

    5.3.4.2 病区配备便器清洗消毒器,患者便器每周清洗消毒两次。

5.3.5 床单元的清洁与消毒。

    5.3.5.1 病床湿式清扫,一床一套(巾)。床头柜应一桌一布,用后集中回收处置。

    5.3.5.2 病房每日通风换气两次,每次至少 30 分钟。地面湿式清扫每日两次,遇污染时立即清洁、消毒。

    5.3.5.3 患者衣服、床单、被套、枕套每周更换一次,被血液污染时,立即更换。禁止在病区走廊清点被污染的被服、衣物。

    5.3.5.4 被芯、枕芯、褥子每位患者出院时清洁更换,患者连续使用中每月清洁更换一次,遇污染时立即更换。病床隔帘每季度清洗消毒一次,窗帘每半年清洗消毒一次。床垫遇污染时,立即更换并清洗消毒。

    5.3.5.5 患者出院或死亡后,行终末消毒。

5.3.6 消毒物品与无菌物品管理。

    5.3.6.1 抽出的药液和配制好的静脉输注用无菌液体,放置时间不超过 2 小时。启封抽吸的各种溶媒不超过 24 小时。

5.3.6.2 使用小容量包装无菌棉球、纱布,打开后立即使用完毕,不得留存。

5.3.6.3 干罐储存无菌持物钳,使用时间不超过 4 小时。

5.3.6.4 皮肤消毒剂注明开启日期、时间和开启人。使用小容量(容量 < 100 mL)消毒剂,开启后连续使用不超过 7 日。

5.4 一次性医疗器械管理

5.4.1 一次性医疗器械一次性使用。

5.4.2 一次性医疗器械由医院统一购置。

5.4.3 使用前检查包装完好性,并在有效期内使用。

5.4.4 使用过程中密切观察患者反应,如发生异常,立即停止使用,做好留样、登记和报告。

5.4.5 使用后的一次性医疗器械按照医疗废物处置。

5.5 隔离

5.5.1 患者的安置原则:感染患者与非感染患者分开,同类感染患者相对集中,特殊感染患者单独安置,需要床旁隔离的患者要有隔离标记。

5.5.2 对于特殊感染及多重耐药菌感染患者,进行相关检查时应通知相关科室,做好消毒隔离工作。手术患者须通知手术室,以采取隔离措施。

5.6 医疗废物管理按照《医疗废物管理制度》执行。

5.7 监测

5.7.1 医院感染病例监测。

5.7.1.1 病区医务人员配合感染控制科进行医院感染及其相关监测,包括医院感染病例监测、医院感染目标性监测、医院感染暴发监测、多重耐药菌感染监测等。

5.7.1.2 病区医务人员对监测发现的感染危险因素进行分析,并及时采取有效控制措施。

5.7.1.3 病区医务人员根据本病区医院感染防控主要特点进行风险因素监测。怀疑医院感染暴发时,报告感染控制科,配合调查并认真落实感染控制措施。

5.7.2 消毒监测按照医院感染预防与控制工作计划内容执行。

5.8 注意事项

5.8.1 医务人员上班要衣帽整齐,下班、就餐、外出时应脱去工作服。

5.8.2 医务人员严格执行手卫生规范,接触患者前后,进行清洁或无菌操作前,接触患者血液、分泌物等危险物后,接触患者环境后需要进行手卫生。

5.8.3 医务人员必须遵守消毒灭菌原则,无菌操作时严格遵守无菌操作原则。

6 流程:无。

7 相关文件

7.1 《医院感染管理办法》

7.2 《医务人员手卫生规范》

7.3 《医疗废物管理条例》

7.4 《医疗机构消毒技术规范》

7.5 《病区医院感染管理规范》

8 使用表单:无。

批准人:　　　　　　　　　　　　签署日期:

审核人:　　　　　　　　　　　　发布日期:

第五节 治疗室、换药室、注射室医院感染管理制度

文件名称	治疗室、换药室、注射室医院感染管理制度	文件编号	YY－YG－×××
制定部门	×××	版本号	1.0
生效日期	20××－××－××	页数/总页数	×/××
修订日期	20××－××－××	有效期至	20××－××－××

1 **目的**:预防细菌、病毒和其他病原微生物传播和感染,降低医源性感染风险,保障医疗安全。
2 **范围**:全院的治疗室、换药室和注射室等。
3 **定义**:无。
4 **权责**
  4.1 **感染控制科**:负责本制度的制定及修改,并监督执行。
  4.2 **临床各科室**:负责日常管理工作,每月进行自查。
5 **内容**
  5.1 **基本要求**
  5.1.1 治疗室、换药室、注射室门应处于常闭状态,各类物品定位放置。
  5.1.2 物体表面保持清洁,每日清洁擦拭一次,如有污染,使用消毒湿巾擦拭消毒。
  5.1.3 室内保持清洁,清洁区、污染区分区明确,标识清楚。室内设有流动水洗手设施。
  5.1.4 室内每日湿式清扫两次,如有污染,随时消毒处理,每周彻底清洁一次。拖把、抹布标识清楚、分区固定使用。
  5.1.5 室内空气每日定时消毒,每次至少30分钟,并记录。
  5.1.6 治疗车上的物品摆放有序,上层为清洁区,下层为污染区,治疗车、换药车应配备快速手消毒液。
  5.1.7 止血带一人一用一消毒。
  5.1.8 医用冰箱保持清洁,每周除霜,无过期物品,不得存放个人物品及食品。
  5.1.9 严格执行《医疗废物管理制度》,病房产生的医疗废物不得再进入治疗室。
  5.2 **消毒隔离措施**
  5.2.1 医务人员进入室内,应衣帽整洁,严格执行《无菌技术操作规程》和《手卫生管理制度》,操作时戴口罩、帽子。
  5.2.2 无菌物品必须按灭菌日期依次放入专柜,在有效期内使用,超过有效期应重新灭菌。使用时必须一人一用一灭菌。
  5.2.3 规范使用一次性医疗用品,严禁重复使用。
  5.2.4 无菌物品和一次性使用的无菌医疗用品应分层或分柜放置,容器或包外应有灭菌日期及失效期等标识,严禁使用灭菌不合格、过期物品。
  5.2.5 所有消毒剂应按产品说明书要求使用。小容量包装(容量＜100 mL)消毒剂开启后7日内有效,容器标签清晰。
  5.2.6 启封的各种无菌液体超过24小时不得使用,不得插针头与外界相通,抽出的无菌液体不得超过2小时。
  5.2.7 开启后的无菌物品(棉球、纱布、棉签等)一经打开立即用完。

5.2.8　开启的无菌用品须注明开启日期、有效期和开启人。干燥无菌持物钳及容器开启后4小时内有效。

5.2.9　检查床床单一人一用一更换。

5.2.10　遵守换药原则和操作程序。

　　5.2.10.1　各种治疗、护理及换药应按清洁伤口、污染伤口、感染伤口、隔离伤口依次进行。

　　5.2.10.2　一般患者的换药工作在换药室进行,重症及特殊感染的患者换药应在患者床旁进行。特殊感染伤口,如炭疽、气性坏疽、破伤风等感染,应就地(诊室或病室)严格隔离,处置后进行严格终末消毒,不得进入换药室。

　　5.2.10.3　可重复使用的器械用后先用流动水进行冲洗,去除器械表面残留体液,然后进行湿式保存,密闭送供应室处理。

5.2.11　感染性敷料应放在黄色防渗漏的医疗垃圾袋内,及时处理。被朊病毒污染的一次性诊疗器械、器具和物品,使用后应进行双层密闭封装并标识清楚,按医疗废物处置。

6　流程:无。

7　相关文件

7.1　《中华人民共和国传染病防治法》

7.2　《医务人员手卫生规范》

7.3　《医院隔离技术规范》

7.4　《医疗废物管理制度》

8　使用表单:无。

批准人:　　　　　　　　　　签署日期:

审核人:　　　　　　　　　　发布日期:

第六节 医院环境物体表面清洁消毒制度

文件名称	医院环境物体表面清洁消毒制度	文件编号	YY－YG－×× ×
制定部门	× × ×	版本号	1.0
生效日期	20× × － × × － × ×	页数/总页数	× / × ×
修订日期	20× × － × × － × ×	有效期至	20× × － × × － × ×

1 **目的**:规范医院环境物体表面的清洁消毒方法,防止交叉感染,预防医院感染发生,保证医疗质量安全。

2 **范围**:全院各区域。

3 **定义**

　3.1 **环境表面**:医院建筑物内部表面(如墙面、地面、玻璃窗、门、卫生间台面等)和医疗器械设备的表面(如监护仪、呼吸机、透析机、新生儿暖箱等)等。

　3.2 **环境清洁**:消除环境物体表面污物的过程。

　3.3 **清洁单元**:邻近某一患者的相关高频接触表面为一个清洁单元,如该患者使用的病床、床边桌、监护仪、呼吸机、微泵等,视为一个清洁单元。

　3.4 **高频接触表面**:患者和医务人员的手频繁接触的环境物体表面,如床栏、床头桌、呼叫按钮、监护仪、微量泵、床帘、门把手、计算机、设备开关与调节按钮等。

　3.5 **低度感染危险区域**:基本没有患者或患者只是短暂停留的区域,包括行政管理部门、图书馆、会议室、病案室、门诊大厅、候诊区等。患者血液、排泄物、分泌物等体液对环境物体表面的污染主要以点污染为主。

　3.6 **中度感染危险区域**:普通住院病房、门诊科室、功能检查室等。此类区域有普通患者的居住,患者血液、排泄物、分泌物等体液对环境物体表面存在潜在污染的可能性。

　3.7 **高度感染危险区域**:有感染或定植患者居住的区域以及对高度易感患者采取保护性隔离措施的区域,如感染性疾病科、手术室、产房、重症监护病房、急诊科、消毒供应室、临床检验科、介入诊疗科、内镜诊疗科、血液净化室、新生儿病房以及普通病区的隔离室等。患者血液、排泄物、分泌物等体液随时可能对环境物体表面造成污染。

　3.8 **消毒湿巾**:以非织布、织物、无尘纸或其他原料为载体,纯化水为生产用水,适量添加消毒剂等原材料,制成的具有清洁与消毒作用的产品,适用于人体、一般物体表面、医疗器械及其他物体表面。

　3.9 **清洁工具**:用于清洁和消毒的工具,如擦拭布巾、地巾和地巾杆、盛水容器、手套(乳胶或塑胶)、洁具车等。

　3.10 **清洁工具的复用处理**:对使用过或污染后的复用清洁工具进行清洗与消毒的处理过程。

　3.11 **污点清洁与消毒**:对被患者少量的血液、排泄物、分泌物等感染性物质小范围污染的环境物体表面进行的清洁与消毒处理。

　3.12 **终末清洁与消毒**:患者出院、转院(科)或死亡后进行的彻底的清洁与消毒的过程。

4 **权责**

　4.1 **感染控制科**:负责《医院环境物体表面清洁消毒制度》的修订,参与环境清洁质量监督,并对环境清洁服务机构的人员开展业务指导。

4.2 **总务科**:辅助环境清洁服务机构的监管,协调各科室间的日常清洁;对所有保洁人员开展上岗培训和定期培训。

4.3 **护理部**:负责临床科室保洁人员的清洁质量监管工作。

4.4 **保洁人员**:负责患者诊疗环境物体表面的清洁与消毒,并在医务人员的指导下对诊疗设备与仪器实行终末清洁和消毒工作。

4.5 **医务人员**:负责使用中诊疗设备与仪器的日常清洁与消毒工作,在诊疗过程中发生患者血液等体液的环境污染时,应立即采用污点清洁和消毒工作。

5 内容

5.1 清洁与消毒原则

5.1.1 应根据病原微生物特点选择消毒剂,严格遵守消毒产品的使用指南所要求的应用浓度和作用时间,现配现用。

5.1.2 清洁剂使用应遵守产品的使用指南所要求的使用浓度,根据应用对象和污染物特点选择不同类型的清洁剂,使用中应关注环境物体表面材料的兼容性。

5.1.3 环境清洁卫生实践,应采取湿式卫生的方式;遵循"先清洁,再消毒"的原则;无明显污染时,可采用消毒湿巾,实现清洁 – 消毒"一步法"完成。

5.1.4 清洁病房或诊疗区域时,应有序进行,由上而下,由里到外,由轻度污染到重度污染。有多名患者共同居住的病房,应遵循"清洁单元"化操作。

5.1.5 环境物体表面清洁与消毒时,应规范操作,杜绝清洁与消毒的盲区;严禁将使用后或污染的抹布、地巾等重复浸泡至清洁的消毒溶液中,使用后交洗涤公司集中处置。

5.1.6 使用中清洁与消毒溶液的更换,隔离病房实行一用一更换,普通病房每 3 间(或相当于 100 m² 的面积)一更换。

5.1.7 擦拭物体表面的布巾,不同患者(清洁单元)之间和洁污区域之间应更换,一个布巾使用范围不超过 5 m²。擦拭地面的地巾不同病房及区域之间应更换,一个地巾使用范围不超过 20 m²,用后交洗涤公司集中清洗、消毒,干燥保存。

5.1.8 使用中的微细纤维材料的擦拭布巾和地巾每半年一更新。

5.1.9 在诊疗过程中发生患者血液等污染时,应随时进行污点清洁与消毒(按本制度 5.2.2 执行)。

5.1.10 对高频接触、易污染、难清洁与消毒的表面,可采取屏障保护措施,用于屏障保护的覆盖物实行一人一更换。

5.1.11 不同区域的清洁用品(如抹布、地巾、水桶、手套等)分开使用,实行颜色标识管理(红色在治疗室、换药室、注射室、内镜储存室内使用,黄色在处置室、清洗消毒间内使用,蓝色在办公室、值班室、更衣室、库房及配餐室使用,绿色在病房走廊、诊室、诊疗室、留观室、输液室、普通透析区、普通病房,白色在隔离病室使用,黑色在卫生间使用)。

5.1.12 对精密仪器设备表面进行清洁与消毒时,应参考仪器设备说明书,关注清洁剂与消毒剂的兼容性,选择适合的清洁与消毒产品。

5.1.13 环境物体表面不宜采用高水平消毒剂进行日常消毒。使用中的新生儿床和暖箱内表面,日常清洁应以清水为主,不应使用任何消毒剂。

5.1.14 实施清洁与消毒时应做好个人防护,不同区域环境清洁人员个人防护应符合《环境清洁人员个人防护用品选择》的规定。工作结束时,应做好手卫生与人员卫生处理,手卫生应执行《手卫生管理制度》的要求。

5.1.15 含氯消毒液由专人集中配置供应。

5.2 日常清洁与消毒

5.2.1 根据是否有患者居住,是否有患者血液等感染性物质的存在,对环境感染存在潜在感染危害程度进行感染风险区域的划分。

5.2.2 各类风险区域的环境物体表面一旦发生患者血液、排泄物、分泌物或病原微生物等污染时,应立即实施污点清洁与消毒:戴手套→用纸巾由外向内清除污迹→用后纸巾放入黄色垃圾袋中→另取纸巾蘸 2000 mg/L 的有效氯消毒剂覆盖作用 30 分钟→用后纸巾放入黄色垃圾袋中→用拖布整体清洁→拖布交洗涤公司集中处置。

5.2.3 凡开展侵入性操作、吸痰等高度危险诊疗活动结束后,应立即实施环境清洁与消毒。

5.2.4 清洁与消毒操作规程。

5.2.4.1 不同等级的风险区日常清洁与消毒见附件1。

5.2.4.2 医院公共区域清洁、消毒流程参照《医院公共区域保洁管理制度》执行。

5.2.4.3 普通病房清洁、消毒流程。

5.2.4.3.1 病房公共区域擦拭顺序:门把手→门框→灯开关→窗台→窗框→患者橱柜→陪护椅。

5.2.4.3.2 患者床单元擦拭顺序:餐板→床头牌→床围→床尾→床头→床头桌。

5.2.4.3.3 卫生间擦拭顺序:备齐工具→敲门入内→清刷水池→擦拭镜面→墙面附属物→扶手→淋浴设施→门把手→戴手套→马桶冲水→倒入清洁剂→清刷马桶→毛巾擦拭马桶盖内外→倒垃圾→摘手套→清拖地面。

5.2.4.4 呼吸机及附件的清洗与消毒。

5.2.4.4.1 重复使用的呼吸机螺纹管、雾化管、金属接头、湿化罐等,由消毒供应室回收,集中清洗、消毒、灭菌和供应。

5.2.4.4.2 使用中的呼吸机外壳、按钮、面板等应保持清洁与干燥,每日至少用消毒湿巾擦拭消毒一次。遇污染时,先去污,再进行消毒。每位患者使用后应终末消毒,发生疑似或者确认医院感染暴发时,应增加清洁消毒频次。

5.2.4.5 终末清洁与消毒。

5.2.4.5.1 患者出院、转院、转病区(房)或死亡后,根据不同等级的风险区清洁消毒要求(附件1),对其诊疗区域内相关的所有设备仪器、家具和卫生间等进行彻底的清洁和消毒。

5.2.4.5.2 终末清洁与消毒:病床的终末清洁与消毒前,应撤除所有床上用品后,由上而下进行彻底清洁,并使用 500 mg/L 的含氯消毒剂消毒,顺序为床头牌→设备带→呼叫器→输液架→床单元→陪护椅→储物柜→地面,作用 10 分钟后,再用清水擦拭。床头柜的终末清洁与消毒,应先将抽屉逐个清空内部物品后,由里到外、由上而下进行清洁与消毒。

5.2.4.5.3 每位患者出院时更换被芯、枕芯、褥子。若患者连续使用,每月清洁更换一次,遇污染时立即更换。病床隔帘每季度清洗消毒一次,窗帘每半年清洗消毒一次。

5.3 强化清洁与消毒

5.3.1 应做好接触隔离、飞沫隔离和空气隔离措施。

5.3.2 强化环境表面的清洁和消毒措施:增加清洁消毒频次,每日至少三次,清洁后用 2000 mg/L 的含氯消毒剂消毒或根据国家发布的相应指南要求落实清洁消毒措施。

5.3.3 感染或携带多重耐药菌患者的周围环境物体表面用 500 mg/L 的有效氯消毒剂擦拭消毒,消毒时间 > 30 分钟。

5.3.4 对感染朊毒体、气性坏疽、不明原因病原微生物的患者周围环境的清洁与消毒措施。

    5.3.4.1 被感染朊病毒患者或疑似感染朊病毒患者高度危险组织污染的一般物体表面及环境物体表面应用清洁剂清洗,采用 10000 mg/L 的含氯消毒剂消毒,至少作用 15 分钟。

    5.3.4.2 气性坏疽病原微生物物体表面的消毒:手术室、换药室,每位感染患者之间及时进行物体表面消毒,采用 500 mg/L 的含氯消毒剂擦拭。环境物体表面采用 1000 mg/L 的含氯消毒剂擦拭。

5.3.5 突发不明原因传染病病原微生物消毒按国家届时发布的规定要求落实。

5.3.6 开展感染暴发流行时的环境清洁与消毒质量的评估工作,尤其应关注引发感染暴发流行的致病菌在环境物体表面的污染程度与检出率。

5.3.7 根据污染病原微生物情况,感染控制科进行评估,选择消毒剂类型、浓度、消毒时间、消毒频次,指导临床医务人员、保洁人员执行。

6 **流程**:医院地面、物体表面血液或其他体液污染紧急处置流程。

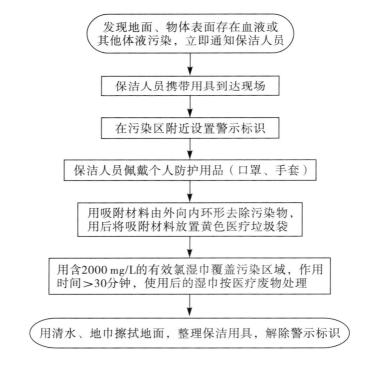

7 **相关文件**

7.1 《医疗机构消毒技术规范》

7.2 《医疗机构环境表面清洁与消毒管理规范》

7.3 《病区医院感染管理规范》

7.4 《多重耐药菌医院感染预防与控制中国专家共识》

8　使用表单

8.1　《不同等级的风险区日常清洁与消毒》

8.2　《环境清洁人员个人防护用品选择》

8.3　《医院环境、物品常用消毒方法》

批准人：　　　　　　　　　　　签署日期：

审核人：　　　　　　　　　　　发布日期：

附件1

不同等级的风险区日常清洁与消毒

文件编号:BD－YG－×××　版本号:1.0

风险等级	科室	环境清洁等级分类	方式	频率（次／日）	标准
低度风险区域	办公区域、远离施工区域的机房或区域、门诊诊室、食堂、总务库房、设备库房、教学区域、行政后勤部门、图书馆、会议室、病案室、门诊大厅、候诊区	清洁级	湿式卫生:地面、物体表面采用清水湿式清洁	1～2	要求达到区域内环境干净、干燥、无尘、无污垢、无碎屑、无异味等
中度风险区域	B超室、理疗室、放射/MRI、肺功能室、心电图室、脑电图室、康复医学科、治疗室、耳鼻喉科、眼科、院前急救科、儿科、药学部、麻醉复苏室、外科病区、换药室、检查室、皮肤科、美容科、普通住院病房、门诊科室	卫生级	地面采用清水湿式清洁,可用清洁剂辅助清洁,或在全天诊疗活动结束后,在清洁的基础上用500 mg/L的含氯消毒剂消毒10分钟后清水擦拭;病床单元物体表面及医疗器械设备表面用消毒湿巾擦拭	2	要求达到区域内环境物体表面菌落总数≤10 CFU/cm^2
高度风险区域	有免疫缺陷患者的场所、隔离病房、消毒供应室、重症医学科病房、负压隔离区、肿瘤科、手术室、产房、新生儿室、口腔科、血液净化室、检验科、病理科、感染性疾病科、急诊科、介入诊疗科、内镜诊疗科、输血科、静脉用药配置室	消毒级	低频率接触的地面、物体表面采用清水湿式清洁,可用清洁剂辅助清洁	≥2	要求达到区域内环境物体表面菌落总数符合GB15982要求
			高频率接触的地面用500 mg/L的含效氯消毒剂消毒10分钟后清水湿式清洁;高频率接触的物体表面及医疗器械设备表面采用消毒湿巾擦拭,作用时间＞3分钟,或用500 mg/L的含效氯消毒剂消毒10分钟后清水湿式清洁	≥2	

注:1.各类风险区域的环境物体表面一旦发生患者血液、排泄物、分泌物等污染时,应立即实施污点清洁消毒

2.凡开展侵入性操作、吸痰等高度危险诊疗活动结束后,应立即实施环境清洁与消毒,用500 mg/L的含氯消毒剂行消毒

3.在明确病原微生物污染时,可参考 WS/T367 提供的方法进行消毒

附件2

环境清洁人员个人防护用品选择

文件编号:BD－YG－×××　版本号:1.0

风险等级	工作服	手套	专用鞋或鞋套	口罩	隔离衣或防水围裙	护目镜或面罩	帽子
低度风险区域	＋	±	±	－	－	－	－
中度风险区域	＋	＋	±	＋	±	－	－
高度风险区域	＋	＋	＋／±	＋＋／＋	±	±	±

注:1. ＋＋表示应使用N95口罩,＋表示应使用,±表示可使用或按该区域的个人防护要求使用,－表示可以不使用

2.处理患者血液、排泄物、分泌物等污染物、医疗废物以及配制消毒液时,应佩戴上述所有个人防护物品

附件3

医院环境、物品常用消毒方法

文件编号:BD – YG – ××× 版本号:1.0

项目	适用范围	消毒灭菌方法	备注
空气消毒	治疗室、治疗准备室等	1. 紫外线照射,每日两次,每次60分钟。 2. 使用空气消毒机进行诊室的消毒,每日两次,每次30分钟	1. 紫外线灯管每周用75%乙醇擦拭 2. 消毒器按说明书使用或咨询设备科
患者单元	桌、床、地面等	1. 一般患者单元无明显污染,用清水湿式清洁 2. 床单元终末处理:500 mg/L的含氯消毒剂擦拭消毒 3. 血液污染,先去除污染物,再使用2000 mg/L的含氯消毒剂覆盖消毒,作用30分钟	含氯消毒液现配现用,消毒剂擦拭作用30分钟后需用清水复擦
转运工具	推车轮椅	1. 备用推车轮椅无明显污染,用清水湿式擦拭每日一次。 2. 有污染时,用500 mg/L的含氯消毒剂擦洗,作用30分钟	含氯消毒液现配现用,消毒剂擦拭作用30分钟后需用清水复擦
灭菌物品	换药包、治疗包等	1. 一般患者每次使用后,送消毒供应中心统一进行清洗、包装和灭菌 2. 特殊感染疾病患者用后,使用科室贴感染标签,送消毒供应中心执行单独处理后,再纳入统一的清洗、包装和灭菌	去除非复用物品
	奶瓶、奶嘴	高压蒸汽灭菌	一次性使用
	无菌持物镊桶	干燥保存,每4小时更换一次	不得夹取非无菌物品
消毒物品	体温表	日常保持清洁,用消毒湿巾擦拭消毒,擦干备用	一用一清洁
	听诊器、血压计	日常保持清洁,有污染时可用75%乙醇擦拭消毒	
	湿化瓶、呼吸机湿化罐	1. 使用后送消毒供应中心消毒,清洁备用的有效期为3个月 2. 特殊感染疾病患者用后,使用科室贴特殊感染标签送消毒供应中心	1. 备用干式保存 2. 湿化液用灭菌水每日更换

续表

项目	适用范围	消毒灭菌方法	备注
消毒物品	雾化器	专人使用,一周一换	一次性使用
	吸引瓶	1. 使用后,引流物入下水道,经医院污水处理系统消毒 2. 吸引瓶,使用后送消毒供应室进行消毒处理	特殊感染患者应注明
	开口器、舌钳	用后集中送消毒供应室处置	单独纸塑包装
	呼吸气囊	用后集中送消毒供应室消毒	一人一用一消毒
	止血带	用后集中送消毒供应室消毒	一人一用一消毒
	冰袋	500 mg/L 的含氯消毒剂消毒	一人一用一清洗
环境物体表面	新生儿辐射台	清水擦拭,必要时用75% 乙醇擦拭消毒	一人一用一清洁
	电话、电脑各种仪器表面	消毒湿巾	有污染随时擦拭消毒
	病历夹、病历车	消毒湿巾	每周清水擦拭,病历夹不应带入病房
	新风系统、空调滤网	后勤部门定期清水清洗,空气污染严重或有呼吸道传染病流行季节,增加清洗频率,必要时用 500 mg/L 的含氯消毒剂擦拭	每季度一次

第七节 医疗废物管理制度

文件名称	医疗废物管理制度	文件编号	YY－YG－×××
制定部门	×××	版本号	1.0
生效日期	20××－××－××	页数/总页数	×/××
修订日期	20××－××－××	有效期至	20××－××－××

1 目的

1.1 规范医疗废物分类、处置、运送和暂时储存。

1.2 有效预防和控制医疗废物对环境产生的危害,保护医务人员和患者的健康和安全。

2 范围:医院各科室或部门、员工、受训学员、患者、探访者。

3 定义

3.1 **医疗废物**:在医疗、预防、保健及其他相关活动中产生的具有直接或间接感染性、毒性以及其他危害性的废物。

3.2 **感染性废物**:携带病原微生物且具有引发感染性疾病传播危险的医疗废物。

3.3 **病理性废物**:诊疗过程中产生的人体废物和医学实验动物尸体等。

3.4 **损伤性废物**:能够刺伤或割伤人体的废弃的医用利器。

3.5 **药物性废物**:过期、淘汰、变质或被污染的废弃药品。

3.6 **化学性废物**:具有毒性、腐蚀性、易燃性、易爆性的废弃的化学物品。

4 权责

4.1 **感染控制科**:负责《医疗废物管理制度》的制定及修改,医疗废物规范处置的培训,并监督医疗废物的规范处置。

4.2 **临床科室**:严格执行《医疗废物管理制度》,按制度规范处置医疗废物。

4.3 **总务科**:负责医疗废物的院内收集、转运以及医疗废物暂存处的管理。

4.4 **门诊部**:对门诊及医技人员进行培训、督导。

4.5 **护理部**:对护理人员进行培训、督导。

5 内容

5.1 **医疗废物分类**:感染性废物、病理性废物、损伤性废物、药物性废物、化学性废物。

5.2 **医疗废物包装要求**

5.2.1 医疗废物包装物应使用由本院统一要求配发的带有警示标识和警示说明的黄色医疗垃圾袋、利器盒盛装。

5.2.2 医疗垃圾桶应放置于便于丢弃医疗废物且固定的地点,医疗垃圾桶周围环境应注意保持清洁。

5.2.3 利器盒盛装的利器不洒漏,一旦被封口,则无法在不破坏的情况下,被再次打开。禁止各种形式重复使用利器盒。

5.2.4 医疗废物装入医疗废物包装后不得对其分拣,不得用手压实,避免被利器刺伤。废物容量不得超过3/4。应当使用有效的封口方式,使包装物或容器的封口紧实、严密,扎口后填写和粘贴医疗废物标识。

5.2.5 医疗废物包装物或者容器的外表面被感染性废物污染时,对被污染处进行消毒处理或增加一层包装。

5.3 医疗废物的收集

5.3.1 临床科室应严格按照医疗废物的分类对科室产生的医疗废物进行分类收集、包装,包装袋上粘贴医疗废物标签。

5.3.2 各种不同类别的医疗废物不得混合收集。少量的药物性废物可以混入感染性废物,但应在标签上注明。

5.3.3 损伤性废物,如针头、刀片等利器放入利器盒内。正在使用及使用后的注射器和针头不能折断或弯曲处理。损伤性废物遵循"谁使用,谁负责(即谁使用后直接将利器丢入利器盒,不能由他人代处理)""小心防范,避免伤害"的原则,以减少对他人的伤害。

5.3.4 手术中取出的特殊贵重植入物(如钛合金材料)应单独存放,与医疗废物专职人员进行交接并记录。

5.3.5 疑似或传染病患者使用后的一次性生活用品,如一次性脸盆、口杯、痰盂等,放入医疗废物专用包装。

5.3.6 医疗废物中病原微生物的培养基、标本和菌种、毒种保存液等高危险废物,应当首先在产生地点进行高压蒸汽灭菌,然后按感染性废物收集处理。

5.3.7 病理性废物,如病理检查废弃的人体组织、病理腊块,人体胎盘,实验动物的组织、尸体,应装入双层医疗废物专用包装,每日交接并记录。暂时储存的病理性废物,应当低温贮存。

5.3.8 隔离的传染病患者或疑似传染病患者产生的医疗废物应当使用双层医疗废物专用包装,并及时密封;隔离的传染病患者或者疑似传染病患者产生的具有传染性的排泄物,应当按照国家规定严格消毒,达到国家规定的排放标准后,方可排入污水处理系统。

5.3.9 废弃的麻醉、精神、放射性、毒性等药品及其相关废物应按照有关法律、行政法规和国家的有关规定、标准执行。

5.3.10 用后的输血袋由各科室暂存在装有黄色垃圾袋的有盖容器中,并固定位置存放。

5.3.11 可回收利用废物,如使用后未被污染的一次性塑料(玻璃)输液瓶(袋)、玻璃药瓶,放入专用收集袋,标识清楚。

5.3.12 各科室废弃物收集桶(包括所有废弃物收集桶)要保持清洁,每周用 500 mg/L 的含氯消毒剂消毒一次。遇有污染时,用 2000 mg/L 的含氯消毒剂消毒。

5.3.13 医疗废物全部放置周转桶内,不得随便堆放在地面上,装运过程中包装袋有破损,应外罩一层包装袋,周转桶外表面不得有明显污迹。

5.4 医疗废物的清运

5.4.1 医疗废物运送人员每日收集两次,将废弃物运送至"医疗废物暂存处"。运送前检查包装物或容器的标识、标签及封口是否符合要求,确保无破损、渗漏及其他缺陷。

5.4.2 门诊楼医疗废物清运路线:儿科病区、新生儿室、儿科输液室→五官科病区→超声科→体检科→预防保健科→碎石室→皮肤科→儿科门诊→内镜诊疗科→康复科→耳鼻喉门诊→美容科→病理科→眼科→口腔科→中医科→内科诊区→心电图室→检验科→妇科门诊→产科门诊→门诊人流室→急诊科→疼痛科→外科诊区→医疗废物暂存处。

5.4.3 住院楼医疗废物清运路线:神经外科二科→输血科→胸外科、肿瘤科和泌尿外科→心内科→病区超声室→神经外科一科→骨科→全科一科、内分泌科→妇科、普外科→产科→

神经内科→呼吸内科→重症医学科→消化科、肾病血液科→手术室→介入诊疗科→血液透析室。

5.4.4 科室与医疗废物运送人员移交:科室专人管理,双方在《危险废物转移联单》上签名,废物运离科室后,用 500 mg/L 的含氯消毒剂对处置室环境表面消毒 30 分钟。

5.4.5 运送时用密闭、防渗漏、防遗洒、无锐利边角,易于装卸和清洁的专用容器和专用的运送车,并有明显的警示标识。

5.4.6 污梯按时段管理,期间禁止使用污梯运送清洁物品、无菌物品及人员。运送完医疗废物后,应对电梯消毒 30 分钟后使用。

5.4.7 运送时遵循医院所规定的路线。废弃物收集车每次收集的容量不可超过车厢的平面。

5.4.8 医疗废物运送人员应做好个人防护,防止医疗废物直接接触身体。废物收集、运送人员须在脱去手套进行手消毒后,方可触摸门把手、开关或电梯按钮。

5.5 医疗废物暂存处的管理

5.5.1 医疗废物暂存处应有明显的医疗废物警示标识和"禁止吸烟、饮食"的警示标识,有防鼠、防蚊蝇、防蟑螂的措施,门窗安全性能完好,专人上锁管理。

5.5.2 医疗废物暂存处每日彻底冲刷并消毒处理,保持室内整洁,空气流通、干燥,室内空气每日紫外线照射消毒 1 小时,并做好相应记录。

5.5.3 禁止将医疗废物任意抛弃室外无人监管或有变卖行为。

5.5.4 转运医疗废物车辆,每日清洁并用 500 mg/L 的含氯消毒剂消毒 30 分钟。运送途中应避免遗失、洒落。发生少量洒落时应立即喷洒 500 mg/L 的含氯消毒剂消毒处理,重新包装转运。

5.5.5 在医院医疗废物暂存处储存时间≤48 小时。

5.6 医疗废物移交

5.6.1 医疗废物专职人员负责与卫达医疗废物处置中心进行交接。

5.6.2 监督卫达医疗废物处置中心规范处置医疗废物,严格遵守医疗废物运送路线。

5.6.3 医疗废物暂存处交接人员若发现医疗废物的名称、重量、特性、形态、包装方式与联单填写内容不符,应当及时向感染控制科报告。

5.6.4 医疗废物登记资料保存期限为 3 年。

5.7 人员防护

5.7.1 由感染控制科、护理部负责对医院员工进行医疗废物相关知识的培训,并根据接触医疗废物种类及风险大小的不同,采取适宜、有效的职业卫生防护措施和必要的防护用品。

5.7.2 医务人员及专职运送人员等必须掌握医疗废物的分类和职业防护知识,在医疗废物产生、收集的过程中,做好相应的个人防护。

5.7.3 处理损伤性废物遵循"小心防范,避免伤害"原则,如折断安瓿时,要保证安瓿折断处已被锯开;折断较大安瓿时,要采取相关保护措施(如用无菌纱布包裹折断);抽出后的针头禁止套回针帽内;发生刺伤、擦伤等伤害时,应当立即进行急救处理,并及时报告医院感染控制科。

5.7.4 凡参与废弃物处理的清洁工作人员,工作时间应穿戴工作服及一次性口罩、帽子和手套。若清洁工作人员处理传染性废弃物,应加穿一次性隔离衣。可能接触血液时应戴防护面罩。

5.7.5 对从事医疗废物收集、运送、暂时储存和处理的工作人员应每年进行健康体检。

5.8　医疗废物流失、泄漏、扩散应急处理措施

5.8.1　当医疗废物流失、泄漏、扩散和发生意外事件时,发现人报告主管院长和总务科、感染控制科、保卫科,感染控制科向医院感染管理委员会主任委员报告,并立即启动医疗废物流失、泄漏、扩散及意外事件应急预案。

5.8.2　在受污染区域设立隔离区,禁止通行。尽可能减少对患者、医务人员、其他现场人员及环境的影响,以防扩大污染。

5.8.3　确定流失、泄漏、洒落的医疗废物的类别、数量、发生时间、影响范围及严重程度。

5.8.4　对溢出、洒落的医疗废物迅速进行收集、清理和消毒处理,对液体溢出物采用吸附材料吸收处理,对污染的地面须进行消毒和清洁。

5.8.5　清理溢出、洒落的医疗废物前,须穿戴防护服、手套、口罩、防护靴等防护用品。

5.8.6　对感染性废物污染区域进行消毒时,消毒工作从污染最轻区域到污染最严重区域进行,并对所有可能被污染的清洁工具消毒。

5.8.7　发生职业暴露(如利器伤或被医疗废物污染等)时,及时现场处理,并报告感染控制科。

5.8.8　现场处理清洁消毒后,对事件的起因进行调查,并采取有效的防范措施预防类似事件的发生。

5.9　每年对从事医疗废物收集、运送、暂存等工作人员进行法律、法规教育,特别是进行利器刺伤等意外伤害现场处理知识的培训,并对受伤害人进行跟踪监测工作。

5.10　××市医疗废物处置中心

5.10.1　应严格遵守医疗废物处理合同的约定,提供合格的医疗废物转运箱。

5.10.2　严格遵守医疗废物运送路线,负责及时清理医疗废物,并填写《危险废物转移联单》,并为医疗废物处理不当造成对医院声誉的影响负责。

6　流程:无。

7　相关文件

《医疗卫生机构医疗废物管理办法》

8　使用表单

《医疗废物分类目录》

批准人：　　　　　　　　　　　　签署日期：

审核人：　　　　　　　　　　　　发布日期：

附件 1

医疗废物分类目录

文件编号:BD－YG－×××　　版本号:1.0

类别	特征	常见组分或者废物名称	收集/处置方法
感染性废物	携带病原微生物具有引发感染性疾病传播危险的医疗废物	被患者血液、排泄物污染的物品,包括棉球、棉签、引流棉条、纱布及其他各种敷料;一次性使用卫生用品、一次性使用医疗用品及一次性医疗器械;废弃的被服;其他被患者血液、排泄物污染的物品	放入黄色包装袋
		使用后的一次性医疗用品及一次性医疗器械视为感染性废物	
		医疗机构收治的隔离传染病患者或者疑似传染病患者产生的生活垃圾	放入双层黄色包装袋并标注
		病原微生物的培养基、标本和菌种、毒种保存液	高压蒸汽灭菌后放入黄色包装袋
		各种废弃的医学标本	
		废弃的血液、血清	
病理性废物	诊疗过程中产生的人体废弃物和医学实验动物尸体等	手术及其他诊疗过程中产生的废弃的人体组织、器官等	放入双层黄色包装袋
		医学实验动物的组织、尸体	
		病理切片后废弃的人体组织、病理蜡块等	
损伤性废物	能够刺伤或者割伤人体的废弃的医用利器	医用针头、缝合针、载玻片	放入利器盒
		各类医用利器,包括解剖刀、手术刀、手术锯、备皮刀、探针、骨科内固定、废弃的手术器械等	
		玻璃试管、玻璃安瓿等	放入双层黄色包装袋
药物性废物	过期、淘汰、变质或被污染的废弃药品	废弃的一般性药品,如抗生素、非处方类药品等	放入黄色包装袋
		废弃的细胞毒性药物和遗传毒性药物,包括致癌性药物,如硫唑嘌呤、苯丁酸氮芥、萘氮芥、环孢霉素、环磷酰胺、苯丙氨酸氮芥、司莫司汀、三苯氧氨、硫替派等;可疑致癌性药物,如顺铂、丝裂霉素、阿霉素、苯巴比妥等;免疫抑制剂	
		过期的各种疫苗	由各相应疾病预防控制中心处置
		过期、变质或污染的血液制品及使用后废弃的血袋	高压蒸汽灭菌

续表

类别	特征	常见组分或者废物名称	收集/处置方法
化学性废物	具有毒性、腐蚀性、易燃性、易爆性的废弃的化学物品	中心实验室、病理科废弃的化学试剂	由具有资质的部门回收
		废弃的过氧乙酸、戊二醛等化学消毒剂	
		废弃的汞血压计、汞温度计	

第八节 医院公共区域保洁管理制度

文件名称	医院公共区域保洁管理制度	文件编号	YY－YG－×××
制定部门	×××	版本号	1.0
生效日期	20××－××－××	页数/总页数	×/××
修订日期	20××－××－××	有效期至	20××－××－××

1 **目的:** 为员工、患者、陪护、探访者等提供清洁安全的公共环境,降低医院感染风险。

2 **范围:** 医院公共区域。

3 **定义:** 无。

4 **权责**

  4.1 **感染控制科:** 负责本制度的制定及修订,并监督执行。

  4.2 **临床各科室:** 负责日常管理工作,每月进行自查。

  4.3 **总务科:** 负责保洁人员执行制度的相关工作要求。

5 **内容**

  5.1 **大厅及门诊公共区域**

    5.1.1 每日用地拖对大厅地面进行两次清拖,每月用洗地机清洗地面。

    5.1.2 雨天大厅门口放置防滑警示牌及防滑地垫,并增加拖地频次。

    5.1.3 大厅门保持清洁,无手印和灰尘。

    5.1.4 门诊通道保持整洁,每日用地拖清洁至少两次。

    5.1.5 每小时对大厅及公共区域进行巡查,生活垃圾随满即收。

  5.2 **病区通道及楼梯间保洁**

    5.2.1 保持楼层通道和楼梯台阶整洁卫生,用地拖拖洗每日至少两次。

    5.2.2 用清洁毛巾擦抹防火门、电梯门、消防栓柜、玻璃窗内侧、楼梯扶手、护栏、墙面、地脚线、指示牌等公共设施,每周循环保洁一次。

    5.2.3 楼梯间、通道的墙壁每周进行一次除尘。

    5.2.4 地面每月用洗地机清洗一次。

    5.2.5 清洁工具用后存放于指定地点。

    5.2.6 通常情况下不需常规消毒,当受到病原微生物污染时用消毒湿巾擦拭。

    5.2.7 生活垃圾随满即收,医疗废物容器内的医疗垃圾不能超过3/4。

  5.3 **电梯保洁**

    5.3.1 电梯分为住院楼电梯、污物电梯、门诊电梯。

    5.3.2 保持电梯清洁,轿厢每日用清水擦拭,专人负责;电梯内的按钮及扶手每日用消毒湿巾擦拭。电梯被患者的血液或其他体液污染时,先用吸附材料去污,再用 2000 mg/L 的含氯消毒剂消毒,作用时间 30 分钟后,用清水擦拭。

    5.3.3 污物电梯在运送完污物后,电梯轿厢的表面及按钮使用消毒湿巾擦拭,地面使用 500 mg/L 的含氯消毒剂拖拭,作用时间 30 分钟后,再用清水擦拭。

5.4　公共卫生间保洁

5.4.1　每日冲刷两次,随时巡视,保持地面干燥、无异味,洁具清洁、无污迹。

5.4.2　每周擦拭排气风口一次,每月用消毒湿巾擦拭排风扇一次,每月擦拭灯具一次,每月清扫天花板一次。

5.4.3　对卫生间进行保洁需暂停使用时,必须放置警示牌。

6　流程:无。

7　相关文件

《医疗机构消毒技术规范》

8　使用表单:无。

批准人:　　　　　　　　　　签署日期:

审核人:　　　　　　　　　　发布日期:

第九节　血源性职业暴露管理制度

文件名称	血源性职业暴露管理制度	文件编号	YY – YG – ×××
制定部门	×××	版本号	1.0
生效日期	20×× – ×× – ××	页数/总页数	× / ××
修订日期	20×× – ×× – ××	有效期至	20×× – ×× – ××

1 **目的**:为医院工作提供支持和援助,确保工作人员遵守血源性病原微生物等防控标准,为改善员工健康与安全卫生活动提供大力支持,降低职业暴露发生率。

2 **范围**:全院。

3 **定义**

   3.1 **血源性病原微生物**:存在于血液和某些体液中能引起人体疾病的病原微生物,如乙型肝炎病毒、丙型肝炎病毒和艾滋病病毒等。

   3.2 **职业接触**:劳动者在从事职业活动中,通过眼、口、鼻及其他黏膜,或者破损皮肤及非胃肠道,接触含血源性病原微生物的血液或其他潜在传染性物质的状态。

   3.3 **感染源**:病原微生物自然生存、繁殖并排出的宿主或场所。

   3.4 **个体防护用品**:用于保护医务人员避免接触感染性因子的各种屏障用品,包括口罩、手套、护目镜、防护面罩、防水围裙、隔离衣、防护服等。

4 **权责**

   4.1 **感染控制科**:负责《血源性职业暴露管理制度》的修定并进行教育培训。收集并审核在本院发生的血源性职业暴露的治疗,负责有关职业暴露资料的整理与归类,总结原因,提出有关预防和控制方法。

   4.2 **医务处**:组织对血源性职业暴露者进行诊治、心理疏导。

   4.3 **各科室**:负责向员工提供必要的个体防护用品。

   4.4 **员工**:掌握职业暴露处置方法,发生血源性职业暴露时及时处置并报告。

5 **内容**

   5.1 血源性职业暴露的预防措施

     5.1.1 对所有患者的血液及被血液污染的物品均视为具有感染性的病原物质。医务人员接触这些物质时,必须采取防护措施。医务人员进行有可能接触患者血液或其他体液的诊断和护理操作时,必须戴手套,操作完毕,脱去手套后立即洗手,必要时进行手消毒。

     5.1.2 在诊疗、护理操作过程中的预防措施。

       5.1.2.1 有可能发生血液飞溅到医务人员的面部时,医务人员应当戴具有防渗透性能的口罩和防护眼镜。

       5.1.2.2 有可能发生血液大面积飞溅或有可能污染医务人员的身体时,还应当穿戴具有防渗透性能的隔离衣或围裙。

       5.1.2.3 进行能产生微滴或气溶胶的操作时(如利用牙钻、骨钻进行操作时),必须戴外科口罩及眼罩或面罩。

       5.1.2.4 医务人员手部皮肤发生破损,在进行有可能接触患者血液的诊疗和护理操作时必须戴双层手套。

5.1.2.5 在进行侵入性诊疗、护理操作过程中,要保证充分的光线,并特别注意防止被针头、缝合针、刀片等利器刺伤或划伤。

5.1.2.6 严格规范操作。

5.1.2.6.1 严禁将使用后的一次性针头重新套上针头套。若确实需要,必须先用辅助用具固定针头套,然后单手进行操作重新套针头套。

5.1.2.6.2 禁止用手直接接触使用后的针头、刀片等利器。

5.1.2.6.3 手术中传递利器应使用传递容器,避免损伤医务人员。

5.1.2.6.4 利器用完后应就地直接放入防穿刺、防渗漏、有警示标识的利器盒中,以便进行适当处理。

5.1.2.6.5 禁止重复使用一次性医疗用品。禁止弯曲被污染的针具。禁止用手分离使用过的针具和针管。

5.1.2.6.6 禁止用手直接拿取被污染的破损玻璃物品,应使用刷子、垃圾铲和夹子等器械处理。

5.1.2.6.7 处理污物时,严禁用手直接抓取污物,尤其是不能将手伸入到垃圾容器中向下压挤废物,以免被利器刺伤。

5.1.2.7 接触患者前后或为患者进行每项技术操作前后,必须认真进行手卫生。

5.1.2.8 建议 HbsAg(-)的员工接种乙肝疫苗。接种 5 年后复查,若 HbsAg(-),建议重新接种。

5.1.2.9 医院为员工提供防护设备,如手套、眼罩等,提供减少刺伤的设备,如放置利器的利器盒。

5.2 血源性职业暴露后的处理

5.2.1 现场处理措施。

5.2.1.1 用肥皂水和流动水清洗被污染的皮肤,用生理盐水冲洗被污染的黏膜。

5.2.1.2 如有伤口,应当由近心端向远心端轻轻挤压,避免挤压伤口局部,尽可能挤出损伤处的血液,再用肥皂水和流动水进行冲洗。

5.2.1.3 受伤部位的伤口冲洗后,应当用消毒液如75%乙醇或安尔碘进行消毒,并包扎伤口。

5.2.1.4 被接触的黏膜应当反复用生理盐水冲洗干净。

5.2.2 报告。

5.2.2.1 报告部门负责人:医师向科室主任、感染控制科报告,护士和工勤人员向护士长和感染控制科报告。

5.2.2.2 在内网填写《员工感染性职业暴露(针刺伤)随访表》,在血源性职业暴露发生后24 小时内提交医院感染控制科,并按照不良事件要求进行报告。

5.2.2.3 评估:医院感染控制科接到报告后应尽快评估血源性职业暴露情况,并尽可能在24 小时内采取预防措施。

5.2.3 处置。

5.2.3.1 首先确定感染源是否具有血源性病原微生物(乙肝、丙肝、HIV 等)。若未进行检测,进行血液检查。

5.2.3.2 追踪和随访:感染控制科负责督促血源性职业暴露当事人按时进行疫苗接种和化验,并负责追踪确认化验结果,职业暴露当事人应配合进行定期监测随访。

5.2.3.3 知情人应为职业暴露当事人严格保密,不得向无关人员泄露当事人的情况。

5.2.3.4 为职业暴露当事人提供诊疗咨询,必要时请心理医师帮助减轻其紧张恐慌心理,稳定情绪。

5.2.4 评估:根据职业暴露的程度进行风险评估,确定暴露级别及是否需要预防用药,具体见职业暴露后处理流程图。

5.3 血源性职业暴露的管理

5.3.1 感染控制科负责收集并审核在本院发生的血源性职业暴露。

5.3.2 感染控制科负责有关血源性职业暴露资料的整理与归类,总结原因,提出相关预防和控制措施。

5.3.3 血源性职业暴露感染性血液的检查,预防性治疗费用。

5.3.3.1 因血源性职业暴露产生的检查、预防性治疗费用由医院承担。

5.3.3.2 员工因暴露感染后产生的预防性费用,经感染控制科和院长审核签字后凭发票报销。如果未按上报流程及相关处理流程规定自行产生的费用或超出范围以外的支出,医院将不予报销。

6 流程:血源性职业暴露处理流程。

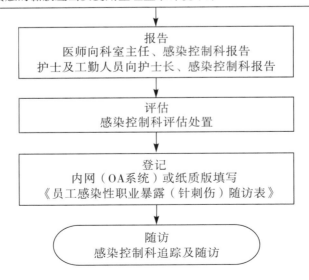

7　相关文件

7.1　《血源性病原体职业接触防护导则》

7.2　《医院感染管理办法》

7.3　《中华人民共和国传染病防治法》

7.4　《医院隔离技术规范》

8　使用表单

《员工感染性职业暴露随访表》

批准人：　　　　　　　　　　签署日期：

审核人：　　　　　　　　　　发布日期：

附件

员工感染性职业暴露(针刺伤)随访表

文件编号:BD－YG－×××　版本号:1.0

一、基本信息

姓名＿＿＿＿＿　性别＿＿＿＿＿　年龄＿＿＿＿　暴露时间＿＿＿＿＿＿＿＿

科室＿＿＿＿＿　职业＿＿＿＿＿　联系方式＿＿＿＿＿＿＿＿＿＿＿＿＿

二、暴露情况

关联操作＿＿＿＿＿＿＿＿＿　利器类型＿＿＿＿＿＿＿　地点＿＿＿＿＿

受伤部位＿＿＿＿＿＿＿＿＿　是否接种乙肝疫苗＿＿＿＿　接种时间＿＿＿年

患者是否患有　□乙肝：　□HBsAg　　□HBsAb　　□HBeAg　　□HBeAb

　　　　　　　□HBcAb

　　　　　　　□丙肝：　□抗－HCV　　□HCV－RNA　　□梅毒　　□艾滋病

　　　　　　　□不清楚　　□其他

三、处理方法

挤出血:□是　□否　　冲洗伤口:□是　□否　　用药情况:□免疫球蛋白　□疫苗

用消毒液:□安尔碘　□0.5%碘伏　□75%乙醇　□其他

四、随访记录

时间		随访内容
第一次随访		
第二次随访		
第三次随访		
第四次随访		

第十节 无菌技术操作规程

文件名称	无菌技术操作规程	文件编号	YY－YG－××
制定部门	×××	版本号	1.0
生效日期	20××－××－××	页数/总页数	×/××
修订日期	20××－××－××	有效期至	20××－××－××

1 **目的**:规范无菌操作技术原则,保证无菌物品和无菌区域不被污染,防止一切病原微生物侵入或传播给患者,防止患者感染的发生。

2 **范围**:全院医务人员。

3 **定义**:无菌技术操作是指在执行医疗护理操作的过程中,防止一切微生物侵入机体和保持无菌物品及无菌区域不被污染的操作技术和管理方法。

4 **权责**

4.1 **感染控制科**:负责本制度的修订、完善及督查。

4.2 **各科室**:负责监督制度落实。

5 **内容**

5.1 **操作准备**

5.1.1 环境要清洁。进行无菌技术操作前30分钟,须停止清扫地面等工作,避免不必要的人员流动,防止尘埃飞扬。

5.1.2 进行无菌操作时,衣帽穿戴要整洁,帽子要把全部头发遮盖,口罩须遮住口鼻,并修剪指甲,洗手。

5.1.3 无菌物品与非无菌物品应分别放置,无菌物品不可暴露在空气中,必须存放于无菌包或无菌容器内,无菌物品一经使用后,必须再经无菌处理后方可再次使用,从无菌容器中取出的物品,虽未使用,也不可放回无菌容器内。

5.1.4 无菌包应注明无菌物品名称,消毒灭菌日期,并按日期先后顺序排放,便于取用,放在固定的地方。

5.1.5 取无菌物品时,必须用无菌钳(镊)。未经消毒的物品不可触及无菌物或跨越无菌区。

5.1.6 进行无菌操作时,如器械、用物疑有污染或已被污染,不可使用,应更换或重新灭菌后使用。

5.1.7 一套无菌物品,只能供一个患者使用,以免发生交叉感染。

5.2 **无菌技术基本操作**

5.2.1 无菌持物钳的使用。

5.2.1.1 操作步骤。

5.2.1.1.1 检查有效日期,洗手,戴口罩。

5.2.1.1.2 手将无菌持物钳的容器盖打开。

5.2.1.1.3 手持无菌持物钳,将钳移至容器中央,使钳端闭合,垂直取出。

5.2.1.1.4 使用时保持钳端向下,不可倒转向上。

5.2.1.1.5 用后闭合钳端,立即垂直放回容器。

5.2.1.1.6　到距离较远处取物时,应将持物钳和容器一起移至操作处,就地使用。

5.2.1.1.7　无菌持物钳及其干燥持物罐每4小时更换一次。若有污染随时更换消毒。

5.2.1.2　注意事项。

5.2.1.2.1　不可在盖闭合时从盖孔中取、放无菌持物钳。

5.2.1.2.2　取放时,不可触及容器口,以免污染。

5.2.1.2.3　防止无菌持物钳在空气中暴露过久而污染。

5.2.1.2.4　不可用无菌持物钳夹取油纱布,防止油粘于钳端而影响消毒效果。

5.2.1.2.5　不可用无菌持物钳换药或消毒皮肤,防止钳被污染。

5.2.1.2.6　保持无菌持物钳的无菌状态。

5.2.2　无菌包的使用。

5.2.2.1　操作步骤。

5.2.2.1.1　洗手,戴口罩。

5.2.2.1.2　包扎或打开无菌包。

5.2.2.2　包扎法:将物品放于包布中央,用包布一角盖住物品,左右两角先盖上并将角尖向外翻折,重复以上做法,达到双层包装。盖上最后一角后用化学指示胶带贴妥。

5.2.2.3　开包法。

5.2.2.3.1　核对无菌包名称、灭菌日期。

5.2.2.3.2　将无菌包平放在清洁、干燥的操作台面上。按原折顺序逐层打开无菌包。

5.2.2.3.3　用无菌钳夹取所需物品,放在无菌区内。

5.2.2.3.4　如包内物品未用完,按原来折痕包盖,横向包扎好,并注明开包日期及时间。

5.2.2.3.5　如需将包内物品全部取出,可将包托在手上打开,另一手将包布四角抓住,稳妥地将包内物品放在无菌区内。

5.2.2.4　注意事项。

5.2.2.4.1　不可放在潮湿处,以免污染。

5.2.2.4.2　打开包布时,手只能接触包布四角外面,不可触及包布内面,不可跨越无菌面。

5.2.2.4.3　横向包扎表示此包已开过,所剩物品24小时内可使用。

5.2.2.4.4　如包内物品被污染或包布受潮,必须重新灭菌。

5.2.3　铺无菌盘。

5.2.3.1　操作步骤。

5.2.3.1.1　洗手,戴口罩。

5.2.3.1.2　取无菌包。

5.2.3.1.3　打开无菌包,用无菌持物钳取一块治疗巾放在治疗盘内。

5.2.3.1.4　双手捏住无菌巾一边两角外面,轻轻抖开,双折铺于治疗盘上,将上层折成扇形,边缘向外,治疗巾内面构成无菌区。

5.2.3.1.5　放入无菌物品后,将上层盖上,上下层边缘对齐。将开口处向上折两次,两侧边缘分别向下折一次,露出治疗盘边缘。

5.2.3.2　注意事项。

5.2.3.2.1　检查无菌包标记、灭菌日期。

5.2.3.2.2　如治疗巾未用完,应按要求包好无菌包。

5.2.3.2.3　手不可触及无菌巾内面。

5.2.3.2.4　准备好的无菌盘若没有立即使用,应注明铺盘时间,有效时限不超过 4 小时。

5.2.3.2.5　手不可触及无菌巾内面。

5.2.3.2.6　保持盘内无菌,4 小时内有效。

5.2.4　取用无菌液法。

　5.2.4.1　操作步骤。

5.2.4.1.1　洗手,戴口罩。

5.2.4.1.2　取盛有无菌溶液的密封瓶,检查核对无误后用启瓶器撬开瓶盖。

5.2.4.1.3　一手将橡胶塞拉出,另一手拿溶液瓶,瓶签朝向掌心,倒出少量溶液冲洗瓶口,再由原处倒出溶液至事先备好的无菌容器中。

5.2.4.1.4　倒毕塞进皮塞盖好,在瓶上注明开瓶日期、时间。

　5.2.4.2　注意事项。

5.2.4.2.1　应认真核对瓶签上的药名、剂量、浓度和有效期,检查瓶盖有无松动,瓶有无裂缝,以及溶液的澄清度,确定质量可靠,方可使用。

5.2.4.2.2　手不可触及瓶口及瓶塞内面,防止瓶塞被污染。

5.2.4.2.3　倒溶液时,勿将瓶签沾湿,勿使瓶口接触容器口周围。

5.2.4.2.4　不可将物品伸入无菌溶液瓶内蘸取溶液,已倒出的溶液不可再倒回瓶内。

5.2.4.2.5　倒后立即塞好瓶塞,以防污染。

5.2.4.2.6　已开启的溶液瓶内的溶液,2 小时内有效。

5.2.5　戴无菌手套。

　5.2.5.1　操作步骤。

5.2.5.1.1　修剪指甲,洗手,戴口罩。

5.2.5.1.2　核对无菌手套袋外的号码、灭菌日期。

5.2.5.1.3　一手掀开手套袋开口处,另一手捏住一只手套的反折部分(手套内面)取出手套,对准五指戴上。

5.2.5.1.4　再以戴好手套的手指插入另一只手套的反摺内面(手套外面),取出手套,同法戴好。

5.2.5.1.5　双手调整手套位置,将手套的翻边扣套在工作衣袖外面。

5.2.5.1.6　脱手套时,一手捏住另一手套腕部外面,翻转脱下,再以脱下手套的手插入另一手套内,将其往下翻转脱下。

5.2.5.1.7　将手套按医疗废物处置,洗手。

　5.2.5.2　注意事项。

5.2.5.2.1　修剪指甲,防止刺破手套。

5.2.5.2.2　戴手套时,防止手套外面(无菌面)触及任何非无菌物品。

5.2.5.2.3　已戴手套的手不可触及未戴手套的手及另一手套的内面(非无菌面),未戴手套的手不可触及手套的外面。

5.2.5.2.4　若发现手套有破洞,立即更换。

5.2.5.2.5　无菌手套使用时限不超过 4 小时。

5.2.6　口罩的使用方法。

　5.2.6.1　操作步骤。

5.2.6.1.1　洗手。

5.2.6.1.2 拿口罩外面上方,用口罩罩住口鼻,用手指轻压鼻夹塑形,系带在头部或耳后及颈部打活结。

5.2.6.2 注意事项。

5.2.6.2.1 使用口罩应遮住口鼻,不可用污染的手接触口罩,用毕立即取下,不应挂在胸前。

5.2.6.2.2 口罩潮湿应立即更换,每个一次性口罩不得使用超过 4 小时。

5.2.7 手术无菌原则。

5.2.7.1 手术人员穿无菌手术衣和戴无菌手套之后,手不能接触背部、腰部以下和肩部上部位,不能接触手术台边缘以下的布单。

5.2.7.2 不可在手术人员的背后传递手术器械及用品。坠落到无菌巾或手术台边以外的器械物品,按污染物处理。

5.2.7.3 手术中如手套破损或接触到有菌地方,应更换无菌手套。如前臂或肘部触碰有菌地方,应更换无菌手术衣或加套无菌袖套。如无菌巾、布单等物已湿透,其无菌隔离作用不再完整,应加盖干的无菌布单。

5.2.7.4 在手术过程中,同侧手术人员如需调换位置,一人应先退后一步,背对背地转身到达另一位置,以防触及对方背部不洁区。

5.2.7.5 接触无菌区时,必须经过外科手消毒,穿无菌衣,戴无菌手套。巡回护士取用无菌物品要用无菌持物钳夹取,并应与无菌物、无菌区保持一定的距离(约 30 cm),避免衣袖、衣服接触无菌物及跨越无菌区。倾倒溶液时,只许瓶口进入无菌区的边缘。

5.2.7.6 手术开始前要清点器械、敷料,手术结束时,检查胸、腹等体腔,待核对器械、敷料数量无误后,才能关闭切口,以免异物遗留腔内,产生严重后果。

5.2.7.7 切口边缘应以无菌大纱布垫或手术巾遮盖,并用巾钳固定,仅显露手术切口。术前手术区粘贴无菌膜可达到相同目的。

5.2.7.8 切开空腔脏器前,要先用纱布垫保护周围组织,防止或减少污染。

5.2.7.9 参观手术的人员不可太靠近手术台或站得太高,不可在室内频繁走动,以减少污染。

5.2.7.10 手术进行时控制或避免不必要的开门,以免扬起尘埃,污染手术室空气。

5.2.7.11 所有参加手术人员应遵守无菌制度,对无菌原则保持高度的责任感。对于可疑被污染的物品,一概按污染物品处理。

6 流程:无。

7 相关文件

7.1 《医疗机构消毒技术规范》

7.2 《医疗机构环境物体表面清洁与消毒管理规范》

8 使用表单:无。

批准人:　　　　　　　　　　　　签署日期:

审核人:　　　　　　　　　　　　发布日期:

第十一节　科室医院感染管理小组工作制度

文件名称	科室医院感染管理小组工作制度	文件编号	YY - YG - ×××
制定部门	×××	版本号	1.0
生效日期	20×× - ×× - ××	页数/总页数	×/××
修订日期	20×× - ×× - ××	有效期至	20×× - ×× - ××

1　**目的**:明确临床科室医院感染管理职责任务,规范医院感染管理各项活动。

2　**范围**:医院员工、受训学员、患者、探访者。

3　**定义**:无。

4　**权责**

4.1　**员工**:严格执行《临床科室医院感染管理小组工作制度》,降低医院感染的风险。

4.2　**科室医院感染管理小组**:负责本科室医院感染管理的各项工作,落实本科室医院感染制度。

4.3　**感染控制科**:对本制度进行培训、检查和完善。

5　**内容**

5.1　**临床科室医院感染管理小组**

5.1.1　**组成**:由科室主任、护士长及兼职感染控制医师和感染控制护士组成。管理小组人员宜为相对固定人员,医师宜具有主治以上职称。

5.1.2　**职责**。

5.1.2.1　认真落实医院感染管理的有关规章制度、标准,根据本科室医院感染特点,制订本科室医院感染管理具体计划并落实。

5.1.2.2　持续开展医院感染病例监测,以及各类感染环节(包括目标性监测)的监测,采取有效措施,降低本科室医院感染发病率。

5.1.2.3　对医院感染散发病例按要求及时送检病原学检查,查找感染源、感染途径,控制感染的蔓延,并督促科室医师及时(24小时内)网报"医院感染病例"。

5.1.2.4　发现有医院感染流行趋势(包括严重医院感染病例、特殊感染病例、清洁手术切口感染病例、3例或3例以上同种同源感染病例等)时,应及时报告医院感染控制科,积极协助调查,讨论分析感染因素,采取有效措施控制感染传播。

5.1.2.5　配合感染控制科进行消毒灭菌效果和环境卫生学监测,对不合格项目及时进行整改并向感染控制科上交整改措施。

5.1.2.6　了解本科室细菌耐药情况,特别是耐甲氧西林金黄色葡萄球菌(MRSA)、耐万古霉素肠球菌(VRE)、多重耐药鲍曼不动杆菌(PDR - AB)、多重耐药铜绿假单胞菌(PDR - PA)等耐药菌应予以高度重视。

5.1.2.7　监督本科室医务人员严格执行《无菌技术操作规程》《消毒隔离制度》,落实一次性医疗用品的检查、使用,及医疗废物处理等各项措施。

5.1.2.8　协助对新进员工进行医院感染预防与控制知识培训。

5.1.2.9　组织本科员工参加医院感染管理知识培训。当未能达到预定目标或发现员工缺乏相关知识时,应对员工重新进行培训。

5.1.2.10 做好清洁人员、患者、陪护者、探访者等的医院感染预防控制知识培训教育。

5.2 感染监控医生职责

5.2.1 在科室主任和感染专职人员的指导下,负责本科室医院相关制度及计划的实施。

5.2.2 了解本科室医院感染的发病情况,对疑似或确诊医院感染病例应督促主管医师及时送检病原学标本、药敏试验及必要检查,以明确诊断早期治疗。

5.2.3 发现医院感染流行趋势或医院感染暴发流行时,应立即向科室主任或感染控制科报告,积极协助专职人员开展流行病学调查和落实控制措施。

5.2.4 监督科内医师无菌操作技术执行、手卫生执行、抗菌药物合理使用情况。

5.2.5 配合感染控制科监控资料的收集工作。

5.2.6 负责本科室医师的医院感染知识培训、指导。

5.3 感染监控护士职责

5.3.1 配合感染控制科进行消毒灭菌效果监测,发现问题积极整改并落实。

5.3.2 协助感染专职人员完成目标性监测资料收集。

5.3.3 指导科室正确,合理使用消毒剂与消毒灭菌器械。

5.3.4 进行手卫生知识宣传,指导医务人员正确洗手和手消毒。

5.3.5 督促做好医疗废物的分类与管理工作。

5.3.6 指导保洁员及护工进行正确的清洁、清洗和消毒,并监督其实施情况。

5.3.7 负责对本科室患者、家属进行医院感染预防知识的宣教。

5.3.8 组织本科室护士参加医院感染知识培训,尤其是新上岗的护士。

5.4 住院医师、护士

5.4.1 严格执行医院感染管理各项制度。

5.4.2 合理应用抗菌药物,正确使用消毒器械。

5.4.3 及时报告院内感染病例,尽可能送检病原学标本。

5.4.4 参加感染控制知识的教育培训。

6 流程:无。

7 相关文件

《医院感染管理办法》

8 使用表单:无。

批准人: 　　　　　　　　　　　签署日期:

审核人: 　　　　　　　　　　　发布日期:

第十二节　医院感染突发事件处置预案

文件名称	医院感染突发事件处置预案	文件编号	YY－YG－×××
制定部门	×××	版本号	1.0
生效日期	20××－××－××	页数/总页数	×/××
修订日期	20××－××－××	有效期至	20××－××－××

1　**目的**：有效预防、及时控制和消除医院感染突发事件及其危害，保障医患身心健康与生命安全。

2　**范围**：突然发生、造成或可能造成医患双方身心健康等的医院感染突发事件的应急处理工作。

3　**定义**

  3.1　**医院感染暴发**：在医疗机构或其科室的患者中，短时间内发生3例以上同种同源感染病例的现象。

  3.2　**疑似医院感染暴发**：在医疗机构或其科室的患者中，短时间内出现3例以上临床症候群相似、怀疑有共同感染源的感染病例，或者3例以上怀疑有共同感染源或感染途径的感染病例现象。

4　**权责**

  4.1　**感染控制科**：负责医院感染突发事件处置预案的制定及修订。负责提供消毒隔离技术支持和监督落实消毒隔离措施，做好疫情控制和调查评估等相关工作。

  4.2　**应急领导小组**：负责统一领导和指挥医院感染突发事件处置工作。

  4.3　**医务处**：负责监督指导医务人员严格执行无菌技术操作、抗感染药物合理应用等规章制度，组织专家进行会诊和医师人力协调工作。

  4.4　**护理部**：负责监督指导护理人员严格执行《无菌技术操作规程》《消毒隔离制度》等规章制度和护士人力协调工作。

  4.5　**总务科**：负责应急物资采购工作，做好后勤保障。

  4.6　**药学部**：负责治疗用药、抢救药品和消毒药械采购工作。

  4.7　**检验科**：负责病原微生物采样、分析等工作。

5　**内容**

  5.1　**医院感染突发事件的分级与报告**

    5.1.1　医院发现以下情形时，应当12小时内向所在地县级卫生行政部门报告，并同时向所在地疾病预防控制中心报告。

      5.1.1.1　15例以上的疑似医院感染暴发。

      5.1.1.2　3例以上的医院感染暴发。

    5.1.2　医院发生以下情形时，应当按照《国家突发公共卫生事件相关信息报告管理工作规范（试行）》的要求，在2小时内向所在地县级卫生行政部门报告，并同时向所在地疾病预防控制中心报告。

      5.1.2.1　10例以上的医院感染暴发。

      5.1.2.2　发生特殊病原微生物或新发病原微生物的医院感染。

5.1.2.3 可能造成重大公共影响或严重后果的医院感染。

5.2 应急领导组构成及各小组职责

5.2.1 领导小组组长由院长担任,副组长由主管院长担任,成员包括医务处、护理部、感染控制科、预防保健科、宣传策划部、总务科、设备科、药学部、检验科、影像科以及相关临床科室(如呼吸内科、儿科)的负责人。领导小组下设综合协调组、医疗救治组、疫情控制组、后勤保障组、宣传教育组。

5.2.2 综合协调组。

5.2.2.1 组长:主管院长。

5.2.2.2 成员:医务处相关人员。

5.2.2.3 职责:负责组织协调各项防治措施的落实,提出工作建议和方案,承担领导小组日常办公任务。

5.2.3 医疗救治组。

5.2.3.1 组长:医务处主任。

5.2.3.2 成员:医院救治专家组成员。

5.2.3.3 职责:按照省卫生健康委员会临床工作相关方案,负责协调临床专家开展临床救治工作。

5.2.4 疫情控制组。

5.2.4.1 组长:感染控制科主任。

5.2.4.2 成员:感染控制科相关人员。

5.2.4.3 职责:负责落实防控技术方案,协调有关部门对疫情的处置工作,疫情信息的收集、统计上报工作。

5.2.5 后勤保障组。

5.2.5.1 组长:总务科科长。

5.2.5.2 成员:药学部、设备科、总务科相关人员。

5.2.5.3 职责:负责疫情防治工作的物资保障及后勤服务工作。

5.2.6 宣传教育组。

5.2.6.1 组长:预防保健科主任。

5.2.6.2 成员:宣传策划部、预防保健科相关人员。

5.2.6.3 职责:负责对外宣传报道、舆论引导、媒体接待等工作。

5.3 医院感染突发事件的监测、预警与报告

5.3.1 监测。

5.3.1.1 临床科室常规开展医院感染病例监测与报告。

5.3.1.2 感染控制科核实感染病例,监督检查病例报告的准确性和及时性。

5.3.1.3 加强医疗废物的管理,科室负责人为医疗废物管理第一责任人,每周对医疗废物的分类、收集、交接等情况行巡查,发现问题及时整改,并立即报告感染控制科。

5.3.2 预警:感染控制科根据监测信息,按照突发事件的发生、发展规律和特点,及时分析其危害程度、可能的发展趋势,做出预警。

5.3.3 报告。

5.3.3.1 报告原则:医院感染暴发报告管理遵循"属地管理、逐级报告"的原则。

5.3.3.2 报告人:医院任何部门均为责任报告部门,所有医务人员为责任报告人。

5.3.3.3 报告程序:正常上班时间立即电话或直接报告感染控制科,休息时间立即电话或直接报告医院总值班。

5.3.3.3.1 院内报告:感染控制科经初步证实后,根据突发事件的级别向主管院长或值班院领导汇报,由医院应急领导小组根据事件的具体情况提出是否启动本预案。

5.3.3.3.2 院外报告:经医院应急领导小组确认,由医务处和感染控制科按照事件的等级(按照本制度5.1内容)及时、准确地向相关主管部门报告。

5.3.3.4 报告监督:任何部门和个人有权向感染控制科及总值班报告突发事件及其隐患,也有权向医院领导举报不履行或不按照规定履行突发事件应急处理职责的部门和个人。

5.4 突发事件的应急反应和终止

5.4.1 应急反应原则。

5.4.1.1 发生突发事件时,按照分级响应的原则,做出相应级别应急反应。同时,要遵循突发事件发生发展的客观规律,结合实际情况和预防控制工作的需要,及时调整预警和反应级别,以有效控制事件,减少危害和影响。根据不同类别突发事件的性质和特点,注重分析事件的发展趋势。对事态和影响不断扩大的事件,应及时升级预警和反应级别;对范围局限、不会进一步扩散的事件,应相应降低级别,及时撤销预警。

5.4.1.2 突发事件应急处理采取边调查、边处理、边抢救、边核实的方式,以有效措施控制事态发展。

5.4.2 应急反应措施:感染控制科接到突发事件应急报告后,应以最快的速度赶赴事发现场进行初步证实。

5.4.2.1 初步证实。

5.4.2.1.1 初步证实流行或暴发。对怀疑患有同类感染的病例进行确诊,若短时间内发生3例以上同源感染病例的现象,且罹患率显著高于该病区一般发病率水平,则证实有流行或暴发。

5.4.2.1.2 初步证实医疗废物伤害、流失、泄漏、扩散和意外事故,确定流失、泄漏、扩散的医疗废物的类别、数量、发生时间、影响范围及严重程度。

5.4.2.2 应急处理。

5.4.2.2.1 医院感染流行或暴发。

5.4.2.2.1.1 指导医务人员根据突发事件的性质做好个人防护措施。

5.4.2.2.1.2 开展感染患者的救治工作,实行重症和普通患者分开管理,对疑似患者及时排除或确诊,必要时隔离患者甚至暂停接收患者。

5.4.2.2.1.3 查找引起感染的因素,对感染患者、接触者、可疑传染源、环境、物品、医务人员及陪护人员等进行病原学检查和详细的流行病学调查。

5.4.2.2.1.4 对现场控制、消毒隔离、个人防护、医疗废物和排泄物等处理工作进行评估,防止院内交叉感染和污染。

5.4.2.2.1.5 分析调查资料,对病例的科室分布、人群分布和时间分布进行描述。分析流行或暴发的原因,推测可能的感染源、感染途径和感染因素,结合实验室检查结果和采取控制措施的效果综合判断。

5.4.2.2.1.6 做好突发事件的信息报告。确诊或疑似传染患者按规定及时隔离或转诊。

5.4.2.2.2 医疗废物伤害、流失、泄漏、扩散和意外事故。

5.4.2.2.2.1 指导医务人员根据突发事件的性质做好个人防护措施。

5.4.2.2.2.2 组织有关人员尽快按照处理原则,对发生医疗废物泄漏、扩散的现场进行处理。对被医疗废物污染的区域进行处理时,应尽可能减少对患者、医务人员、其他现场人员及环境的影响。

5.4.2.2.2.3 采取适当的安全处理措施,对泄漏物及受污染的区域、物品进行消毒或其他无害化处理,必要时封锁污染区域,以防扩大污染。对感染性废物污染区域进行消毒时,消毒工作从污染最轻区域向污染最严重区域进行,对可能被污染的所有使用过的工具也应进行消毒。

5.4.3 应急反应的终止。

5.4.3.1 应急反应的终止须符合下列条件:突发事件危险因素消除或末例医院感染病例发生后经过最长潜伏期无新的病例出现。

5.4.3.2 应急小组组长宣布突发事件应急反应终止,由院办公室组织相关会议或短信发送等手段向全院公布该信息。

5.5 **注意事项**

5.5.1 效果评价:突发事件结束后,感染控制科组织有关人员对突发事件的处理情况进行评估。评估内容主要包括事件概况、现场调查处理概况、患者救治情况、所采取的措施的效果评价、应急处理过程中存在的问题和取得的经验及改进建议。评估报告根据事件分级按规定上报。

5.5.2 若存在渎职等行为,依据相关法律法规追究相关科室负责人和当事人的责任。

6 **流程**:无。

7 **相关文件**

7.1 《突发公共卫生事件应急条例》

7.2 《医院感染暴发报告及处置管理规范》

8 **使用表单**:无。

批准人: 签署日期:

审核人: 发布日期:

第十三节　医院层流洁净环境维护制度

文件名称	医院层流洁净环境维护制度	文件编号	YY－YG－××
制定部门	×××	版本号	1.0
生效日期	20××－××－××	页数/总页数	×/××
修订日期	20××－××－××	有效期至	20××－××－××

1　**目的**:规范层流洁净系统清洁维护流程,洁净环境的人流、物流管理,减少医院感染隐患。

2　**范围**:手术室层流洁净区域。

3　**定义**:无。

4　**权责**

　4.1　**感染控制科**:制定管理制度。

　4.2　**设备科、总务科、感染控制科**:负责本制度落实。

5　**内容**

　5.1　**新建与改建**

　　5.1.1　洁净区域在投入使用前,建设方提供竣工验收报告、第三方验收报告、平面设计图与使用指南。

　　5.1.2　项目须提前告知感染控制科。

　　5.1.3　施工单位在进行改造施工前应与相关部门及科室沟通,方可执行。

　5.2　**日常维护**

　　5.2.1　空气处理机组、新风机组每周检查,保持清洁。保证三级过滤器(初效、中效、高效)气流通畅。新风机组粗效滤网每2日清洁一次;粗效过滤器每月更换一次;中效过滤器每周检查,3个月更换一次;亚高效过滤器每年更换。发现污染和堵塞及时更换。末端高效过滤器每年检查一次,当阻力超过设计初阻力160 Pa或已经使用3年以上时更换。

　　5.2.2　保持回风口滤网无尘,无物品或设备阻挡。

　　5.2.3　排风机组中的中效过滤器每年更换,发现污染和堵塞及时更换。

　　5.2.4　每周检查回风口过滤网,每周清洁一次,每年更换一次。如遇特殊污染,及时更换,并用消毒剂擦拭回风口内表面。

　　5.2.5　设专门维护管理人员,遵循设备的使用说明进行保养与维护,并制订运行手册,有检查和记录。

　5.3　**人员及环境管理**

　　5.3.1　进入洁净区域应做好手卫生,戴口罩、帽子,穿专用洁净服装。离开洁净区域再进入时需重新更换防护用品。

　　5.3.2　进入洁净室的物品,在室外做好处理,外包装应拆除。

　　5.3.3　人员尽量避免大幅度活动,以减少扬尘。

　　5.3.4　日常保洁实施湿式清洁,清洁用具分区使用存放。

　5.4　**监测**

　　5.4.1　自检:设备专业维护人员每月检测压差、温度、湿度等。科室每月空气监测,若发现超标

[消毒后空气中的细菌总数≤4CFU/15min(Φ90 mm)],应立即排查,及时整改。

5.4.2 年检:由省疾病预防控制中心每年监测1次。包括尘埃粒子、压差、温湿度、换气次数、噪音、风速等。各项指标符合国家规定要求。一旦发生超标现象,立即排查,及时整改。

5.4.3 新建与改建验收时以及更换高效过滤器后应进行监测,遇医院感染暴发怀疑与空气污染有关时,随时进行监测,并进行相应病原微生物的检测。

6 流程:无。

7 相关文件

《医院空气净化管理规范》

8 使用表单:无。

批准人： 签署日期：

审核人： 发布日期：

第十四节 皮肤软组织感染预防与控制制度

文件名称	皮肤软组织感染预防与控制制度	文件编号	YY – YG – ××××
制定部门	×××	版本号	1.0
生效日期	20×× – ×× – ××	页数/总页数	×/××
修订日期	20×× – ×× – ××	有效期至	20×× – ×× – ××

1 **目的**:减少皮肤软组织医院感染发生。

2 **范围**:各临床和医技检查科室。

3 **定义**:皮肤及软组织感染是由化脓性致病菌侵犯表皮、真皮和皮下组织引起的炎症性疾病。从浅表的局限性感染,到深部组织坏死性感染,甚至致残,危及生命。

4 **权责**

 4.1 **感染控制科**:负责本制度的制定及修改,并监督执行。

 4.2 **临床和医技科室**:负责执行皮肤软组织感染预防与控制制度。

5 **内容**

 5.1 **发病原因**

  5.1.1 生理性皮肤屏障功能障碍:小儿皮肤薄嫩,防御功能尚不健全,致病菌可直接侵入外观正常皮肤引起感染;老年人皮脂腺功能减退,局部皮肤干燥,加之皮肤合成抗菌物质能力下降,易发生皮肤软组织感染。

  5.1.2 疾病导致的皮肤屏障功能破坏:接触性皮炎、大疱性皮肤病等,因皮肤炎症或疾病本身破坏皮肤屏障功能,继发细菌感染。

  5.1.3 创伤导致皮肤屏障功能破坏:擦伤、刀割伤、手术切口、静脉注射或肌内注射部位细微的创伤导致皮肤屏障功能受损,成为细菌侵入门户。

  5.1.4 机体免疫功能下降:长期应用糖皮质激素、免疫抑制剂的患者,以及肿瘤、糖尿病、艾滋病等患者,因机体免疫功能下降,易并发皮肤软组织感染。

 5.2 **感染类型及控制措施**

  5.2.1 疖、痈、蜂窝织炎、急性淋巴管炎和淋巴结炎。

   5.2.1.1 注意个人卫生,经常洗澡,衣服宽松,减少皮肤摩擦和刺激。

   5.2.1.2 积极治疗皮肤病,减少皮肤损伤。注意皮肤出现的浅表伤口,防止继发感染。及时处理体表软组织的损伤,积极治疗原发病,如扁桃体炎、龋齿及手足癣感染。

   5.2.1.3 及时更换被污染的衣服及被单。

   5.2.1.4 加强锻炼,增强体质,提高机体抵抗力。

  5.2.2 压力性损伤。

   5.2.2.1 压力性损伤高危患者住院期间,积极消除患者压力性损伤的诱发因素。

   5.2.2.2 护士在工作中做到"五勤",即勤观察、勤翻身、勤擦洗、勤整理、勤更换。每班切实落实防范措施,并对皮肤情况进行严格交接班。

   5.2.2.3 避免组织局部受压,压力性损伤高危患者班班交接皮肤情况。保护骨突和支持身体空隙处,正确使用石膏、绷带及夹板固定。

5.2.2.4 避免摩擦力和剪切力的作用。

5.2.2.5 避免局部潮湿等不良刺激,翻身后用防护剂按摩受压部位。

5.2.2.6 促进局部血运:长期卧床患者,每日进行全身范围关节运动,维持关节的活动性和肌肉紧张,促进肢体血液循环,经常检查、按摩受压部位,定期督促、协助患者温水擦浴,全身按摩。对处于被动体位的患者,视全身情况开始进行独立的功能性上肢运动,能促进血管功能恢复,预防压力性损伤的发生。

5.2.2.7 改善机体营养状况,在病情允许的情况下,指导患者摄入高蛋白、高热量饮食,同时应补给足够的矿物质和维生素,尤其是维生素,以增强机体抵抗力和组织修复能力。不能进食的患者,应协助医师予以静脉补充。

5.2.2.8 做好健康教育:向患者及家属介绍压力性损伤发生、发展及预防、治疗、护理的一般知识。

5.2.2.9 发现有皮肤压红等压力性损伤先兆时,应及时处理。

5.2.3 乳腺脓肿或乳腺炎。

5.2.3.1 预防急性乳腺炎要积极预防和治疗乳头破裂。

5.2.3.1.1 保持乳房清洁。哺乳前清洗乳房,去除乳头部污垢。

5.2.3.1.2 哺乳前、后,用水洗净乳头,用细软的布衬在乳头与衣服之间,避免擦伤。

5.2.3.1.3 不要让小儿养成含乳头睡眠的习惯。保持正确的含接姿势。

5.2.3.1.4 轻度乳头破裂在哺乳后局部涂药,下次哺乳前洗净。

5.2.3.1.5 重度乳头破裂,可用乳头罩间接哺乳,或用吸奶器吸出后,用小勺或杯子哺食小儿。

5.2.3.1.6 对于乳头上的痂皮,可涂抹植物油,待其变软,慢慢去掉。

5.2.3.2 预防急性乳腺炎要防止乳汁淤积。

5.2.3.2.1 产后应尽早哺乳。

5.2.3.2.2 哺乳前热敷乳房,如果产妇感到乳房胀痛便要及时热敷,热敷后用手按捏乳房,尽快排出乳汁。

5.2.3.2.3 婴儿吸吮能力不足或婴儿食量小而乳汁分泌多者,要用吸奶器吸尽乳汁。

5.2.3.2.4 注意清洗乳头,清除乳腺管口的积垢。

5.2.4 新生儿脐炎。

5.2.4.1 新生儿脐炎的预防主要是做好断脐后的护理,保持局部清洁、干燥、卫生。

5.2.4.2 新生儿每日淋浴一次。脐带未脱落前,洗澡后要将脐带周围的水吸干,每日用75%乙醇消毒脐轮与脐周皮肤一次,尤其注意脐轮深部的清洁。

5.2.4.3 勤换尿布,勿使尿布遮盖脐部,以免脐部受尿液污染。

5.2.4.4 为母婴同室创造一个洁净的环境,床上物品、衣裤、毛巾及婴儿尿布等宜用棉织品。

5.2.4.5 如脐部潮湿、渗液或脐带脱落后伤口延迟不愈,可用3%过氧化氢冲洗局部,洗净后用75%乙酸消毒,并注意保持局部干燥,必要时静脉使用抗菌药物,以防败血症的发生。如果形成脓肿者,须及时切开引流换药;若变为慢性肉芽肿者,使用10%硝酸银给予局部烧灼;肉芽较大者应手术切除。

5.2.5 婴儿脓疱病。

5.2.5.1 婴儿要注意勤洗澡、勤换衣,应选择柔软、吸湿性强、透气性良好的衣服。

5.2.5.2 婴儿护理应手法轻柔,更换尿布、内衣时要防止损伤皮肤,尿布应柔软,勤于更换。

5.2.5.3 保持婴儿皮肤干燥,经常更换体位,防止局部长期受压。

5.2.5.4 做好产房和婴儿室的消毒隔离工作,控制感染源。

6 流程:无。

7 相关文件

　7.1 《皮肤及软组织感染诊断和治疗共识》

　7.2 《医疗机构消毒技术规范》

　7.3 《医院环境物体表面清洁消毒制度》

8 使用表单:无。

　　　　　　　　　　　批准人:　　　　　　　　签署日期:

　　　　　　　　　　　审核人:　　　　　　　　发布日期:

第十五节　循环风紫外线空气消毒器管理制度

文件名称	循环风紫外线空气消毒器管理制度	文件编号	YY－YG－×××
制定部门	×××	版本号	1.0
生效日期	20××－××－××	页数/总页数	×/××
修订日期	20××－××－××	有效期至	20××－××－××

1　**目的**:规范临床科室及后勤部门正确使用、维护循环风紫外线空气消毒器,有效杀灭空气中的微生物及滤除空气中的尘埃粒子,从而有效预防并减少医院感染事件的发生。

2　**范围**:全院各使用科室及设备科。

3　**定义**:循环风紫外线空气消毒器是由高强度紫外线灯和过滤系统组成,可以有效杀灭进入消毒器空气中的微生物,并有效滤除空气中的尘埃粒子,适用于有人状态下的空气消毒。

4　**权责**

4.1　**感染控制科**:负责制定制度,并监督落实。

4.2　**临床科室**:负责制度的实施。

4.3　**设备科**:负责机器的维护保养。

5　**内容**

5.1　消毒器应取得卫生行政部门消毒产品卫生许可批件,购进前应经设备科、感染控制科审核合格。

5.2　循环风紫外线空气消毒器使用要求应遵循产品说明书。

5.2.1　消毒前应对地面、物体表面先湿式擦拭清洁干净,防止室内扬尘,影响空气消毒效果。

5.2.2　房间内应保持清洁干燥,减少尘埃和水雾。

5.2.3　消毒时应关闭门窗,保证消毒效果。

5.2.4　移动式消毒器运行时应置于房间中心位置,消毒器周围空间应无物体阻挡,以保证空气循环良好。

5.2.5　消毒时间每次应≥30分钟,或根据说明书的具体要求执行。

5.2.6　空气消毒频率根据区域情况每日≥2次。

5.2.7　空气消毒频率及时间可根据污染情况增加消毒次数,延长消毒时间。

5.3　**消毒登记内容**:包括消毒科室、消毒日期、消毒区域、消毒时间、消毒累计时间、执行者签名。

5.4　**日常维护保养注意事项**

5.4.1　科室内建立有循环风紫外线空气消毒器日常维护保养登记本。

5.4.2　维护保养机器时,必须先切断电源。

5.4.3　每周应擦拭机器表面的灰尘,保持表面清洁,做好清洁维护保养记录。

5.4.4　消毒器连续使用累计时间达1000小时(也可视环境污浊情况3~6个月),揭开机壳发现灰尘较多时,带初效过滤网的消毒器应卸下过滤网后进行清洗,用清水或加有中性洗涤剂的水清洗。严禁用毛刷类工具刷洗。水温≤40℃,以免变形。洗涤干净放在阴冷通风处干燥后,按原路安装好即可。机内各零部件表面,包括紫外线灯管表面,应用软毛刷、布或乙醇棉球清洁,并做好清洁维护保养记录。

5.4.5　不能用水清洗中效过滤布,因中效过滤布采用特殊工艺制作,自带静电吸附,清洗后会损坏中效过滤布的结构,从而达不到中效过滤布的过滤作用,影响消毒效果。中效过滤布、活性炭网、光触媒网的使用时间为 4000 小时,做好更换记录。

5.4.6　紫外线杀菌灯损坏或超出使用寿命,应及时通知设备科,并做好更换记录。

6　流程:无。

7　相关文件

《医院空气净化管理规范》(WS/T 368 – 2012)

8　使用表单

《空气消毒器使用登记表》

批准人:　　　　　　　　　签署日期:

审核人:　　　　　　　　　发布日期:

附件

空气消毒器使用登记表

文件编号:BD－YG－×××　版本号:1.0

消毒器编号	消毒日期	消毒区域	消毒时间	消毒累计时间	执行者	清洁保养

第十六节　医院空调系统清洁维护制度

文件名称	医院空调系统清洁维护制度	文件编号	YY－YG－×××
制定部门	×××	版本号	1.0
生效日期	20××－××－××	页数/总页数	×/××
修订日期	20××－××－××	有效期至	20××－××－××

1 **目的**:规范空调系统的清洁维护流程,降低院内相关感染的风险。

2 **范围**:医院各区域。

3 **定义**

  3.1 **集中空调通风系统**:为使房间或封闭空间空气温度、湿度、洁净度和气流速度等参数达到设定要求而对空气进行集中处理、输送、分配的所有设备、管道及附件、仪器仪表的总和。

  3.2 **集中空调系统清洗**:采用某些技术或方法清除空调风管、风口、空气处理单元和其他部件内与输送空气相接触表面以及空调冷却水塔内积聚的颗粒物、微生物。

  3.3 **集中空调系统消毒**:采用物理或化学方法杀灭空调风管、冷却塔、表冷器、风口、空气处理单元和其他部件内与输送空气相接触表面以及冷却水、冷凝水、积尘中的致病微生物。

  3.4 **壁挂和柜机空调**:调节温度、湿度、壁挂式和柜式空调是一种用于给空间区域(一般为密闭)提供处理空气温度变化的机组。

4 **权责**

  4.1 **感染控制科**:负责制定管理制度。

  4.2 **总务科**:负责中央空调的清洁、维护及保养工作

  4.3 **各相关部门**:壁挂和柜机空调使用部门负责空调的日常清洁。

5 **内容**

  5.1 **管理要求**

    5.1.1 维护人员应接受相关的知识培训。

    5.1.2 空调的通风机房应保持清洁、干燥,严禁堆放无关物品。

    5.1.3 用于清洁管道的卫生清洁用具、消毒设施必须专物专用。

    5.1.4 空调房间的送、出风口每月擦拭,保证清洁无霉斑。

    5.1.5 空气过滤器检查周期、评价指标及管理要求见附表1,并做好检查更换记录。

  5.2 **清洗要求**

    5.2.1 开放式冷却塔每年清洗一次。

    5.2.2 空气净化过滤材料应当每6个月清洗或更换一次。

    5.2.3 空气处理机组、表冷器、加热(湿)器、冷凝水盘等每年清洗一次。

    5.2.4 集中空调系统出现下列情况时,应对相关部位进行清洗消毒。

      5.2.4.1 冷却水、冷凝水中检出嗜肺军团菌。

      5.2.4.2 送风质量不符合附件2要求的。

      5.2.4.3 风管内表面积尘量、细菌总数、真菌总数不符合附件2要求的。

    5.2.5 壁挂和柜机空调使用过程中,每周清洁外壳及风叶一次,每月清洁内网一次。季节性连

续使用空调前,进行一次全面清洁。

5.3 清洗效果要求

5.3.1 风管清洗后,风管内表面积尘残留量宜小于 $1\ g/m^2$,风管内表面细菌总数、真菌总数应小于 $100\ CFU/m^2$。部件清洗后,表面细菌总数、真菌总数应小于 $100\ CFU/m^2$。

5.3.2 集中空调系统消毒后,其自然菌去除率应大于90%,风管内表面细菌总数、真菌总数应小于 $100\ CFU/m^2$ 且致病微生物不得检出。

5.3.3 冷却水消毒后,其自然菌去除率应大于90%,且嗜肺军团菌等致病微生物不得检出。

6 流程:无。

7 使用文件

7.1 《公共场所集中空调通风系统卫生规范》

7.2 《公共场所集中空调通风系统清洗消毒规范》

7.3 《医院中央空调系统运行管理》

8 使用表单

8.1 《空气过滤器检查周期、评价指标及管理要求》

8.2 《集中空调系统卫生质量要求》

批准人:　　　　　　　　　　　签署日期:

审核人:　　　　　　　　　　　发布日期:

附件 1

空气过滤器检查周期、评价指标及管理要求

文件编号:BD－YG－×××　　版本号:1.0

过滤器种类	检查周期	评价指标	管理要求
新风入口过滤器	7 日	网眼被堵塞 >50%	清洗并消毒
重复使用型粗效过滤器	20 日	网眼被堵塞 >50%	清洗并消毒
一次性使用型粗效过滤器	<2 个月	阻力高于额定初阻力 50 Pa	更换
中效过滤器	<4 个月	阻力高于额定初阻力 50 Pa	更换

附件2

集中空调系统卫生质量要求

文件编号:BD – YG – ×××   版本号:1.0

名称	项目	指标
送风卫生指标	PM_{10}	≤0.15 mg/m³
	细菌总数	≤500 CFU/m³
	真菌总数	≤500 CFU/m³
	β – 溶血性链球菌	不得检出
	嗜肺军团菌	不得检出
风管内表面卫生指标	积尘量	≤20 g/m³
	细菌总数	≤100 CFU/m³
	真菌总数	≤100 CFU/m³

第十七节　消毒药械管理制度

文件名称	消毒药械管理制度	文件编号	YY－YG－××××
制定部门	×××	版本号	1.0
生效日期	20××－××－××	页数/总页数	×/××
修订日期	20××－××－××	有效期至	20××－××－××

1 **目的**:规范消毒剂和消毒器械的购进、存放、使用要求,确保患者安全。

2 **范围**:全院科室及部门。

3 **定义**:无。

4 **权责**

4.1 **感染控制科**:制定管理制度,监督制度落实。

4.2 **设备科**:负责消毒器械的验收、储存及发放。

4.3 **药学部**:负责消毒试剂的验收、储存及发放。

4.4 **科室**:负责制度的执行。

5 **内容**

5.1 **资质审核**

5.1.1 消毒剂审核证件。

5.1.1.1 生产企业所在地省卫生健康委员会发放的卫生许可证(进口产品无)。

5.1.1.2 国家卫生健康委员会(原卫生部)颁发的国产(进口)消毒药剂卫生许可批件及附件。

5.1.2 消毒器械审核证件。

5.1.2.1 生产企业所在地省级卫生行政部门发放的卫生许可证(进口产品无)。

5.1.2.2 国家卫生行政部门颁发的国产(进口)消毒器械卫生许可批件及附件。

5.1.2.3 国家及省市药监部门颁发的医疗器械生产企业许可证(进口产品无)。

5.1.2.4 国家及省市药监部门颁发的医疗器械产品注册证及附件,或一类医疗器械产品备案凭证。

5.1.2.5 国家及省市药监部门颁发的医疗器械经营许可证。

5.1.3 其他证件。

5.1.3.1 生产企业与经营企业的营业执照副本。

5.1.3.2 中国计量认证检验机构出具的检验报告。

5.1.3.3 各级授权委托书原件。

5.1.3.4 销售人员身份证复印件及联系方式。

5.1.4 证件审核的主要内容。

5.1.4.1 证件是否在有效期内。

5.1.4.2 产品是否在证件所批准的生产(经营)许可范围内。

5.1.4.3 证件复印件是否加盖供货企业印章。

5.1.4.4 证件的法定代表人、注册地址等信息是否一致。

5.1.4.5 各级授权书内容是否齐全,包括授权销售产品范围、销售地域范围及有效期等。

5.2 验收、储存及发放

5.2.1 设备科、药学部建立进货检查验收制度并做好记录,按照记录能追查到每批次进货来源。

5.2.2 产品大、中、小包装上均标注实际生产厂址和卫生许可证号。

5.2.3 产品包装信息与相关证件一致,并在有效期内。

5.2.4 储存:库房整洁、干燥,产品按有效期的先后顺序摆放于货架上,每周进行检查。

5.2.5 发放:按先进先出原则发放,过期、破损、渗漏、不洁的产品不得发放。

5.3 使用中的管理

5.3.1 使用科室负责在使用前检查包装有无破损、过期、不洁等情况。

5.3.2 严格按照卫生许可批件标注的方法、范围以及生产企业的产品说明书使用。

5.4 监督管理

5.4.1 感染控制科每季度随机抽查合格证、注册证及生产许可证是否齐全,包装是否破损,消毒灭菌标识、生产批号、厂址、消毒灭菌日期及有效期等。

5.4.2 使用科室发生怀疑与使用产品有关的不良反应或感染事件时,应立即停止使用,并及时上报感染控制科。

6 流程:无。

7 相关文件:无。

8 使用表单:无。

批准人: 签署日期:

审核人: 发布日期:

第十八节 医院环境卫生学监测操作规范

文件名称	医院环境卫生学监测操作规范	文件编号	YY - YG - ×××
制定部门	×××	版本号	1.0
生效日期	20××-××-××	页数/总页数	×/××
修订日期	20××-××-××	有效期至	20××-××-××

1 **目的**:掌握环境卫生学监测标准,查找各环节存在的问题,降低医院感染风险。

2 **范围**:全院科室及部门。

3 **定义**:无。

4 **权责**

  4.1 **感染控制科**:负责制度的修订,培训及督查。

  4.2 **检验科**:负责标本的检测及报告。

  4.3 **各部门**:负责制度落实。

5 **内容**

  5.1 **监测标准**

    5.1.1 室内空气。

      5.1.1.1 洁净手术部和其他洁净场所,空气中的细菌菌落总数要求应遵循《医院洁净手术部建筑技术规范》(GB50333-2013),详见《洁净手术室监测标准》(附件1)、《洁净辅助用房的监测标准》(附件2)。

      5.1.1.2 非洁净手术室、产房、介入诊疗科、新生儿室、重症医学科、静脉用药配置室空气中的细菌菌落总数≤4 CFU/15 min;儿科、母婴同室、血液透析室、消毒供应室、妇产科检查室、人流室、治疗室、注射室、换药室、急诊室、各类普通病区、输血科、检验科、感染疾病科门诊及其病房空气中的细菌菌落总数≤4 CFU/5 min。

    5.1.2 物体表面:洁净手术部、其他洁净场所、非洁净手术部、产房、介入诊疗科、新生儿室、重症医学科、静脉用药配置室等,物体表面细菌菌落总数≤5 CFU/cm^2;儿科、母婴同室、妇产科检查室、人流室、治疗室、注射室、换药室、急诊室、各类普通病区、输血科、检验科、感染疾病科门诊及其病区等,物体表面细菌菌落总数≤10 CFU/cm^2。

    5.1.3 医务人员卫生手:卫生手细菌菌落总数≤10 CFU/cm^2,不得检出致病菌;外科手细菌菌落总数≤5 CFU/cm^2,不得检出致病菌。

    5.1.4 透析机反渗水和透析液:细菌菌落总数≤100 CFU/mL,细菌内毒素≤0.25 EU/mL。

    5.1.5 污水处理:符合《医疗机构水污染物排放标准》规定的标准。

    5.1.6 消毒剂:使用中灭菌用消毒剂无菌生长;使用中皮肤黏膜消毒剂染菌量≤10 CFU/mL;其他使用中消毒剂染菌量:≤100 CFU/mL。

    5.1.7 消毒内镜:各种消毒后的内窥镜(如胃镜、肠镜、喉镜、气管镜等)及其他消毒物品的细菌菌落总数每件≤20 CFU,不得检出致病微生物。

    5.1.8 灭菌内镜:各种灭菌后的内镜(腹腔镜、关节镜、胆道镜、膀胱镜、胸腔镜、脑室镜等)活检钳和灭菌物品必须无菌。

5.2 **监测频率**:详见《医院环境卫生学监测频率》(附件3)。

5.3 **监测要求**

5.3.1 感染控制科每季度常规进行环境卫生学监测,并通报结果。有医院感染暴发或流行趋势时,及时进行监测采样。

5.3.2 检验科微生物做到培养时限准确,中和剂添加正确,报告结果规范。对科室不合格送检标本、采样不规范、申请单填写不符合要求等,有权拒绝出具报告结果。

5.3.3 各科室根据医院环境卫生学监测频率及计划,按操作要求进行检测,对不合格项目查找原因进行改进,直至复查合格。每季度对环境卫生学监测结果统计分析,制订改进措施。

6 **流程**:医院环境生物监测标本申请及送检流程。

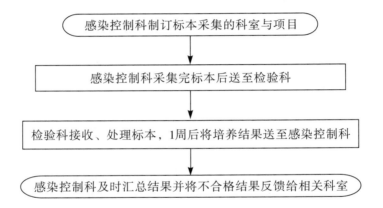

7 **相关文件**

7.1 《医疗机构消毒技术规范》

7.2 《医院消毒卫生标准》

7.3 《医院洁净手术部建筑技术规范》

7.4 《医院血液透析及其相关治疗用水》

7.5 《医疗机构水污染物排放标准》

8 **使用表单**

8.1 《洁净手术室监测标准》

8.2 《洁净辅助用房监测标准》

8.3 《医院环境卫生学监测频率》

批准人: 　　　　　　　　　　　　 签署日期:

审核人: 　　　　　　　　　　　　 发布日期:

附件1

洁净手术室监测标准

文件编号:BD－YG－×××　版本号:1.0

洁净用房等级	沉降法(浮游法)细菌最大平均浓度		空气洁净度级别		参考手术
	手术区	周边区	手术区	周边区	
I	0.20 CFU/30 min Φ90 皿(5 CFU/m³)	0.40 CFU/30 min Φ90 皿(10 CFU/m³)	5	6	假体植入,某些大型器官移植,手术部位感染可直接危及生命及生活质量等手术
II	0.75 CFU/30 min Φ90 皿(25 CFU/m³)	1.50 CFU/30 min Φ90 皿(50 CFU/m³)	6	7	涉及深部组织及生命主要器官的大型手术
III	2.00 CFU/30 min Φ90 皿(75 CFU/m³)	4.00 CFU/30 min Φ90 皿(150 CFU/m³)	7	8	其他外科手术
IV	6 CFU/30 min Φ90 皿		8.5		感染和重度污染手术

注:1.浮游法的细菌最大平均浓度采用括号内数值。细菌浓度是直接检测的结果,不是沉降法和浮游法互相换算的结果

2.眼科专用手术室周边区可比手术区低2级

附件2

洁净辅助用房监测标准

文件编号:BD – YG – × × ×   版本号:1.0

洁净用房等级	沉降法(浮游法)细菌最大平均浓度	空气洁净度级别
I	局部集中送风区域:0.2 CFU/30 min(Φ90 mm) 其他区域:0.4 CFU/30 min(Φ90 mm)	局部5级 其他区域6级
II	1.5 CFU/30 min(Φ90 mm)	7级
III	4.0 CFU/30 min(Φ90 mm)	8级
IV	6.0 CFU/30 min(Φ90 mm)	8.5级

附件 3

医院环境卫生学监测频率

文件编号:BD－YG－×××　版本号:1.0

类别	重点部门	临床/门诊医技	感染控制科
消毒剂	每季度一次	每季度一次	每季度一次
空气	每季度一次	每季度一次	每季度一次
物体表面	每季度一次	每季度一次	每季度一次
医务人员手	每季度一次	每季度一次	每季度一次
透析用水	每月一次	/	每季度一次
消毒内镜	每季度一次	/	每季度一次
灭菌内镜	每季度一次	/	每季度一次
消毒后餐具炊具	/	/	每季度一次
医用织物	/	/	每季度一次
生活用水	/	/	每季度一次
医疗用水	/	/	每季度一次

注:怀疑医院感染暴发或疑似暴发和医院环境有关时,应进行目标微生物检测

第十九节 胎儿、婴幼儿尸体处置管理制度

文件名称	胎儿、婴幼儿尸体处置管理制度	文件编号	YY – YG – ×××
制定部门	×××	版本号	1.0
生效日期	20××-××-××	页数/总页数	×/××
修订日期	20××-××-××	有效期至	20××-××-××

1 **目的**:规范胎儿、婴幼儿尸体处置,防止疾病传播,保护环境,保障人体健康。

2 **范围**:产科、儿科的胎儿、婴幼儿尸体的处置。

3 **定义**

  3.1 **尸体**:人去世后的遗体及其标本(含人体器官组织、人体骨骼及其标本)。

  3.2 **医疗废物**:医疗卫生机构在医疗、预防、保健以及其他相关活动中产生的具有直接或间接感染性、毒性以及其他危害性的废物。

  3.3 **病理性废物**:医疗或病理实验室产生的人体、动物或组织标本。

4 **权责**

  4.1 **感染控制科**:制定《胎儿、婴幼儿尸体处置管理制度》,监督制度的执行落实。

  4.2 **临床科室**:执行《胎儿、婴幼儿尸体处置管理制度》,与太平间或医疗废物回收人员交接。

  4.3 **总务科**:对太平间及医疗废物回收进行管理。

  4.4 **太平间管理员**:执行本制度要求,负责与临床科室交接。

  4.5 **医疗废物回收人员**:执行《医疗废物管理制度》及本制度的要求,做好与临床科室的交接。

5 **内容**

  5.1 医院内因医学指征引产、自然流产的胎儿及死胎应纳入病理性医疗废物管理,其他情况婴幼儿尸体依照《殡葬管理条例》的规定,进行妥善处置并符合下列要求。

    5.1.1 对死胎(死婴)的处置,胎儿或婴儿死亡后应通知家属并现场确认,由医务人员告知产妇及家属死胎(死婴)的处置办法。产妇或授权家属在医疗文书上签字后,方可进行处理。

    5.1.2 对可能存在感染性、传染性的死胎(死婴),不得由家属自行处置。产妇或家属知情同意并签字后,由医疗卫生机构按照《中华人民共和国传染病防治法》《殡葬管理条例》等进行处理。

    5.1.3 委托医疗机构处理的,应依照《殡葬管理条例》的规定进行处置。科室妥善包裹好尸体,贴上标识,放在专用容器内与处置单位联系(妇产科病房、新生儿室或相关科室通知医院太平间)取走。

    5.1.4 处置单位应与科室进行交接,双方在死婴处置交接登记表上签字,交接登记表应保留备查。

  5.2 严禁将胎儿、婴儿尸体按其他医疗废物处置。

  5.3 严禁机构及工作人员从事尸体买卖和各种营利性活动。

  5.4 因临床、医学教学和科研单位的需要,在移交至医疗机构、医学院校、医学科研机构以及法医鉴定或科研机构等单位时,须办理相关手续,参照《尸体出入境和尸体处理的管理规定》等相关规定。

6 流程:无。

7 相关文件

    7.1 《医疗废物管理条例》

    7.2 《医疗卫生机构医疗废物管理办法》

    7.3 《尸体出入境和尸体处理的管理规定》

    7.4 《殡葬管理条例》

    7.5 《中华人民共和国传染病防治法》

8 使用表单

    《死胎(死婴)处置交接登记表》

批准人: 签署日期:

审核人: 发布日期:

附件

死胎(死婴)处置交接登记表

文件编号:BD – YG – × × ×　版本号:1.0

科室	主管医师	产妇或家属	是否知情告知	接收人员	交接日期	处置去向	备注

第二十节 医院织物清洗消毒监管制度

文件名称	医院织物清洗消毒监管制度	文件编号	YY - YG - ×××
制定部门	×××	版本号	1.0
生效日期	20×× - ×× - ××	页数/总页数	×/××
修订日期	20×× - ×× - ××	有效期至	20×× - ×× - ××

1 **目的:**规范医院被服管理,降低医务人员和患者的感染风险。

2 **范围:**全院各科室、洗衣房。

3 **定义**

3.1 **医用织物:**医院内可重复使用的纺织用品,包括患者使用的衣物、床单、被罩、枕套,工作人员使用的工作服、工作帽,手术衣、手术铺单,病床隔帘、窗帘,以及环境清洁使用的布巾、地巾等。

3.2 **感染性织物:**医院内被隔离的感染性疾病(包括传染病、多重耐药菌感染或定值)患者使用后,或被患者血液、分泌物(不包括汗液)和排泄物等污染,具有潜在生物污染风险的医用织物。

3.3 **脏污织物:**医院内除感染性织物以外的其他所有使用后的医用织物。

3.4 **清洁织物:**经洗涤消毒等处理后,外观洁净、干燥的医用织物。

3.5 **织物周转库房:**医院设置的、洁污分开、用于接受使用后医用织物和发放洗涤消毒后医用织物的场所。

4 **权责**

4.1 **感染控制科:**制定《医院织物清洗消毒监管制度》,监督制度执行,每年对洗涤公司进行监督。

4.2 **护理部:**协助科室执行制度,监督制度的执行。

4.3 **科室:**与洗衣房做好织物的交接工作,规范日常使用。

4.4 **洗衣房:**做好脏污织物的收集与清洁织物的发放工作。

5 **内容**

5.1 **工作人员被服管理**

5.1.1 工作人员上班时按《个人防护用品管理制度》相关规定穿工作服。

5.1.2 手术室、产房、新生儿室、重症监护室、介入诊疗科、急诊科、内镜室工作人员,按《个人防护用品检索表》要求穿相应专用工作服。

5.1.3 普通病房、医技科室工作人员工作服每周换洗一次,遇污染随时更换。

5.1.4 工作人员不得穿工作服进餐厅。

5.1.5 医务人员值班使用的布类物品(床单、被罩)每周更换一次,遇污染随时更换。

5.2 **患者被服及隔帘管理**

5.2.1 患者衣服、床单、被套、枕套每周更换一次,被血液污染时立即更换。禁止在病区走廊清点脏的被服、衣物。

5.2.2 病床隔帘每季度清洗消毒一次,窗帘每半年清洗消毒一次。病床隔帘与窗帘统一回收送洗涤公司处置,有换洗记录及签名。

5.3 仪器防尘罩管理:仪器防尘罩保持整洁,每月更换清洗一次,若遇污染,应立即更换清洗。

5.4 分类收集

5.4.1 每个病区处置间备有足够的布类收集袋,严禁用污染的床单等物来包裹污布类。

5.4.2 对脏污织物和感染性织物分类收集。收集时减少抖动。严禁收集人员在病区内对布类进行逐件清点与清理。

5.4.3 感染性织物应在患者床边密闭收集,收集袋为橘红色,标识"感染性织物",收集袋为专用水溶性包装袋。专用水溶性包装袋的装载量不得超过包装袋的 2/3,并在洗涤、消毒前持续保持密封状态。

5.4.4 脏污织物使用收集袋,采用不渗漏、便于清洗的可反复使用的材质制作。收集袋外应有醒目的标识,具体为"患者脏污织物、员工脏污织物"的标识。

5.4.5 盛装使用医用织物的包装袋扎带封口,包装箱(桶)加盖密闭。

5.4.6 盛装使用后医用织物的专用布袋和包装箱(桶)一用一清洗消毒;织物周转库房和病区暂存地使用的专用存放容器每周清洗一次,遇污染立即清洁消毒,用 500 mg/L 的含氯消毒剂擦拭消毒。使用后的一次性包装袋按医疗废物处置。

5.5 运送

5.5.1 使用后的医用织物和清洁织物用专用运输工具,不得交叉使用。标识明确,如"洁车""污车"。保持运送工具清洁、干燥。

5.5.2 运输工具每日使用前、后均进行清洗消毒,用 500 mg/L 的含氯消毒剂擦拭消毒。运送感染性织物后一用一清洗消毒,用 500 mg/L 的含氯消毒剂擦拭消毒。遇污染立即去污、清洁、消毒,用 500 mg/L 的含氯消毒剂擦拭消毒。

5.6 储存

5.6.1 使用后的医用织物和清洁织物分别存放于使用后医用织物接收区和清洁织物储存发放区的专用盛装容器、柜架内,标识明确;清洁织物存放要求距地面高度 ≥20 cm,距墙面 ≥5 cm,距天花板 ≥50 cm。

5.6.2 使用后的医用织物的暂存时间不得超过 48 小时,清洁织物如发现污渍、异味等问题应重新洗涤。

5.6.3 使用后的医用织物每次移交后,对接收区环境表面、地面进行清洁,用 500 mg/L 的含氯消毒剂擦拭消毒。织物周转库房每日用紫外线照射进行空气消毒,每日一次,每次至少30 分钟。

5.7 监管:为确保布类洗涤质量,降低感染风险,感染控制科每半年至少一次对洗涤公司进行现场作业及日常工作记录检查,内容包括如下。

5.7.1 医用织物的洗涤消毒。

5.7.2 洗衣机的清洗消毒流程。

5.7.3 烘干、熨烫、折叠、储存流程。

5.7.4 转运工具、工作间的清洁与消毒。

5.7.5 织物清洗消毒质量监测结果。

5.7.6 员工培训等。

6 流程:无。

7 相关文件

7.1 《医院医用织物洗涤消毒技术规范》

7.2 《个人防护用品管理制度》

8 使用表单

《隔帘、窗帘换洗记录单》

批准人：   签署日期：

审核人：   发布日期：

附件

隔帘、窗帘换洗记录单

文件编号:BD – YG – ×××　版本号:1.0

更换时间	更换房间或床号	更换人签名	备注
年　月　日			
年　月　日			

第二十一节 传染病报告管理制度

文件名称	传染病报告管理制度	文件编号	YY – YG – ×××
制定部门	×××	版本号	1.0
生效日期	20××–××–××	页数/总页数	×/××
修订日期	20××–××–××	有效期至	20××–××–××

1 **目的**:规范本院传染病疫情报告管理工作,提高报告的效率与质量,为疾病预防控制提供及时、准确的信息,保障医疗安全。

2 **范围**:员工、受训学员、患者、探访者。

3 **定义**:无。

4 **权责**

4.1 **临床科室**:严格执行《传染病报告管理制度》,发现传染病病例后按规定时限上报,并详细填写传染病报告卡。

4.2 **医务处**:组织院内会诊,将传染病聚集病例报告至上级卫生行政部门。

4.3 **感染控制科**:对制度进行培训、检查和完善,将传染病报告卡信息进行网络报告。

4.4 **传染病专干**:负责将传染病报告卡信息录入中国疾病预防控制信息系统。

5 **内容**

5.1 **疫情报告规定**

5.1.1 责任报告人:传染病报告执行首诊负责制,首诊医师在诊疗过程中发现法定传染病患者、疑似患者或规定报告的病原携带者以及重点监测传染病后,应按照要求通过内网填写《中华人民共和国传染病报告卡》及《传染病报告卡艾滋病性病附卡》。

5.1.2 报告病种:见附件。

5.1.3 报告时限。

5.1.3.1 甲类和按甲类管理的传染病患者、疑似患者或传染病聚集病例,发现后应30分钟内报告医务处和感染控制科,节假日报告总值班,医务处立即组织院内专家会诊。若会诊后仍不能排除,上报上级卫生行政部门和疾病预防控制中心。确诊后2小时内完成网络报告。

5.1.3.2 乙类、丙类传染病和其他重点监测传染病:发现艾滋病(HIV感染)、人感染H7N9禽流感、肺炭疽等患者或可疑患者后,需上级疾病预防控制中心出具确诊报告后24小时内通过院内网报告。其他乙类、丙类传染病和重点监测的传染病诊断后应24小时内通过院内网报告。

5.1.4 报告卡填写要求。

5.1.4.1 传染病报告实行一病一卡制,一个患者同时发生两种传染病时,应分别填写两张《中华人民共和国传染病报告卡》。

5.1.4.2 肺结核病例须填写《中华人民共和国传染病报告卡》及《三联转诊单》,性病须填写《传染病报告卡》及《性病附卡》,艾滋病(艾滋病毒感染者)须填《传染病报告卡》《性病附卡》《阳性结果告知书》和《个案随访表》。

5.1.4.3 《传染病报告卡》要求项目完整,信息准确,现住址详实,具体到小区(村)、门牌号。14 岁及 14 岁以下儿童必须填写家长姓名和联系电话。

5.1.4.4 有效证件号:原则上要求填写居民身份证号,若无法获取,也可填写护照、居民健康卡、社会保障卡、新农合医疗卡,无法获取的原因可在备注中说明;暂无身份证号的婴儿填写监护人的有效证件号。

5.1.4.5 幼托儿童、学生、教师、医务人员、工人、民工、干部职员必须填写发病时所在的工作单位名称,学生、幼托儿童填写所在学校(托幼机构)名称及班级。

5.1.5 重点传染病报告原则。

5.1.5.1 肺结核。

5.1.5.1.1 治疗失败病例、返回病例、未完成疗程病例、中断治疗后重新治疗的既往肺结核病例,不需要报告,可在门诊日志等登记册中记录为复诊病例。

5.1.5.1.2 对新发现的、经规范治疗治愈后再次复发的病例需要报告。

5.1.5.2 梅毒。

5.1.5.2.1 复发病例不需要报告。

5.1.5.2.2 年度内或跨年度的梅毒血清随访检测阳性病例不需要报告。

5.1.5.2.3 非梅毒螺旋体血清学试验阳性,而未做梅毒螺旋体血清学试验,按疑似病例填报。

5.1.5.3 丙肝。

5.1.5.3.1 既往已治愈再次感染的病例需要报告。

5.1.5.3.2 抗 – HCV 检测结果阳性,符合临床诊断但未开展 HCV RNA 检测的病例,填报"临床诊断病例"。

5.1.5.3.3 HCV RNA 检测结果阳性病例,填报"确诊病例",并进一步填报"急性"或"慢性"。

5.1.5.3.4 18 个月及以下的婴儿或幼儿,抗 – HCV 阳性并不一定代表 HCV 感染,应以 HCV RNA 阳性作为其 HCV 感染报告的依据;6 个月后复查 HCV RNA 仍为阳性者,可诊断为慢性丙型肝炎。

5.1.5.3.5 HCV RNA 检测结果阴性的病例,不论抗 – HCV 检测结果如何,均不需要报告;已按抗 – HCV 检测结果阳性报告的"临床诊断病例",应订正为其他疾病。

5.1.5.4 乙肝。

5.1.5.4.1 乙肝病原携带者,包括慢性 HBV 携带者和非活动性 HBsAg 携带者,不需要报告。

5.1.5.4.2 以往曾在本院或其他医院诊断并明确报告过的乙肝病例,不需要再次报告,应在门诊日志等登记册中记录为复诊病例。

5.2 疫情信息登记

5.2.1 严格执行《中华人民共和国传染病防治法》《传染病信息报告管理规范》的有关规定。

5.2.2 建立健全的相关登记:电子病历系统的门诊日志、入(出)院登记、检验检测登记和放射影像登记应按规定项目进行设置,并规范填写。

5.2.3 感染控制科建立传染病登记本,传染病登记本按市统一格式登记。

5.2.4 《传染病报告卡》和《传染病登记本》等相关资料由感染控制科保存,保存期限为 3 年。

5.3 传染病自查、汇总分析

5.3.1 感染控制科每日查阅门诊日志、入(出)院登记、检验科与传染病有关的阳性结果,发现传染病未报病例后,及时与临床科室沟通督促上报。

5.3.2　每月 1~5 日汇总上月传染病数据,每季度对本院传染病报告进行疫情分析。

5.4　传染病奖惩

5.4.1　责任报告人发生传染病漏报,每例扣责任人绩效工资 30 元,并行补报;责任报告人发生迟报或传染病报告卡信息填写不符合要求,每例扣责任人绩效工资 30 元,并行重报。

5.4.2　凡认真填报传染卡,按填报的卡数,每张卡奖励人民币 5 元。对在传染病管理工作中,工作积极认真的医务人员,给予通报表扬及一定的物质奖励。

6　流程:无。

7　相关文件

7.1　《中华人民共和国传染病防治法》

7.2　《中华人民共和国传染病防治法实施办法》

7.3　《突发公共卫生事件应急条例》

7.4　《传染病信息报告管理规范》

8　使用表单

《传染病报告病种与上报时限》

批准人:　　　　　　　　　　签署日期:

审核人:　　　　　　　　　　发布日期:

附件

传染病报告病种与上报时限

文件编号:BD－YG－×××　版本号:1.0

类型	病种	上报时限
甲类	鼠疫、霍乱	确诊后 2 小时内上报上级中国疾病预防控制中心
乙类	传染性非典型肺炎、肺炭疽、人感染高致病性禽流感	确诊后 2 小时内上报上级疾病预防控制中心
	艾滋病(艾滋病病毒感染者)、病毒性肝炎、脊髓灰质炎、麻疹、流行性出血热、狂犬病、流行性乙型脑炎、登革热、炭疽(皮肤炭疽、未分型)、细菌性和阿米巴性痢疾、肺结核、伤寒和副伤寒、流行性脑脊髓膜炎、百日咳、白喉、新生儿破伤风、猩红热、布鲁氏菌病、淋病、梅毒、钩端螺旋体病、血吸虫病、疟疾、人感染 H7N9 禽流感	确诊后 24 小时内上报上级疾病预防控制中心
丙类	流行性感冒(包括H1N1流感)、流行性腮腺炎、风疹、急性出血性结膜炎、麻风病、流行性和地方性斑疹伤寒、黑热病、包虫病、丝虫病,除霍乱、细菌性和阿米巴性痢疾、伤寒和副伤寒以外的感染性腹泻病、手足口病	确诊后 24 小时内上报上级疾病预防控制中心
其他重点监测或应急监测的传染病	尖锐湿疣、生殖器疱疹、生殖道沙眼衣原体感染、不明原因的肺炎	确诊后 24 小时内上报上级疾病预防控制中心

第二十二节 埃博拉出血热防控方案

文件名称	埃博拉出血热防控方案	文件编号	YY-YG-×××
制定部门	×××	版本号	1.0
生效日期	20××-××-××	页数/总页数	×/××
修订日期	20××-××-××	有效期至	20××-××-××

1 **目的**:规范医院收治埃博拉出血热患者的应急处置工作,减少对员工、患者及家属、医学学员等人员的健康造成威胁。

2 **范围**:全院科室及部门。

3 **定义**:埃博拉出血热是由埃博拉病毒引起的一种急性出血性传染病。

4 **权责**

  4.1 **医务处**:组织协调相关科室专家确认感染病例,负责向上级卫生行政部门报告疫情信息,协调确诊病例和疑似病例的转运。

  4.2 **感染控制科**:监督检查消毒隔离防控措施执行情况,负责协助流调人员现场信息的收集、汇总、分析和上报工作。

  4.3 **药学部、设备科**:统筹安排治疗药品、消毒药品及设备、隔离防护用品及设备。

  4.4 **检验科**:承担相关检测工作,分离出的埃博拉病毒毒种要及时送至疾病预防控制中心复核保存。

5 **内容**

  5.1 **病例诊断依据**

    5.1.1 流行病学史。

      5.1.1.1 来自疫区或21日内有疫区旅行史。

      5.1.1.2 21日内接触过来自或曾到过疫区的发热者。

      5.1.1.3 21日内接触过患者及其血液、分泌物、排泄物或尸体等。

      5.1.1.4 接触过被感染的动物。

    5.1.2 病例分类。

      5.1.2.1 留观病例:流行病学史中任何一项的发热(体温>37.3 ℃)患者。

      5.1.2.2 疑似病例:流行病学史中任何一项,且符合下列三种情形之一者。

        5.1.2.2.1 体温≥38.6 ℃,出现严重头痛、肌肉痛、呕吐、腹泻、腹痛。

        5.1.2.2.2 发热伴不明原因出血。

        5.1.2.2.3 不明原因猝死。

      5.1.2.3 确诊病例:留观或疑似病例经疾控中心实验室检测符合实验室诊断标准。

  5.2 **病例发现与报告**

    5.2.1 各科室应认真学习埃博拉出血热的诊断标准、医院感染预防与控制相关知识,发现符合埃博拉出血热留观、疑似或确诊病例时,应当及时报告相关信息。

    5.2.2 病例的分类和定义参照《关于印发埃博拉出血热相关病例诊断和处置路径的通知》(国卫发明电〔2014〕44号)。

5.2.3 留观病例、疑似病例和确诊病例应当在 2 小时内通过传染病报告信息管理系统进行网络直报。

5.3 防控要求

5.3.1 埃博拉出血热主要通过接触患者或感染动物的血液、分泌物和排泄物及其污染物等而感染。虽然尚未证实有通过性传播和空气传播的病例发生，但应当予以警惕，做好防护。

5.3.2 做好发热患者的预检分诊，严格执行首诊医师负责制。

5.3.3 在标准预防的基础上采取接触隔离及飞沫隔离措施。

5.3.4 埃博拉出血热患者隔离区域应当严格限制人员出入，医务人员相对固定。

5.3.5 按照《个人防护用品管理制度》做好人员防护，按照《医院环境物体表面清洁消毒制度》做好环境的清洁消毒工作。

5.3.6 埃博拉出血热留观病区和定点收治病区应当建立严格的探访制度，不设陪护。必须探访时，应当严格按照规定做好探访者的个人防护。

5.4 患者或疑似患者的管理

5.4.1 疑似或确诊患者实行单间隔离；对于疑似或确诊患者，安置于临时负压病房进行诊治。

5.4.2 患者诊疗与护理尽可能使用一次性用品，使用后均按照医疗废物处置；重复使用的诊疗器械、器具和物品应先采用 1000 mg/L 的含氯消毒剂浸泡 30 分钟后，再按照常规程序进行处理。

5.4.3 患者的分泌物、排泄物、小面积污染等建议使用含消毒成分的吸湿材料覆盖并吸收后按医疗废物处置，再进行相应环境与物品的清洁、消毒；若有较大范围污染，首选漂白粉覆盖，待液体吸收后清理，倒入污水处理系统。

5.4.4 听诊器、体温计、血压计等医疗器具应专人专用，每日消毒。如遇污染，随时消毒。

5.4.5 病房物体表面如床头柜、水龙头、门把手及各种台面等，用 500 mg/L 的含氯消毒剂擦拭消毒；地面每日使用 500 mg/L 的含氯消毒剂湿式清扫、消毒。如遇污染，随时消毒。

5.4.6 患者的活动应当严格限制在隔离病房内，若确实需要离开隔离病房或隔离区域时，应当采取相应措施，防止造成交叉感染。

5.4.7 患者出院、转院时应当按《医疗机构消毒技术规范》的要求进行严格的终末消毒。

5.4.8 患者所有的废弃物应当视为医疗废物，严格按照《医疗废物管理制度》的要求，双层封扎，标识清楚。相关医疗废物应当及时密闭转运，焚烧处理。

5.4.9 患者死亡后，应当减少尸体的搬运和转运。尸体应当立即消毒后用密封防渗漏物品双层包裹，及时火化。

5.5 医务人员防护

5.5.1 医务人员应当在标准预防的基础上，严格采取接触隔离及飞沫隔离的预防措施。

5.5.2 诊疗过程中，应当戴乳胶手套、医用防护口罩、面罩（护目镜），穿防护服、防水靴或密封的鞋和鞋套等个人防护用品，避免无防护接触患者的血液、分泌物、排泄物或受到其血液、排泄物污染的物品及环境；尽量减少针头及其他利器的使用，执行安全注射，正确处理利器，严格预防利器伤。

5.5.3 医务人员进出隔离病房时，应当遵循《医院隔离技术规范》的有关要求，严格按照相应的流程，正确穿、脱防护用品，重点注意做好眼睛、鼻腔、口腔黏膜的防护。穿、脱个人防护用品时，为减少和避免脱卸过程可能的污染，建议先戴口罩再戴帽子，确保在脱卸时最后摘除口罩;护目镜和防护面罩应在穿防护服前完成,脱卸时要先脱防护服再脱脸面部防护用品。使用后的一次性防护用品应严格按照医疗废物处置,可以复用的防护用品应严格遵循消毒与灭菌的流程。

5.5.4 医务人员应当严格遵循《手卫生管理制度》的要求,及时正确进行手卫生。

5.5.5 医务人员暴露于患者的血液、分泌物或排泄物时,应当立即用清水或肥皂水彻底清洗皮肤,再用0.5%碘伏消毒液擦拭消毒。黏膜暴露应用大量流动水冲洗。发生利器伤时,应当及时按照利器伤的处理流程进行处理。暴露后的医务人员按照密切接触者进行隔离医学观察。

5.5.6 采集标本时应当做好个人防护。标本转运应当置于符合规定的具有生物危险标签、标识、运输登记表、警告用语和提示用语的容器内,容器应置于具有防水、防破损、防渗漏、耐高温、耐高压的外包装中,主容器与外包装间填充足够的吸附材料。标本由专人、专车护送至卫生行政部门指定的专门实验室检验,护送过程中应当采取相应的防护措施。

5.5.7 应当对参与患者诊治的医务人员进行健康监测,一旦出现疑似症状或感染症状,立即进行隔离、诊治并报告。

5.5.8 对医疗机构内密切接触者立即进行隔离医学观察,隔离医学观察的期限为自最后一次暴露之日起21日。

6 流程:无。

7 相关文件

7.1 《医疗机构消毒技术规范》

7.2 《手卫生管理制度》

7.3 《医疗废物管理制度》

7.4 《关于印发埃博拉出血热相关病例诊断和处置路径的通知》(国卫发明电〔2014〕44号)

7.5 《埃博拉出血热防控方案》(第2版)

8 使用表单:无。

批准人: 签署日期:

审核人: 发布日期:

第二十三节 人感染 H7N9 禽流感防控方案

文件名称	人感染 H7N9 禽流感防控方案	文件编号	YY－YG－××
制定部门	×××	版本号	1.0
生效日期	20××－××－××	页数/总页数	×/××
修订日期	20××－××－××	有效期至	20××－××－××

1 **目的:** 早期发现人感染 H7N9 禽流感病例,规范病例发现、报告、流行病学调查、实验室检查、密切接触者管理等应急处置工作,防止感染的继发和蔓延,减少疫情对人民群众的健康威胁。

2 **范围:** 临床科室、员工、受训学员、患者及家属。

3 **定义:** 人感染 H7N9 禽流感是由甲型 H7N9 禽流感病毒引起的急性呼吸道传染病,其中重症肺炎病例常并发急性呼吸窘迫综合征(ARDS)、脓毒性休克、多器官功能障碍综合征(MODS)。

4 **权责**

4.1 **医务处:** 组织协调相关科室专家确认感染病例,负责向上级卫生行政部门报告疫情信息,协调确诊病例和疑似病例的转运。

4.2 **感染控制科:** 监督检查消毒隔离防控措施执行情况,负责协助流行病学调查人员现场信息的收集、汇总、分析和上报工作。

4.3 **药学部、设备科:** 统筹安排治疗药品、消毒药品及设备、隔离防护用品及设备等配备。

4.4 **检验科:** 承担相关检测工作,建立辅助检查诊断的快速通道。分离出的 H7N9 禽流感病毒要及时送至疾病预防控制中心复核、保存。

5 **内容**

5.1 **病例监测**

5.1.1 发热(腋下体温≥38 ℃)。

5.1.2 具有肺炎的影像学特征。

5.1.3 发病早期白细胞总数降低或正常,或者淋巴细胞分类计数减少。

5.1.4 不能从临床或实验室角度诊断为常见病原微生物所致的肺炎。

5.2 **病例诊断**

5.2.1 流行病学史:发病前 10 日内,有接触禽类及其分泌物、排泄物,或者到过活禽市场,或者与人感染 H7N9 禽流感病例有密切接触史。

5.2.2 诊断标准。

5.2.2.1 疑似病例:符合流行病学史和临床表现,尚无病原学检测结果。

5.2.2.2 确诊病例:有临床表现,病原学检测阳性。

5.3 **疫情信息报告**

5.3.1 临床科室发现人感染 H7N9 禽流感疑似病例立即医务处和感染控制科报告,节假日报告医院总值班。

5.3.2 报告基本内容:按照上级行政卫生部门要求报告。

5.3.3 确诊后 24 小时网络报告区疾病预防控制中心。

5.4 院内感染控制

5.4.1 发热门诊。

5.4.1.1 门诊大厅设立预检分诊处,可疑患者分诊至发热门诊。

5.4.1.2 医务人员在诊疗工作中遵循标准预防原则,接诊所有患者时均应当戴外科口罩,穿防护服,严格执行手卫生等措施。接触疑似患者或确诊患者时应当戴医用防护口罩。

5.4.1.3 医务人员掌握人感染 H7N9 禽流感感染的流行病学特点与临床特征,对疑似或确诊患者立即采取隔离措施(就地隔离)并及时报告。患者转出后按《医疗机构消毒技术规范》进行终末处理。

5.4.1.4 医务人员进入或离开发热门诊时,正确穿、脱防护用品。

5.4.1.5 陪伴者及病情允许的患者应戴外科口罩。

5.4.2 急诊。

5.4.2.1 根据预检分诊制度,将疑似患者分诊至发热门诊隔离和救治。

5.4.2.2 医务人员应当严格遵照标准预防的原则进行个人防护。

5.4.2.3 诊疗区域应保持良好的通风并定时清洁消毒。

5.4.3 病房。

5.4.3.1 对于在本院住院的疑似或确诊的重症且不具备转诊条件的患者,可进行隔离留观(发热门诊观察床位)或在病区设置应急隔离病房,用于患者的隔离与救治,并备有充足的应对急性呼吸道传染病的消毒用品和防护用品。

5.4.3.2 疑似或确诊患者专人诊疗与护理,限制无关医务人员的出入,原则上不探访。根据省卫生健康委员会要求及时转至定点医院。患者转出后按《医疗机构消毒技术规范》进行终末处理。

5.4.3.3 根据人感染 H7N9 禽流感的传播途径,在实施标准预防的基础上,采取飞沫隔离和接触隔离等措施。

5.4.4 医务人员防护。

5.4.4.1 每次接触患者前后应当严格遵循《医务人员手卫生规范》的要求,及时正确进行手卫生。

5.4.4.2 接触患者的血液、分泌物、排泄物、呕吐物及污染物品时应戴清洁手套,脱手套后洗手。

5.4.4.3 可能受到患者血液、分泌物等喷溅时,应戴外科口罩或医用防护口罩、护目镜,穿隔离衣。

5.4.4.4 对疑似或确诊患者进行气管插管操作时,应戴医用防护口罩、护目镜,穿隔离衣。

5.4.4.5 外科口罩、医用防护口罩、护目镜、隔离衣等防护用品被患者血液、分泌物等污染时,应当及时更换。

5.4.4.6 正确穿戴和脱卸防护用品,脱去手套或隔离服后立即洗手或手消毒。

5.4.4.7 处理所有利器时应当防止被刺伤。

5.4.4.8 每位患者使用后的医疗器械、器具应当按照《医疗机构消毒技术规范》的要求进行清洁与消毒。

5.4.5 消毒与灭菌。

5.4.5.1 隔离区或隔离病房的医疗、生活用品必须单独使用。

5.4.5.2 隔离患者使用的可重复使用的医疗器械或防护用品应在标签上注明特殊感染,交消毒供应室处置。

5.4.5.3 废弃的医疗、生活垃圾须装入双层黄色垃圾袋(医疗废物专用),统一按医疗废物转运和处理。

5.4.5.4 隔离病房设有空气消毒净化机或紫外线灯,每日进行消毒,也可采用3%过氧化氢喷雾消毒60分钟。

5.4.5.5 治疗台、床头柜、地面等物体表面,每日用500 mg/L的含量消毒剂溶液擦拭2~3次。

5.4.5.6 对隔离患者治疗结束后,须对病房进行终末消毒。

5.4.6 患者管理。

5.4.6.1 对疑似或确诊患者及时进行隔离。

5.4.6.2 病情允许时,为患者佩戴外科口罩。指导患者咳嗽或打喷嚏时用卫生纸遮掩口鼻,在接触呼吸道分泌物后应当使用清洁剂洗手或使用手消毒剂消毒双手。

5.4.6.3 患者出院、转院后按《医疗机构消毒技术规范》的要求进行终末消毒。

5.4.6.4 若患者死亡,应当及时对尸体进行处理。处理方法:用双层布单包裹尸体,装入双层尸体袋中,由专用车辆直接送至指定地点火化。

6 流程:无。

7 相关文件

7.1 《人感染H7N9禽流感诊疗方案》

7.2 《人感染H7N9禽流感医院感染预防与控制技术指南》

8 使用表单:无。

批准人: 　　　　　　签署日期:

审核人: 　　　　　　发布日期:

第二十四节 寨卡病毒病防控方案

文件名称	寨卡病毒病防控方案	文件编号	YY－YG－××
制定部门	×××	版本号	1.0
生效日期	20××－××－××	页数/总页数	×/××
修订日期	20××－××－××	有效期至	20××－××－××

1 **目的**:加强寨卡病毒医院感染预防与控制工作,减少医院感染风险。

2 **范围**:临床科室、员工、受训学员、患者及家属。

3 **定义**:寨卡病毒病是由寨卡病毒引起并通过蚊媒传播的一种自限性急性疾病。

4 **权责**

4.1 **医务处**:组织协调相关科室专家确认感染病例,负责向上级卫生行政部门报告疫情信息,协调确诊病例和疑似病例的转运。

4.2 **感染控制科**:监督检查消毒隔离防控措施执行情况,负责协助流行病学调查人员现场信息的收集、汇总、分析和上报工作。督促相关人员按应急预案开展工作,落实各项处置措施。

4.3 **药学部、设备科**:统筹安排治疗药品、消毒药品及设备、隔离防护用品及设备等配备。

4.4 **检验科**:承担相关检测工作,分离出的寨卡病毒毒种要及时送至疾病预防控制中心复核、保存。

5 **内容**

5.1 **病例监测与发现**:发现发热、皮疹、结膜炎及肌肉关节痛的患者,应注意了解患者的流行病学史(流行地区旅行史),考虑本疾病的可能,并及时采样送检。此外,对于新生儿出现小头畸形的产妇,如有可疑流行病学史,也应考虑寨卡病毒感染的可能。

5.2 **病例诊断**

5.2.1 **疑似病例**:符合流行病学史且有相应的临床表现。

5.2.1.1 流行病学史:发病前 14 日内在有寨卡病毒感染病例报告或流行地区旅行或居住,或接触过疑似、临床诊断或确诊的寨卡病毒病患者。

5.2.1.2 临床表现:难以用其他原因解释的发热、皮疹、关节痛或结膜炎等。

5.2.2 **临床诊断病例**:疑似病例且寨卡病毒 IgM 抗体检测阳性,同时排除登革热、流行性乙型脑炎等常见的黄病毒感染。

5.2.3 **确诊病例**:疑似病例或临床诊断病例经实验室检测符合下列情形之一者。

5.2.3.1 寨卡病毒核酸检测阳性。

5.2.3.2 分离出寨卡病毒。

5.2.3.3 恢复期血清寨卡病毒中和抗体转阳或滴度较急性期呈 4 倍以上升高,同时排除登革热、流行性乙型脑炎等其他常见的黄病毒感染。

5.3 **疫情信息报告**

5.3.1 临床科室发现寨卡病毒病疑似病例、临床诊断病例或确诊病例时,30 分钟内向医务处和感染控制科报告,节假日报告医院总值班。

5.3.2 医务处 2 小时内向上级卫生行政部门报告,感染控制科向上级疾病预防控制中心报告。

5.3.3 协助上级卫生行政部门进行调查和处置。

5.4 **病例管理**:对急性期病例必须采取防蚊隔离措施,防蚊隔离期限从发病日起不少于7日,且应持续到发热症状消退。重症病例应住院治疗。医疗卫生人员在开展诊疗及流行病学调查时,应采取标准防护。在做好病例管理和一般院内感染控制措施的基础上,应落实防蚊、灭蚊措施,防止院内传播。

5.5 **培训和实验室能力建设**

5.5.1 开展医务人员诊疗知识培训,提高疾病诊断与识别能力。应在每年流行季节前,结合登革热、基孔肯雅热的防控工作开展医务人员寨卡病毒病相关知识的强化培训,增强对寨卡病毒病的认识,及时发现和报告疑似寨卡病毒感染病例。

5.5.2 建立和逐步推广寨卡病毒的实验室检测技术。

5.6 **预防**

5.6.1 目前尚无疫苗进行预防,最佳预防方式是防止蚊虫叮咬。建议准备妊娠及妊娠期女性谨慎前往寨卡病毒流行地区。

5.6.2 患者及无症状感染者应当实施有效的防蚊隔离措施10日以上,4周内避免献血。

6 **流程**:无。

7 **相关文件**

7.1 《寨卡病毒病诊疗方案》

7.2 《寨卡病毒病防控方案》

8 **使用表单**:无。

批准人: 签署日期:

审核人: 发布日期:

第二十五节 中东呼吸综合征防控方案

文件名称	中东呼吸综合征防控方案	文件编号	YY – YG – ×× ×
制定部门	×× ×	版本号	1.0
生效日期	20× × – × × – × ×	页数/总页数	×/× ×
修订日期	20× × – × × – × ×	有效期至	20× × – × × – × ×

1 **目的**:规范医院收治中东呼吸综合征患者的应急处置工作,减少对员工、患者及家属、医学学员等人员的健康造成威胁。

2 **范围**:全院科室及部门。

3 **定义**:中东呼吸综合征(MERS)是由一种新型冠状病毒(MERS – CoV)引起的病毒性呼吸道疾病,该病毒于 2012 年在沙特阿拉伯首次被发现。冠状病毒是一组能够导致人类和动物发病的病毒,常能够引起人类发生从普通感冒到严重急性呼吸综合征(SARS)等多种疾病。

4 **权责**

  4.1 **医务处**:组织协调相关科室专家确认感染病例,负责向上级卫生行政部门报告疫情信息,协调确诊病例和疑似病例的转运。

  4.2 **感染控制科**:监督检查消毒隔离防控措施执行情况,负责协助流行病学调查人员现场信息的收集、汇总、分析和上报工作。

  4.3 **药学部、设备科**:统筹安排治疗药品、消毒药品及设备、隔离防护用品及设备。

  4.4 **检验科**:承担相关检测工作,分离出冠状病毒要及时送至疾病预防控制中心复核、保存。

5 **内容**

  5.1 **发热门诊**

    5.1.1 发现疑似病例,应就地隔离,及时上报当地卫生行政部门。

    5.1.2 应当配备数量充足、符合要求的消毒用品和防护用品。

    5.1.3 医务人员在诊疗工作中应当遵循标准预防和额外预防相结合的原则。严格执行手卫生、消毒、隔离及个人防护等措施。

    5.1.4 如果发现疑似、临床诊断或确诊 MERS 病例,在转出前应按照"收治疑似、临床诊断或确诊中东呼吸综合征患者的病区(房)"中的防护要求进行个人防护。

    5.1.5 疑似、临床诊断或确诊中东呼吸综合征患者在转运过程中应戴外科口罩并采取相应的隔离防护措施,避免疾病的传播。

  5.2 **收治疑似、临床诊断或确诊中东呼吸综合征患者的病区(房)**

    5.2.1 患者安置原则:隔离病房应通风良好,有条件的医疗机构应将患者安置到负压隔离病房。疑似病例及临床诊断病例应当进行单间隔离,经实验室确诊的感染患者可以多人安置于同一房间。

    5.2.2 医务人员在诊疗工作中应当遵循标准预防和额外预防(飞沫预防 + 接触预防)相结合的原则。严格执行手卫生、消毒、隔离及个人防护等措施。

    5.2.3 在诊疗患者时应当戴外科口罩,如有血液、分泌物、呕吐物暴露风险时,或进行可能产生气溶胶的诊疗操作时,应当戴医用防护口罩。戴口罩前和摘口罩后应当进行洗手或手消毒。

5.2.4 听诊器、温度计、血压计等医疗器具和物品实行专人专用。重复使用的医疗器具参照"关于突发原因不明的传染病病原微生物污染的诊疗器械、器具和物品的处理流程"进行处置。

5.2.5 患者的活动范围原则上限制在隔离病房内。若确需离开隔离病房或隔离区域,应当采取相应措施,防止造成病原微生物的传播。

5.2.6 落定探访制度,不设陪护。若必须探访时,指导探访者做好防护。

5.2.7 患者体温基本正常,临床症状好转时,病原学检测间隔2~4日,连续两次阴性,可根据相应规定解除隔离措施。

5.2.8 患者出院、转院后,对病房进行终末消毒。

5.2.9 医疗废物的处置遵循《医疗废物管理条例》的要求,双层封装后处置。

5.3 医务人员的防护

5.3.1 每次接触患者前后应当正确进行手卫生。

5.3.2 进入隔离病房的医务人员应戴医用外科口罩、清洁手套,穿防护服(隔离衣),脱手套及防护用品后应洗手或手消毒。

5.3.3 医务人员进行可能受到患者血液、分泌物等喷溅的操作时,应当戴医用防护口罩、无菌手套、护目镜或防护面罩,穿防渗防护服。

5.3.4 对疑似、临床诊断或确诊患者进行气管插管等可能产生气溶胶的有创操作时,应当戴医用防护口罩、医用乳胶手套、防护面罩,穿防渗防护服。

5.3.5 外科口罩、医用防护口罩、护目镜或防护面罩、防护服等个人防护用品被血液、分泌物等污染时,应当及时更换。

5.3.6 医务人员在诊疗操作结束后,应及时离开隔离区,并及时更换个人防护用品。

5.3.7 正确穿戴和脱卸防护用品,脱去手套或隔离衣后立即洗手或手消毒。

5.4 对患者的管理

5.4.1 应当对疑似、临床诊断或确诊患者及时进行隔离,并按照指定路线由专人引导进入病区。

5.4.2 患者转运和接触非感染者时,如病情允许,应当戴外科口罩。对患者进行咳嗽礼仪和手卫生的宣传教育。

6 流程:无。

7 相关文件

7.1 《中东呼吸综合征诊疗方案》

7.2 《中东呼吸综合征医院感染预防与控制技术指南》

7.3 《中东呼吸综合征疫情防控方案》

8 使用表单:无。

批准人:　　　　　　　　　　　　签署日期:

审核人:　　　　　　　　　　　　发布日期:

第二十六节 收治大量呼吸道传染性疾病应急预案

文件名称	收治大量呼吸道传染性疾病应急预案	文件编号	YY - YG - ×××
制定部门	×××	版本号	1.0
生效日期	20××-××-××	页数/总页数	×/××
修订日期	20××-××-××	有效期至	20××-××-××

1 目的

1.1 及时、高效、科学、规范地处置收治大量呼吸道传染病患者的短期管理问题,防止经空气传播的感染性疾病在医院内传播和暴发,保障患者和医务人员的健康。

1.2 一旦接上级卫生行政部门通知需接诊大量经呼吸道传染病患者,即刻启动本预案。

2 范围:临床科室员工、受训学员、患者及家属。

3 定义:无。

4 权责

4.1 **医务人员:**服从调度,接受培训,治病救人,自我防护。

4.2 **各专业小组:**根据分工尽职尽责,保持信息畅通。

4.3 医院应急领导小组:负责统一领导和指挥、协调收治大量呼吸道传染性疾病患者的应急处理工作。

5 内容

5.1 **应急领导组构成及各小组职责**

5.1.1 领导小组组长由院长担任,副组长由主管院长担任,成员包括医务处、护理部、感染控制科、预防保健科、宣传策划部、总务科、设备科、药学部、检验科、影像科以及相关临床科室(如呼吸科、儿科)的负责人。领导小组下设综合协调组、医疗救治组、疫情控制组、后勤保障组、宣传教育组。

5.1.2 综合协调组。

5.1.2.1 组长:主管院长。

5.1.2.2 成员:医务处相关人员。

5.1.2.3 职责:负责组织协调各项防治措施的落实,提出工作建议和方案,承担领导小组日常办公任务。

5.1.3 医疗救治组。

5.1.3.1 组长:医务处主任。

5.1.3.2 成员:医院救治专家组成员。

5.1.3.3 职责:按照省卫生健康委员会临床工作相关方案,负责协调临床专家开展临床救治工作。

5.1.4 疫情控制组。

5.1.4.1 组长:感染控制科主任。

5.1.4.2 成员:感染控制科相关人员。

5.1.4.3 职责:负责落实防控技术方案,协调有关部门对疫情的处置工作,疫情信息的收集、统计、上报工作。

5.1.5 后勤保障组。

　5.1.5.1 组长:总务科科长。

　5.1.5.2 成员:药学部、设备科、总务科相关人员。

　5.1.5.3 职责:负责疫情防治工作的物资保障及后勤服务工作。

5.1.6 宣传教育组。

　5.1.6.1 组长:预防保健科主任。

　5.1.6.2 成员:宣传策划部、预防保健科相关人员。

　5.1.6.3 职责:负责对外宣传报道、舆论引导、媒体接待等工作。

5.2 疫情发现

5.2.1 预检分诊:设立体温检测点,体温超过 38.5 ℃并结合传染病流行病学的特点,引导至发热门诊预检分诊。

5.2.2 医学观察:接诊医师发现疑似患者立即收入隔离观察室,并报告医务处,组织专家会诊,根据情况可请疾病预防控制中心专家来院会诊。

5.3 人员培训

5.3.1 全体医务人员按照《中华人民共和国传染病防治法》、卫生健康委员会印发的各种呼吸道传染病预防和控制指南和诊疗方案等最新相关知识,组织业务学习和考核,由医务处、感染控制科负责全体医务人员的培训。

5.3.2 医疗救治组成员及或其他成员参加上级关于 SARS 等呼吸道传染病诊治方案、消毒隔离、防护等专题业务的培训。

5.3.3 组织医疗小组成员进行相关抢救技能(如呼吸机的使用等)的培训。

5.3.4 一旦发生疫情,立即请省、市传染病医院等有关专家对本院相关医务人员进行业务指导。

5.4 病例转运方案

5.4.1 使用范围:传染病定点医院转运条件不具备时;接上级要求,有重大传染病疫情出现,确定本院为传染病定点收治医院时。

5.4.2 转运要求。

　5.4.2.1 转运救护车辆车载医疗设备专车专用,驾驶室与车厢密封隔离,车内设专门的污染物品放置区域,配备防护用品、消毒液、快速手消毒剂。

　5.4.2.2 医务人员、司机按二级防护要求,穿工作服、隔离衣,戴手套、帽子、医用防护口罩。

　5.4.2.3 医务人员、司机接触呼吸道疑似病例或确诊病例后,要及时更换防护物品。

　5.4.2.4 医务人员和司机的防护用品,车辆、医疗用品及设备消毒,污染物品处理等按照《医疗机构消毒技术规范》及相关规定执行。

　5.4.2.5 转运呼吸道传染病疑似病例或确诊病例后,救护车辆及车内设备必须消毒后再转运下一例患者。

　5.4.2.6 医务人员、司机下班前应进行手卫生,淋浴更衣。

6 流程:无。

7 相关文件

7.1 《医疗结构消毒技术规范》

7.2 《经空气传播疾病医院感染预防与控制规范》

8 使用表单:无。

　　　　　　　批准人:　　　　　　　　　　　　签署日期:

　　　　　　　审核人:　　　　　　　　　　　　发布日期:

第二十七节　负压病房医院感染管理规范

文件名称	负压病房医院感染管理规范	文件编号	YY - YG - ×××
制定部门	×××	版本号	1.0
生效日期	20×× - ×× - ××	页数/总页数	×/××
修订日期	20×× - ×× - ××	有效期至	20×× - ×× - ××

1　**目的**:规范负压病房的管理,为员工、患者提供清洁安全的环境,降低医院感染风险。

2　**范围**:医院负压病房。

3　**定义**

　3.1　**负压病房**:通过特殊通风装置,使病房的空气由清洁区向污染区流动,使病房的压力低于室外压力。负压病房排出的空气需经处理,确保对环境无害。病室与外界压差宜为 - 30 Pa,缓冲间与外界压差宜为 - 15 Pa。

　3.2　**经空气传播的疾病**:由悬浮于空气中、能在空气中远距离传播(> 1 m)、并长时间保持感染性的飞沫核传播的一类疾病。包括专性经空气传播的疾病(如开放性肺结核)和优先经空气传播的疾病(如麻疹和水痘)。

　3.3　**产生气溶胶的操作**:能产生气溶胶的操作,如气管插管及相关操作、心肺复苏、支气管镜检、吸痰、咽拭子采样以及采用高速设备(如钻、锯、离心等)的操作等。

　3.4　**呼吸道卫生**:呼吸道感染患者佩戴医用外科口罩,在咳嗽或打喷嚏时用纸巾盖住口鼻,接触呼吸道分泌物后进行手卫生,并与其他人保持 1 m 以上距离的一组措施。

4　**权责**

　4.1　**感染控制科**:负责本制度的制定、修订并监督执行。

　4.2　**临床科室**:负责负压病房的日常管理。

　4.3　**设备科**:负责负压病房通风及过滤装置的维护。

5　**内容**

　5.1　**负压病房的建筑要求**

　　5.1.1　负压病房面积(不含卫生间),若为单人间面积不小于 9 m²,多人间每床面积不小于 7.5 m²,床间距不小于 1.1 m。

　　5.1.2　负压病房设置独立卫生间。

　　5.1.3　负压病房宜为单人间,不同病种患者不得同处一室。

　　5.1.4　非传染病病区的负压病房应独立设置,在建筑的一端,自成一区。

　　5.1.5　负压病房排风口与周围公共建筑的距离大于 20 m。

　　5.1.6　负压病房设置缓冲间,缓冲间面积大于 3 m²。

　　5.1.7　负压病房和缓冲间之间的门使用平开门或上悬吊式推拉门,缓冲间和走廊之间的门使用平开门。均不得使用木质门,且不可同时开启。

　　5.1.8　负压病房气流组织应满足定向流和气流总方向与微粒沉降方向一致的要求,并满足保护医务人员的要求。

　　5.1.9　负压病房压力控制,卫生间负压最大,依次为负压病房、缓冲间、内走廊。有压差要求的相邻场所,应在门口目测高度,安装微压差计,每日记录。

5.1.10　负压病房的换气次数每小时大于 8 次,新风量每小时不低于 40 m^3。

5.2　负压病房使用及管理

5.2.1　按照《医疗机构传染病预检分诊管理办法》的要求,遵循"早发现、早报告、早隔离、早治疗"的原则。

5.2.2　疑似或确诊呼吸道传染病患者和不明原因肺炎的患者及时转运至有条件收治的定点医疗机构救治。

5.2.3　对不能及时转运至定点医疗机构的患者,发放医用外科口罩,指导其正确使用,由医务人员引导至负压病房安置。

5.2.4　转运时,工作人员做好经空气传播疾病的个人防护,转运中避免进行产生气溶胶的操作。转运车辆,保持通风良好。转运完成后,对车辆进行终末消毒,消毒湿巾擦拭物体表面,空气用过氧化氢喷雾消毒。

5.2.5　不得对安置在负压病房的患者进行探访。

5.2.6　患者在病情容许时可戴医用外科口罩在负压病房内活动。

5.2.7　负压病房内空气净化采用机械排风和高效过滤装置。室内空气消毒使用空气消毒器,每日两次,每次至少 2 小时。

5.2.8　负压病房的地面及物体表面消毒按照《医院环境物体表面清洁消毒制度》中"高度风险区域"的要求执行。

5.2.9　负压病房工作的医务人员个人防护用品使用按照《个人防护用品管理制度》中"高度呼吸道传染源"的要求执行。

5.2.10　患者转出、出院或死亡后,按照《医院环境物体表面清洁消毒制度》中"终末消毒"的要求执行。

5.2.11　患者死亡后,使用防渗漏的尸体袋双层装放,并尽快火化。

5.2.12　医疗废物处理按照《医疗废物管理制度》中"隔离传染病"的相关要求执行。

6　流程:无。

7　相关文件

7.1　《医疗机构消毒技术规范》

7.2　《经空气传播疾病医院感染预防与控制规范》

7.3　《医疗机构传染病预检分诊管理办法》

7.4　《医用空气净化管理规范》

7.5　《医院环境物体表面清洁消毒制度》

7.6　《医疗废物管理制度》

8　使用表单:无。

批准人:　　　　　　　　　　　　签署日期:

审核人:　　　　　　　　　　　　发布日期:

第二十八节 食源性疾病监测实施方案

文件名称	食源性疾病监测实施方案	文件编号	YY‑YG‑×× ×
制定部门	×× ×	版本号	1.0
生效日期	20× ×‑× ×‑× ×	页数/总页数	×/× ×
修订日期	20× ×‑× ×‑× ×	有效期至	20× ×‑× ×‑× ×

1 **目的**:全面提高本院医务人员对食源性疾病的识别、处置能力和报告意识,使食源性异常病例能够早发现、早诊治,避免健康危害,保护公众健康。

2 **范围**:医院员工、监测科室、患者。

3 **定义**

  3.1 **食源性疾病病例**:主诉由食品或怀疑由食品引起的感染性或中毒性的就诊病例。

  3.2 **食源性异常病例**:由食品或怀疑由食品引起的,根据临床表现、实验室检查和辅助检查等无法做出明确诊断的就诊病例(如三聚氰胺奶粉事件中的婴幼儿肾结石病例)。

  3.3 **食源性疾病暴发事件**:短时间内发现2名或2名以上食用同一食物或在同一就餐(送餐)场所共同就餐后出现症状相似的病例或原因不明的异常病例,发现1名或1名以上严重危害人体健康甚至死亡的食源性中毒病例。

4 **权责**

  4.1 **食源性疾病监测与报告领导小组**:负责本院食源性疾病病例监测和疑似食源性疾病暴发事件监测报告工作的统一指挥和现场协调,组织并对实施过程进行检查、督导。

  4.2 **食源性疾病会诊专家组**:根据临床表现、实验室检查和辅助检查等对疑难、危重及重点食源性病例进行诊断及治疗,并形成相关事件调查报告。

  4.3 **医务处**:组织医院内食源性疾病会诊,将疑似食源性疾病暴发事件报告辖区卫生行政主管部门。

  4.4 **感染控制科**:负责食源性疾病监测知识培训,收集《食源性疾病病例监测信息表》和《食源性异常病例报告卡》,登录"食源性疾病监测报告系统"录入信息。

5 **内容**

  5.1 **食源性病例监测**

    5.1.1 监测科室:消化内科、急诊科、儿科、感染性疾病门诊。

    5.1.2 监测对象:对由食品或疑似由食品引起的生物性、化学性、有毒动植物性的感染或中毒性病例以及异常病例进行监测。重点(优先)监测对象包括如下。

      5.1.2.1 感染性病例:有可疑食物暴露史的感染性腹泻患者,临床表现为腹泻,可伴有腹痛、发热、恶心、呕吐等症状的病例。

      5.1.2.2 经实验室检查确认的李斯特菌感染病例和阪崎肠杆菌感染病例。

      5.1.2.3 中毒性病例:有可疑食物暴露史,并具有生物性、化学性或有毒动植物性等因素引起的相关中毒症状病例,如农药中毒、亚硝酸盐中毒、毒蘑菇中毒、菜豆中毒、肉毒毒素中毒、米酵菌酸中毒、河豚毒素中毒等。

      5.1.2.4 异常病例:有可疑食物暴露史,无法做出明确诊断的病例,如三聚氰胺奶粉事件中的婴幼儿结石病例。

5.1.3 监测内容。

    5.1.3.1 食源性疾病病例监测:临床医师负责对符合食源性疾病病例定义的患者进行信息采集,内容包括病例基本信息、临床症状与体征、饮食暴露史、临床检查结果、临床诊断等个案信息,并填写《食源性疾病病例监测信息表》。

    5.1.3.2 食源性异常病例监测:临床医师发现符合定义的疑似食源性异常病例后,填写《食源性异常病例报告卡》,并附上该患者全部病历的复印件。

5.2 病例报告要求

5.2.1 首诊医师为食源性疾病病例及疑似食源性疾病暴发事件的责任报告人,诊断食源性疾病后应填写报告卡并报至感染控制科。责任报告人不得瞒报、迟报、谎报或授权他人瞒报、迟报、谎报。

5.2.2 首诊医师必须规范填写门诊日志或病案首页中的基本信息,包括患者基本信息、主要诊断等,14 岁以下儿童须填写监护人姓名及联系方式。诊断食源性疾病或疑似食源性疾病时,应当询问食物的暴露信息并详细登记。

5.2.3 责任报告人通过院内网填报食源性疾病信息,要求项目齐全,填写患者基本信息、主要症状与体征、初步诊断、暴露信息等,不得有缺项、漏项。

5.2.4 报告时限:监测中发现食源性疾病病例应在 1 个工作日内填报食源性疾病信息报告卡。发现疑似食源性疾病暴发事件应立即报告医务处、感染控制科,医务处应 2 小时内向辖区卫生行政主管部门报告。

5.2.5 报告信息录入:感染控制科专管人员 48 小时内将食源性疾病信息录入"食源性疾病监测报告系统"中。

5.3 病例报告流程

5.3.1 食源性疾病病例监测报告流程。

    5.3.1.1 符合监测的对象在本院就诊,首诊医师发现符合本方案定义的食源性疾病病例。

    5.3.1.2 首诊医师负责采集信息,内容包括症状与体征记录、饮食暴露史、临床检查结果、临床诊断等个案信息,填写《食源性疾病病例监测信息表》。

    5.3.1.3 首诊医师将填好的《食源性疾病病例监测信息表》在 1 个工作日内报感染控制科,要求报告卡内容完整准确,临床症状、体征、实验室检查和辅助检查结果的记录详细、完整。

    5.3.1.4 感染控制科网报人员登录"食源性疾病监测报告系统"报送监测信息。

5.3.2 食源性异常病例监测报告流程。

    5.3.2.1 符合监测的对象在本院就诊,首诊医师发现符合本方案定义的可能与食品相关的异常病例。

    5.3.2.2 接诊科室通知医务处组织医院内部会诊,确认是否为食源性异常病例或异常健康事件。会诊确认异常病例后,填写《食源性异常病例报告卡》。

    5.3.2.3 首诊医师将《食源性异常病例报告卡》和病历复印件(含全部实验室检查和辅助检查)在 1 个工作日内交感染控制科。

    5.3.2.4 感染控制科网报人员登录"食源性疾病监测报告系统"报送监测信息。

5.3.3 疑似食源性暴发事件报告流程。

    5.3.3.1 临床医师在接诊过程中发现符合本方案定义的疑似食源性疾病暴发事件。

5.3.3.2 在积极救治的同时,临床科室应立即报告医务处,医务处确认后报告"食源性疾病监测与报告工作"领导小组,经领导小组指示,2小时内向辖区卫生行政主管部门报告本次事件的患者人数及事件的严重程度。

5.3.3.3 临床医师收集所有病例的基本信息、症状与体征、饮食暴露史、临床检查结果、临床诊断等个案信息,填写《食源性疾病病例监测信息表》报感染控制科,感染控制科网报人员登录"食源性疾病监测报告系统"报送监测信息。

5.3.3.4 临床科室配合疾病预防控制中心进行流行病学调查。

5.4 报告奖惩

5.4.1 凡认真填写食源性疾病病例信息表的医务人员,每填写一张报告卡,奖励报告人20元。

5.4.2 对疑似或确诊食源性疾病不按要求上报、瞒报、缓报、谎报者,一经查实,漏报一例处罚200元,并进行补报。情节严重者按《中华人民共和国食品安全法》规定追究法律责任。

6 流程:无。

7 相关文件

《2018年国家食品安全风险监测计划》

8 使用表单

《食源性疾病列表》

批准人:　　　　　　　　　　　　　　签署日期:

审核人:　　　　　　　　　　　　　　发布日期:

附件

食源性疾病列表

文件编号:BD－YG－×××　　版本号:1.0

类型	食源性疾病	备注
细菌性感染疾病	霍乱	
	阿米巴痢疾	
	伤寒和副伤寒	
	布鲁氏菌病	
	非伤寒沙门氏菌病	
	致泻大肠埃希氏菌病	包括产毒素性大肠埃希菌（ETEC）、侵袭性大肠埃希菌（EIEC）、致病性大肠埃希菌（EPEC）、出血性大肠埃希菌（EHEC）、聚集性大肠埃希菌（EAggEC）等致泻大肠埃希菌
	志贺氏菌病	
	肉毒梭菌病	
	葡萄球菌肠毒素中毒	
	副溶血性弧菌病	
	椰毒假单胞菌酵米面亚种病	
	蜡样芽孢杆菌病	
	空肠弯曲菌病	
	单增李斯特菌病	
	阪崎肠杆菌病	
病毒性感染疾病	病毒性肝炎（甲肝、戊肝）	
	诺如病毒病	
寄生虫性感染疾病	棘球蚴病	
	管线原虫病	
	旋毛虫病	
有毒动植物所致疾病	毒蘑菇中毒	
	菜豆中毒	
	桐油中毒	
	龙葵素中毒	
	河豚毒素中毒	
	麻痹性贝类毒素中毒	
	其他	注明具体名称

续表

类型	食源性疾病	备注
化学性 中毒	有机磷农药中毒	
	氨基甲酸酯农药中毒	
	甲醇中毒	
	亚硝酸盐中毒	
	克伦特罗中毒	
	毒鼠强中毒	
	钡盐中毒	
	其他	注明具体名称
其他 类型	其他感染性腹泻	（法定报告传染病）
	急性溶血性尿毒综合征	
	异常病例	注明具体病例名称
	不明原因的食源性疾病	

第二十九节 医院感染综合性监测制度

文件名称	医院感染综合性监测制度	文件编号	YY – YG – ×××
制定部门	×××	版本号	1.0
生效日期	20××－××－××	页数/总页数	×/××
修订日期	20××－××－××	有效期至	20××－××－××

1 **目的**:调查统计医院感染有关数据,及时发现医院感染流行趋势,为感染预防与控制提供依据,并参与到医院全面质量改进和患者安全管理项目中。

2 **范围**:全院各科室。

3 **定义**:综合性监测是连续不断地对所有临床科室的全部患者和医务人员进行医院感染及其有关危险因素的监测。

4 **权责**

4.1 **科室主管医师**:严密观察分管患者有无医院感染征象,及时进行感染相关检验检查,根据《医院感染诊断标准》确诊感染病例,24 小时内网络上报。对疑似医院感染病例,及时组织讨论,明确诊断。

4.2 **感染控制科专职人员**:主动、持续地对调查对象的医院感染发生情况进行跟踪观察与记录。网上监测感染病例,根据病程记录调查感染患者,核实诊断。

5 **内容**

5.1 **监测对象**:住院患者(监测手术部位感染发病率时可包括出院后一定时期内的患者)和医务人员。

5.2 **监测内容**

5.2.1 住院基本情况:监测月份、住院号、科室、床号、姓名、出生日期、入院日期、疾病诊断、疾病转归、切口类型。

5.2.2 医院感染情况:感染日期、感染诊断、感染与原发病的关系、医院感染危险因素(中心静脉插管、泌尿道插管、使用呼吸机、气管插管、气管切开、使用肾上腺糖皮质激素、放射治疗、抗肿瘤化学治疗、免疫抑制剂)及相关性,医院感染培养标本名称、送检日期、病原微生物名称、药物敏感试验结果。

5.2.3 监测月份患者出院情况:按科室记录出院人数,按科室和手术切口类型记录出院人数,按同期住院患者住院日总数记录出院人数。

5.3 **资料分析**

5.3.1 医院感染(例次)发病率 $= \dfrac{\text{同期新发医院感染病例(例次)数}}{\text{同期住院患者总数}} \times 100\%$

观察期间危险人群人数以同期出院人数替代。

5.3.2 日医院感染(例次)发病率 $= \dfrac{\text{观察期间内医院感染新发病例(例次)数}}{\text{同期住院患者住院日总数}} \times 1000‰$

5.4 **总结和反馈**

5.4.1 结合历史同期和上季度医院感染发病率资料,对资料进行总结分析,提出监测中发现的问题,报告医院感染管理委员会并向临床科室反馈监测结果和分析建议。

　　5.4.2　以简报形式向全院医务人员反馈。

　　5.4.3　定期将医院感染监测数据与其他医院进行比较,评价控制效果。

6　流程:无。

7　相关文件:无。

8　使用表单:无。

　　　　　　　　　批准人:　　　　　　　　　　签署日期:

　　　　　　　　　审核人:　　　　　　　　　　发布日期:

第三十节　生活饮用水管理制度

文件名称	生活饮用水管理制度	文件编号	YY－YG－×× ×
制定部门	× × ×	版本号	1.0
生效日期	20× × － × × － × ×	页数/总页数	× /× ×
修订日期	20× × － × × － × ×	有效期至	20× × － × × － × ×

1　目的:规范饮水机的使用和保养,保持饮水机的清洁、卫生,保障患者及家属、探访者以及医院全体员工饮水安全。

2　范围:医院所有饮水机。

3　定义:无。

4　职责

　4.1　**保洁人员**:负责饮水机日常清洁。

　4.2　**总务科**:对饮水机每季度进行清洗消毒、维护保养。

　4.3　**感染控制科**:负责水质卫生的监测,监测异常时上报医院主管领导并通知停止使用。

5　内容

　5.1　公共区域饮水机由总务科管理和分配,根据医院业务量增减饮水机数量。

　5.2　科室如需添置饮水机,应报总务科。

　5.3　保洁人员负责饮水机的日常清洁维护,保持饮水机机身、附属设施及其环境卫生整洁。每日常规巡视,并有记录。

　5.4　饮水机实行定位和目视化管理,做到标准规范。

　5.5　爱护公物,对故意和野蛮使用损坏的,按价赔偿,出现故障及时报修。

　5.6　严禁向饮水机接水盒倒茶叶及其他液体。

　5.7　各科室必须按饮水机的使用说明书进行操作。

　5.8　由总务科每季度组织一次饮水机专项检查,发现隐患及时排除,检查内容如下。

　　5.8.1　开关按钮:开关是否正常,是否破损、滴水。

　　5.8.2　饮水机外观:整体外观是否破损,支撑脚是否正常,饮水机放置是否稳固。

　　5.8.3　饮水机加热:加热是否完好,电源线是否完好。

　5.9　保证饮水机放置场所的清洁,每日清洁擦拭地面和物体表面,室内每日通风,尽量保持室内干燥,每周彻底清洁卫生一次(墙面、门)。

　5.10　保证水箱内的水不受污染,箱内水不得随意接触。

　5.11　原水过滤器的滤芯每3个月更换一次,其余每6个月更换一次。反渗透膜每3年更换一次。

　5.12　发现水质浑浊,有异物、异味时,应停止用水,报告总务科、感染控制科,共同查找原因,监测合格后使用。

6　流程:无。

7　相关文件

《生活饮用水卫生标准》

8　使用表单

《饮水机清洗消毒登记表》

批准人：　　　　　　　　　签署日期：

审核人：　　　　　　　　　发布日期：

附件

饮水机清洗消毒登记表

文件编号:BD－YG－×××　版本号:1.0

日期	外部清洗	清洗人员	科室负责人

第三十一节　保护性隔离管理制度

文件名称	保护性隔离管理制度	文件编号	YY – YG – ×× ×
制定部门	× × ×	版本号	1.0
生效日期	20× × – × × – × ×	页数/总页数	× / × ×
修订日期	20× × – × × – × ×	有效期至	20× × – × × – × ×

1　**目的**:有效防控由于各种原因导致免疫功能低下的高风险患者发生医院感染。

2　**范围**:早产儿及低体重儿;各种原发性或继发性免疫力低下或免疫缺陷患者,如粒细胞缺乏症患者、严重烧伤患者以及先天性免疫缺陷患者。

3　**定义**:保护性隔离(protective isolation)亦称反向隔离,适用于抵抗力低或极易感染的患者,如严重烧伤患者,早产儿及白血病、脏器移植或免疫缺陷患者等。

4　**权责**

4.1　**感染控制科**:制定《保护性隔离管理制度》。

4.2　**临床科室**:严格执行《保护性隔离管理制度》。

5　**内容**

5.1　主管医师负责对门诊患者或住院患者进行评估,确定需要采取保护性隔离措施的患者。

5.2　**隔离方式**

　5.2.1　床旁隔离。

　　5.2.1.1　床距 >1 m,尽可能将同种疾病的患者安排在一起,确保病房内无感染性疾病患者。

　　5.2.1.2　患有传染性疾病、呼吸道疾病或皮肤感染的人员严禁进入病房。

　　5.2.1.3　床边有保护性隔离标识。

　5.2.2　单间保护性隔离。

　　5.2.2.1　患者安置于隔离单元内,尽可能专人护理。

　　5.2.2.2　病房入口有保护性隔离标识。

5.3　**隔离措施**

　5.3.1　接触患者前,应戴口罩、帽子,穿隔离衣。工作人员及患者家属有呼吸道症状时,应避免进入病房。

　5.3.2　医务人员接触患者前后应严格执行手卫生,严格执行无菌操作。

　5.3.3　病房使用专用清洁工具,保持干燥;病室物体表面、地面、床单元每日使用 500 mg/L 的有效氯溶液进行清洁消毒。

　5.3.4　病房内空气每日用空气消毒器消毒两次,上午、下午各一次,每次 2 小时。

　5.3.5　床单、被套、枕套、病员服等每周更换两次,遇污染时立即更换。

　5.3.6　生活用品专人使用。

　5.3.7　探访者须进行手卫生,戴口罩、帽子,穿隔离衣等,并做好陪护人员的宣教工作。

5.4　**患者管理和防护**

　5.4.1　缩短患者在保护性病房外的逗留时间。

　5.4.2　患者离开保护性病房时,如果病情允许,应给患者提供医用防护口罩。

5.5 获得性免疫缺陷患者(AIDS)的管理见《感染性疾病隔离制度》。

6 流程:无。

7 相关文件:无。

8 使用表单:无。

批准人: 签署日期:

审核人: 发布日期:

第三十二节 感染性疾病隔离制度

文件名称	感染性疾病隔离制度	文件编号	YY－YG－××
制定部门	×××	版本号	1.0
生效日期	20××－××－××	页数/总页数	×/××
修订日期	20××－××－××	有效期至	20××－××－××

1 **目的:**明确感染性疾病(主要包括通过接触传播、飞沫传播、空气传播)隔离要求,防止病原微生物在院内传播。

2 **范围:**全院各科室。

3 **定义**

　3.1 **接触传播:**病原微生物通过手、媒介物直接或间接接触导致的传播。

　3.2 **飞沫传播:**带有病原微生物的飞沫核($>5\mu m$),在空气中短距离(1 m内)移动到易感人群的口、鼻黏膜或眼结膜等导致的传播。

　3.3 **空气传播:**带有病原微生物的微粒子($\leqslant5\mu m$)通过空气流动导致的疾病传播。

　3.4 **标准预防:**基于患者的血液、分泌物(不包括汗液)、非完整皮肤和黏膜均可能含有感染性因子,针对医院所有患者和医务人员采取的一组预防感染措施。包括手卫生,根据预期可能的暴露选用手套、隔离衣、口罩、护目镜或防护面罩,以及安全注射;也包括穿戴合适的防护用品处理患者环境中污染的物品与医疗器械。

4 **权责**

　4.1 **感染控制科:**制定制度,监督本制度执行情况。

　4.2 **临床科室:**严格执行《感染性疾病隔离制度》。

5 **内容**

　5.1 **隔离原则**

　　5.1.1 根据疾病的传播途径(接触传播、飞沫传播、空气传播和其他途径传播),结合本院的实际情况,采取相应的隔离与预防措施。

　　5.1.2 一种疾病可能有多种传播途径时,应在标准预防的基础上,采取针对相应传播途径的隔离与预防措施。

　　5.1.3 隔离病室有隔离标识,并限制人员的出入。黄色为空气隔离、粉色为飞沫隔离、蓝色为接触隔离的标识颜色。

　　5.1.4 隔离患者或可疑患者应尽可能安置在单人隔离房间,同种病原微生物感染的患者可集中安置于一室。

　　5.1.5 如受条件限制,通过接触传播的患者可安置于室内相对独立区域,与其他患者保持一定的床间距($\geqslant1$ m),严格做好床边隔离。避免与易感人群安置于同一病房,如免疫功能低下者有开放性伤口的患者。

　　5.1.6 隔离措施:临床怀疑有以上传播途径的感染或微生物检验为多重耐药菌等,即开始隔离。由医师开具隔离医嘱,护士看到隔离医嘱,立即在病历、患者腕带粘贴隔离标识,在床尾悬挂隔离标识。

5.2 隔离种类

5.2.1 接触隔离:处理经接触传播的疾病如肠道感染、多重耐药菌(MDR)感染、血源性传播疾病感染、皮肤感染等患者,在标准预防的基础上,还应采用接触传播的隔离措施。

5.2.1.1 应限制患者的活动范围。

5.2.1.2 应减少转运,如需要转运时,应采取有效措施,减少对其他患者、医务人员和环境表面的污染。

5.2.1.3 接触隔离患者的血液、分泌物、排泄物等物质时,应戴手套,离开隔离病室前、接触污染物品后,应摘除手套,洗手或手消毒。手上有伤口时应戴双层手套。

5.2.1.4 进入隔离病室,从事可能污染工作服的操作时,应穿隔离衣。

5.2.1.5 一般诊疗用品如听诊器、体温计等应专用,不能专用的医疗器械应在使用后清洁和消毒。

5.2.1.6 应分区明确,标识清楚,不同种病原微生物感染患者应分室或分区安置。

5.2.2 飞沫隔离:接触经飞沫传播的疾病,如百日咳、白喉、呼吸道病毒、病毒性腮腺炎、流行性脑脊髓膜炎等,在标准预防的基础上,还应采用飞沫传播的隔离措施。

5.2.2.1 应减少转运,需要转运时,医务人员应注意防护。

5.2.2.2 患者病情允许时,应戴外科口罩,并定时更换,应限制患者的活动范围。

5.2.2.3 患者之间、患者与探访者之间相隔距离在 1 m 以上,探访者应戴外科口罩。

5.5.2.4 加强自然通风,或进行空气的消毒。

5.5.2.5 与患者近距离(<1 m)接触,应戴医用防护口罩。进行可能产生喷溅的诊疗操作时,应戴护目镜或防护面罩,穿防护服。当接触患者及其血液、分泌物、排泄物等物质时,应戴手套。

5.2.2.6 应严格按照区域流程,在不同的区域穿戴不同的防护用品,离开时按要求脱卸,并正确处理使用后物品。

5.2.2.7 疑似或确诊 SARS、人禽流感、甲流 H1N1 流感大流行时,应遵循国家最新的感染控制指南。

5.2.3 空气隔离:接触经空气传播的疾病,如开放性肺结核、水痘、麻疹等,在标准预防的基础上还应做到如下要求。

5.2.3.1 根据患者所患传染病的种类、传播途径、病情轻重程度决定是否转到专科医院诊治。

5.2.3.2 暂时不能转院的患者,应安排在临时负压病房。

5.2.3.3 当患者病情允许时,应戴外科口罩,定时更换,并限制其活动范围。

5.2.3.4 应严格空气消毒。

5.2.3.5 应严格按照区域流程,在不同的区域穿戴不同的防护用品,离开时按要求脱卸,并正确处理使用后物品。

5.2.3.6 进入确诊或可疑传染病患者房间时,应戴帽子、医用防护口罩。进行可能产生喷溅的诊疗操作时,应戴护目镜或防护面罩,穿防护服,当接触患者及其血液、分泌物、排泄物等物质时,应戴手套。

5.2.3.7 注意转运过程中医务人员的防护。

5.3 解除隔离:感染者或携带者连续 2 个标本(每次间隔 >24 小时)培养均阴性或感染已治愈无样可采时,可解除隔离。

5.4　医务人员在不同区域防护用品的穿脱流程

5.4.1　穿防护用品流程。

5.4.1.1　清洁区进入潜在污染区:洗手→戴一次性帽子→戴医用防护口罩(N95口罩)→穿工作衣裤→换工作鞋后→进入潜在污染区。手部皮肤破损的戴乳胶手套。

5.4.1.2　潜在污染区进入污染区:穿隔离衣或防护服→戴护目镜或防护面罩→戴手套→穿鞋套→进入污染区。

5.4.2　脱防护用品流程。

5.4.2.1　医务人员离开污染区进入潜在污染区前:摘手套,消毒双手→摘护目镜或防护面罩→脱隔离衣或防护服→脱鞋套→洗手(或)手消毒→进入潜在污染区后,洗手或手消毒。

5.4.2.2　从潜在污染区进入清洁区前:洗手(或)手消毒→脱工作服→摘医用防护口罩→摘帽子→洗手(或)手消毒后,进入清洁区。

5.4.2.3　离开清洁区:沐浴更衣→离开清洁区。

6　流程:无。

7　相关文件

《医院隔离技术规范》

8　使用表单

《隔离标识》

批准人:　　　　　　　　　　签署日期:

审核人:　　　　　　　　　　发布日期:

附件

隔离标识

空气隔离

接触隔离

飞沫隔离

第三十三节　标准预防制度

文件名称	标准预防制度	文件编号	YY－YG－××
制定部门	×××	版本号	1.0
生效日期	20××－××－××	页数/总页数	×/××
修订日期	20××－××－××	有效期至	20××－××－××

1　**目的**:降低医院内交叉感染的风险,保护患者和医院员工的安全。

2　**范围**:医院员工、受训学员、家属或陪护人员。

3　**定义**:认定患者的血液、分泌物、排泄物均具有传染性,不论是否有明显的血迹污染或是否接触非完整的皮肤与黏膜,接触上述物质者,必须采取防护措施。其基本特点如下。

3.1　既要防止血源性疾病的传播,也要防止非血源性疾病的传播。

3.2　强调双向防护,既要防止疾病从患者传染至医务人员,也要防止疾病从医务人员传染至患者。

3.3　根据疾病的主要传播途径,采取相应的隔离措施,包括接触隔离、空气隔离和飞沫隔离。

4　**权责**

4.1　**员工**:严格执行本制度,并指导患者及家属实施预防措施。

4.2　**感染控制科**:负责本制度的制定和培训,指导员工正确实施标准预防。

5　**内容**:标准预防的措施。

5.1　**手卫生**:接触患者的血液、分泌物、排泄物及其污染物品后,不论是否戴手套,都必须洗手。

5.2　**个人防护用品**:预期可能接触到血液或分泌物等,必须穿戴个人防护用品;离开患者的房间或区域前脱卸防护用品;脱卸防护用品的过程中应避免自身与周围物品污染。

5.3　**呼吸卫生(咳嗽)礼仪**

5.3.1　医务人员接诊具有呼吸道感染综合征的患者时应戴口罩,进行手卫生。

5.3.2　在门诊和住院部入口的醒目位置(如电梯)张贴标语,教育有呼吸道感染征象的人员咳嗽或打喷嚏时应用卫生纸遮掩口、鼻,接触呼吸道分泌物后进行手卫生。

5.3.3　在呼吸道传染性疾病流行季节,为有呼吸道感染征象的人员提供口罩,并于其他人员保持至少1 m的空间距离。

5.4　**患者安置**:如果患者传播病原微生物的危险增加,不能保持适当卫生,有可能污染环境,或患者受到感染的风险增加,一旦感染后预后较差,应优先安置在单人病房。

5.5　**污染的医疗设备**:重复使用的医疗器械、器具和物品,在应用于另一患者前应进行正确的清洁、消毒或灭菌处理。

5.6　**环境管理**:参见《医院环境物体表面清洁消毒制度》。

5.7　**织物管理**:患者使用过的织物可能被感染性的体液所污染,应以最小抖动的方式处理使用过的织物,以免污染空气及环境。

5.8　**安全注射,防止利器伤**:在使用注射针、代替注射针的套管和静脉输注系统时,遵循安全注射标准的原则。

5.9 **呼吸防护**:导管插管和脊椎或硬膜下隙注射(如脊椎 X 线摄影、腰椎穿刺、脊柱或硬脑膜外麻醉)时,应戴外科口罩。

6 流程:无。

7 相关文件

《血源性病原体职业接触防护导则》

8 使用表单:无。

批准人: 签署日期:

审核人: 发布日期:

第三十四节 无菌物品管理制度

文件名称	无菌物品管理制度	文件编号	YY－YG－×× ×
制定部门	× × ×	版本号	1.0
生效日期	20× ×－× ×－× ×	页数/总页数	× / × ×
修订日期	20× ×－× ×－× ×	有效期至	20× ×－× ×－× ×

1 **目的**:保证无菌物品的正确交接、存放和使用,避免因无菌物品污染导致院内感染发生。

2 **范围**:全院所有使用、处置无菌物品的科室。

3 **定义**:无菌物品是指经过物理或化学方法灭菌后物品。

4 **权责**

4.1 **感染控制科**:负责制定《无菌物品管理制度》,对无菌物品交接、存放和使用进行抽查。

4.2 **医务人员**:使用无菌物品时,应遵守本制度,确保患者的安全。

4.3 **消毒供应室**:负责对需要灭菌的物品进行清洁、消毒、灭菌,存放、发放应遵守本制度。

5 **内容**

5.1 **包装**

5.1.1 经过灭菌的物品应标有物品名称、灭菌日期、失效日期、灭菌器锅号、锅次和打包者姓名或编号。

5.1.2 包装完整并且无破损、潮湿和污渍。

5.1.3 消毒供应室与临床科室人员交接无菌物品时清点数量,检查无菌物品的外观质量,双方确认无误后在《自制包领用单》上登记签名。

5.2 **存放**

5.2.1 无菌物品存放架或存放柜应距地面高度≥20 cm,离墙≥5 cm,距天花板≥50 cm。无菌物品存放区温度应低于24 ℃,湿度低于70%,换气次数每小时 4～10 次。每季度进行环境卫生学监测。

5.2.2 无菌物品应在清洁、干燥和无尘专室或专柜存放,无菌物品较少的科室应该放物品柜上层,不得与其他物品混放。应分类、分架固定放置,按失效日期的先后顺序排列,标识明确。

5.2.3 消毒后直接使用的物品应干燥、包装后专架存放。

5.2.4 医用无纺布包装的无菌物品,有效期为30 日;使用一次性纸塑袋包装的无菌物品,有效期为90 日。

5.2.5 无菌物品存放室的物体表面、地面每日清洁擦拭,空气每日消毒,不得放任何杂物。

5.3 **使用**

5.3.1 取放无菌物品时要进行卫生手消毒,遵循"先进先出"的原则。

5.3.2 医务人员在使用无菌物品前应检查外包装是否受污染、灭菌有效期、化学指示卡变色均匀情况、器械清洗质量及功能完好情况,符合无菌物品质量管理要求方可使用。

5.4 **用后处置**

5.4.1 无菌包使用后及时清理,不可回收的物品按医疗废物分类处理。

5.4.2　可重复使用的医疗物品经使用部门初洗后交消毒供应室集中清洗灭菌。

5.4.3　对于硬质容器包装的物品,使用后必须打开盖子放置,防止再次误用。

5.5　检查

5.5.1　各科室每班清点核对本科室无菌物品的数量和有效期并记录。

5.5.2　感染控制科和护理部随机抽查各科室无菌物品管理情况,对存在的问题及时反馈,科室制订整改措施,追踪改进成效。

5.6　一次性使用的无菌物品按医院《一次性无菌医疗用品管理制度》的要求执行。

6　流程:无。

7　相关文件

7.1　《医院消毒卫生标准》

7.2　《医院消毒供应中心"两规一标"》

8　使用表单

《无菌物品存放温度、湿度监控表》

批准人:　　　　　　　　　　签署日期:

审核人:　　　　　　　　　　发布日期:

附件

无菌物品存放温度、湿度监控表

文件编号:BD－YG－×××　版本号:1.0

日期	地面	物体表面	空气消毒	上午			下午			签名
				时间	温度(℃)	湿度(%)	时间	温度(℃)	湿度(%)	

第三十五节　一次性使用无菌医疗用品管理制度

文件名称	一次性使用无菌医疗用品管理制度	文件编号	YY－YG－×××
制定部门	×××	版本号	1.0
生效日期	20××－××－××	页数/总页数	×/××
修订日期	20××－××－××	有效期至	20××－××－××

1　**目的**:对一次性使用无菌医疗用品加强管理,注重预防和控制医院感染暴发和流行,确保医疗安全。

2　**范围**:全院范围。

3　**定义**:一次性使用医疗用品指在出厂前经过灭菌处理,无菌、无热源、无溶血反应、无异常毒性等。检验合格并在一次性使用后,及时进行无害化处理的医疗用品。

4　**权责**

　4.1　**招标采购办**:负责医院所用一次性使用无菌医疗用品的统一采购,临床科室不得自行购入和试用。

　4.2　**感染控制科**:负责对一次性使用无菌医疗用品采购、临床应用和回收处理的监督检查。

　4.3　**设备科**:负责对购入的一次性使用无菌医疗用品进行验收。

　4.4　**消毒供应室**:负责对一次性使用无菌医疗用品的发放。

　4.5　**检验科**:负责配合完成对一次性使用无菌医疗用品的抽样检测工作。

　4.6　**临床、医技科室**:负责领取、保管和使用。

5　**内容**

　5.1　医院采购的一次性无菌医疗用品的"三证"复印件应备案,即《医疗器械生产许可证》《医疗器械产品注册证》《医疗器械经营许可证》,建立一次性使用无菌医疗用品的采购登记制度。

　5.2　**国产产品**:提供食品药品监督管理部门颁发的《医疗器械产品注册证》、生产企业的《医疗器械生产许可证》、经销企业的《医疗器械经营许可证》复印件。计量产品应具有《中华人民共和国计量器具许可证》复印件,每批产品必须有《成品检验报告书》复印件。

　5.3　**进口产品**:进口的一次性导管等无菌医疗用品应具有食品药品监督管理部门颁发的《医疗器械产品注册证》复印件及中文说明书、经销企业的《医疗器械经营许可证》复印件等。验收要求产品每箱的外、中、小包装,《质量产品合格证》,生产、消毒灭菌日期(批号)及有效期。

　5.4　医院设置一次性使用无菌医疗用品库房,建立出入库登记制度,按失效期的先后存放于阴凉、干燥、通风良好的物架上,距地面≥20 cm,距墙壁≥5 cm,距天花板≥50 cm。禁止与其他物品混放,不得发放标识不清、包装破损、失效、霉变的产品。一次性无菌医疗用品不得重复使用,要求温度＜24 ℃,相对湿度＜70%。每日记录温度和湿度。若超过标准,应查找原因,及时采取控制措施。

　5.5　科室使用前应检查小包装是否破损、灭菌日期、有效期,产品有无污染。使用时如发生质量问题、热原反应、感染及其他异常情况,应立即停止使用,及时留取发生问题的样本送检,按规定详细记录,并及时报告医院感染控制科、设备科及医院领导。如果发生严重不良事件,应在事件发生后24小时内报告主管院长,同时报告卫生行政部门和食品药品监督管理部门。

5.6 医院发现不合格产品或质量可疑产品时,应立即停止使用,并及时报告感染控制科和设备科。不得自行做退、换货处理。

5.7 使用后的一次性无菌医疗用品、医疗器械除复用目录产品外,禁止重复使用和回流市场,用后按医院《医疗废物管理制度》处理。

5.8 骨科内固定器材、心脏起搏器、血管内导管、血管内支架等植入性或介入性的医疗器械,必须建立详细的使用记录。记录必要的产品追踪信息,使产品具有可追溯性。器材条形码应贴在病历上。

5.9 **注意事项**

5.9.1 各科室对一次性使用无菌医疗用品加强管理,使用前查看有效期及包装是否完整,严禁使用过期物品。

5.9.2 各科室对一次性使用无菌医疗用品每月盘点,若发现近效期(3 个月)产品,应联系设备科或其他科室及时更换,并做好登记。

5.9.3 过期及失效的一次性使用无菌医疗用品按医疗废物处置。

5.9.4 医院感染控制科每季度对全院一次性使用无菌医疗用品进行抽样检查并记录。

6 流程:无。

7 相关文件

7.1 《一次性使用无菌医疗器械监督管理办法》

7.2 《消毒管理办法》

7.3 《医院感染预防与控制标准操作规程》

7.4 《医院消毒供应中心清洗消毒及灭菌技术操作规范》

8 使用表单:无。

批准人:　　　　　　　　　　　签署日期:

审核人:　　　　　　　　　　　发布日期:

第三十六节　多重耐药菌医院感染管理制度

文件名称	多重耐药菌医院感染管理制度	文件编号	YY－YG－×××
制定部门	×××	版本号	1.0
生效日期	20××－××－××	页数/总页数	×/××
修订日期	20××－××－××	有效期至	20××－××－××

1　**目的**:规范多重耐药菌的管理,防止多重耐药菌引起的医院感染暴发,保障患者安全。

2　**范围**:全院职工、受训学员、患者、探访者。

3　**定义**:多重耐药菌是指对临床使用的3类或3类以上抗菌药物同时呈现耐药的细菌。

4　**权责**

 4.1　**临床科室**:严格执行《多重耐药菌感染管理制度》。

 4.2　**检验科**:加强多重耐药监测,对细菌耐药性进行分析。

 4.3　**药学部**:负责抗菌药物处方及医嘱药品供应、审核和调控。

 4.4　**临床药学室**:根据细菌耐药监测结果,指导临床医师合理使用抗菌药物。

 4.5　**感染控制科**:对制度进行培训、修订、完善,监督多重耐药防控措施的落实。

 4.6　**医务处**:抗菌药物分级和权限管理,组织用药合理性分析。

 4.7　**护理部**:协助监督多重耐药防控措施的落实。

5　**内容**

 5.1　**纳入管理的多重耐药菌(MDRO)**

  5.1.1　耐甲氧西林金黄色葡萄球菌(MRSA)。

  5.1.2　耐万古霉素肠球菌(VRE)。

  5.1.3　耐碳青霉烯类抗菌药物鲍曼不动杆菌(CR－AB)。

  5.1.4　耐碳青霉烯类抗菌药物铜绿假单胞菌(CR－PA)。

  5.1.5　耐碳青霉烯类抗菌药物肠杆菌科细菌(CRE)。

 5.2　**MDRO 监测**

  5.2.1　监测人员。

   5.2.1.1　主管医师:对可疑或明确有感染者,及时送检病原微生物标本,结果回报后立即分析感染或定植细菌,根据药敏试验结果决定用药,做到早诊断、早隔离、早治疗。

   5.2.1.2　护士:要正确采集标本,及时送检标本,提高实验室对 MDRO 的检出率。收集 MRSA 标本的部位通常是鼻腔和会阴部,有时也从咽、喉、耳、眼、伤口、压力性创伤、置管处收集标本,痰、尿和血中也常发现 MRSA。

  5.2.2　监测对象。

   5.2.2.1　重点人群。

    5.2.2.1.1　长期收治在 ICU 的患者。

    5.2.2.1.2　接受过广谱抗菌药物治疗或抗菌药物治疗效果不佳的患者。

    5.2.2.1.3　留置各种导管的患者。

    5.2.2.1.4　合并慢性基础疾病的患者。

5.2.2.2　其他监测人群。

5.2.2.2.1　新入院具有感染 MRSA、VRE 等 MDRO 诱发因素的重症患者:于入院当日立即进行细菌学监测,以确定转入前细菌的种类。

5.2.2.2.2　如发现大病室或普通监护区患者带 MRSA,则要对邻床的患者和该房间易感患者进行 MRSA 检测。

5.2.2.2.3　对外院转入 ICU 的患者常规检测是否携带有 MDRO,对长期住院的患者适时进行 MDRO 检测。

5.3　MDRO 诊断报告

5.3.1　微生物室:在细菌培养结果确定后,立即录入 LIS 系统通知临床科室,以便第一时间采取预防和控制措施,阻断传播,并对结果进行必要的解释,为临床用药提供科学依据。

5.3.2　临床科室:临床科室接到报告后,立即报告主管医师,并做好记录,由主管医师开具接触隔离医嘱,采取相应的预防控制措施。如为医院感染病例,必须在 24 小时内通过内网填报医院感染病例报告卡。

5.3.3　感染控制科:接到报告后登记,监督临床科室防控措施的落实。

5.3.4　微生物室、临床科室、感染控制科均应做好报告登记记录,登记患者基本信息、菌种信息及报告时间、报告人员。

5.4　MDRO 流行病学调查

5.4.1　专职人员获得 MDRO 相关信息后,及时指导医务人员消毒隔离措施,预防感染的传播。

5.4.2　专职人员发现多重耐药菌医院感染暴发或可能流行时,对可疑的物品及环境进行微生物监测,调查是否存在环境污染,与医务人员共同分析调查结果。

5.5　MDRO 防控措施

5.5.1　首选单间隔离,也可同种病原微生物感染者同室隔离,不可与气管插管、深静脉留置导管、有开放伤口或免疫功能抑制患者安置于同一房间。隔离病房确实不足时,考虑床边隔离。当感染较多时,应保护性隔离未感染者。

5.5.2　加强医务人员手卫生,严格遵循手卫生规范。

5.5.3　设置隔离病房时,应在门上挂接触隔离标识,防止无关人员进入。进行床边隔离时,在床尾悬挂接触隔离标识。当实施床边隔离时,应先诊疗护理其他患者,多重耐药菌感染患者安排在最后进行。

5.5.4　减少人员出入,医务人员相对固定,专人诊疗护理,包括护工和保洁工。

5.5.5　严格执行标准预防:诊疗或护理患者时,除戴帽子、口罩外,有可能接触患者的伤口、溃烂面、血液时,应戴手套;可能污染工作服时,穿隔离衣;可能产生气溶胶的操作时,应戴外科口罩和防护面罩。

5.5.6　保证环境设施清洁:患者高频接触的物体表面及设施表面,每班用消毒湿巾进行清洁和擦拭消毒,抹布、拖布专用。

5.5.7　疑似有多重耐药菌医院感染暴发时,应增加清洁和消毒频次。

5.5.8　加强医疗废物管理:利器置入利器盒,其余医疗废物均放置双层黄色垃圾袋中。

5.5.9　凡有多重耐药菌感染的患者在进行手术时,手术医师必须在手术通知单上注明,手术结束后按规定进行严格的终末处理。

5.5.10　患者转诊之前应通知接诊科室,以便采取相应的接触隔离预防措施。

5.5.11　临床症状好转或治愈,或连续两次培养阴性(每次间隔 >24 小时)方可解除隔离,患者出院后做好病室的终末消毒处理。

5.5.12 多重耐药菌携带者或感染患者出院后,对房间内所有平面(电话、门把手等)进行彻底消毒。

5.6 MDRO 抗菌药物合理应用

5.6.1 临床医师。

5.6.1.1 依据病原学药敏试验的结果合理使用抗菌药物,或在临床药师指导下选择抗菌药物,减少经验用药。

5.6.1.2 按照抗菌药物分级使用权限开具处方。

5.6.1.3 原则上尽量选用窄谱抗菌药物,联合用药以及使用万古霉素、广谱头孢菌素、碳青霉烯类等必须严格掌握用药指征。

5.6.1.4 做到及时、准确地诊断,正确选用抗菌药物,选择最佳给药途径,使用适当剂量,确定适宜疗程,避免滥用抗菌药物而产生耐药菌株。

5.6.2 护士:在用药过程中要自觉按规定时间给药,同时认真观察疗效及不良反应,及时向医师提供停用或换药的依据,以最大限度提高抗菌药物的使用效果,缩短用药时间。

5.7 MDRO 协作管理

5.7.1 临床科室。

5.7.1.1 在诊断 MDRO 感染患者和定植患者后,落实 MDRO 消毒隔离措施,严格执行手卫生,防止 MDRO 院内播散。

5.7.1.2 对诊断为医院感染的 MDRO 感染病例,按照《医院感染报告与流行控制制度》进行报告。

5.7.1.3 如发生医院感染暴发时,则按照《医院感染暴发事件应急预案》的要求执行。

5.7.2 检验科:微生物室按照《医院感染监测规范》中有关细菌耐药性监测规定,每季度对全院的多重耐药菌进行统计分析。

5.7.3 感染控制科。

5.7.3.1 负责向全院公布 MDRO 统计分析情况,向医院感染管理委员会报告。

5.7.3.2 针对微生物实验室报告的 MDRO 的情况,及时指导科室消毒隔离措施,做好协调工作。

5.7.4 医务处:加强抗菌药物合理使用的宣教与使用资格的审定,加强抗菌药物分级、分线管理和医师使用权限管理,同时组织进行用药合理性分析,提出药物使用调整或停用的建议与意见。

5.7.5 护理部:协助督导临床科室落实防控措施,及时发现感染暴发、流行苗头。

5.7.6 药学部:负责抗菌药物处方/医嘱的审核和抗菌药物的供应、调剂。

5.7.7 临床药学室:根据耐药情况与抗菌药物使用量情况,进行用药合理性分析,及时提出抗菌药物使用调整或停用的建议,收集公告抗菌药物使用不良的报告、警示等。

5.8 MDRO 管理联席会议

5.8.1 联席会议成员:由感染控制科、医务处、护理部、检验科、药学部、临床药学室、重症医学科(ICU)、儿科、肾病血液科、呼吸科、神经外科等负责人组成。

5.8.2 联席会议由感染控制科牵头主持,收集议题及相关信息资料,对联席会议形成的决议督导落实。

5.8.3 联席会议及医院感染管理委员会同时召开,每季度至少一次,紧急情况可随时召开。

5.8.4 微生物室负责提交 MDRO 趋势及抗菌药物敏感性报告,提供预警信息。

5.8.5 临床药学室根据抗菌药物敏感性报告及医院有关规定提出 MDRO 抗菌药物临床应用分析及建议。

5.8.6 药学部根据抗菌药物使用情况以及耐药菌敏感性报告进行抗菌药物供应调控。

6 流程:无。

7 相关文件

7.1 《多重耐药菌医院感染预防与控制技术指南(试行)》

7.2 《卫生部办公厅关于加强多重耐药菌医院感染控制工作的通知》

7.3 《医院隔离技术规范》

7.4 《医院感染监测规范》

8 使用表单:无。

批准人: 签署日期:

审核人: 发布日期:

第三十七节 消毒灭菌管理制度

文件名称	消毒灭菌管理制度	文件编号	YY－YG－×××
制定部门	×××	版本号	1.0
生效日期	20××－××－××	页数/总页数	×/××
修订日期	20××－××－××	有效期至	20××－××－××

1　**目的**:规范消毒灭菌与隔离工作,强调双向防护,减少外源性医院感染,降低医院感染发病率。

2　**范围**:全院各科室。

3　**定义**

3.1　**清洁**:去除物体表面有机物、无机物和可见污染物的过程。

3.2　**清洗**:去除诊疗器械、器具和物品上污染物的全过程,流程包括冲洗、洗涤、漂洗和终末漂洗。

3.3　**清洁剂**:洗涤过程中帮助去除被处理物品上有机物、无机物和微生物的制剂。

3.4　**消毒**:清除或杀灭传播媒介上的病原微生物,使其达到无害化的处理。

3.5　**消毒剂**:能杀灭传播媒介上的微生物并达到消毒要求的制剂。

3.6　**灭菌**:杀灭或清除器械、器具和物品上一切微生物的处理。

3.7　**灭菌剂**:能杀灭一切微生物(包括细菌芽孢),并达到灭菌要求的制剂。

3.8　**消毒产品**:包括消毒剂、消毒器械(含生物指示剂、化学指示物和灭菌物品包装物)和卫生用品。

3.9　**卫生用品**:为达到人体生理卫生或卫生保健目的,直接或间接与人体接触的日常生活用品。

4　**权责**

4.1　**各科室**:负责本制度落实。

4.2　**感染控制科**:负责本制度的修订、培训,督查制度的落实。

5　**内容**

5.1　**消毒、灭菌基本要求**

5.1.1　重复使用的诊疗器械、器具和物品,使用后应先清洁,再进行消毒或灭菌。

5.1.2　耐热、耐湿的手术器械,应首选高压蒸汽灭菌,不应采用化学消毒剂浸泡灭菌。

5.1.3　环境与物体表面,一般情况下先清洁,再消毒。当受到患者的血液、分泌物等污染时,先去除污染物,再清洁与消毒。

5.2　**消毒、灭菌方法的选择原则**

5.2.1　根据物品污染后导致感染的风险高低选择相应的消毒或灭菌方法。

5.2.1.1　高度危险性物品(进入人体无菌组织、器官、脉管系统,或有无菌体液从中流过的物品或接触破损皮肤、破损黏膜的物品),应采用灭菌方法处理。

5.2.1.2　中度危险性物品(与完整黏膜相接触,而不进入人体无菌组织、器官和血流,也不接触破损皮肤、破损黏膜的物品),应采用达到中水平消毒效果的消毒方法。

5.2.1.3　低度危险性物品(与完整皮肤接触而不与黏膜接触的器材),宜采用低水平消毒方法,或做清洁处理。遇有病原微生物污染时,针对所污染病原微生物的种类选择有效的消毒方法。

5.2.2 　根据物品上污染物的种类、数量选择消毒或灭菌水平。

5.2.2.1 　对受到致病菌芽孢、真菌孢子、分歧杆菌和经血传播病原微生物(乙型肝炎病毒、丙型肝炎病毒、艾滋病病毒等)污染的物品,应采用高水平消毒或灭菌。

5.2.2.2 　对受到真菌、亲水病毒、螺旋体、支原体、衣原体等病原微生物污染的物品,应采用中水平以上的消毒方法。

5.2.2.3 　对受到一般细菌和亲脂病毒等污染的物品,应采用达到中水平或低水平的消毒方法。

5.2.2.4 　杀灭被有机物保护的微生物时,应加大消毒剂的使用剂量和(或)延长消毒时间。

5.2.2.5 　消毒物品上污染物污染特别严重时,应加大消毒剂的使用剂量和(或)延长消毒时间。

5.2.3 　根据物品上污染物的种类、数量选择消毒或灭菌方法。

5.2.3.1 　耐热、耐湿的诊疗器械、器具和物品,应首选高压蒸汽灭菌。耐热的油剂类和干粉类等应采用干热灭菌。

5.2.3.2 　不耐热、不耐湿的物品,宜采用低温灭菌方法如环氧乙烷、过氧化氢低温等离子灭菌或低温甲醛蒸汽灭菌等。

5.2.3.3 　物体表面消毒宜考虑表面性质。光滑表面宜选择合适的消毒剂擦拭或紫外线消毒器近距离照射,多孔材料表面宜采用浸泡或喷雾消毒法。

5.3 　职业防护

5.3.1 　应根据不同的消毒与灭菌方法,采取适宜的职业防护措施。

5.3.2 　在污染诊疗器械、器具和物品的回收、清洗等过程中应预防发生医务人员职业暴露。

5.3.3 　处理锐利器械和用具,应采取有效防护措施,避免或减少利器伤的发生。

5.3.4 　无菌操作前,周围环境应该清洁无尘。工作人员应洗手、戴口罩,要严格遵守无菌操作规程,凡接触血液、排泄物、分泌物及配制化疗药物时,必须戴一次性手套。

5.3.5 　手卫生参照《手卫生管理制度》。

5.3.6 　换药操作应按无菌伤口、感染伤口、隔离伤口顺序进行。

5.3.7 　注射、治疗时应铺无菌盘,无菌盘上标明开始使用时间,每4小时更换一次。抽血、各种注射严格做到一人一针一带一洗手。抽出的药液如未能及时注射,应注明抽药时间,超过2小时后不得使用。

5.3.8 　开启的静脉输入无菌液体,应注明开启时间,超过2小时后不得使用;启封抽吸的各种溶媒要注明启用时间,超过24小时不得使用。

5.3.9 　75% 乙醇、安尔碘开启后,使用效期为7日。

5.3.10 　无菌敷料罐的棉球、纱布等一经打开,注明开启时间,使用时间最长不得超过24小时。

5.3.11 　无菌镊子、持物钳及容器必须高压蒸汽灭菌,干式无菌持物钳罐使用效期4小时更换一次。

5.3.12 　治疗车应配备速干手消毒剂,并注明开启和失效时间。治疗车物品摆放应符合要求,即上层为清洁区,下层为污染区。治疗车、治疗盘使用后应清洁,保持干净,遇污染随时消毒。

5.3.13 　体温计用消毒湿巾擦拭消毒,消毒干燥后备用。

5.3.14 　血压计袖带每日消毒湿巾擦拭消毒两次,被血液、分泌物污染时应及时更换清洗消毒。听诊器、手电筒等物品用消毒湿巾擦拭消毒。

5.3.15 非一次性使用的氧气湿化瓶每日更换消毒,使用中呼吸机的管道遇污染及时更换。

5.3.16 新生儿蓝光箱和暖箱应当每日用消毒湿巾清洁并消毒,使用后终末消毒。同一患儿连续使用暖箱,应当每周消毒一次,用后终末消毒。

5.3.17 重复使用的氧气湿化瓶、呼吸机的管道、加温加湿罐等由消毒供应室集中回收,采用高水平消毒,干燥保存 1 个月。

5.3.18 重复使用吸引瓶原则上不作为常规使用,若有使用,应由消毒供应室集中回收处置。

5.3.19 使用后的内窥镜,先加酶剂浸泡清洗后,使用氧化电位水或邻苯二甲醛消毒,消毒剂使用更换时间及浓度监测,依照说明书。

5.3.20 进出重点科室(ICU、手术室等)的床边 B 超机、心电图机,物体表面采用消毒湿巾擦拭清洁消毒。

5.3.21 用后弯盘将医疗废物处理后,直接在处置室清洗,纸巾擦干备用,每班终末用消毒湿巾擦拭消毒。

5.3.22 浸泡消毒时,消毒液应浸没物品,盒盖上标明消毒剂名称、浓度及有效使用时间。使用中的消毒剂必须保持其有效浓度,含氯消毒剂每日监测。

5.3.23 保持环境整洁、通风,每日对地面、物体表面(床、桌、仪器设备等)擦拭清洁,遇污染随时消毒。消毒可选用消毒湿巾擦拭消毒。

5.3.24 地面应湿式清扫,保持清洁。当地面受到患者血液、分泌物等明显污染时,先用吸湿布巾或纸巾吸去除可见的污染物(按血液溅洒处置流程),再清洁和消毒。使用后地巾、抹布集中清洁消毒、干燥备用。

5.3.25 可重复使用的诊疗器械、器具和物品使用后应直接置于密闭的容器中,由消毒供应室统一回收处理。

5.3.25.1 疑似或确诊朊毒体、气性坏疽及突发原因不明的传染病病原微生物感染污染的诊疗器械、器具和物品,使用者应置于双层黄色包装并标明感染性疾病名称,由消毒供应室单独回收,遵守"先消毒、后清洗、再消毒灭菌"的原则。

5.3.25.2 气性坏疽用 1000 ~ 2000 mg/L 的含氯消毒剂浸泡消毒 30 ~ 45 分钟。物体表面的消毒用 500 mg/L 的含氯消毒剂擦拭消毒。

5.3.25.3 朊病毒消毒:先浸泡于 1 mol/L 的氢氧化钠溶液内作用 60 分钟,再进行清洗处理。高压蒸汽灭菌应选用 134 ~ 138 ℃18 分钟,或者 132 ℃30 分钟,或者 121 ℃60 分钟。环境物体表面用 500 ~ 1000 mg/L 的含氯消毒剂擦拭消毒,被高度危险组织污染用 10 000 mg/L 的含氯消毒剂消毒,至少作用 15 分钟。

6 流程:无。

7 相关文件

7.1 《医疗机构消毒技术规范》

7.2 《手卫生管理制度》

7.3 《感染性疾病隔离制度》

8 使用表单:无。

批准人:　　　　　　　　　　　签署日期:

审核人:　　　　　　　　　　　发布日期:

第三十八节 医院感染管理培训制度

文件名称	医院感染管理培训制度	文件编号	YY－YG－××
制定部门	×××	版本号	1.0
生效日期	20××－××－××	页数/总页数	×/××
修订日期	20××－××－××	有效期至	20××－××－××

1 **目的**:通过对全院员工及相关人员进行医院感染相关法律法规、规范、标准、指南等培训,将医院感染的预防和控制工作贯穿于医疗活动中,减少医院感染的发生。

2 **范围**:医院员工、实习生、进修生、规培医师、供货商、家属或陪护人员。

3 **定义**:无。

4 **权责**

  4.1 **全院员工**:积极参加医院感染知识培训,考核合格后上岗。

  4.2 **科室负责人**:督促员工参加感染控制知识培训。

  4.3 **感染控制科**:制定全院感染控制培训计划,审核科室感染控制培训计划,组织培训。

5 **内容**

  5.1 **医院感染管理专职人员**

    5.1.1 培训要求。

      5.1.1.1 上岗前接受医院感染专业课程培训并取得上岗资格。

      5.1.1.2 每年完成≥15学时的继续教育,且至少有一次接受省级或省级以上医院感染专业培训。

    5.1.2 培训形式:参加省级或省级以上医院感染培训班,参加医院感染学术活动。

    5.1.3 内容。

      5.1.3.1 学习医院感染与传染病相关的法律、法规、标准等。

      5.1.3.2 参加各级卫生行政部门组织的医院感染控制与传染病控制相关培训班。

      5.1.3.3 学习微生物学、药理学、预防医学、医学感染管理学,医院感染诊断标准,合理使用抗菌药物及消毒隔离等方面的知识,以自学为主。

      5.1.3.4 参加国家、省、市组织的医院感染预防与控制学习班,不断接受医院感染新知识培训,不断提高科学的管理方法,将医院感染预防与控制意识贯穿到临床工作的每一个环节中。

  5.2 **临床医师**

    5.2.1 培训要求:每年参加医院感染知识培训6学时以上。

    5.2.2 培训形式:集中授课、专题讲座、科室晨会、医院感染管理简报等形式。

    5.2.3 培训内容。

      5.2.3.1 医院感染诊断标准、医院感染流行病学。

      5.2.3.2 手卫生与感染控制、《无菌技术操作规程》。

      5.2.3.3 隔离技术应用、职业安全防护、医疗废物分类。

      5.2.3.4 传染病报告管理规范、传染病诊断标准。

5.2.3.5 抗菌药物合理使用与细菌耐药机制。

5.3.2.6 侵入性操作医院感染控制。

5.3.2.7 多重耐药菌的医院感染控制。

5.3.2.8 医院感染暴发和处理步骤。

5.3 临床护士

5.3.1 培训要求:每年参加医院感染知识培训6学时以上。

5.3.2 培训形式:集中授课、专题讲座、科室晨会、医院感染管理简报等形式。

5.3.3 培训内容。

5.3.3.1 医院感染诊断标准、医院感染流行病学。

5.3.3.2 手卫生与感染控制、《无菌技术操作规程》。

5.3.3.3 隔离技术应用、职业安全防护、医疗废物分类。

5.3.3.4 《传染病报告管理制度》、传染病诊断标准。

5.3.3.5 医院清洁、消毒剂合理应用与浓度监测、环境卫生学监测。

5.3.3.6 临床微生物标本的正确采集与运送。

5.3.3.7 侵入性操作医院感染控制。

5.3.3.8 多重耐药菌的医院感染控制。

5.3.3.9 医院感染暴发和处理步骤。

5.3.3.10 重点科室医院感染管理:参加相应的专业感染控制培训班。

5.4 医技人员

5.4.1 培训要求:每年参加医院感染知识培训6学时以上。

5.4.2 培训形式:集中授课、专题讲座、医院感染管理简报等形式。

5.4.3 培训内容。

5.4.3.1 手卫生与感染控制。

5.4.3.2 隔离技术应用、职业安全防护、医疗废物分类。

5.4.3.3 消毒剂合理应用与浓度监测。

5.4.3.4 多重耐药菌的医院感染控制。

5.5 新入职员工、实习生、进修生、规培医师

5.5.1 培训要求:每年参加医院感染知识培训3学时以上。

5.5.2 培训形式:集中授课。

5.5.3 培训内容。

5.5.3.1 医院感染诊断标准、医院感染流行病学。

5.5.3.2 手卫生与感染控制、《无菌技术操作规程》。

5.5.3.3 隔离技术应用、职业安全防护、医疗废物分类。

5.5.3.4 《传染病报告管理制度》、传染病诊断标准。

5.5.3.5 多重耐药菌的医院感染控制。

5.6 行政管理人员

5.6.1 培训要求:每年参加医院感染知识培训2学时以上。

5.6.2 培训形式:集中授课、专题讲座、医院感染管理简报等形式。

5.6.3 培训内容。

5.6.3.1 手卫生与感染控制。

5.6.3.2 隔离技术应用、职业安全防护。

5.6.3.3 医院感染暴发和处理步骤。

5.6.3.4 医院感染管理工作主管院长、医务处主任、护理部主任应参加各级卫生行政部门组织的相关培训。

5.7 后勤人员

5.7.1 培训要求：每年参加医院感染知识培训 3 学时以上。

5.7.2 培训形式：集中授课、现场指导等形式。

5.7.3 培训内容。

5.7.3.1 手卫生与感染控制。

5.7.3.2 隔离技术应用、职业安全防护。

5.7.3.3 医疗废物暂存地人员：医疗废物分类、消毒剂的合理应用与浓度监测。

5.7.3.4 污水处理站人员：余氯与总大肠菌群监测采样。

5.7.3.5 保洁人员：环境清洁剂、消毒剂的合理应用与浓度监测。

5.7.3.6 食堂人员：餐具和卫生洁具的清洗消毒、食品卫生相关知识。

5.7.3.7 太平间工作人员：太平间空气消毒和冰箱温度监控。

5.7.3.8 每年对外包企业工作人员进行手卫生、呼吸道传染病防护及医院感染控制相关内容的培训。外包人员的培训参照《员工培训制度》要求执行。

5.8 患者家属或陪护人员：采用在公共场所张贴宣传画、入院宣传教育等方式对患者、陪护人员、探访者及其他来访者进行预防医院感染宣传教育。

5.9 考核

5.9.1 培训后进行相关知识的考核，低于规定培训成绩者进行补考，补考不合格者停岗培训直到合格。

5.9.2 培训结果及效果全院传达，并作为下次培训的需求评估内容。

6 流程：无。

7 相关文件

7.1 《医院感染管理办法》

7.2 《员工培训制度》

8 使用表单：无。

批准人： 签署日期：

审核人： 发布日期：

第三十九节　医院感染病例监测及报告制度

文件名称	医院感染病例监测及报告制度	文件编号	YY－YG－×× ×
制定部门	×××	版本号	1.0
生效日期	20××－××－××	页数/总页数	×/××
修订日期	20××－××－××	有效期至	20××－××－××

1 **目的**:识别和评估在医疗与健康保健活动中发生的医疗保健相关的感染,及时提出建议,尽最大可能减少发生感染的风险,保障患者与医院工作人员的安全。

2 **范围**:全院。

3 **定义**:医院感染监测是指长期、系统、连续地收集、分析医院感染在一定人群中的发生、分布及其影响因素,并将监测结果报送和反馈给有关部门和科室,为医院感染的预防、控制和管理提供科学依据。

4 **权责**

　4.1 **临床医师**:医院感染病例的诊治及上报。

　4.2 **感染控制科**:《医院感染病例监测及报告制度》的制定及修订,数据收集、审核。

5 **内容**

　5.1 **医院感染病例报告**

　　5.1.1 医院感染病例由临床医师按照《医院感染诊断标准》进行初步诊断,及时进行病原微生物检测,并且保证感染病例病原学检测率≥50%。

　　5.1.2 若明确诊断为医院感染病例,医师应于24小时内如实在电子病历系统中填写《医院感染病例报告卡》,并在内网上直报至医院感染控制科。科室感染管理小组随时了解科室院内感染的发生情况,督促临床医师及时上报。

　　5.1.3 医院感染控制科每日收集《医院感染病例报告卡》,核实感染病例,监督检查控制措施。确诊为传染病的医院感染,按《中华人民共和国传染病防治法》的有关规定进行报告。

　5.2 发现医院感染暴发,按《医院感染突发事件处置预案》处理。

　5.3 感染控制科根据调查感染的原因及实验室检查结果,写出调查报告,总结经验,制订防范措施。

　5.4 **医院感染病例报告奖惩**

　　5.4.1 凡认真填报《医院感染病例报告卡》,按填报的卡数,每张卡奖励人民币5元。对在医院感染管理工作中,工作积极认真的医务人员,给予通报表扬及一定的物质奖励。

　　5.4.2 责任报告人发生医院感染病例漏报,每例扣责任人绩效工资30元,并行补报;责任报告人发生迟报或报告卡信息填写不符合要求,每例扣责任人绩效工资20元,并行重报。

6 **流程**:无。

7 **相关文件**

　7.1 《医院感染管理办法》

　7.2 《医院感染监测规范》

7.3　《医院感染诊断标准(试行)》

7.4　《中华人民共和国传染病防治法》

7.5　《法定传染病诊断标准》

7.6　《抗菌药物临床应用管理办法》

7.7　《国际联合委员会(JCI)医院评审标准》(第六版)

8　使用表单:无。

批准人:　　　　　　　　　　　签署日期:

审核人:　　　　　　　　　　　发布日期:

第四十节　空气净化管理制度

文件名称	空气净化管理制度	文件编号	YY – YG – ×××
制定部门	×××	版本号	1.0
生效日期	20×× – ×× – ××	页数/总页数	×/××
修订日期	20×× – ×× – ××	有效期至	20×× – ×× – ××

1　**目的**:减少和避免因环境空气因素引起医院感染的发生,保证医疗质量安全。

2　**范围**:全院各区域。

3　**定义**:空气净化是降低室内空气中的微生物、颗粒物等使其达到无害化的技术或方法。

4　**权责**

　4.1　**科室**:负责制定本制度,检查其落实情况。

　4.2　**感染控制科**:负责执行本制度。

5　**内容**

　5.1　**空气净化管理要求**

　　5.1.1　根据空气净化与消毒相关法律、法规和标准的规定,结合医院实际情况,制定相应的《空气净化管理制度》,并组织实施。

　　5.1.2　对空气净化与消毒设施的使用和空气净化与消毒相关法律、法规和标准等知识的培训,明确管理人员及医务人员的职责和任务,确保空气净化设施的正常运行。

　　5.1.3　根据临床科室的感染风险评估,采取适宜的空气净化措施,使其室内空气质量符合国家相应标准的要求。

　　5.1.4　对全院相关临床科室的空气质量进行检查和指导。

　5.2　**空气净化卫生标准**

　　5.2.1　洁净手术室和其他洁净场所在新建与改建验收时,更换高效过滤器后及日常监测时,空气中的细菌菌落总数应符合 GB50333 的要求。

　　5.2.2　非洁净手术室、产房、新生儿室、重症监护室空气中的细菌菌落总数 $\leqslant 4$ CFU/15min（Φ90 mm）。

　　5.2.3　儿科病房、母婴同室、检查室、人流室、治疗室、注射室、换药室、输血科、急诊科、化验室、各类普通病室、门诊及其病房空气中的细菌菌落总数 $\leqslant 4$ CFU/5 min（Φ90 mm）。

　5.3　**医院各部门空气净化方法**

　　5.3.1　普通手术室空气净化方法。

　　　5.3.1.1　循环风紫外线空气消毒器。

　　　5.3.1.2　紫外线灯照射消毒。

　　　5.3.1.3　消毒后空气监测细菌总数应 $\leqslant 4$ CFU/15min（Φ90 mm）。

　　5.3.2　产房、新生儿室、重症监护室空气净化方法。

　　　5.3.2.1　通风。

　　　5.3.2.2　循环风紫外线空气消毒器。

　　　5.3.2.3　紫外线灯照射消毒。

5.3.2.4　消毒后空气监测细菌总数应≤4 CFU/15min(Φ90 mm)。

5.3.3　儿科病房、母婴同室、妇产科检查室、人流室、注射室、治疗室、换药室、输血科、急诊室、化验室、各类普通病室等用空气净化方法。

5.3.3.1　通风。

5.3.3.2　循环风紫外线空气消毒器。

5.3.3.3　紫外线灯照射消毒。

5.3.3.4　消毒后空气监测细菌总数应≤4 CFU/5min(Φ90 mm)。

6　流程:无。

7　相关文件

《医院空气净化管理规范》

8　使用表单:无。

　　　　　　批准人:　　　　　　　　　　签署日期:

　　　　　　审核人:　　　　　　　　　　发布日期:

第四十一节 利器盒使用规范

文件名称	利器盒使用规范	文件编号	YY – YG – ×× ×
制定部门	×××	版本号	1.0
生效日期	20×× – ×× – ××	页数/总页数	×/××
修订日期	20×× – ×× – ××	有效期至	20×× – ×× – ××

1 **目的**:明确利器盒的作用和使用方法,避免使用人员及收集人员发生利器伤,防止员工因利器伤感染疾病。

2 **范围**:全院使用利器盒的部门。

3 **定义**:利器盒采用黄色新聚丙烯料,盒体标注有"损伤性废物",只能一次性使用,具有方便、安全、无毒、耐穿刺,不渗漏,易于高温焚烧等优点。封闭后无法在不破坏的情况下打开。

4 **权责**

4.1 **各科室**:各项工作中存在使用利器的科室或部门必须规范使用利器盒。

4.2 **总务科**:负责提供利器盒及固定设施。

4.3 **感染控制科**:负责本制度的制定,并监督执行情况。

5 **内容**

5.1 **利器盒的作用**

5.1.1 收集损伤性医疗废物,如一次性使用各类针头、刀片、缝合针、玻片、安瓿等。

5.1.2 收集带血的注射器、输血器等接触血液的医用器材。

5.1.3 收集其他规定必须放进利器盒的医疗利器等锐利危险品。

5.2 **利器盒的使用**

5.2.1 安装利器盒。

5.2.1.1 将盒体与盒盖对接用力下压安装成整体,并确保安装到位。

5.2.1.2 左右旋转顶盖上的活动旋转盘,可开启或闭合利器盒,逆时针旋转为开启,顺时针旋转为闭合。

5.2.1.3 安装到位后,开孔两格,不可过大。

5.2.1.4 利器盒侧面贴效期标识,使用有效期48小时。

5.2.2 利器收集。

5.2.2.1 将针头伸进小孔中,在注射器乳头与针头的接口处卡住,轻轻向外下压针筒,注射器针头自动掉进利器盒内。

5.2.2.2 输液器的利器部分收集:手握输液器的软管,将利器部分伸进顶盖的大开孔中,用剪刀剪断即可,其利器部分即掉进利器盒内,注意手指不要靠近顶盖的大开孔,以免被倒置的针头刺伤。

5.2.2.3 刀片或玻璃等利器,及抽血注射器、输血器等带血的污染物品可直接从顶部开孔放入。

5.2.3 利器盒封闭:当被盛满至容积的3/4满时或使用48小时后,应封闭利器盒,锁定利器盒。

5.2.4 由专职人员回收至医院医疗废物暂存处处理。

5.2.5 利器盒应固定放置,不可放于地面及其他容易倾倒的区域。

5.2.6 利器盒禁止重复使用。

6 流程:无。

7 相关文件

7.1 《医疗卫生机构医疗废物管理办法》

7.2 《医疗废物专用包装物、容器标准和警示标识规定》

8 使用表单:无。

批准人: 签署日期:

审核人: 发布日期:

第四十二节　医院感染质量控制与考评制度

文件名称	医院感染质量控制与考评制度	文件编号	YY－YG－×× ×
制定部门	×× ×	版本号	1.0
生效日期	20× × －×× －××	页数/总页数	×/××
修订日期	20× × －×× －××	有效期至	20× × －×× －××

1　**目的**:规范科室有效落实医院感染的各项规章制度,降低医院感染发病率,保障医疗安全。

2　**范围**:全院各科室。

3　**定义**:无。

4　**权责**

4.1　**临床、医技科室**:负责制度的执行。

4.2　**质量控制科**:负责监督制度落实。

4.3　**感染控制科**:负责制度的修订、完善,监督制度落实。

5　**内容**

5.1　**考评内容**

5.1.1　认真贯彻落实医院感染管理的相关法律法规。

5.1.2　医院感染管理组织制度的建设及落实。

5.1.3　医院感染管理各项流程的制定及措施的落实。

5.1.4　科室医院感染管理小组的活动情况、医院感染管理质量的自评、医院感染知识培训、消毒隔离制度的落实、手卫生和无菌技术操作规范的执行、一次性无菌医疗用品管理、个人防护、医院感染病例的监测上报、抗菌药物的合理使用、环境卫生学的监测、医疗废物的正确处置、多重耐药菌感染控制等情况。

5.2　**考评方法**

5.2.1　医院感染控制科考评。

5.2.1.1　考评标准:按照医院感染管理考评内容制定的临床科室、重点部门、门诊医技科室《医院感染管理质量考核标准》,实行100分制,每个科室减去扣分后所得分即为科室的实际得分。

5.2.1.2　考评方式:查阅资料、现场督查,并将督查情况记录在《医院感染管理质量考核标准》表中。

5.2.1.3　考评频率:对医院感染重点部门如消毒供应室、内镜检查室、血液透析室、手术室、检验科、口腔科、输血科等作为重点检查部门,每季度进行一次质量考评。

5.2.1.4　考评结果反馈。

5.2.1.4.1　对检查存在的问题进行分析,提出改进意见,以书面或现场的形式反馈科室,限期整改,并及时复查整改落实情况。

5.2.1.4.2　每季度将检查结果汇总,及时上报分管院长和医院感染管理委员会,书面反馈医务处、质量控制科等相关部门。考评结果纳入医疗质量管理,医院依据相关规定,实施奖惩。

5.2.2 科室自评。

 5.2.2.1 考评标准:参照《医院感染管理质量考核标准》。

 5.2.2.2 考评方式:科室医院感染管理小组对本科室的医院感染管理工作进行自评,并将自查情况记录在《医院感染管理质量考核标准》表中。

 5.2.2.3 考评频率:科室医院感染管理自评每月完成一次。

 5.2.2.4 考评结果反馈:科室将自评结果在科室会议上反馈。医院感染控制科根据日常考评和季度考评结果对科室自评情况进行督查,并对存在的问题提出改进意见。

6 流程:无。

7 相关文件:无。

8 使用表单

8.1 《普通病房医院感染管理质量考核标准》

8.2 《ICU 医院感染管理质量考核标准》

8.3 《注射室、输液室、换药室医院感染管理质量考核标准》

8.4 《手术室医院感染管理质量考核标准》

8.5 《消毒供应室医院感染管理质量考核标准》

8.6 《口腔科医院感染管理质量考核标准》

8.7 《内镜室医院感染管理质量考核标准》

8.8 《产房医院感染管理质量考核标准》

8.9 《检验科医院感染管理质量考核标准》

8.10 《介入诊疗科医院感染管理质量考核标准》

8.11 《输血科医院感染管理质量考核标准》

8.12 《新生儿室医院感染管理质量考核标准》

8.13 《血液透析室医院感染管理质量考核标准》

批准人:　　　　　　　　　　　　　签署日期:

审核人:　　　　　　　　　　　　　发布日期:

附件1

普通病房医院感染管理质量考核标准

文件编号:BD - YG - ×××　　版本号:1.0

序号	项目	分值	扣分原因	得分
1	病区有医院感染管理小组,执行工作制度	5		
2	工作人员掌握相关的医院感染管理、消毒隔离及防护知识(提问医务人员)	5		
3	医院感染漏报率<10%,传染病病例无迟报、漏报现象	20		
4	无菌物品、消毒剂、一次性医疗用品无过期,存放符合要求	10		
5	配药室、治疗室、换药室清洁整齐,空气消毒有记录(空气消毒机、紫外线),紫外线强度监测每半年一次。卫生学监测有记录	5		
6	标准预防和无菌操作符合规定,《手卫生管理制度》落实到位	15		
7	抽出的药液、开启的液体应注明时间,不得超过 2 小时,溶媒不得超过 24 小时。无菌持物钳及罐高压灭菌每 4 小时更换一次。碘伏(小瓶包装)应注明开启日期,7 日内使用	15		
8	使用中消毒液浓度符合规定标准,有标识,现场测试浓度	5		
9	病区整洁无污迹,无异味。患者的安置原则为感染患者与非感染患者分开,同类感染患者相对集中,特殊感染患者单独安置	5		
10	不在病房及走廊清点脏被服,使用被服袋及被服车收集。患者的被服应清洁,定期换洗,遇污染及时更换。患者出院时床单位应终末消毒	5		
11	病床湿式清扫,一床一套、一桌一抹布,地面湿式清扫,拖布分开有标记,用后悬挂晾干备用	5		
12	医疗废物分类收集,标识清楚,日产日清,交接记录完整。处置室内污物处置规范、整洁	5		
合计		100		

附件2

ICU 医院感染管理质量考核标准

文件编号:BD－YG－×××　　版本号:1.0

序号	项目	分值	扣分原因	得分
1	病区有医院感染管理小组,执行工作制度	5		
2	工作人员掌握相关的医院感染管理、消毒隔离及防护知识(提问医务人员)	5		
3	医务人员进入工作区时必须更换专用工作服、鞋,戴工作帽,外出时更换外出服装及鞋。患有感染性疾病时应暂停在 ICU 室内工作	5		
4	室内应保持整洁,定时通风换气(每日 2~3 次,每次 30 分钟)。使用动态空气消毒机进行空气消毒,每日三次,每次不少于 2 小时,必要时随时消毒	10		
5	严格执行《手卫生管理制度》。每张病床旁配备速干手消毒剂。每次检查、治疗、护理患者前后均应洗手或手消毒,接触患者的血液、分泌物、排泄物时应戴手套	10		
6	严格执行探访制度,特殊情况需要探访时,只允许一人入室,入室应更衣、换鞋,患有感染性疾病者不得进入	5		
7	呼吸机输入及输出管道,氧气、雾化吸入装置等器具应定时更换,一人一用,用后应先消毒再清洗,干燥后备用	10		
8	仪器设备、地面、墙面、门窗等物体表面应保持无尘和清洁,每日用清水或消毒液擦拭。如有血液或其他体液污染时,应立即用 1000 mg/L 的含氯消毒剂擦拭消毒	5		
9	每季度有空气、物体表面、手、无菌物品及使用中消毒液的监测记录	10		
10	严格执行无菌操作和职业防护技术。吸痰时应做好防护,吸痰管一人一用一更换或清洁消毒	10		
11	无过期的无菌物品、消毒剂及一次性医疗用品,存放符合要求,有启用标识	10		
12	使用中的消毒液浓度符合规定标准	5		
13	卫生洁具分开使用,有标记,用后悬挂晾干	5		
14	医疗废物分类收集,标识清楚,日产日清,交接记录完整	5		
合计		100		

附件3

注射室、输液室、换药室医院感染管理质量考核标准

文件编号:BD - YG - ×××　　版本号:1.0

序号	项目	分值	扣分原因	得分
1	有医院感染管理小组,制定工作制度和消毒隔离制度等	5		
2	布局合理,清洁区、污染区分区明确,标志清楚	5		
3	医务人员严格执行各项消毒隔离措施。无菌操作前保证衣帽整洁,戴口罩、帽子并洗手	5		
4	每日空气消毒两次(上午、下午各一次,每次至少30分钟),必要时连续动态消毒,并登记	10		
5	进入人体组织或无菌器官的医疗器械必须灭菌,注射器、输液器一人一针一管,用后按医疗废物处理	10		
6	小容量(容量<100 mL)消毒剂(如安尔碘)开启后注明日期及时间和开启人,有效期为7日。无菌物品专区放置,标识灭菌日期和有效期,按灭菌日期顺序摆放、使用	20		
7	氧气管专用,使用中的氧气湿化瓶每日更换蒸馏水,每周更换、消毒两次。消毒供应室集中处理后干燥保存	5		
8	体温表保持日常清洁。遇污染后,用500 mg/L的含氯消毒剂浸泡消毒30分钟后洗净擦干,干燥备用。血压计、听诊器、袖带保持清洁,遇污染后立即去污,用75%乙醇擦拭消毒	10		
9	每季度空气细菌培养一次。拖把专用有标识,每日拖地两次。冰箱每周除霜一次,不得存放私人物品	10		
10	使用中的消毒液浓度符合标准,无过期的无菌物品、消毒剂和一次性医疗用品	10		
11	卫生洁具分室使用,有标记,用后悬挂晾干	5		
12	医疗废物分类收集,标识清楚,日产日清,交接记录完整	5		
合计		100		

附件4

手术室医院感染管理质量考核标准

文件编号:BD – YG – ××× 版本号:1.0

序号	项目	分值	扣分原因	得分
1	有医院感染管理小组,负责制度的制定,监督制度落实	5		
2	手术室应独立成区,布局合理,符合功能流程和洁污分开的要求,限制区、半限制区、非限制区标识明确,严格分区管理	5		
3	手术人员均应严格执行《无菌技术操作规程》。工作人员进入手术室应先进行手卫生,更换手术室专用刷手服、鞋帽、外科医用口罩等,帽子应遮盖头发,口罩应遮盖口鼻,刷手服上衣系入裤装内。外出时应更换外出衣及鞋。手术衣被污染时,应及时更换。手术室刷手服、手术衣不应在非手术科室使用	10		
4	接送患者平车应使用对接车并保持清洁,平车上铺防渗床单,一人一更换	5		
5	麻醉导管及面罩等一人一用一消毒(或一次性使用),手刷一人一用一灭菌	10		
6	严格限制进入手术室人数,手术参观人数不能超过3人。手术室的门应随时关闭	5		
7	无菌器械台使用单层阻菌隔水无菌单,若使用棉质单则应铺置4层以上。铺置时应确保无菌单四周下垂30 cm以上,距地面20 cm以上,无菌单潮湿后应视为污染	10		
8	无过期的无菌物品、一次性医疗用品、消毒剂等,使用中的消毒液浓度符合规定标准	10		
9	每季度进行空气、物体表面、手、消毒液及灭菌器械的监测,生物监测每月一次	5		
10	紫外线消毒有记录(照射时间、累计时间、签名),强度每半年监测一次	5		
11	层流手术室回风口每日清洁一次,初效过滤网每半月清洁一次,高效过滤网定期更换,并有记录	5		
12	无菌物品储存柜有消毒记录	5		
13	隔离手术应在隔离手术室进行,有标识,手术通知单有记录	10		
14	卫生洁具分区使用,有标记。处置室内污物处置规范、整洁	5		
15	医疗废物分类收集,标识清楚,做到每台清理,专人收取,交接记录完整	5		
合计		100		

附件5

消毒供应室医院感染管理质量考核标准

文件编号:BD－YG－×××　　版本号:1.0

序号	项目	分值	扣分原因	得分
1	有医院感染管理小组,制定消毒供应室医院感染管理制度并监督制度的落实	5		
2	分辅助区域和工作区域,工作人员进入各区应更换专用工作服、鞋,戴帽子,进入包装区和灭菌区应戴口罩	10		
3	高压蒸汽灭菌必须每锅进行监测。包外设有灭菌化学指示物,高度危险性物品灭菌包内还应放置包内化学指示物。灭菌包重量:器械包不宜超过 7 kg,敷料包不宜超过 5 kg。灭菌包体积:预真空高压蒸汽灭菌器不宜超过 30 cm × 30 cm ×50 cm 灭菌包体积	15		
4	灭菌物品应有灭菌标志,包括物品名称、灭菌日期、失效日期、操作人代码、灭菌器锅号、灭菌器锅次,专柜存放	15		
5	器械的清洗流程符合规定,特殊传染性的污染器械必须先消毒,后清洗,再消毒或灭菌	10		
6	检查器械的清洗质量,无锈、无污渍,功能完好。包布一用一洗,无破损	10		
7	使用中的消毒液应达到有效浓度,符合规定标准。无过期的无菌物品、消毒剂及化学指示物等	10		
8	下送、下收车辆应洁污分开,有标识,每日清洗消毒,分区存放	10		
9	各室每日紫外线消毒并有记录。紫外线灯管每半年监测一次,有记录	5		
10	每季度进行空气、物体表面、手及灭菌物品监测,有记录	5		
11	卫生洁具分室使用,有标记,使用后清洁、消毒、晾干备用	5		
合计		100		

附件6

口腔科医院感染管理质量考核标准

文件编号:BD－YG－×××　版本号:1.0

序号	项目	分值	扣分原因	得分
1	有医院感染管理小组,制定工作制度和消毒隔离制度	5		
2	口腔科布局合理,分区明确,符合卫生学标准。口内、口外诊室分开	5		
3	诊室综合治疗椅表面、工作台面、无影灯柄、门把手、地面,每日诊疗结束后用 500 mg/L 的含氯消毒剂进行消毒	5		
4	进行口腔诊疗操作时做好个人防护,应戴外科口罩、帽子、手套、防护面罩	10		
5	严格执行《无菌操作技术规程》和《手卫生管理制度》	10		
6	口腔器械应一人一用一消毒和(或)灭菌。高度危险口腔器械应达到灭菌水平,中毒危险口腔器械应达到灭菌水平或高水平消毒,低度危险口腔器械应达到中度或低水平消毒	10		
7	对一些容易污染、难以消毒的器械或设备表面,采用一次性覆膜覆盖,治疗完成后戴手套将覆盖物去除,减少污染。一次性覆膜一人一用一更换	5		
8	无菌储物罐内的器械不论是否用完,一经打开,注明开包时间、日期,超过 24 小时须重新灭菌	10		
9	每日开窗通风,每日诊疗结束后用紫外线灯空气消毒 30 分钟,或使用空气消毒机,每日两次,每次至少 30 分钟	5		
10	未经包装的口腔科器械和物品灭菌后置于无菌储物罐内,使用时以无菌持物镊夹取。无菌持物镊置于无菌镊子筒内,4 小时更换 1 次,注明使用时间	10		
11	使用小容量包装的无菌棉球、纱布,打开后立即使用完毕,不得留存	5		
12	每季度对医务人员手、环境表面、空气、无菌物品进行卫生学监测。物体表面细菌和医务人员的手细菌菌落总数≤5 CFU/cm^2,空气细菌菌落总数≤4 CFU/15min(Φ90 mm),无菌物品不得检出细菌	10		
13	医疗废物分类收集,标识清楚,日产日清,交接记录完整	5		
14	卫生洁具分室使用,有标记	5		
合计		100		

附件7

内镜室医院感染管理质量考核标准

文件编号:BD - YG - ×××   版本号:1.0

序号	项目	分值	扣分原因	得分
1	有医院感染管理小组,制定工作制度和消毒隔离制度	5		
2	布局合理,符合功能流程洁污分开的要求。设立办公区、患者候诊区、诊疗室、清洗消毒室、内镜储藏室等。内镜的清洗消毒与内镜的诊疗工作分开进行,清洗消毒室保证通风良好。消化系统与呼吸系统的内镜诊疗工作分室进行	5		
3	内镜室工作人员必须经过医院感染相关知识培训,包括内镜清洁、消毒与灭菌、使用中消毒液监测等,持证上岗	5		
4	配备手卫生装置,采用非手触式水龙头。配备口罩、帽子、手套、护目镜	10		
5	消化系统、呼吸系统软式内镜的清洗槽及内镜自动清洗消毒机应分开设置和使用	5		
6	工作人员在清洗、消毒内镜时做好个人防护,穿戴具有防渗透性能的工作服、手术帽、口罩、手套、护目镜或面罩、防水围裙和专用鞋	10		
7	内镜与附件储存柜应每周用 500 mg/L 的含氯消毒剂清洁消毒一次,遇污染时应随时清洁消毒。每日清洗消毒工作结束,应彻底刷洗清洗槽、漂洗槽,用 500 mg/L 的含氯消毒剂对清洗槽、漂洗槽等彻底清洁消毒	25		
8	消毒内镜应每季度进行生物学监测一次。消毒后的内镜合格标准为每件细菌总数 <20 CFU,不得检出致病菌	10		
9	记录每条内镜的使用及清洗消毒情况,包括诊疗日期、患者标识、内镜标号、清洗消毒的起止时间及操作人员姓名等	5		
10	每季度对医务人员的手、物体表面、空气、使用中消毒剂的消毒效果进行监测	5		
11	记录使用中消毒剂的浓度及染菌量的监测结果	5		
12	卫生洁具分室使用,有标记	5		
13	医疗废物分类收集,标识清楚,日产日清,交接记录完整	5		
合计		100		

附件8

产房医院感染管理质量考核标准

文件编号:BD－YG－×××　版本号:1.0

序号	项目	分值	扣分原因	得分
1	有医院感染管理小组,制订工作制度和消毒隔离制度	5		
2	工作人员掌握相关的医院感染管理、消毒隔离及防护知识(提问医务人员)	5		
3	布局合理,符合功能流程洁污分开的要求,分限制区、半限制区、非限制区。污染区标识明确,设有更衣室,严格分区管理	5		
4	产房温度 24～26 ℃,相对湿度 50%～60%。设隔离待产室和隔离产房,保持室内空气清新,严格执行每日清洁消毒制度,地面湿式清扫	5		
5	医务人员进入产房应严格执行无菌操作技术规程。接生或助产前应按照手术人员要求更换手术室专用刷手服,更换专用鞋,戴好外科口罩、帽子,进行外科手消毒,戴无菌手套,进入产房的工作人员无呼吸道及皮肤感染性疾病	10		
6	接送患者应用对接车,保持清洁,平车上铺防渗床单,一人一用一更换	5		
7	严格执行《手卫生管理制度》	5		
8	分娩室配备空气消毒机,每日空气消毒两次,每次 2 小时,消毒后通风时间≥30 分钟	10		
9	每季度有空气、物体表面、手、无菌物品、使用中消毒液的监测记录	10		
10	待产室有防水床单,被服一人一用一更换。产床及待产床用后应清洁消毒	5		
11	无过期的无菌物品、消毒剂及一次性医疗用品,存放符合要求	15		
12	使用中的消毒液浓度符合规定标准	5		
13	卫生洁具分室使用,有标记	5		
14	医疗废物分类收集,标识清楚,日产日清,胎盘交接记录完整	10		
合计		100		

附件9

检验科医院感染管理质量考核标准

文件编号:BD – YG – ×××　　版本号:1.0

序号	项目	分值	扣分原因	得分
1	有医院感染管理小组,制定工作制度和消毒隔离制度等	5		
2	工作人员掌握相关的医院感染管理、消毒隔离及防护知识	5		
3	布局合理,工作区与生活区分开。避免人流、物流、标本流过多的反复、交叉流动,各区域之间应有标识,工作区内整洁无杂物	5		
4	工作人员进入工作区应穿工作服,戴帽子,必要时穿隔离衣、戴口罩、手套及防护面罩	10		
5	操作台及物体表面、地面每日用 500 mg/L 的含氯消毒液擦拭两次	5		
6	采血应做到一人一针一管一用,对每位患者操作前后均应洗手或手消毒	10		
7	开启的溶媒不得超过 24 小时,开启的碘伏(小瓶包装)须注明开启日期,使用期限 <7 日	10		
8	无过期的灭菌物品、一次性医疗用品、消毒剂和试剂等,使用中消毒液浓度符合规定标准	10		
9	菌种、毒种的管理应按照《中华人民共和国传染病防治法》和《生物安全管理条例》执行	10		
10	使用中的标本应妥善保存,避免暴露在空气中污染环境	5		
11	使用后的针头、玻片等利器立即置于利器盒内。废弃的病原微生物培养基、标本和菌种、毒种保存液等,在处置室进行高压蒸汽灭菌,然后按感染性废物收集处理,有记录	10		
12	每日工作结束后,紫外线空气消毒 30 分钟,或者使用空气消毒机,每日两次,每次至少 30 分钟	5		
13	每季度进行环境卫生学监测,有记录	5		
14	医疗废物分类收集,标识清楚,日产日清,交接记录完整	5		
合计		100		

附件10

介入诊疗科医院感染管理质量考核标准

文件编号：BD－YG－×××　版本号：1.0

序号	项目	分值	扣分原因	得分
1	有医院感染管理小组,制定工作制度和消毒隔离制度等	5		
2	布局合理,严格划分无菌区、清洁区、污染区,区域间标志明确	10		
3	医务人员进入导管室应按手术室要求更衣,戴帽子、口罩,换鞋,严格遵守无菌操作流程。外出时应更衣	10		
4	导管室使用的一次性医疗用品必须由医院采购部门统一购入,科室不得自行采购	10		
5	一次性导管应编号,进货与使用有记录,索证齐全,证物相符,不得重复使用。手术器械及物品必须一人一用一灭菌	10		
6	每季度进行空气、物体表面、手及灭菌物品的监测	10		
7	每日工作前使用空气消毒机30分钟,严格执行手术室自净程序,做好空气消毒记录	10		
8	严格限制导管室的人数,参观、见习人数不能超过4人	10		
9	严格执行卫生消毒制度,湿式清扫,每周固定卫生日	5		
10	无过期的无菌物品、一次性医疗用品及消毒剂等	10		
11	卫生洁具分室使用,有标记	5		
12	医疗废物分类收集,标识清楚,日产日清,交接记录完整	5		
合计		100		

附件 11

输血科医院感染管理质量考核标准

文件编号:BD - YG - × × ×   版本号:1.0

序号	项目	分值	扣分原因	得分
1	有医院感染管理小组,制定工作制度和消毒隔离制度等	5		
2	布局合理,设有污染区、半污染区和清洁区。清洁区设血液储存、发放处,污染区设血液检验和处置室,办公区设在半污染区	10		
3	医务人员必须接受医院感染相关知识培训。使用的血液及血液成分由卫生行政部门指定的血站供应	10		
4	严格按《医疗机构临床用血管理办法》和《临床输血技术规范》规定的程序进行管理和操作	10		
5	保持环境清洁,台面、地面、桌面每日用 500 mg/L 的含氯消毒液清洁,被血剂污染时立即去污,然后用 2000 mg/L 的含氯消毒剂擦拭消毒	10		
6	贮血冰箱内严禁存放其他物品,每周用消毒湿巾擦拭消毒一次;冰箱内空气培养每月一次,无霉菌生长,细菌菌落总数 < 8 CFU/10 min(Φ90 mm)或 < 200 CFU/m^3 为合格	10		
7	血液标本在血液发放后保留在 2 ~ 6 ℃冰箱,7 日后按医疗废物处理。回收血袋按时间做好登记,保存 1 日后消毒处理,再按医疗废物处理	10		
8	工作中做好个人防护,接触血液戴手套。一旦发生职业暴露,及时处理并按规定上报	5		
9	每季度进行室内空气、物体表面和医务人员手监测,有记录	10		
10	使用中的消毒液浓度符合标准,无过期的一次性医疗用品、血制品、消毒剂和试剂等	10		
11	卫生洁具分开使用,有标记	5		
12	医疗废物分类收集,标识清楚,日产日清,交接记录完整	5		
合计		100		

附件 12

新生儿室医院感染管理质量考核标准

文件编号:BD – YG – ××× 　版本号:1.0

序号	项目	分值	扣分原因	得分
1	有医院感染管理小组,制定工作制度、消毒隔制度和保洁制度	5		
2	工作人员掌握相关的医院感染管理、消毒隔离及防护知识(提问医务人员)	5		
3	工作人员应更换专用工作服,换鞋,戴帽子、口罩,洗手。工作服每日更换,遇有污染立即更换。工作人员无呼吸道、皮肤等感染性疾病	5		
4	监护室、洗浴室及配奶室,清洁卫生,空气清新,定时通风和消毒,温度、湿度适宜	5		
5	接触患儿皮肤、黏膜的器械、器具及物品必须一婴一用一消毒或灭菌	5		
6	婴儿用眼药水、粉扑、沐浴液、浴巾、浴垫等,一婴一用一清洗灭菌,拆褓与包褓应严格区分,避免交叉污染	10		
7	蓝光箱和暖箱应当每日清洁并更换湿化液,一人一用一消毒。同一患儿长期连续使用暖箱和蓝光箱时,应当每周更换并进行终末清洁和消毒,患儿出院后终末消毒	10		
8	严格执行无菌操作和《手卫生管理制度》。治疗、护理每一例新生儿前后必须洗手或手消毒。听诊器固定床位使用,每日清洁消毒	5		
9	配奶时应严格洗手,规范操作,避免污染。患儿使用后的奶具清洗干净后,送消毒供应室灭菌,或使用一次性奶具	10		
10	使用动态空气消毒机进行空气消毒,每日两次,每次 2 小时,必要时应随时消毒,并记录	10		
11	每季度进行环境卫生学和消毒灭菌效果检测。物体表面和工作人员的手不得检出沙门菌及其他致病菌	10		
12	患有感染性疾病的婴儿应在隔离监护室治疗,其诊疗、护理及哺乳器具固定专用,用后及时消毒	5		
13	严格探访制度,限制探访人数,探访需更衣、换鞋,戴口罩、帽子,与患儿接触前要洗手或卫生手消毒	5		
14	卫生洁具分床室使用,有标记	5		
15	医疗废物分类收集,标识清楚,日产日清,交接记录完整	5		
合计		100		

附件 13

血液透析室医院感染管理质量考核标准

文件编号:BD – YG – ×××　　版本号:1.0

序号	项目	分值	扣分原因	得分
1	有医院感染管理小组,制定了工作制度和消毒隔离制度	5		
2	布局合理,设普通患者和隔离患者血液净化区,治疗区、污水处理区、库房、医务办公室、卫生间等分开设置	5		
3	每次透析结束后,使用一次性清洁消毒湿巾擦拭透析机外表面,按照厂家说明书对机器内部管路进行消毒	10		
4	使用的一次性无菌用品、透析液、消毒液等统一由药械部门购买,索证齐全	5		
5	医务人员定期体检,有记录。工作人员严格执行无菌技术操作及个人防护,上岗时应配备个人防护用品手套、口罩、隔离服、防水围裙、面罩、护目镜和洗眼装置	10		
6	患者在进行血液净化前须进行血液四项检查,包括乙肝、丙肝、梅毒抗体、HIV,长期透析患者每半年进行一次检查,有记录	5		
7	传染病患者应在隔离区内进行透析,固定床位,专机透析,采取相应的隔离消毒措施	10		
8	每月对透析用水、透析液进行监测,菌落数≤100 CFU/mL。内毒素每 3 个月监测一次,≤0.25 EU/mL	10		
9	透析患者监测体温,对透析中出现发热反应的患者要找原因,送血培养并做相关检查	5		
10	药品如肝素、促红细胞生成素等冷藏保存并应现用现配	5		
11	空气消毒应有记录(空气消毒机、紫外线)。紫外线灯每半年监测一次,有记录	5		
12	清洁区(透析治疗间、治疗室)每季度进行空气、物体表面、医务人员手等卫生学监测,有记录	5		
13	无过期物品,使用中的消毒液浓度符合标准	10		
14	卫生洁具分室使用,有标记	5		
15	医疗废物分类收集,标识清楚,日产日清,交接记录完整。处置室内污物处置规范、整洁	5		
合计		100		

第四十三节　医院感染重点类别诊断标准

文件名称	医院感染重点类别诊断标准	文件编号	YY－YG－××××
制定部门	×××	版本号	1.0
生效日期	20××－××－××	页数/总页数	×/××
修订日期	20××－××－××	有效期至	20××－××－××

1　**目的**:为临床科室提供医院感染重点类别诊断标准。

2　**范围**:全院各科室。

3　**定义**

  3.1　**医院感染**:住院患者在医院内获得的感染,包括在住院期间发生的感染和在医院内或出院后发生的感染。但不包括入院前已开始或入院时已存在的感染。医院工作人员在医院内获得的感染也属医院感染。

  3.2　**呼吸机相关性肺炎(VAP)**:气管插管或气管切开患者,接受机械通气48小时后发生的肺炎及机械通气撤机、拔管后48小时内出现的肺炎。

  3.3　**导管相关血流感染(CRBSI)**:带有血管内导管或拔除血管内导管48小时内的患者出现菌血症或真菌血症,并伴有发热(>38 ℃)、寒战或低血压等感染表现,除血管导管外,无其他明确的感染源。实验室微生物学检查显示外周静脉血培养细菌或真菌阳性,或从导管段和外周血培养出相同种类、相同药敏结果的致病菌。

  3.4　**导尿管相关尿路感染**:主要是指患者留置导尿管后,或拔除导尿管48小时内发生的泌尿系统感染(含留置导尿,尿道、膀胱、输尿管镜,各种尿路引流及其护理等有关侵入性的操作和设备引起等)。

  3.5　**手术部位(表浅切口、深部切口、器官或腔隙)感染**:因手术伤口的处理、敷料类型及有关消毒操作不当引起的手术伤口感染。

4　**权责**

  4.1　**临床科室**:制定制度,监督制度落实。

  4.2　**感染控制科**:负责制度的执行。

5　**内容**

  5.1　**医院感染诊断原则**

    5.1.1　下列情况属于医院感染。

      5.1.1.1　无明确潜伏期的感染,规定入院48小时后发生的感染为医院感染;有明确潜伏期的感染,自入院时起超过平均潜伏期后的感染为医院感染。

      5.1.1.2　本次感染直接与上次住院有关。

      5.1.1.3　在原有感染基础上出现其他部位新的感染(除外脓毒血症迁徙灶),或在原感染已知病原微生物基础上又分离出新的病原微生物(排除污染或原来的混合感染)的感染。

      5.1.1.4　新生儿在分娩过程中和产后获得的感染。

      5.1.1.5　由于诊疗措施激活的潜在性感染,如疱疹病毒、结核杆菌等的感染。

5.1.1.6　医务人员在医院工作期间获得的感染。

5.1.2　下列情况不属于医院感染。

5.1.2.1　皮肤黏膜开放性伤口只有细菌定植而无炎症表现。

5.1.2.2　由于创伤或非生物性因子刺激而产生的炎症表现。

5.1.2.3　新生儿经胎盘获得(出生后48小时内发病)的感染,如单纯疱疹、弓形体病、水痘等。

5.1.2.4　患者原有的慢性感染在医院内急性发作。

5.1.3　医院感染按临床诊断报告,力求做出病原学诊断。

5.2　呼吸机相关肺炎(VAP)

5.2.1　临床诊断。

5.2.1.1　胸部X像可见新发生的或新进展的浸润阴影是VAP的常见表现。

5.2.1.2　如同时满足下列至少两项可考虑诊断VAP。

5.2.1.2.1　体温>38 ℃或<36 ℃。

5.2.1.2.2　外周血白细胞计数$>10 \times 10^9/L$或$<4 \times 10^9/L$。

5.2.1.2.3　气管支气管内出现脓性分泌物,需除外肺水肿、急性呼吸窘迫综合征、肺结核、肺栓塞等疾病。

5.2.2　病原学诊断:临床诊断基础上,符合下列六项之一即可诊断。

5.2.2.1　经筛选的痰液,连续两次分离到相同病原微生物,一次非定植菌。

5.2.2.2　痰细菌定量培养分离病原菌数$\geqslant 10^6$ CFU/mL,纤维支气管镜$\geqslant 10^5$ CFU/mL;肺泡灌洗$\geqslant 10^4$ CFU/mL;防污染刷灌洗分离到病原菌。

5.2.2.3　血培养或并发胸腔积液者的胸液分离到病原微生物。

5.2.2.4　经纤维支气管镜或人工气道吸引采集的下呼吸道分泌物病原菌数$\geqslant 10^5$ CFU/mL;经支气管肺泡灌洗(BAL)分离到病原菌数$\geqslant 10^4$ CFU/mL;经防污染标本刷(PSB)、防污染支气管肺泡灌洗(PBAL)采集的下呼吸道分泌物分离到病原菌,而原有慢性阻塞性疾肺病包括支气管扩张者病原菌数必须$\geqslant 10^3$ CFU/mL。

5.2.2.5　痰液或下呼吸道采样标本中通常分离到非呼吸道定植的细菌或其他特殊病原微生物。

5.2.2.6　免疫血清学、组织病理学的病原学诊断证据。

5.2.3　注意事项。

5.2.3.1　病原微生物的多样性。

5.2.3.2　采集标本的方法涉及其诊断价值。检出菌的药敏结果是治疗方案的重要依据。

5.2.3.3　由于病原微生物的常变性,需反复采样送检。

5.2.3.4　胸腔积液、血培养阳性有诊断价值。

5.2.4　说明。

5.2.4.1　痰液筛选的标准为痰液涂片镜检鳞状上皮细胞<10个/低倍视野和白细胞>25个/低倍视野,或鳞上皮细胞:白细胞≤1∶2.5;免疫抑制和粒细胞缺乏患者见到柱状上皮细胞或锥状上皮细胞与白细胞同时存在,白细胞数量可不严格限定。

5.2.4.2　应排除非感染性原因,如肺栓塞、心力衰竭、肺水肿、肺癌等所致的下呼吸道的胸部X线改变。

5.2.4.3　病变局限于气道者为医院感染气道－支气管炎,出现肺实质炎症(胸部X线显示)者为医院感染肺炎(包括肺脓肿),报告时应分别注明。

5.3 血管相关性感染

5.3.1 局部感染。

5.3.1.1 类型:静脉炎、化脓性血栓炎、出口处感染(穿刺部位 2 cm 以内)、通道感染(出口周围 2 cm 以外的感染)、储袋感染(皮下储袋内储液感染)、蜂窝织炎,报告时应分别注明。

5.3.1.2 临床诊断:符合下列三项之一即可诊断。

5.3.1.2.1 静脉穿刺部位有脓液排出,或有弥散性红斑(蜂窝织炎的表现)。

5.3.1.2.2 沿导管的皮下行走部位出现疼痛性弥散性红斑并除外理化因素所致。

5.3.1.2.3 经血管介入性操作,发热 >38 ℃,局部有压痛,无其他原因可解释。

5.3.1.3 病原学诊断:导管尖端培养和(或)血液培养分离出有意义的病原微生物。

5.3.2 说明。

5.3.2.1 导管管尖培养其接种方法应取导管尖端 5 cm,在血平板表面往返滚动一次,每平板细菌菌落数≥15 CFU 即为阳性。

5.3.2.2 从穿刺部位抽血定量培养,细菌菌数≥100 CFU/mL,或细菌菌数相当于对侧同时取血培养的 4～10 倍,或对侧同时取血培养出同种细菌。

5.4 泌尿道插管相关感染

5.4.1 临床诊断:患者出现尿频、尿急、尿痛等尿路刺激症状,或有下腹触痛、肾区叩痛,并有尿检白细胞男性≥5 /HP,女性≥10 /HP。

5.4.2 病原学诊断:在临床诊断的基础上,符合下列条件之一者,即可诊断。

5.4.2.1 清洁中段尿或导尿留取尿液(非留置导尿)培养革兰氏阳性球菌菌数≥10^4 CFU/mL、革兰氏阴性杆菌菌数≥10^5 CFU/mL。

5.4.2.2 耻骨联合上膀胱穿刺留取尿液培养细菌菌数≥10^3 CFU/mL。

5.4.2.3 新鲜尿液标本经离心应用相差显微镜检查($\times 400$),在 30 个视野中有半数视野见到细菌。

5.4.2.4 经手术、病理学或影像学检查,有尿路感染证据的患者虽然没有症状,但在 1 周内有内镜检查或导尿管置入,尿液培养革兰氏阳性球菌菌数≥10^4 CFU/mL、革兰氏阴性杆菌菌数≥10^5 CFU/mL,应当诊断为无症状性菌尿。

5.4.3 说明。

5.4.3.1 留置尿管 48 小时后,查尿常规,入院时尿常规正常。

5.4.3.2 室温下尿标本放置 >2 小时后进行接种者的尿培养阳性结果无诊断价值。

5.5 手术部位(表浅切口、深部切口、器官或腔隙)感染

5.5.1 表浅手术切口感染:手术后 30 日以内发生的仅累及切口皮肤或皮下组织的感染。

5.5.1.1 具有下列三项之一者,临床医师可诊断为表浅手术切口感染。

5.5.1.1.1 切口浅部组织有化脓性液体。

5.5.1.1.2 从切口浅部组织的液体或组织中培养出病原微生物。

5.5.1.1.3 具有感染的症状或体征,包括局部发红、肿胀、发热、疼痛和触痛,外科医师开放的切口浅层组织。

5.5.1.2 病原学诊断:临床诊断基础上细菌培养阳性。

5.5.1.3 下列情形不属于表浅手术切口感染。

5.5.1.3.1 创口包括外科手术切口和意外伤害所致的伤口,为避免混乱,不用"创口感染"一词,与伤口有关的感染参见皮肤软组织感染诊断标准。

5.5.1.3.2 切口缝合针眼处有轻微炎症和少许分泌物不属于切口感染。

5.5.1.3.3 切口脂肪液化,液化清亮,不属于切口感染。注:如临床医师诊断脂肪液化,须进行分泌物涂片鉴定,若有脂肪球则视为脂肪液化;若有白细胞或脓球则为切口感染。

5.5.2 深部切口感染:无植入物手术后30日内,有植入物(如人工心脏瓣膜、人造血管、机械心脏、人工关节等)术后1年内发生的与手术有关并涉及切口深部软组织(深筋膜和肌肉)的感染。

5.5.2.1 临床诊断:符合以上规定,并具有下列四项之一者即可诊断。

5.5.2.1.1 从深部切口引流出或穿刺抽到脓液,感染性手术后引流液除外。

5.5.2.1.2 自然裂开或由外科医师打开的切口,有脓性分泌物或有发热≥38 ℃,局部有疼痛或压痛。

5.5.2.1.3 再次手术探查,经组织病理学或影像学检查发现涉及深部切口脓肿或其他感染的证据。

5.5.2.1.4 临床医师诊断的深部切口感染。

5.5.2.2 病原学诊断:临床诊断基础上,分泌物细菌培养阳性。

5.5.3 器官(腔隙)感染:无植入物手术后30日,有植入物手术后1年内发生的与手术有关(除皮肤、皮下、深筋膜和肌肉外)的器官或腔隙感染。

5.5.3.1 临床诊断:符合以上规定,并具有下列三项之一者即可诊断。

5.5.3.1.1 引流或穿刺有脓液。

5.5.3.1.2 再次手术探查,经组织病理学或影像学检查发现涉及器官(腔隙)感染的证据。

5.5.3.1.3 由临床医师诊断的器官(腔隙)感染。

5.5.3.2 病原学诊断:临床诊断基础上,分泌物细菌培养阳性。

5.5.4 说明。

5.5.4.1 临床和(或)有关检查显示典型的手术部位感染,即使细菌培养阴性,亦可诊断。

5.5.4.2 手术切口浅部和深部均有感染时,仅需报告深部感染。

5.5.4.3 经切口引流所致器官(腔隙)感染,不需要再次手术者,应视为深部切口感染。

6 流程:无。

7 相关文件

7.1 《2016 年 IDSA 医院获得性肺炎和呼吸机相关性肺炎诊断和治疗指南》

7.2 《中国成人医院获得性肺炎与呼吸机相关肺炎诊断和治疗指南(2018 年版)》

7.3 《呼吸机相关性肺炎诊断、预防和治疗指南》

7.4 《卫生部关于印发医院感染诊断标准(试行)的通知》(卫医发〔2001〕2 号)

8 使用表单:无。

批准人: 签署日期:

审核人: 发布日期:

第四十四节　消毒灭菌效果监测制度

文件名称	消毒灭菌效果监测制度	文件编号	YY – YG – ×××
制定部门	×××	版本号	1.0
生效日期	20××–××–××	页数/总页数	×/××
修订日期	20××–××–××	有效期至	20××–××–××

1　**目的**:规范全院消毒灭菌效果监测规程,保障消毒灭菌效果。

2　**范围**:全院各科室。

3　**定义**:无。

4　**权责**

  4.1　**各相关部门**:负责监督制度的落实。

  4.2　**感染控制科**:负责制度的制定、培训、执行与督查。

5　**内容**

  5.1　**无菌物品**

    5.1.1　感染控制科对手术室、产房、内镜诊疗室、消毒供应室、口腔科、介入诊疗科、门诊人流室的无菌物品每季度抽检一次。

    5.1.2　结果判定:经灭菌的医疗用品和一次性灭菌的医疗用品,不得检出任何微生物。

  5.2　**消毒物品**

    5.2.1　感染控制科对神经外科、母婴同室、呼吸与危重症医学科、消毒供应室、新生儿室、内镜诊疗室、耳鼻喉科消毒物品每季度抽样送检一次。

    5.2.2　感染控制科每季度对所有胃镜、支气管镜、肠镜、喉镜等消毒物品监测一次。

    5.2.3　结果判定:消毒后的内镜,每件细菌总数≤20 CFU,不得检出致病菌。

  5.3　**消毒剂**

    5.3.1　为保证消毒剂的有效使用,感染控制科每季度对介入诊疗科、手术室、产房、血液透析室、新生儿室、内镜诊疗室、耳鼻喉科等使用中的消毒剂进行抽检。

    5.3.2　结果判定:使用中灭菌用消毒液应无菌生长;使用中皮肤黏膜消毒液≤10 CFU/mL;其他使用中消毒液菌落总数应≤100 CFU/mL。

  5.4　**高压蒸汽灭菌器**

    5.4.1　日常监测:消毒供应室严格执行高压蒸汽灭菌器操作规程,每次操作应按流水号登册,记录灭菌物品包的种类、数量、灭菌温度、作用时间、灭菌日期、操作者。有温度、时间记录装置的,将记录纸粘贴在记录本上。

    5.4.2　化学监测。

      5.4.2.1　化学指示卡:灭菌包的每包内放置化学指示物。经一个灭菌周期后,取出指示卡,根据其颜色和性状的改变判断是否达到灭菌条件。

      5.4.2.2　化学指示胶带:将化学指示胶带粘贴于每一待灭菌物品包外,经一个灭菌周期后,观察其颜色的改变,判断是否经过灭菌处理。

      5.4.2.3　脉动真空高压蒸汽灭菌器每日使用前进行一次 B – D 试验。

5.4.2.4 结果判定:监测时,所放置的指示卡、指示胶带、B-D试验纸的性状和颜色均变至规定的条件,判定为灭菌合格,若其中之一未达到规定的条件,则灭菌过程不合格。

5.4.3 生物监测

5.4.3.1 感染控制科每周对消毒供应室使用中的高压蒸汽灭菌器进行生物监测一次。

5.4.3.2 新灭菌器启用前,灭菌器安装、移位和大修后应进行物理监测、化学监测和生物监测(连续三次)。

5.4.3.3 结果判定:每个指示菌片接种的嗜热脂肪芽孢杆菌不变色(紫色),判定为灭菌合格,只要有一个指示菌片变成黄色,判定为灭菌不合格。注意,每次监测均应设对照管。

5.5 空气中细菌含量监测

5.5.1 感染控制科每季度对门诊人流室、介入诊疗科、手术室、神经外科、心脏内科、普通外科、产房、母婴同室、呼吸与危重症医学科、血液透析室、消毒供应室、新生儿室、内镜诊疗室、耳鼻喉科、口腔科、换药室、输血科、检验科的空气进行监测。若结果不合格,立即整改并重新监测,直至结果合格为止,并于出现不合格结果的次月进行复检,结果合格后恢复为每季度监测一次。

5.5.2 布点方法:室内面积≤30 m²,设内、中、外对角线3点,内、外点布点部位距墙壁1 m处;室内面积≥30 m²,设4角及中央共5点,4角的布点部位距墙壁1 m处。

5.5.3 采样方法:将普通营养琼脂平板(直径为9 cm)放在室内各采样点处,采样高度为距地面0.8~1.5 m,采样时将平板盖打开,扣放于平板旁,根据分类选择时间(15分钟、5分钟),盖好立即送检。层流洁净手术间布点方法和采样方法见《手术室感染监控制度》。

5.5.4 结果判定。

5.5.4.1 洁净手术部(室)和其他洁净场所,空气中的细菌菌落总数要求应遵循 GB50333。

5.5.4.2 非洁净手术部(室)、产房、介入诊疗科、新生儿室、重症监护病房空气中的细菌菌落总数≤4 CFU/15 min(Φ90 mm)。

5.5.4.3 普通外科、母婴同室、门诊人流室、换药室、输血科、消毒供应室、血液透析室、检验科、内镜室、耳鼻喉科、口腔科空气中的细菌菌落总数≤4 CFU/5 min(Φ90 mm)。

5.6 物体表面和医务人员手的消毒效果监测

5.6.1 感染控制科对门诊人流室、介入诊疗科、手术室、神经外科、心脏内科、普通外科、产房、母婴同室、重症医学科、血液透析室、消毒供应室、新生儿室、内镜室、耳鼻喉科、口腔科、换药室、输血科、检验科、食堂的物体表面、工作人员的手每季度监测一次。

5.6.2 手采样前准备:医务人员双手按手卫生标准中洗手方法执行后采样。

5.6.3 手采样方法:被检者五指并拢,采样者用浸有相应中和剂的无菌棉拭子在被检者双手指屈面从指根到指端往返涂擦2次(一只手涂擦面积约30 cm²),并随之转动棉拭子,折去操作者手接触部位,将棉拭子投入10 mL含相应中和剂的无菌试管内,立即送检。

5.6.4 手的结果判定。

5.6.4.1 卫生手消毒:细菌菌落总数≤10 CFU/cm²。

5.6.4.2 外科手消毒:细菌菌落总数≤5 CFU/cm²。

5.6.5 物体表面采样时间:在消毒后、使用前进行采样。

5.6.6 物体表面采样方法:如采样面积≥100 cm²,用5 cm×5 cm的标准规格板连续采样4个平面,用浸有相应中和剂的无菌棉拭子 1 支,在规格板内横竖往返均匀涂擦各 5 次,并随之转动棉拭子,折去操作者手接触部位,将棉拭子投入 10 mL 含相应中和剂的无菌试管内,立即送检。门把手等不规则物体表面和 $<100\ cm^2$ 的物体表面直接涂擦采样。

　　5.6.7　物体表面结果判定。

　　　　5.6.7.1　手术室、产房、介入诊疗科、新生儿室、重症监护病房的物体表面细菌菌落总数 ≤5 CFU/cm^2。

　　　　5.6.7.2　普通外科、母婴同室、门诊人流室、换药室、输血科、消毒供应室、血液透析室、检验科、内镜室、耳鼻喉科、口腔科、食堂的物体表面细菌菌落总数 ≤10 CFU/cm^2。

　　5.7　紫外线灯管强度监测

　　5.7.1　各科领取新灯管,在使用前必须送感染控制科进行强度监测。

　　5.7.2　使用中的紫外线灯管,累计使用时间达 1000 小时,送感染控制科进行强度测定。

　　5.7.3　感染控制科每半年对全院紫外线灯管强度进行一次监测。

　　5.7.4　结果判定。

　　　　5.7.4.1　普通 30 W 直管型紫外线灯,新灯管辐照强度 ≥90 uW/cm^2,为合格,可以使用。

　　　　5.7.4.2　使用中的紫外线灯管辐照强度 ≥70 uW/cm^2,为合格,可以继续使用。

6　流程:无。

7　相关文件

《医疗机构消毒技术规范》

8　使用表单

《使用中消毒剂开启后有效时间》

　　　　　　　　批准人:　　　　　　　　　　签署日期:

　　　　　　　　审核人:　　　　　　　　　　发布日期:

附件

使用中消毒剂开启后有效时间

文件编号:BD－YG－×××　版本号:1.0

名称	规格	原液开启后的最长时间	备注
安尔碘皮肤消毒剂	60毫升/瓶	7日	
一次性使用消毒棉棒	500支/盒	24小时	
安尔碘皮肤消毒液(Ⅲ型)	500毫升/瓶	30日	
洁芙柔免洗手消毒凝胶	500毫升/瓶	30日	
洁芙柔泰新消毒液	1升/瓶	30日	
洁芙柔抗菌洗手液	1升/瓶	30日	
75%乙醇消毒液	500毫升/瓶	30日	
75%乙醇消毒液	100毫升/瓶	7日	
邻苯二甲醛消毒液	2.5千克/桶	14日	
点而康碘伏皮肤消毒液	60毫升/瓶	7日	
点而康碘伏皮肤消毒液	500毫升/瓶	30日	
点而康表面湿巾	60张/盒	30日	
点而康表面湿巾	20张/盒	30日	
绿沙新爱尔施牌消毒片	100片/瓶	30日	现配1日
3%过氧化氢溶液	500毫升/瓶	30日	

第四十五节　医院感染目标性监测制度

文件名称	医院感染目标性监测制度	文件编号	YY‐YG‐×××
制定部门	×××	版本号	1.0
生效日期	20××‐××‐××	页数/总页数	1/7
修订日期	20××‐××‐××	有效期至	20××‐××‐××

1　**目的:**调查手术部位感染,新生儿科、心血管内科、神经外科、呼吸与危重症医学科的"三管"(中心静脉插管、泌尿道插管、呼吸机使用)医院感染,以掌握医院感染发病率及高危因素、病原微生物特点及耐药性等,为医院感染预防与控制提供科学依据。

2　**范围:**普通外科、骨科、新生儿科、心血管内科、神经外科、呼吸与危重症医学科。

3　**定义:**目标性监测是指针对高危人群、高发感染部位等开展的医院感染及其危险因素的监测,如重症监护病房医院感染监测、新生儿病房医院感染监测、手术部位感染监测、细菌耐药性监测等。

4　**权责**

4.1　**护士:**填写患者日志。

4.2　**主管医师:**发现相关医院感染及时主动上报。

4.3　**感染控制专职人员:**主动性、前瞻性监测,与临床医务人员报告相结合,建立术后回访监测。

5　**内容**

5.1　**手术部位感染监测**

5.1.1　监测对象:被选定监测手术的所有择期和急诊手术患者。

5.1.2　监测内容。

5.1.2.1　基本资料:监测月份、住院号、科室、床号、患者姓名、出生年月日、调查日期、疾病诊断、切口类型(清洁切口、清洁‐污染切口、污染切口)。

5.1.2.2　手术资料:手术日期、手术名称、手术腔镜使用情况、危险因素评分标准(包括手术持续时间、手术切口清洁度分类、美国麻醉协会 ASA 评分)、围手术期抗菌药物使用情况、手术医师。

5.1.2.3　手术部位感染资料:感染日期与诊断、病原微生物。

5.1.3　监测方法。

5.1.3.1　主管医师主动上报。

5.1.3.2　专职人员监测与临床医务人员报告相结合。

5.1.3.3　住院监测与出院监测相结合。

5.1.3.4　每例监测对象及时上报医院感染监测系统。

5.1.4　资料分析。

5.1.4.1　手术部位感染发病率。

5.1.4.2　不同危险指数等级的手术部位感染发病率。

5.1.4.3　外科医师感染发病专率。

5.1.4.3.1　外科医师感染发病专率。

5.1.4.3.2　不同危险指数等级的外科医师感染发病专率。

5.1.4.3.3　平均危险指数。

5.1.4.3.4　医师调整感染发病专率。

5.1.5　总结和反馈:结合历史同期资料进行总结分析,提出监测中发现的问题,报告医院感染管理委员会,并向临床科室反馈监测结果和建议。

5.2　成人及儿童重症监护病房(ICU)医院感染监测

5.2.1　ICU感染:患者在ICU发生的感染,即患者住进ICU时,该感染不存在也不处于潜伏期;患者转出ICU到其他病房后,48小时内发生的感染仍属ICU感染。

5.2.2　监测对象:ICU患者。

5.2.3　监测内容。

5.2.3.1　基本资料:监测月份、住院号、科室、床号、患者姓名、性别、出生年月日、疾病诊断、疾病转归(治愈、好转、未愈、死亡、其他)。

5.2.3.2　医院感染情况:感染日期、感染诊断、感染与侵入性操作相关性(中心静脉插管、泌尿道插管、呼吸机使用)、医院感染培养标本名称、药物敏感结果。

5.2.3.3　ICU患者日志:每日记录新住进患者数、在住患者数、中心静脉插管人数、泌尿道插管人数及使用呼吸机人数,记录临床病情分类等级及分值。

5.2.4　监测方法。

5.2.4.1　ICU主管医师主动监测,及时在医院感染监测系统上报医院感染病例。

5.2.4.2　专职人员监测与临床医务人员报告相结合。

5.2.4.3　ICU护士每日填写ICU患者日志。

5.2.4.4　ICU医师每周进行临床病情等级评定。

5.2.5　资料分析。

5.2.5.1　病例感染发病率和患者日感染发病率。

5.2.5.2　器械使用率及其相关感染发病率。

5.2.5.2.1　器械使用率。

5.2.5.2.2　器械相关感染发病率。

5.2.5.3　调整感染发病率。

5.2.5.3.1　平均病情严重程度。

5.2.5.3.2　调整感染发病率。

5.2.6　总结和反馈:结合历史同期资料进行总结分析,提出监测中发现的问题,报告医院感染管理委员会,向临床科室反馈监测结果和分析建议。

5.3　新生儿病房医院感染监测

5.3.1　新生儿病房医院感染,发生在新生儿病房的感染。

5.3.2　监测对象:新生儿病房进行观察、诊断和治疗的新生儿。

5.3.3　监测内容。

5.3.2.1　基本资料:住院号、患儿姓名、性别、出生年月日、出生体重(BW分四组,分别是≤1000 g,1001~1500 g,1501 g~2500 g,>2500 g。下列体重均指出生体重)。

5.3.2.2　医院感染情况:感染日期、感染诊断、感染与侵入性操作相关性(脐或中心静脉插管、呼吸机使用)、医院感染培养标本名称、送检日期、检出病原微生物名称、药物敏感试验结果。

5.3.2.3　新生儿日志:按新生儿体重每日记录新住进新生儿数、住在新生儿数、脐或中心静脉插管新生儿数及使用呼吸机新生儿数。

5.3.4 监测方法。

5.3.4.1 主管医师主动监测。

5.3.4.2 专职人员监测与临床医务人员报告相结合。

5.3.4.3 新生儿发生感染时,主管医师及时在医院感染监测系统上报医院感染病例。

5.3.4.4 护士填写新生儿病房日志和月报表。

5.3.5 资料分析。

5.3.5.1 日感染发病率。

5.3.5.2 器械使用率。

5.3.5.3 器械相关感染发病率。

5.3.6 总结和反馈:结合历史同期资料进行总结分析,提出监测中发现的问题,报告医院感染管理委员会,并向临床科室反馈监测结果和分析建议。

5.4 细菌耐药性监测:依据《多重耐药菌医院感染管理制度》执行。

6 流程:无。

7 相关文件

《医院感染监测规范》

8 使用表单:无。

批准人: 签署日期:

审核人: 发布日期:

第四十六节　医院感染风险管理制度

文件名称	医院感染风险管理制度	文件编号	YY – YG – × × ×
制定部门	× × ×	版本号	1.0
生效日期	20 × × – × × – × ×	页数/总页数	1/4
修订日期	20 × × – × × – × ×	有效期至	20 × × – × × – × ×

1　**目的**：确定与感染风险相关的程序和流程，执行适当的策略来降低感染风险。

2　**范围**：全院范围。

3　**定义**

　3.1　**医院感染控制风险评估表**：用于医院感染风险优先级评分的表格，可由相关人员评估风险等级并打分，将得分按风险发生的"可能性×潜在严重性×医院准备"这一公式进行计算，最终按分数排列高低得出风险优先级项目。

　3.2　**医院感染临床重点科室**：呼吸与危重症医学科、口腔科、新生儿室、血液透析室、手术室、消毒供应室、产房、内镜诊疗室等。

4　**权责**

　4.1　**各临床重点科室**：对科室的感染风险进行评估，并汇总分析讨论，并制定策略。

　4.2　**感染控制科**：负责医院感染风险管理制度的制订及修改。组织全院感染风险评估，并进行汇总分析讨论，制订策略。定期向感染管理委员会汇报，并根据监测情况，讨论调整策略。

　4.3　**医院感染管理委员会**：负责制度的审议和颁布。

5　**内容**

　5.1　**医院感染风险管理流程**

　　5.1.1　感染控制科根据全年医院感染发生率、发生趋势、各种监测结果及日常工作中发现的高危风险因素等进行分析、汇总，形成《医院感染控制风险评估表》。

　　5.1.2　感染管理委员会成员对《医院感染控制风险评估表》进行评估，由感染管理专职人员进行汇总。

　　5.1.3　将汇总结果交感染管理委员会讨论，提出感染风险管理重点优先项目，并讨论策略。

　　5.1.4　由感染管理委员会秘书将风险管理策略制订在感染预防与控制计划中，由感染管理委员会审批。

　　5.1.5　感染控制科负责培训指导、组织实施并督促整改。感染控制科定期将执行情况向感染管理委员会汇报，并根据监测情况讨论。

　5.2　**临床科室感染风险管理流程**

　　5.2.1　根据全年各种监测结果、日常工作中发现的高危风险因素及医院感染控制科提出的感染风险等进行原因分析、讨论，形成该科室的《医院感染控制风险评估表》。

　　5.2.2　科室感染管理小组对《科室感染控制风险评估表》进行评估，提出该科室感染风险管理重点优先项目，并制订策略列入该科室的年度工作计划中。

　　5.2.3　由科室感染管理小组负责人组织培训、实施并督促整改。各科室每月召开医院感染质控小组会议，重点关注感染风险管理优先项目的整改效果。医院感染控制科定期督查。

6 流程

6.1 医院感染风险管理流程

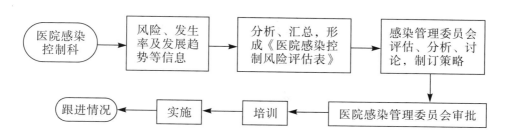

6.2 科室感染风险管理流程

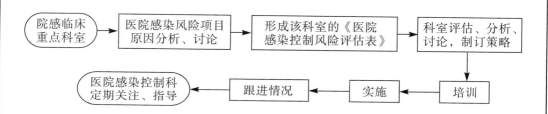

7 相关文件：无。

8 使用表单

《医院感染控制风险评估表》

批准人：   签署日期：

审核人：   发布日期：

附件

医院感染控制风险评估表

文件编号:BD－YG－×××　　版本号:1.0

类型	风险事件	风险发生的可能性 总是（5分） 经常（4分） 不常（3分） 偶尔（2分） 罕见（1分）	如果发生风险潜在的严重性 生命威胁（5分） 永久性危害（4分） 较长远危害（3分） 临时危害（2分） 危害极小（1分）	如果发生风险医院的应对能力 无准备（5分） 准备不充分（4分） 一般（3分） 比较好（2分） 好（1分）	风险优先级
医院自然环境	与自然灾害（火灾、洪水、雷电、台风、地震等）相关的医院感染控制				
公共卫生事件	社区传染病暴发流行时的医院感染控制（病种分类、发生区域、发病例数及防控）				
	发生食源性疾病（食物、水源感染）的感染控制				
	全球新发传染病				
医疗相关感染	手术切口感染				
	导尿管相关尿路感染				
	中心静脉留置导管相关血流感染				
	呼吸机相关肺炎				
	多重耐药菌感染				
	新生儿感染（新生儿肺炎、眼炎、脐炎、脓疱疹）				
	高压蒸汽灭菌器生物监测合格率				
	无菌物品监测（包括一次性无菌物品）				
	消毒、灭菌后的内镜监测				
	器械的清洗、消毒及灭菌				

续表

类型	风险事件	风险发生的可能性 总是（5分）经常（4分）不常（3分）偶尔（2分）罕见（1分）	如果发生风险潜在的严重性 生命威胁（5分）永久性危害（4分）较长远危害（3分）临时危害（2分）危害极小（1分）	如果发生风险医院的应对能力 无准备（5分）准备不充分（4分）一般（3分）比较好（2分）好（1分）	风险优先级
医疗相关感染	环境卫生学监测（空气、物体表面）				
	使用中的消毒剂、灭菌剂监测				
	紫外线消毒的监测				
	手卫生依从性				
	手卫生消毒效果				
	医疗废物管理				
员工风险	职业暴露（利器伤）				
	个人防护设备与应用				
环境风险	工程维修改建中的感染评估与控制				
	水质监测				
院外工程风险	拆迁项目				
	院外工程维修				
其他	织物清洗效果监测				
	餐具卫生抽样检查				
	患者床位终末消毒监测				

第四十七节 手术部位感染预防与控制标准操作规程

文件名称	手术部位感染预防与控制标准操作规程	文件编号	YY－YG－××
制定部门	×××	版本号	1.0
生效日期	20××－××－××	页数/总页数	×/××
修订日期	20××－××－××	有效期至	20××－××－××

1 **目的**:有效预防与控制手术部位感染的发生,降低感染率。

2 **范围**:手术科室及手术室。

3 **定义**:无。

4 **权责**

  4.1 **科室**:负责制度的培训,监督制度落实。

  4.2 **感染控制科**:负责制度的修订、完善与督查。

5 **内容**

  5.1 **手术前**

    5.1.1 择期手术患者应当尽可能待手术部位以外的感染治愈后再行手术。

    5.1.2 充分控制糖尿病手术患者的血糖水平,尤其避免术前高血糖。

    5.1.3 尽可能缩短患者术前住院时间。

    5.1.4 若无禁忌证,术前应使用抗菌皂或皂液洗澡。

    5.1.5 避免不必要的备皮,确需备皮,应在术前进行或在手术室进行。尽量使用不损伤皮肤的方法,如剪毛或脱毛。

    5.1.6 需要做肠道准备的患者,还需应前一日分次口服非吸收性抗菌药物。

    5.1.7 有明显皮肤感染或流感等呼吸道疾病,以及携带或感染多重耐药菌的医务人员,在未治愈前不应参加手术。

    5.1.8 重视术前患者的抵抗力,纠正水电解质不平衡、贫血、低蛋白血症等。感染性和非感染性患者应安置在不同的手术间进行手术,如选择同一手术间,应先非感染性患者后感染性患者。患者手术后彻底清洁消毒手术房间才可进行下一例手术。特殊感染患者(如气性坏疽等)手术安置在感染手术间进行,医务人员严格执行消毒隔离规定,手术后彻底清洁消毒手术间。

    5.1.9 手术组人员进入手术室之前应修剪指甲,除去各类手部饰品,不可涂指甲油。更换鞋、衣、裤,正确戴口罩、帽子,洗手后戴无菌手套,穿手术衣。

  5.2 **手术中**

    5.2.1 保证手术室门关闭,尽量保持手术室正压通气,环境表面清洁,最大限度地减少人员数量和流动。

    5.2.2 外来手术器械统一由消毒供应中心进行清洗、打包或灭菌。

    5.2.3 手术中医务人员要严格遵循无菌操作原则和手卫生规范。

    5.2.4 有预防用药指征者,应切皮前30分钟或麻醉诱导期静脉给药。若手术时间超过3小时,或超过所用药品半衰期的2倍以上,或失血量大于1500 mL的,术中应对患者追加一剂量的抗菌药物。

5.2.5　严格遵守《医务人员手卫生规范》中关于外科手消毒方法。

5.2.6　手套穿孔率较高的手术,如部分骨科手术,应戴双层手套。

5.2.7　术中应主动加温,保持患者正常体温。

5.2.8　手术野冲洗应使用温无菌生理盐水(37 ℃)。

5.2.9　需要引流的手术切口,首选闭式引流,应远离切口部位戳孔引流,位置适当,确保充分引流。

5.3　手术后

5.3.1　医务人员接触患者手术部位或更换手术切口敷料前后均应当进行手卫生。

5.3.2　换药操作应严格遵守无菌技术操作原则。

5.3.3　术后保持引流通畅,除非必要,尽早为患者拔除引流管。

5.3.4　外科医师、护士要定时观察患者手术部位切口情况,出现分泌物时应当及时进行涂片和微生物培养,结合微生物报告及患者手术情况,对外科手术部位感染及时诊断、治疗和监测,怀疑有医院感染应立即报告医院感染控制科。

5.4　培训与管理

5.4.1　每年至少一次对医务人员进行相关培训。

5.4.2　每季度公布手术部位感染的发生率,由医院感染控制科及相关科室共同提出持续改进措施。

5.5　监测方法与反馈

5.5.1　目标性监测手术种类:根据医院手术切口感染情况制订及调整目标性监测种类。目标性监测方法:手术患者术后1～30日内进行追踪,及时发现感染患者,进行统计分析,每季度反馈,提出改进措施。

5.5.2　监测指标。

5.5.2.1　手术部位感染发病率。

5.5.2.2　不同危险指数手术部位感染发病率。

6　流程:无。

7　相关文件

7.1　《外科手术部位感染预防与控制技术指南(试行)》

7.2　《医院感染监测规范》

7.3　《医疗机构消毒技术规范》

8　使用表单:无。

批准人:　　　　　　　　　　签署日期:

审核人:　　　　　　　　　　发布日期:

第四十八节　呼吸机相关肺炎预防与控制标准操作规程

文件名称	呼吸机相关肺炎预防与控制标准操作规程	文件编号	YY－YG－×× ×
制定部门	×× ×	版本号	1.0
生效日期	20×× － ×× － ××	页数/总页数	×/××
修订日期	20×× － ×× － ××	有效期至	20×× － ×× － ××

1　**目的**:降低因气管插管、呼吸机辅助呼吸、气管切开等侵入性操作导致的医院内肺炎发病率。

2　**范围**:医院员工、医学学员、使用呼吸机辅助呼吸的患者。

3　**定义**

　3.1　**医院获得性肺炎(HAP)**:在住院期间由细菌、真菌、支原体、病毒或原虫等引起的肺部感染性疾病。病变局限于呼吸道者为医院获得性气管－支气管炎;出现肺实质炎症者为医院内肺炎,又称医院获得性肺炎。

　3.2　**呼吸机相关肺炎(VAP)**:开始机械通气48小时后出现的肺实质感染,是患者在气管插管时不存在肺炎,也无潜在炎症,而在机械通气后发生的一种医源性细菌性肺炎。VAP常见和高发于危重患者,一旦出现,将造成脱机困难,住院时间延长,病死率增加。

4　**权责**

　4.1　**科室**:负责制度的培训,监督制度落实。

　4.2　**感染控制科**:负责制度的修订、完善与督查。

5　**内容**

　5.1　**患者管理**

　　5.1.1　若无禁忌证,患者床头应抬高,以30°~45°为宜。

　　5.1.2　应定时进行口腔护理,每日至少两次,及时清理口腔分泌物,保持口腔清洁。气管切开者切口周围每日换药。

　　5.1.3　鼓励手术后患者(尤其胸部和上腹部手术)早期下床活动。

　　5.1.4　指导患者正确咳嗽,必要时予以翻身、拍背,以利于痰液引流。

　　5.1.5　实施肠内营养时,应避免胃过度膨胀,宜采用远端超过幽门的鼻饲管,注意控制容量和输注速度,条件许可时应尽早拔除鼻饲管。

　　5.1.6　尽量减少使用或尽早停用预防应激性溃疡的药物,如质子泵抑制剂。

　　5.1.7　应积极预防深静脉血栓形成。

　　5.1.8　应规范人工气道患者抗菌药物的预防性使用。不宜常规使用口服抗菌药物进行选择性消化道脱污染。避免为预防呼吸机相关肺炎而常规给予全身静脉使用或呼吸道局部使用抗菌药物。

　5.2　**气道管理**

　　5.2.1　严格掌握气管插管指征。对于需要辅助通气的患者,应尽量采用无创正压机械通气(NIPV)。

　　5.2.2　尽早拔除气管插管。每日评估是否可以撤机或拔管,但应避免无计划地拔管和重插管。

5.2.3　应定时抽吸气道分泌物。当转运患者、改变患者体位或插管位置,气道有分泌物积聚时,应及时吸引气道分泌物。吸引气道分泌物时,应遵循无菌原则,每次吸痰应更换吸痰管,先吸气管内,再吸口鼻处,每次吸引应充分。吸痰前后,医务人员必须遵循手卫生要求,每次接触到呼吸道分泌物、处理完冷凝水后均应有效地洗手。戴手套操作也要养成洗手的习惯,防止交叉感染。

5.2.4　连续使用呼吸机机械通气的患者,不常规更换呼吸机管路,有明显污染或功能出现障碍时则应及时更换。湿化器无菌水每日更换。

5.2.5　连续或间断地进行声门下分泌物吸引,避免分泌物通过气囊造成误吸。

5.2.6　患者翻身或改变体位前,应先清除呼吸机管路集水杯中的冷凝水,避免冷凝水流入气管插管和呼吸机管路上的湿化器或雾化器内。螺纹管冷凝水应及时作为污水清除,不可直接倾倒在室内地面,避免冷凝水倒流向患者气道。

5.2.7　应在呼吸机管路中常规应用气道湿化装置,可选用加热湿化器或热湿交换器,不应常规使用微量泵持续泵入湿化液进行湿化。加热湿化器的湿化用水应为无菌水。热湿交换器的更换频率不宜小于 48 小时,除非有明显污染或功能出现障碍。

5.2.8　雾化器应每日消毒。雾化器内不宜添加抗菌药物。

5.3　**清洁、消毒管理**

5.3.1　使用中的呼吸机外壳、按钮、面板应保持清洁。有明显污染,遇感染暴发或耐药菌流行时应消毒。

5.3.2　正确进行呼吸机及相关配件的清洗与消毒,参见《医院环境物体表面清洁消毒制度》。

5.3.3　患者周围环境中频繁接触的物体表面,如床头桌、床栏杆、呼叫按钮等,应常规清洁消毒。

5.3.4　有关预防措施对全体医务人员包括工人定期进行教育培训。

5.4　**监测方法与反馈**:重点对 ICU 使用人工气道机械通气的患者进行目标性监测,统计感染发生率,每季度进行反馈,超过目标值进行质量持续改进。

5.5　**监测指标**

5.5.1　器械使用率。

5.5.2　患者总住院日数。

5.5.3　呼吸机相关肺炎感染发病率。

5.5.4　患者使用呼吸机总日数。

6　流程:无。

7　相关文件

《医院感染监测规范》

8　使用表单

《VAP 感染控制措施评估表》

批准人:　　　　　　　　　　签署日期:

审核人:　　　　　　　　　　发布日期:

附件

VAP 感染控制措施评估表

文件编号:BD - YG - ××× 版本号:1.0

科室_____ 床号_____ 患者姓名_____ 性别____ 出生年月日_____ 住院号_____
主要诊断_____ 插管开始日期_____
插管类型:□经口插管　　　　　□气管切开　　　　　□经鼻插管

项目	评估内容		2 日	3 日	4 日	5 日	6 日	7 日	8 日	9 日	10 日
拔管指征	导致机械通气的病因(好转或去除)										
	无低血压,无需或只需要小剂量血管活性药物										
	有自主呼吸能力										
	有咳嗽能力										
	氧合指标	PaO$_2$/FiO$_2$ > 150 ~ 200									
		PEEP ≤ 5 ~ 8 cmH$_2$O									
		FiO$_2$ ≤ 0.4 ~ 0.5 且 pH ≥ 7.25									
预测脱机	3 分钟自主呼吸试验										
停用指征	3 分钟自主呼吸通过后,继续自主呼吸30 ~ 120 分钟										
评价结论	可以撤机										
	延缓撤机										
	评估人										
	评价日期										
控制措施	加强口腔护理,每日用 2% 氯己定擦洗或冲洗口腔三次										
	患者采取抬高床头 30° ~ 45°卧位										
	持续使用呼吸机者每日更换湿化液(无菌水),呼吸机外管路每周更换,送消毒供应中心清洗、消毒										
	对 MRSA 及铜绿假单胞菌等感染的患者及携带者在积极治疗的同时,予以隔离或集中安置;对耐万古霉素肠球菌(VRE)感染的患者及携带者必须单间隔离										

续表

项目	评估内容	2日	3日	4日	5日	6日	7日	8日	9日	10日
控制措施	病房自然通风,每日两次									
	采取体位引流及扣背手法助患者排痰									
	进行与气道相关的操作严格遵守《无菌技术操作规程》									
	严格执行手卫生,手卫生设施配备充分									
	吸痰管一吸一换									
	气管切开患者,切开部位及其周围环境应保持清洁、干燥,气管套管上纱布每日更换两次,被血液污染随时更换,切口周围安尔碘消毒,每日两次									
监督人										
检查日期										

注:1.在插管类型一栏中相应的项目前打"√"

2.评估内容符合打"√",不符合"×"

3.慢性阻塞性肺疾病(COPD)患者的氧合指标:pH > 7.30、$PaO_2 > 50mmHg$、$FiO_2 < 0.35$

第四十九节 导尿管相关尿路感染预防与控制标准操作规程

文件名称	导尿管相关尿路感染预防与控制标准操作规程	文件编号	YY－YG－××
制定部门	×××	版本号	1.0
生效日期	20××－××－××	页数/总页数	×/××
修订日期	20××－××－××	有效期至	20××－××－××

1 **目的**:降低因留置导尿、各种尿路引流等侵入性操作而造成的尿路感染的发生率。

2 **范围**:应用留置导尿患者。

3 **定义**:导尿管相关尿路感染(CAUTI)主要是指患者留置导尿管后,或拔除导尿管48小时内发生的泌尿系统感染。

  3.1 **临床诊断**:患者出现尿频、尿急、尿痛等尿路刺激症状,或有下腹触痛、肾区叩痛,伴或不伴发热,并且尿检白细胞男性≥5个/高倍视野,女性≥10个/高倍视野,插导尿管者应当结合尿培养。

  3.2 **病原学诊断**:在临床诊断的基础上,符合下列条件之一即可诊断。

    3.2.1 清洁中段尿或导尿留取尿液(非留置导尿)培养革兰氏阳性球菌菌落数≥10^4 CFU/mL,革兰氏阴性杆菌菌落数≥10^5 CFU/mL。

    3.2.2 耻骨联合上膀胱穿刺留取尿液培养的细菌菌落数≥10^3 CFU/mL。

    3.2.3 新鲜尿液标本经离心,应用相差显微镜检查,在每30个视野中有半数视野见到细菌。

    3.2.4 经手术、病理学检查或影像学检查,有尿路感染证据。

    3.2.5 患者虽然没有症状,但在1周内有内镜检查或导尿管置入,尿液培养革兰氏阳性球菌菌落数≥10^4 CFU/mL,革兰氏阴性杆菌菌落数≥10^5 CFU/mL,应当诊断为无症状性菌尿症。

4 **权责**

  4.1 **科室**:负责制度的培训,监督制度落实。

  4.2 **感染控制科**:负责制度的修订、完善与督查。

5 **内容**

  5.1 **置管前**

    5.1.1 严格掌握留置导尿管的适应证,避免不必要的留置导尿。

    5.1.2 仔细检查无菌导尿包,如导尿包过期,包装破损、潮湿,不应使用。

    5.1.3 根据患者年龄、性别、尿道等情况选择合适的导尿管口径、类型,最大限度地降低尿道损伤和尿路感染。

    5.1.4 对留置导尿管的患者,应当采用密闭式引流装置。

  5.2 **置管时**

    5.2.1 医务人员要严格按照《手卫生管理制度》,认真洗手后,戴无菌手套实施导尿术。

    5.2.2 严格遵循无菌操作技术原则留置导尿管,动作要轻柔,避免损伤尿道黏膜,留置时妥善固定,防止滑动及牵引尿道。

    5.2.3 正确铺无菌巾,避免污染尿道口,保持最大的无菌屏障。

    5.2.4 常规的消毒方法:用0.5%碘伏消毒尿道口及其周围皮肤黏膜,程序如下。男性先洗净包皮及冠状沟,然后自尿道口、龟头向外旋转擦拭消毒。女性先按照"由上至下,由内向外"的原则清洗外阴,然后消毒尿道口、前庭、两侧大小阴唇,最后擦消毒会阴、肛门。

5.3 置管后

5.3.1 保持尿液引流系统通畅和完整,不要轻易打开导尿管与集尿袋的接口。

5.3.2 留取小量尿标本进行微生物病原学送检时,应当消毒导尿管后,使用无菌注射器抽取标本送检。留取大量尿标本时(此法不能用于普通细菌和真菌学检查),可以从集尿袋中采集,避免打开导尿管和集尿袋的接口。

5.3.3 导尿管不慎脱落或导尿管密闭系统被破坏,需要更换导尿管。

5.3.4 疑似导尿管阻塞应更换导管,不得冲洗。

5.3.5 保持尿道口清洁,日常用肥皂水保持清洁即可,但大便失禁的患者清洁后还需消毒。

5.3.6 患者洗澡或擦身时要注意对导管的保护,不要把导管浸入水中。

5.3.7 不主张使用含消毒剂或抗菌药物的生理盐水进行膀胱冲洗或灌注来预防泌尿道感染。

5.3.8 悬垂集尿袋,不可高于膀胱水平,并及时清空袋中尿液。

5.3.9 长期留置导尿管的患者,定期更换导尿管(每2周1次)和集尿袋(每周2次),或根据产品说明书要求进行更换。

5.3.10 疑似出现尿路感染而需要抗菌药物治疗前,应先更换导尿管。

5.3.11 每日评价留置导管的必要性,尽早拔除导管。

5.4 培训与管理

5.4.1 每年对医务人员进行相关培训。

5.4.2 相对固定的专业人员进行操作与管理,可降低感染的发生率。

5.4.3 每季度公布导尿相关尿路感染发生率。

5.5 监测方法与反馈: 每月对病区所有留置导尿患者进行监测。目前重点对 ICU 留置导尿患者进行目标性监测,统计感染发生率,每季度进行反馈。

5.6 监测指标

5.6.1 器械使用率。

5.6.2 器械相关感染发病率。

6 流程:无。

7 相关文件

7.1 《医疗机构消毒技术规范》

7.2 《手卫生管理制度》

7.3 《消毒灭菌管理制度》

7.4 《感染性疾病隔离制度》

8 使用表单

《CAUTI 感染控制措施评估表》

批准人: 签署日期:

审核人: 发布日期:

附件

CAUTI 感染控制措施评估表

文件编号:BD－YG－×××　版本号:1.0

科室_____ 床号_____ 患者姓名_____ 性别____ 出生年月日_____ 住院号_____

主要诊断_____ 插管开始日期_____

插管类型:□普通导尿管　　　　□双腔气囊　　　　□三腔气囊

项目	评估内容	2 日	3 日	4 日	5 日	6 日	7 日	8 日	9 日	10 日
留置原因	尿潴留									
	尿失禁									
	无法使用便盆但需要监测尿量									
	骶部或会阴部有开放性伤口									
	近期有手术									
评估	尿路感染征兆									
评估结论	拔除导尿管									
	更换导尿管									
	继续留置									
评估人										
评估日期										
控制措施	严格执行手卫生									
	置管时间大于 3 日者,宜持续夹闭,定时开放									
	保持尿液引流系统密闭,不常规进行膀胱冲洗									
	做好导尿管日常维护,保持尿道口及会阴清洁									
	集尿袋低于膀胱水平、高于地面 10 cm 以上,妥善固定管路避免打折									
	长期留置导尿,普通导尿管 7～10 日更换,集尿袋每周 2 次,抗返流袋每周 1 次									
	出现尿路感染时,更换导尿管并送微生物检查									
监督人										
检查日期										

注:1.在插管类型一栏中相应的项目前打"√"

2.评估内容符合打"√",不符合打"×"

第五十节　导管相关血流感染预防与控制标准操作规程

文件名称	导管相关血流感染预防与控制标准操作规程	文件编号	YY‐YG‐×××
制定部门	×××	版本号	1.0
生效日期	20××‐××‐××	页数/总页数	×/××
修订日期	20××‐××‐××	有效期至	20××‐××‐××

1　**目的**:降低动、静脉置管而导致的导管相关血流感染发病率。

2　**范围**:医院员工、医学学员、动静脉置管患者。

3　**定义**:导管相关血流感染(catheter related blood stream lnfection,简称 CR‐BSI)是指带有血管内导管或者拔除血管内导管 48 小时内的患者出现菌血症或真菌血症,并伴有发热(>38 ℃)、寒战或低血压等感染表现,排除血管导管以外其他的感染来源。实验室微生物学检查显示:外周静脉血培养细菌或真菌阳性,或者从导管段和外周血培养出相同种类、相同药敏结果的致病菌。

4　**权责**

　4.1　**科室**:负责制度的培训,监督制度落实。

　4.2　**感染控制科**:负责制度的修订、完善与督查。

5　**内容**

　5.1　**置管时**

　　5.1.1　严格执行《无菌技术操作规程》。置管时应当遵守最大限度的无菌屏障要求;置管部位应当铺大无菌单;置管人员应当戴帽子、口罩、无菌手套,穿无菌手术衣。

　　5.1.2　严格按照《手卫生管理制度》,认真洗手并戴外科手套后,避免接触穿刺点皮肤。置管过程中手套污染或破损应当立即更换。

　　5.1.3　置管使用的医疗器械、器具等医疗用品和各种敷料必须达到灭菌水平。

　　5.1.4　选择合适的静脉置管穿刺,成人中心静脉置管时,应当首选锁骨下静脉,其次为颈内静脉,最后选择股静脉。

　　5.1.5　使用安尔碘消毒剂消毒穿刺部位皮肤,自穿刺点由内向外以同心圆方式消毒,消毒范围符合置管要求。消毒后皮肤穿刺点避免再次接触。皮肤消毒待干后,再进行置管操作。

　　5.1.6　患有疖肿、湿疹等皮肤病或流感等呼吸道疾病,以及携带或感染多重耐药菌的医务人员,在未治愈前不应当进行置管操作。

　5.2　**置管后**

　　5.2.1　使用无菌透明专用贴膜或透气性好的敷料覆盖穿刺点,对于高热、出汗、穿刺点出血、渗出的患者应当使用无菌纱布覆盖。

　　5.2.2　应当定期更换置管穿刺点覆盖的敷料。更换间隔时间:无菌纱布为每 2 日一次,无菌透明专用贴膜为每周 1~2 次。如果纱布或敷料出现潮湿、松动、可见污染时,应当立即更换。

　　5.2.3　医务人员接触导管接口和置管穿刺点或更换敷料时,应当严格执行手卫生规范。

　　5.2.4　保持导管连接端口三通锁闭清洁,注射药品前,应当用安尔碘消毒剂进行消毒,待干后方可注射药品。如有血迹等污染时,应当立即更换。

5.2.5　告知置管患者在沐浴或擦身时,应当注意保护导管,不要将导管淋湿或浸入水中。

5.2.6　输液管更换不宜过于频繁,但在输血、输入血制品、脂肪乳剂后的 24 小时内或者停止输液后,应当及时更换输液管路。外周及中心静脉置管后,应当用生理盐水进行常规冲管,预防导管内血栓形成。

5.2.7　严格保证输注液体的无菌。

5.2.8　紧急状态下的置管,若不能保证有效的无菌原则,应当在 48 小时内尽快拔除导管,更换穿刺部位后重新进行置管,并做相应处理。

5.2.9　怀疑患者发生导管相关感染或者患者出现静脉炎、导管故障时,应当及时拔除导管。必要时应当进行导管尖端的微生物培养。

5.2.10　医务人员应当每天评估留置导管的必要性,尽早拔除导管。

5.2.11　导管不宜常规更换,特别是不应当为预防感染而定期更换中心静脉导管和动脉导管。

5.3　培训与管理

5.3.1　每年对医务人员进行相关培训。

5.3.2　相对固定的专业人员进行操作与管理,可降低感染的发生率。

5.3.3　每季度公布 CR－BSI 的发生率。

5.4　监测方法与反馈:每月对病区所有深静脉置管患者进行监测。目前重点对 ICU 深静脉置管患者进行目标性监测,统计感染发生率,每季度进行反馈,超过目标值进行质量持续改进。

5.5　监测指标

5.5.1　器械使用率。

5.5.2　器械相关感染发病率。

6　流程:无。

7　相关文件

7.1　《医疗机构消毒技术规范》

7.2　《手卫生管理制度》

7.3　《消毒灭菌管理制度》

7.4　《感染性疾病隔离制度》

8　使用表单:

《CR－BSI 感染控制措施评估表》

批准人:　　　　　　　　　　　签署日期:

审核人:　　　　　　　　　　　发布日期:

附件

CR – BSI 感染控制措施评估表

文件编号:BD – YG – ×××　版本号:1.0

科室_____　床号_____　患者姓名_____　性别___　出生年月日_____　住院号_____

主要诊断_____　插管开始日期_____

插管部位:□锁骨下　　□颈内　　□股静脉　　□上肢静脉　　□下肢静脉　　□脐静脉

留置导管原因:□应用外周不能耐受的药品　　□血液透析或 CRRT　　□血流动力学监测

项目	评估内容	2 日	3 日	4 日	5 日	6 日	7 日	8 日	9 日	10 日
拔管指征	紧急置管									
	医疗不需要									
	局部红肿化脓									
	难以解释的感染									
	导管和外周血培养阳性									
	出现并发症									
	导管堵塞									
评估结论	拔除导管									
	更换导管									
	继续留置									
	评估人									
	评估日期									
控制措施	严格执行手卫生									
	保持穿刺点干燥,定期更换敷料:无菌纱布 2 日,专用贴膜每周 1~2 次									
	保持三通锁闭清洁,有污染及时更换									
	输入血及血制品、脂肪乳剂后或停止输液时,及时更换输液管									
	怀疑导管相关感染或出现静脉炎应及时拔管,导管尖端及静脉血进行微生物培养									
	监督人									
	检查日期									

注:1. 在插管部位和留置导管原因一栏中相应的项目前打"√"

2. 评估内容符合打"√",不符合打"×"

3. 同时有多个中心静脉导管,评估时应填写多张表格

第五十一节 医院感染报告与流行控制制度

文件名称	医院感染报告与流行控制制度	文件编号	YY－YG－××××
制定部门	×××	版本号	1.0
生效日期	20××－××－××	页数/总页数	×/××
修订日期	20××－××－××	有效期至	20××－××－××

1 **目的**:规范医院感染病例及流行的报告程序,及时采取控制措施,保障患者和工作人员的安全。

2 **范围**:临床科室。

3 **定义**

  3.1 **医院感染**:指患者在医院内获得的感染,包括在住院期间发生的感染和在医院内获得、出院后发生的感染,但不包括入院前已开始或者入院时已处于潜伏期的感染。医院工作人员在医院内获得的感染也属于医院感染。

  3.2 **医院感染流行**:一所医院于某一阶段,某种医院感染病例不断地发生,其发病率超过平常或历年同期水平。

  3.3 **医院感染暴发**:在医院或其科室的患者中,短时间内发生3例及以上同种同源感染病例的现象。

4 **权责**

  4.1 **临床科室**:严格执行《医院感染报告与流行控制制度》。

  4.2 **感染控制科**:负责制度的制定、培训与督查。

5 **内容**

  5.1 **医院感染病例发现与报告**

    5.1.1 医院感染实时监控系统对全院医院感染病例进行监测,感染控制科对监控系统抓取的疑似院感病例进行诊断。临床医师通过院感上报系统在24小时内对感染控制科诊断的院感病例进行确认或排除;对监控系统未抓取的院感病例,应通过电子病历医师工作站院感上报系统及时上报。

    5.1.2 护士观察患者有感染征象应立即报告医师。

    5.1.3 医师判断为医院感染病例,立即填写医院感染报告卡,在24小时内上报感染控制科,对感染患者进行治疗,采取相应的隔离防范措施。

  5.2 **疑似医院感染流行报告**

    5.2.1 检验科发现立即电话报告感染控制科。

    5.2.2 各病区医师或护士发现及时电话报告感染控制科。

    5.2.3 感染控制科专职人员目标性监测时发现。

  5.3 **出现医院感染流行时,应采取下列控制措施。**

    5.3.1 临床科室必须及时查找原因,协助调查和执行预防、控制措施。

    5.3.2 感染控制科及时进行调查,调查的基本原则是调查与控制同步进行。

      5.3.2.1 通过流行病学调查证实流行。对怀疑患有同类感染的病例进行确诊,计算其罹患率。若其罹患率高于该科室历年医院感染一般发病率水平,证实有医院感染流行发生。

5.3.2.2　对医院感染流行患者及严重感染的患者进行分组隔离、分组治疗与观察。

5.3.2.3　查找感染源：对感染患者、接触者、可疑传染源、环境物品、医务人员及陪护人员等进行病原学检查。

5.3.2.4　查找引起感染的因素，对感染患者及其周围人群进行详细调查。

5.3.2.5　分析调查资料，对病例的科室分布、人群分布和时间分布进行描述；分析感染流行的原因，推测可能的感染源、感染途径或感染因素，结合实验室检查结果和采取控制措施的效果综合做出判断。

5.3.2.6　感染控制科将流行的情况及时报告分管院长，分管院长及时组织有关部门从人力、物力和财力上保证医院感染控制措施的有效落实，包括对患者做适当治疗，进行正确的消毒处理，必要时隔离患者甚至暂停接收新患者。

5.3.2.7　撰写调查报告，总结经验，制订防范措施，同时反馈给相关科室。

5.4　当调查确认为医院感染暴发时，立即启动《医院感染暴发事件应急处置预案》。

5.5　确诊为传染病的医院感染，按《中华人民共和国传染病防治法》的相关规定进行管理。

6　流程：无。

7　相关文件

7.1　《医院感染突发事件应急处置预案》

7.2　《中华人民共和国传染病防治法》

8　使用表单：无。

批准人：　　　　　　　　　　签署日期：

审核人：　　　　　　　　　　发布日期：

第五十二节　艾滋病病毒职业暴露应急处置预案

文件名称	艾滋病病毒职业暴露应急处置预案	文件编号	YY－YG－×××
制定部门	×××	版本号	1.0
生效日期	20××－××－××	页数/总页数	×/××
修订日期	20××－××－××	有效期至	20××－××－××

1　**目的**:规范员工发生艾滋病病毒职业暴露后及时处置,防止员工感染艾滋病病毒,保障员工安全。

2　**范围**:全院员工、受训学员。

3　**定义**:艾滋病病毒职业暴露是指从事诊疗、护理等工作过程中意外被艾滋病病毒感染者或艾滋病患者的血液污染了皮肤或黏膜,或被含有艾滋病病毒的血液污染的针头及其他利器刺破皮肤,有可能被艾滋病病毒感染的情况。

4　**权责**

4.1　**员工、学员**:严格执行应急预案,发生暴露时及时报告感染控制科。

4.2　**感染控制科**:负责预案的修订、完善,对职业暴露者的评估指导和随访。

5　**内容**

5.1　**职业暴露预防**

5.1.1　工作人员预防艾滋病病毒感染防护措施应当遵照标准预防原则,将所有患者的血液及被血液污染的物品视为具有传染性的病源物质,接触这些物质时,必须采取相应的防护措施。

5.1.2　工作人员在进行创伤性诊疗、护理操作过程中,要保证充足的光线,防止被针头、缝合针、刀片等利器刺伤或划伤。

5.1.3　使用后的利器应当直接放入耐刺、防渗透的利器盒,或使用专用设备进行安全处置。严禁将使用后的一次性针头重新套上针头套。严禁用手直接接触使用后的针头、刀片等利器。

5.1.4　工作人员接触病源物质时,应当采取下列防护措施。

5.1.4.1　必须穿工作服、戴手套操作,操作完毕,脱去手套后立即洗手,必要时进行手部消毒,脱去工作服后,再次洗手。

5.1.4.2　在诊疗、护理操作过程中,有可能发生血液飞溅到工作人员面部时,工作人员必须穿工作服,戴工作帽、手套和具有防渗透性能的口罩、防护眼镜,还应当穿具有防渗透性能的隔离衣或围裙。

5.1.4.3　工作人员手部皮肤发生破损,在进行有可能接触患者血液的诊疗和护理操作时必须戴双层手套。

5.2　**应急处理措施**

5.2.1　用流动水清洗污染的皮肤,用生理盐水冲洗黏膜。

5.2.2　如有伤口,应当在伤口旁轻轻挤压,尽可能挤出损伤处的血液,再用流动水进行冲洗,禁止进行伤口的局部挤压。

5.2.3　受伤部位冲洗后,应用消毒液(0.5% 碘伏或安尔碘)进行消毒,并包扎伤口。被暴露的黏膜应当反复用生理盐水冲洗干净。

5.3　报告处置

5.3.1　暴露者30分钟内报告感染控制科。感染控制科指导暴露者填写《职业暴露报告登记表》,并同时向医务处填写《不良事件报告表》。

5.3.2　感染控制科报告莲湖区疾病预防控制中心艾滋病防治科专员,获取指导支持,协调传染病院专家评估诊治。

5.3.3　专家根据暴露级别和暴露源病毒载量水平对职业暴露的员工实施预防性用药干预,在暴露4小时内实施,最迟不得超过24小时。即使超过24小时,也应当实施预防性用药。

5.4　艾滋病病毒职业暴露级别分为三级

5.4.1　一级暴露:暴露源为血液或含有血液的医疗器械、物品。暴露类型为暴露源沾染了有损伤的皮肤或黏膜,暴露量小且暴露时间较短。

5.4.2　二级暴露:暴露源为血液或含有血液的医疗器械、物品。暴露类型为暴露源沾染了有损伤的皮肤或黏膜,暴露量大且暴露时间较长;或者暴露类型为暴露源刺伤或割伤皮肤,但损伤程度较轻,为表皮擦伤或者针刺伤。

5.4.3　三级暴露:暴露源为血液或者含有血液的医疗器械、物品;暴露类型为暴露源刺伤或者割伤皮肤,但损伤程度较重,为深部伤口或者割伤物有明显可见的血液。

5.5　暴露源的病毒载量水平分为轻度、重度和暴露源不明三种类型

5.5.1　暴露源为艾滋病病毒阳性,但滴度低、艾滋病病毒感染者无临床症状、CD4 计数正常者,为轻度类型。

5.5.2　暴露源为艾滋病病毒阳性,但滴度高、艾滋病病毒感染者有临床症状、CD4 计数低者,为重度类型。

5.5.3　不能确定暴露源是否为艾滋病病毒阳性者,为暴露源不明型。

5.6　预防性用药

5.6.1　预防性用药方案分为基本用药程序和强化用药程序。基本用药程序为两种逆转录酶制剂,使用常规治疗剂量,连续使用28日。强化用药程序是在基本用药程序的基础上,同时增加一种蛋白酶抑制剂,使用常规治疗剂量,连续使用28日。

5.6.2　一级暴露且暴露源的病毒载量水平为轻度时,可以不使用预防性用药。

5.6.3　一级暴露且暴露源的病毒载量水平为重度或发生二级暴露且暴露源的病毒载量水平为轻度时,使用基本用药程序。

5.6.4　二级暴露且暴露源的病毒载量水平为重度或发生三级暴露且暴露源的病毒载量水平为轻度或者重度时,使用强化用药程序。

5.6.5　暴露源的病毒载量水平不明时,可以使用基本用药程序。

5.7　登记与随访

5.7.1　由感染控制科负责对本院发生的艾滋病病毒职业暴露情况进行登记,登记的内容包括艾滋病病毒职业暴露发生的时间、地点及经过,暴露方式,暴露的具体部位及损伤程度,暴露源种类和含有艾滋病病毒的情况,处理方法及处理经过,是否实施预防性用药,首次用药时间,药物毒副作用及用药的依从性情况。

5.7.2　发生艾滋病病毒暴露后的第4周、第8周、第12周及6个月时对艾滋病病毒抗体进行

检测,对服用药品的毒性进行监控和处理,观察和记录艾滋病病毒感染的早期症状等。

5.7.3 每半年对医院发生艾滋病病毒职业暴露情况进行汇总,上报莲湖区疾病预防控制中心。

6 流程:无。

7 使用文件

7.1 《医务人员艾滋病病毒职业暴露防护工作指导原则(试行)》

7.2 《职业暴露感染艾滋病病毒处理程序规定》

8 使用表单:无。

批准人:　　　　　　　　　　　　　签署日期:

审核人:　　　　　　　　　　　　　发布日期:

第五十三节　医院施工感染风险管理制度

文件名称	医院施工感染风险管理制度	文件编号	YY－YG－×××
制定部门	×××	版本号	1.0
生效日期	20××－××－××	页数/总页数	×/××
修订日期	20××－××－××	有效期至	20××－××－××

1　**目的**:预防、控制医院内建筑和维修中相关感染的发生。
2　**范围**:医院内所有施工项目。
3　**定义**:建筑修缮是在原建筑上进行项目更新改造、维修、更换、装饰、加固等施工作业,以恢复其使用功能。
4　**权责**
　4.1　**感染控制科**:制定《医院施工感染风险管理制度》。与基建科/总务科及保卫科进行施工风险评估,并制订安全措施。施工期间对施工场所进行巡查。
　4.2　**基建科/总务科**:同感染控制科进行施工期间的巡查(基建科负责质保期内的建筑及新建项目,总务科负责质保期外的建筑)。
　4.3　**保卫科**:参与施工前风险评估。施工期间同感染控制科、基建科/总务科对施工场所进行安全巡查。
　4.4　**施工单位**:参与施工前的风险评估,实施预防控制措施。
5　**内容**
　5.1　**风险类别评估**
　　5.1.1　施工活动类别:根据施工规模和施工难度,将施工活动风险从低到高分为甲、乙、丙、丁四类。
　　　5.1.1.1　甲类。
　　　　5.1.1.1.1　每5 m²移开一块天花板的视察活动,或者更换损坏或轻微染色的天花板。
　　　　5.1.1.1.2　无打磨的喷涂。
　　　　5.1.1.1.3　铺墙面材料、小规模电工工作、小型管道工程、不产生灰尘和不要求切割墙壁或进入天花板(不是进行目视检查)的活动。
　　　5.1.1.2　乙类。
　　　　5.1.1.2.1　电话及信息线路的铺设。
　　　　5.1.1.2.2　进入服务器的管道及其他空间。
　　　　5.1.1.2.3　可以控制灰尘产生的墙面和天花板侵入性工作。
　　　　5.1.1.2.4　用于粉刷墙壁或墙面的小打磨。
　　　5.1.1.3　丙类。
　　　　5.1.1.3.1　喷漆与铺墙面前的主要打磨。
　　　　5.1.1.3.2　移除地板、天花板、壁纸、镶嵌板。
　　　　5.1.1.3.3　筑建新墙。
　　　　5.1.1.3.4　天花板内的管道工作。

5.1.1.3.5 重大的电缆铺设工作。

5.1.1.3.6 任何不能在一个工作日内完成的工程。

5.1.1.3.7 重型设备的大型拆除工作。

5.1.1.4 丁类。

5.1.1.4.1 拆除整个天花板。

5.1.1.4.2 需要大规模拆除或移除一个区域内所有电缆或管道系统。

5.1.1.4.3 需要连续班次才能完成的工程。

5.1.1.4.4 新建工程。

5.1.2 医院建筑区域风险等级:根据施工区域人群院内感染危险性的程度,将施工区域风险由低到高划分为低、中、中/高、高四类区域。

区域风险等级	施工区域
低度风险区域	办公区域、远离施工区域的机房或区域、总务库房、设备库房、教学区域
中度风险区域	一般病区、B超室、影像科、肺功能室、心电图室、脑电图室、康复医学科、耳鼻喉科、眼科、院前急救科、门诊诊室
中/高度风险区域	急诊科、检验科、产房、新生儿室、儿科、药房(库)、复苏室、换药室、检查室、口腔科、皮肤科、美容科、食堂、病理科
高度风险区域	介入诊疗科、消毒供应室、重症监护病房、负压病房、肿瘤老年病科、手术室、血液净化室、内镜诊疗室、静配室、治疗室

5.1.3 施工项目风险级别评估:根据施工活动类别和施工区域风险等级评定该施工项目风险级别,将施工项目风险由低到高评定为Ⅰ、Ⅱ、Ⅲ、Ⅳ级。

风险区域	甲类	乙类	丙类	丁类
低度风险	Ⅰ级	Ⅱ级	Ⅱ级	Ⅲ/Ⅳ级
中度风险	Ⅰ级	Ⅱ级	Ⅲ级	Ⅳ级
中/高度风险	Ⅰ级	Ⅱ级	Ⅲ/Ⅳ级	Ⅳ级
高度风险	Ⅱ级	Ⅲ/Ⅳ级	Ⅲ/Ⅳ级	Ⅳ级

5.2 预防控制措施

5.2.1 丙类及丁类的施工,要建造隔离屏障,并在施工现场张贴开工告示。

5.2.2 每日清理施工现场产生的废料、碎屑及尘土。

5.2.3 拆除建筑而产生废料、碎屑时,喷水加湿,以抑制灰尘。

5.2.4 感染控制预防措施:风险级别为Ⅲ级、Ⅲ/Ⅳ级、Ⅳ级的施工项目,需要获得感染控制科的批准。

风险级别	降低风险措施	
	施工中	施工后
Ⅰ级	1. 采用最低限度降低扬尘 2. 立即复原拆下的天花板	清洁施工现场
Ⅱ级	1. 采取有效措施,预防浮尘扩散 2. 关闭施工区的通风、空调系统 3. 隔离或移除高效过滤系统 4. 堵住并密封送风及排风口 5. 用宽胶带密封不使用的门 6. 在物体表面喷水,以控制灰尘 7. 在施工区出入口放置吸尘垫 8. 尽快复原拆下的天花板	1. 用消毒剂擦拭表面 2. 用湿拖把拖地或吸尘 3. 垃圾装在有盖容器中进行运输 4. 恢复通风、空调系统及高效过滤系统
Ⅲ级	除Ⅱ级的措施外,还需: 1. 获得感染控制许可证,方可施工 2. 施工前完成所有的屏障 3. 使用抽风机以保持工作室内相对负压;使用独立空调,防止粉尘污染气体区域 4. 移除或隔离空调系统、高效过滤系统,避免管道系统污染 5. 封堵洞口、管道、线管和钻孔 6. 垃圾装在有盖容器中,由专用车辆专用通道运输	1. 完工后由感染控制科和基建科/总务科验收,并彻底清洁后,方能移除屏障 2. 小心拆除隔离设施,尽量避免扬尘 3. 用消毒剂擦拭表面 4. 用湿拖把拖地或吸尘 5. 恢复通风、空调系统及高效过滤系统
Ⅳ级	除Ⅲ级的措施外,还需: 1. 所有进入施工区域的人员穿防护衣及鞋套 2. 设置缓冲区,并要求所有人员通过这个区域	同Ⅲ级

5.2.5　室外修缮控制措施。

5.2.5.1　关闭与施工区域相邻的窗户,粉尘较大时用胶带密封窗户。

5.2.5.2　避免下水系统损坏。

5.3　**施工监督:**风险评级为Ⅲ级及以上的项目,由感染控制科与基建科/总务科、保卫科每3日对施工现场进行巡查,并填写《医院建筑施工安全、感染控制和环境评估巡查表》。其余项目由基建科/总务科负责工程监督,感染控制科根据工程进度每周对施工现场进行巡查和记录。

6　流程:无。

7 相关文件

7.1 《建设工程安全生产管理条例》

7.2 《建筑施工安全检查标准》

7.3 《建设工程施工现场环境与卫生标准》

7.4 《医院施工管理制度》

8 使用表单

《医院建筑施工安全、感染控制和环境评估巡查表》

批准人： 签署日期：

审核人： 发布日期：

附件

医院建筑施工安全、感染控制和环境评估巡查表

文件编号：BD－YG－×××　　版本号：1.0

项目名称		项目编号		
施工区域		巡查日期		
施工现场出口		是	否	备注
1. 施工出口、消防和紧急通道是否畅通无阻				
2. 其他出口是否有清晰标识				
3. 施工现场出入口是否有施工警示标志				
消防安全设备		是	否	备注
1. 消防警报、探测和灭火系统运行状态是否良好				
2. 是否为施工人员提供了消防培训				
3. 在施工现场是否放置有足够的干粉灭火器				
4. "禁止吸烟"政策是否在施工现场及其周围得到贯彻				
5. 施工材料、易燃等其他产品、垃圾和废料是否以一种降低建筑易燃可燃性的方式存放				
危险监管和感染控制条款		是	否	备注
1. 如提出要求，施工单位是否可以出示员工知情的指导说明，感染控制及防摔倒危险等文件				
2. 在施工现场是否存在任何摔跤或滑倒危险				
3. 扶手、防护栏和隔板是否安装到位且维护良好				
4. 每日施工结束时，电源是否已正确保护好				
5. 拖板是否接地且维护良好				
6. 电力工具是否状态良好且插到了正确的插座上				
7. 施工人员是否根据需要使用个人防护设备（安全帽、护眼罩等）				
8. 是否正确安全地进行焊接操作及具备动火证				
噪音		是	否	备注
1. 是否定期监测				
2. 是否执行降噪措施				
振动		是	否	备注
1. 是否通知楼上、楼下及相邻部门				
2. 是否执行减振措施				

续表

振动	是	否	备注
应急	是	否	备注
是否张贴告示			
环境事项	是	否	备注
1. 是否执行散烟、气味的措施			
2. 施工人员是否佩戴胸牌上岗工作			
3. 施工现场门窗是否保持关闭且正确密封,防止灰尘渗入			
4. 新风口、回风口和排风口是否依照感染控制风险评估要求被密封或加罩			
5. 施工人员是否遵守先前所定的施工线路和电梯使用规定			
6. 施工运输车是否被盖住,以及其设计是否可以最大限度地减少因碎屑而生的浮尘			
7. 当天花板不被使用时,天花板是否复位			
8. 是否有水泄露痕迹、啃咬痕迹或其他类害虫的痕迹			
9. 离开施工区域前,施工人员是否拍掉其衣服上的尘土,并保证鞋子干净			
当日施工内容:			
其他建议:			
保卫科巡查人:			
基建科/总务科巡查人:			
感染控制科巡查人:			

第五章 药事管理

第一节 高警讯药品管理制度

文件名称	高警讯药品管理制度	文件编号	YY－YS－××××
制定部门	×××	版本号	1.0
生效日期	20××－××－××	页数/总页数	×/××
修订日期	20××－××－××	有效期至	20××－××－××

1 **目的**:加强高警讯药品应用全过程的管理,防范相关临床用药失误和近似错误,减少不良事件的发生。

2 **范围**:院内涉及高警讯药品管理和使用的部门及人员。

3 **定义**:高警讯药品是指那些经常导致差错或警讯事件的药品,被滥用的风险较高或引起不良结果的药品。包括高危药品及相似药品。

   3.1 高危药品是指药理作用显著且作用迅速,使用不当会对患者造成严重伤害或死亡的药品。包括高浓度电解质制剂、肌肉松弛剂及部分细胞毒化学药品等。

   3.2 相似药品指听似、看似、多规药品。

4 **权责**

   4.1 **医师**:负责高警讯药品处方的开具。

   4.2 **药师**:负责高警讯药品的审核、调剂及日常管理。

   4.3 **护士**:负责本科室高警讯药品的使用及日常管理。

   4.4 **信息科**:负责高警讯药品管理信息系统功能的开发及信息标识的维护。

   4.5 **护理部**:负责各护理单元高警讯药品的监督管理。

   4.6 **药学部**:负责起草《高警讯药品目录》及《高警讯药品管理制度》,设计标识、标签。对科室高警讯药品管理,每月督导检查,及时反馈存在的问题并提出改进意见,将检查结果上报相关职能部门及主管领导。

   4.7 **药事管理与药品治疗学委员会**:负责审议《高警讯药品目录》及《高警讯药品管理制度》,以及设计的标识、标签,定期总结全院高警讯药品的使用、管理及不良事件等情况,每季度向医院质量与安全管理委员会汇报工作。

5 **内容**

   5.1 **高警讯药品的存放**

      5.1.1 高危药品:专区存放,不得与其他药品混合存放。需要冷藏保存的药品在冰箱中设专区存放;各护理单元对高危药品进行每班交接。

         5.1.1.1 高浓度电解质制剂:根据科室的功能和性质,在手术室、急诊科、重症医学科和血液净化室备有高浓度电解质制剂,专柜加锁存放,不得与其他药品混合存放。其他科室不予存放。

5.1.1.2　除高浓度电解质外,其他高危药品确需在临床、医技科室备用的,由科室提出申请,经医院药事管理与药物治疗学委员会讨论批准后,科室按基数储备。

5.1.2　相似药品:看似、听似、多规药品在储存区域分开存放,避免同排放置。

5.2　高警讯药品的标识

5.2.1　高危药品:标签医院统一为红底白字。药房发出的高危药品均粘贴高危药品提示贴(附件1)。

5.2.2　相似药品:听似、看似、多规药品在存放区域设置警示标识(附件1)。

5.3　高警讯药品的使用和管理

5.3.1　处方开具:医师严格按药品说明书用药,确保合理用药,并做好相应的生理指标监测。

5.3.2　处方审核:药师审核高警讯药品处方时,特别注意审核使用剂量、给药浓度、给药途径、滴速等合理性,对于不适宜处方,药师应及时告知处方医师,请其确认或重新开具处方;药师若发现严重不合理用药或用药错误,应拒绝调配并告知处方医师,请医师重新开具处方或修改,并做记录。

5.3.3　处方调剂:实行双人复核,确保发放准确无误。

5.3.4　药品发放:执行双人核对,发往科室的高危药品,在药品盒或包装袋上粘贴"提示贴",并使用高危药品专用袋,确保在各个使用环节都有警示。

5.3.5　药品调配。

5.3.5.1　高警讯药品应双人核对,方可调配。

5.3.5.2　高浓度电解质注射液一般在静脉配置室调配稀释至安全浓度后送往各病区使用。

5.3.5.3　高浓度电解质备药科室调配:双人核对后调配,并记录。

5.3.6　药品配送:高危药品应用专箱加锁后配送至各科室。

5.3.7　药品接收:药品库房、药房及护理单元等按药品清单核对验收,双方签字交接。

5.3.8　给药:护士用药前核对患者姓名、患者出生年月日,药品名称、剂量、浓度,给药时间、途径、速度、频率,药品失效期,过敏史等。若有疑问,确认后方可继续操作。

5.3.9　用药监测:给药前,给药护士应向患者或家属进行用药宣教。给药中、给药后应加强对使用高警讯药品患者的巡视、观察,询问患者用药后情况,加强不良反应监测。

5.3.10　检查:药学部、护理部负责每月对医院高警讯药品管理及使用进行督导检查。

5.3.11　反馈:每月对检查中存在的问题进行现场反馈,并提出整改建议。

6　流程:无。

7　相关文件

7.1　《处方管理办法》(中华人民共和国卫生部令第53号)

7.2　《高警示药品推荐目录》(2015版)(中国药学会医院药学专业委员会)

7.3　《美国ISMP高警示药品目录》

7.4　《国际联合委员会(JCI)医院评审标准》(第六版)

7.5　《三级综合医院评审标准实施细则》(2011年版)

7.6　《药品管理制度》

7.7　《药品标识管理制度》

7.8　《药房外药品管理制度》

7.9　《处方管理制度》

8　使用表单

8.1　《高警讯药品贴签及警示标识表》

8.2　《高警讯药品目录》

批准人：　　　　　　　　　　　签署日期：

审核人：　　　　　　　　　　　发布日期：

附件1

高警讯药品贴签及警示标识表

文件编号:BD－YS－×××　版本号:1.0

贴签名称	规格	样式
高危药品 （贴签）	边长1.0 cm 正方形	
听似 （警示标签）	长轴轴距:2.6 cm 短轴轴距:1.8 cm	
看似 （警示标签）	长轴轴距:2.6 cm 短轴轴距:1.8 cm	
多规 （警示标签）	长轴轴距:2.6 cm 短轴轴距:1.8 cm	

附件2

高警讯药品目录

文件编号:BD－YS－×××　版本号:1.0

高危药品		
1.100 mL 或更大体积的灭菌注射用水		
灭菌注射用水(500 mL)		
2.茶碱类药物		
氨茶碱注射液		
3.非肠道和口服化疗药		
注射用环磷酰胺	注射用氨甲蝶呤	注射用阿糖胞苷
4.高渗葡萄糖注射液		
50% 葡萄糖注射液		
5.抗心律失常药(静脉注射)		
盐酸胺碘酮注射液	利多卡因注射液	
6.抗血栓药		
肝素钠注射液	注射用阿替普酶	
7.麻醉用药		
吸入用七氟烷		
8.强心药		
去乙酰毛花苷注射液		
9.神经肌肉阻断剂		
注射用维库溴铵	氯化琥珀胆碱注射液	依托咪酯注射液
10.肾上腺素受体激动药		
盐酸肾上腺素注射液	重酒石酸去甲肾上腺素注射液	盐酸异丙肾上腺素注射液
盐酸多巴胺注射液		
11.胰岛素(皮下注射或静脉注射)		
普通胰岛素注射液		
12.对育龄人群有生殖毒性的药品		
沙利度胺片		
13.高浓度电解质		
10% 氯化钾注射液(10 mL)	10% 氯化钠注射液(10 mL)	

续表

14. 造影剂		
碘化油注射液	碘海醇注射液	碘普罗胺注射液
钆喷酸葡胺注射液	钆双胺注射液	碘克沙醇注射液
碘佛醇注射液		
15. 其他		
25% 硫酸镁注射液	凝血酶冻干粉	缩宫素注射液
缩宫素(生物提取)注射液	注射用硝普钠	丙泊酚注射液

看似药品		
序号	药品通用名	
1	苯磺酸氨氯地平片	阿托伐他汀钙片	普瑞巴林片
2	重组人胰岛素注射液(礼来)	重组人胰岛素注射液(东宝)	生物合成人胰岛素注射液
2	尼莫地平片 30 mg		硝苯地平控释片
3	左甲状腺素钠片		甲巯咪唑片(进口)
4	注射用头孢哌酮钠舒巴坦钠(进口)		注射用阿奇霉素
6	注射用重组人白介素 – 11		重组人粒细胞刺激因子注射液

听似药品		
序号	药品通用名	
1	益血生胶囊		益中生血胶囊
2	注射用单磷酸阿糖腺苷		注射用阿糖胞苷
3	注射用矛头蝮蛇血凝酶		凝血酶冻干粉(散剂)
4	盐酸异丙嗪注射液		盐酸氯丙嗪注射液
5	玻璃酸钠滴眼液		玻璃酸钠注射液
6	门冬胰岛素注射液		门冬胰岛素 30 注射液

第二节　处方管理制度

文件名称	处方管理制度	文件编号	YY－YS－×××
制定部门	×××	版本号	1.0
生效日期	20××－××－××	页数/总页数	×/××
修订日期	20××－××－××	有效期至	20××－××－××

1 **目的**:规范处方管理,提高处方质量,促进合理用药,保障医疗安全。

2 **范围**:涉及处方开具、调剂、使用和管理的部门及人员。

3 **定义**:处方是指由本院注册的执业医师和执业助理医师(简称医师)在诊疗活动中为患者开具的、由取得药学专业技术职务任职资格的药学专业技术人员(简称药师)审核、调配、核对,并作为患者用药凭证的医疗文书。处方包括处方笺和病区用药医嘱单。

4 **权责**

  4.1 **医师**:负责在其授权范围内开具处方。

  4.2 **药师**:负责在其授权范围内进行处方审核、调剂、核对、发放等日常工作。

  4.3 **护士**:负责正确执行医嘱,并进行用药观察。

  4.4 **医务处**:负责医师处方权的授予和药师调剂资格的授予。

  4.5 **门诊部**:负责门、急诊患者《麻醉、第一类精神药品使用知情同意书》办理及相关资料的存档。

  4.6 **信息科**:负责全院处方管理信息系统功能的开发及维护等工作。

  4.7 **药学部**:负责制度的制定、修订;对全院医务人员处方管理相关专业知识的培训;每季度向药事管理与药物治疗学委员会汇报处方管理运行情况和合理用药点评工作,对处方管理中存在的问题提出改进建议。

  4.8 **药事管理与药物治疗学委员会**:负责组织编写医院的《药品通用名目录》和《药品处方集》,制订年度培训计划;每季度向医院质量与安全管理委员会汇报处方管理运行情况和处方点评工作,对存在的问题提出改进建议。

5 **内容**

  5.1 **处方权和调剂资格的获得**

    5.1.1 处方权的获得:抗菌药物处方权、麻醉药品和第一类精神药品处方权等详见《医师授权管理制度》;医师的签名留样在药学部和相关部门留存后,方可开具处方。

    5.1.2 调剂资格的获得:取得药学专业技术职务任职资格的药学专业人员经过考核合格,医务处授予处方调剂资格,在药学部和相关部门签名留样后,方可从事处方调剂工作。

      5.1.2.1 麻醉药品和第一类精神药品处方调剂资格的获得:药师经医院麻醉药品和第一类精神药品相关知识及管理的培训,考核合格后,授予麻醉药品和第一类精神药品处方调剂资格,方可调剂。

      5.1.2.2 抗菌药物处方调剂资格的获得:药师经抗菌药物相关知识及管理的培训,考核合格后,授予抗菌药物处方调剂资格,方可调剂。

  5.2 **处方的内容**

    5.2.1 处方内容包括前记、正文、后记。

5.2.1.1 前记:医院名称、处方编号、费别、患者姓名、出生年月日、性别、年龄、门诊或住院病历号或床位号、过敏史、临床诊断、开具日期。麻醉精神药品处方还包括患者身份证号码、代办人姓名及身份证号码、单位或住址、临床症状。儿科处方(14 岁以下)还包括患者体重。

5.2.1.2 正文:以 R 标示,分列写药品名称、剂型、规格、数量、用法、用量、给药浓度和滴速。

5.2.1.3 后记:医师签名,药品金额以及审核、调剂、核对、发药的药师签名。

5.2.2 处方的类别:普通处方右上角标注"普",急诊处方右上角标注"急",儿科处方右上角标注"儿",麻醉药品处方右上角标注"麻",第一类精神处方右上角标注"精一",第二类精神处方右上角标注"精二"。

5.3 处方的书写

5.3.1 临床诊断填写清晰、完整,并与病历记载一致。

5.3.2 每张处方限于一名患者的用药。

5.3.3 处方若需修改,在电子病历中修改并重新打印。

5.3.4 药品名称使用规范的中文药品通用名称,医师、药师不得自行编制药品缩写名称或使用代号;书写药品名称、剂量、规格、用法、用量要准确规范,药品用法用规范的中文书写,不得使用"遵医嘱""自用"等含糊不清字句。

5.3.5 患者年龄填写实足年龄,新生儿、婴幼儿分别写日龄、月龄,并注明体重。

5.3.6 中药饮片处方的书写,一般应当按照"君、臣、佐、使"的顺序排列;调剂、煎煮等特殊要求注明在右上方,并加括号,如布包、先煎、后下等;对饮片的产地、炮制有特殊要求的处方,应当在药品名称之前写明。

5.3.7 开具药品时,每种药品另起一行,每张处方不超过五种药品。

5.3.8 药品用法、用量按照药品说明书规定的常规用法、用量使用。特殊情况需要超剂量使用时,按《超说明书用药管理制度》执行。

5.3.9 开具处方后的空白处划一斜线以示处方完毕。

5.3.10 为住院患者开具用药医嘱按《医嘱制度》执行。

5.3.11 药品剂量与数量用阿拉伯数字书写。剂量应当使用法定剂量单位:重量以克(g)、毫克(mg)、微克(mcg)、纳克(ng)为单位,容量以升(L)、毫升(mL)为单位,效价单位以"国际单位""单位"表示,片剂、丸剂、胶囊剂、颗粒剂分别以片、丸、粒、袋为单位,溶液剂以支、瓶为单位,软膏及乳膏剂以支、盒为单位,注射剂以支、瓶为单位。

5.4 处方的开具

5.4.1 医师根据医疗、预防、保健需要,按照诊疗规范以及药品说明书中的药品适应证、药理作用、用法、用量、禁忌证、不良反应和注意事项等开具处方。开具医疗用毒性药品处方应当严格遵守相关法律、法规和规章的规定。

5.4.2 医师开具处方时,使用药品通用名称和复方制剂药品名称。

5.4.3 处方开具当日有效。若需延长有效期,由开具处方的医师注明有效期限,但有效期最长不得超过 3 日。

5.4.4 门、急诊患者的处方用药记录于门、急诊病历中。住院患者入院前服用的药品信息应记录于入院记录中。医师开具药品医嘱时,判断入院前服用的药品是否继续使用,将用药医嘱告知患者,并记录在病历中。

5.4.5 开具皮肤药物过敏试验的药品时,医师必须开具皮肤药物过敏试验处方,待结果呈现后,医师在处方上注明皮肤药物过敏试验结果。

5.4.6 住院患者自备药品按《住院患者自备药品管理制度》执行。

5.4.7 严格控制特殊使用级抗菌药物使用,特殊使用级抗菌药物不得在门诊使用。

5.5 麻醉药品、精神药品、毒性药品的处方管理

5.5.1 麻醉药品和第一类精神药品处方的开具:医师应当按照国家卫生健康委员会(原卫生部)制定的麻醉药品和第一类精神药品临床应用指导原则,开具麻醉药品、第一类精神药品处方。

5.5.1.1 为门、急诊患者开具麻醉药品和第一类精神药品注射剂,每张处方为一次常用量;开具控缓释制剂,每张处方不得超过7日常用量;开具其他剂型,每张处方不得超过3日常用量。

5.5.1.2 为门、急诊癌症疼痛患者和中、重度慢性疼痛的患者开具麻醉药品、第一类精神药品处方时,必须建立《麻醉、第一类精神药品使用知情同意书》。门、急诊医师为患者开具注射剂,每张处方不得超过3日常用量;开具控缓释制剂,每张处方不得超过15日常用量;开具其他剂型,不得超过7日常用量。

5.5.1.2.1 建立《麻醉、第一类精神药品使用知情同意书》时,首诊医师亲自诊查患者,建立相应的病历。病历中应当留存二级以上医院开具的诊断证明,患者的户口簿、身份证或者其他相关有效身份证明文件,为患者代办人员的身份证明文件。

5.5.1.2.2 《麻醉、第一类精神药品使用知情同意书》原件留存于门诊部,复印件两份分别留存于患者(代办人)和药房。

5.5.1.2.3 患者(代办人)凭《麻醉、第一类精神药品使用知情同意书》复印件在医师处开具麻醉、第一类精神药品处方。

5.5.1.2.4 患者(代办人)凭《麻醉、第一类精神药品使用知情同意书》复印件、医师处方和上一次使用的麻醉药品、第一类精神药品空安瓿或废贴到药房取药。

5.5.1.2.5 长期使用麻醉药品和第一类精神药品的患者每3个月复诊一次。

5.5.1.3 对于需要特殊加强管制的麻醉药品,盐酸哌替啶注射液处方为一次常用量,仅限于本院内使用。

5.5.1.4 为住院患者开具麻醉药品和第一类精神药品时,应逐日开具1日常用量。

5.5.2 第二类精神药品处方的开具:每张处方不得超过7日常用量,对于慢性疾病或某些特殊情况的患者,处方用量可以适当延长,但不超过1个月,医师必须注明理由。

5.5.3 医疗用毒性药品是指毒性剧烈、治疗剂量与中毒剂量相近、使用不当会致人中毒或死亡的药品。医疗用毒性药品使用普通处方开具,每张处方不得超过2日极量。

5.6 处方的调剂

5.6.1 具有药师以上专业技术任职资格的人员负责处方的审核、核对,药品发放,以及安全用药指导,药师从事调配工作。

5.6.2 药师应当凭医师处方调剂药品,无医师处方不得调剂。

5.6.3 药师应当按照操作规程调剂处方药品:认真审核处方,准确调配药品,正确书写药袋或粘贴标签,注明患者姓名、出生年月日和药品名称、用法、用量、包装;按药品说明书或处方用法对患者进行用药指导,包括每种药品的用法、用量、注意事项等。

5.6.4 药师应当认真逐项检查处方的前记、正文、后记书写是否清晰、完整,并确认处方的合法性。

5.6.5 药师应当对处方用药适宜性进行审核,审核内容如下。

5.6.5.1 规定必须做皮肤药物过敏试验的药品,处方医师是否注明过敏实验及结果的判定。

5.6.5.2 处方用药与临床诊断的相符性。

5.6.5.3 剂量、用法的正确性。

5.6.5.4 选用剂型与给药途径的合理性。

5.6.5.5 有无重复给药现象。

5.6.5.6 有无潜在临床意义的药物相互作用和配伍禁忌。

5.6.5.7 患者有无药物过敏史。

5.6.5.8 结合患者的生理状态和病理状态(体重、年龄、妊娠、哺乳、肝肾功能等)进行处方审核。

5.6.6 药师审核处方后,若认为用药不适宜,应当告知处方医师,请其确认或重新开具处方。若发现用药严重不合理或用药错误,应拒绝调剂,及时告知处方医师并记录,按《用药差错管理制度》程序上报。

5.6.7 药师调剂处方时,必须做到"四查十一对":查处方,对科室、姓名、出生年月日、年龄;查药品,对药品名称、剂型、规格、数量;查配伍禁忌,对药品性状、用法用量;查用药合理性,对临床诊断。

5.6.8 药师在完成处方调剂后,应当在处方上签名。

5.6.9 药师对麻醉药品和第一类精神药品处方按年月日逐日编制顺序号。

5.6.10 药师对于不规范处方或不能判定其合法性的处方,不得调剂。

5.6.11 除麻醉药品、精神药品、医疗用毒性药品和儿科处方外,医院不得限制门诊就诊人员持处方到药品零售企业购买药品。

5.7 **处方/医嘱执行:**按《医嘱制度》执行。

5.8 **处方点评:**临床药师定期对处方/医嘱用药、围手术期预防用药、血液制品、抗肿瘤用药、临床路径单病种用药、特殊级抗菌药物使用等进行评价分析。

5.9 **处方的保存及管理**

5.9.1 由药学部统一保存,普通处方、急诊处方、儿科处方保存期为 1 年,医疗用毒性药品处方、第二类精神药品处方保存期为 2 年,麻醉药品和第一类精神药品处方保存期为 3 年。

5.9.2 麻醉、精神药品处方进行专册登记,保存期限为 3 年。

5.9.3 处方和专册登记簿保存期满后,药学部提出申请,主管院长、院长批准后登记备案,方可销毁。

6 **流程:**无。

7 **相关文件**

7.1 《中华人民共和国药品管理法》(中华人民共和国主席令第 45 号)

7.2 《处方管理办法》(中华人民共和国卫生部令第 53 号)

7.3 《抗菌药物临床应用管理办法》(中华人民共和国卫生部令第 84 号)

7.4 《医疗用毒性药品管理办法》(中华人民共和国国务院令第 23 号)

7.5 《医疗机构麻醉药品、第一类精神药品管理规定》(卫医发〔2005〕438 号)

7.6 《国际联合委员会(JCI)医院评审标准》(第六版)

7.7 《三级综合医院评审标准实施细则》(2011 年版)

7.8 《医师授权管理制度》

7.9 《医嘱制度》

7.10 《用药差错管理制度》

7.11 《住院患者自备药品管理制度》

7.12 《抗菌药物临床应用管理办法》

7.13 《超说明书用药管理制度》

7.14 《处方点评管理制度》

7.15 《麻醉药品、精神药品管理制度》

8 使用表单

《麻醉、第一类精神药品使用知情同意书》

批准人：   签署日期：

审核人：   发布日期：

附件

麻醉、第一类精神药品使用知情同意书

文件编号:BL – BD – ZK – ×××　　版本号:1.0

姓名:　　　性别:　　　出生年月日:　　　科别:　　　门诊诊疗号:

尊敬的患者:

　　您好！这是一份关于　　　　　　　　　　　　　　的知情同意书。此知情同意书是医师根据患者病情、现有医疗技术及实际情况选择的医师认为最适合患者用药的方案,医师会用通俗易懂的方式告知该药品的相关事宜。请您仔细阅读,提出与本次用药有关的任何疑问,决定是否同意进行用药。

患者病情:

临床诊断:

预期效果:□缓解疼痛　　　□镇静　　　□其他

　　为了提高疼痛及相关疾病患者的生存质量,方便患者领用麻醉药品和第一类精神药品(下列简称麻醉和精神药品),防止药品流失,在首次建立门诊病历前,请您认真阅读下列内容。

　　使用麻醉、第一类精神药品的不良反应:

　　1. 外周血压扩张、低血压、心动过速、脑脊液压升高、眩晕。

　　2. 胆管内压力升高。

　　3. 直接抑制呼吸中枢、抑制咳嗽反射、呼吸困难、严重呼吸抑制可致呼吸停止,偶有支气管痉挛和喉头水肿。

　　4. 口干、恶心、呕吐、便秘、腹部不适、腹痛、胆绞痛。

　　5. 排尿困难、少尿、尿频、尿急、尿痛、尿潴留。

　　6. 焦虑、兴奋、疲倦、一过性黑蒙、嗜睡、注意力分散、思维力减弱、淡漠、抑郁、烦躁不安、惊恐、畏惧、视力减退、视物模糊或复视、妄想、幻觉、震颤。

　　7. 长期用药可致男性第二性征退化,女性闭经、泌乳抑制。

　　8. 瞳孔缩小如针尖状。

　　9. 荨麻疹、瘙痒和皮肤水肿。

　　10. 皮下注射局部有刺激性。

　　11. 发热、咽痛、出汗、黄视、全身发麻等。

　　12. 药物依赖。

　　13. 戒断反应。

　　14. 其他不良反应。

患者拥有的权利：

1. 有在医师、药师指导下获得药品的权利。

2. 有从医师、药师、护士处获得麻醉和精神药品正确、安全、有效使用和保存常识的权利。

3. 有委托亲属或监护人代领麻醉药品的权利。

4. 权利受侵害时向有关部门投诉的权利。

患者及其亲属或监护人的义务：

1. 遵守相关法律、法规及有关规定。

2. 如实说明病情及是否有药物依赖或药物滥用史。

3. 患者不再使用麻醉和精神药品时，立即停止取药并将剩余药品无偿交回建立门诊病历医院。

4. 不向他人转让或者贩卖麻醉和精神药品。

重要提示：

1. 麻醉和精神药品仅供患者因疾病需要而使用，其他一切用作他用或者非法持有的行为，都可能导致您触犯刑法或其他法律、规定，要承担相应法律责任。

2. 违反有关规定时，患者或者代办人均要承担相应法律责任。

医师陈述：

我已经告知患者使用麻醉药品和第一类精神药品可能发生的并发症和风险、可能存在的其他治疗方法，并且解答了患者关于此次用药的相关问题。

医师签名：　　　　　　　　　　　　　签名时间：　年　月　日　时　分

签名地点：

患者或患者的授权委托人、法定监护人知情选择：

以上内容本人已经详细阅读，同意在享有上述权利的同时，履行相应的义务。

□ 我同意接受该药品。

□ 我不同意接受该药品。

患者签名：　　　　　　　　　　　　　签名时间：　年　月　日　时　分

签名地点：

患者授权委托人或监护人签名：　　与患者关系：　　签名时间：　年　月　日　时　分

签名地点：

医疗机构（章）

盖章时间：　年　月　日　时　分

第三节 用药差错管理制度

文件名称	用药差错管理制度	文件编号	YY – YS – ×××
制定部门	×××	版本号	1.0
生效日期	20××–××–××	页数/总页数	×/××
修订日期	20××–××–××	有效期至	20××–××–××

1 **目的:**及时对用药差错进行分析,防范用药差错再次发生,保证临床用药安全。

2 **范围:**全院。

3 **定义**

 3.1 **用药差错:**药品在临床使用及管理过程中出现的任何可以防范的用药疏失,这些疏失可导致患者发生潜在或直接的损害。

 3.2 **用药差错按患者机体受损程度分为四类**

  3.2.1 警讯事件(Ⅰ级事件):涉及死亡、严重身体伤害或心理伤害的意外事件,应立即调查并采取应对措施。

  3.2.2 不良后果事件(Ⅱ级事件):在疾病医疗过程中,因诊疗活动而非疾病本身造成的患者机体与功能损害。

  3.2.3 未造成后果事件(Ⅲ级事件):虽然发生了错误事实,但未给患者机体与功能造成任何损害,或有轻微后果而无需任何处理可完全康复。

  3.2.4 临界差错事件(Ⅳ级事件):任何发现的缺陷或错误,未形成事实或未造成危害,但其再发生很有可能带来严重不良后果的事件。

4 **权责**

 4.1 **全院员工:**发生和(或)发现用药差错不良事件应立即处理并报告科室负责人,同时登录院内不良事件上报系统上报。

 4.2 **科室负责人:**及时处理本科室发生的用药差错不良事件,将事件损害降低到最小,督促科室人员主动上报各类用药差错不良事件,对本科室发生的用药差错不良事件进行分析及改进,并积极配合根本原因分析(RCA)小组完成本科室发生的重大用药差错不良事件的根本原因分析。

 4.3 **药学部:**负责《用药差错管理制度》的起草与修订;汇总分析管理领域内的用药差错事件并提出改进意见;将警讯事件及严重度评估分级 SAC 1 级事件上报至分管院领导,每季度向药事管理与药物治疗学委员会进行工作汇报。

 4.4 **医务处:**接收、汇总药学部用药差错分析结果,对全院用药差错分析、整理,并提出改进意见,将结果汇报至医院质量与安全管理委员会;组织相关人员对警讯事件及 SAC 1 级事件进行根本原因分析,并在 45 日内完成 RCA 报告,追踪措施的落实情况及改进成效。

 4.5 **药事管理与药物治疗学委员会:**审核用《药差错管理制度》,追踪评价用药差错事件改进情况。

5 内容

5.1 用药错误的环节和类型：见下表。

错误环节		错误类型	释义
医师	处方/医嘱开具与传递	处方错误	药品选择不当,如过敏反应、适应证、禁忌证、相互作用、重复给药等;剂量、剂型、数量、疗程不当;给药途径、时间、频次、速率不当;溶媒、浓度不当等
		处方传递错误	医师口头医嘱未再次确认等
药师	药品调剂与分发	调剂错误	药品品种、规格、剂型、剂量、数量等与处方内容不符
		药品配制错误	未能正确配制药物(包括分装、稀释等)
		书写错误	在药袋等包装上标注患者姓名、药品名称、规格、用法、用量等书写错误或书写不清
		患者身份识别错误	将患者甲的药品给了患者乙
	药品管理	药品储存不当	药品未按照标准储存条件储存,导致变质、失效等
		药品摆放错误	药品摆放不合理导致调配、给药错误
护士	药品使用	给药技术错误	给药时使用的程序或技术不当,如,给药途径错误;给药途径正确,但位置错误;给药速度不适宜;溶媒不适宜等
		用药时间/时机错误	未按规定的给药时间间隔给药或特定的给药时机给药
		给药顺序错误	给药顺序不当导致的用药错误
		遗漏错误	未能将医嘱药品提供给患者,或者患者漏服药品
		用药依从性错误	未按要求对患者进行治疗,用药行为与医嘱不一致
医师、药师、护士		监测错误	监测缺失、监测方法不适宜、监测数据评估不适宜
		用药指导错误	医师、药师、护士指导患者用药不正确或未指导
信息技术		程序错误、系统错误	药品信息系统缺失和维护错误

5.2 报告时限

5.2.1 发生警讯事件时,医务人员立即处理并上报所在科室负责人,同时电话上报药学部主任和医务处主任;非正常上班时间立即处理并通知所在科室负责人和总值班,由总值班通知药学部主任、医务处主任和总值班二线,医务处主任或总值班二线汇报给主管院领导,主管院领导上报院长,上报人应于24小时内登录医院不良事件上报系统,按规定填写上报。

5.2.2 不良后果事件、未造成后果事件和临界差错事件应在48小时内登录医院不良事件上报系统,按规定填写上报。

5.3 药学部接收到事件后进行 SAC 分级并处理

5.3.1 警讯事件及 SAC 1 级事件:药学部接收到事件后立即报告分管院领导,分管院领导立即报告院长,由医务处在 45 日内组织完成 RCA 分析,并采取改进措施。具体处理措施按《医疗安全(不良)事件管理制度》执行。

5.3.2 发生 SAC 2 级、SAC 3 级和 SAC 4 级事件:立即纠正错误,密切观察患者病情,安抚患者及家属,并进行分析及改进。具体处理程序按《医疗安全(不良)事件管理制度》执行。

5.3.3 发生用药差错的各种有关记录、药品及相关医疗用品等应妥善保管,不得擅自涂改、销毁。

5.3.4 质量控制和改进:药学部对上报的用药差错及差错趋势进行分析,制订改进措施,评价改进效果。

5.3.5 内差登记:药学部各部门对发生的用药差错不良事件进行内差登记,按要求填写《用药差错(内差)登记表》。

5.3.6 医院鼓励用药差错不良事件上报,Ⅰ、Ⅱ级事件给予每例 80 元奖励,Ⅲ、Ⅳ级事件给予每例 30 元奖励。

5.4 汇总分析

5.4.1 数据收集汇总:药学部根据不良事件上报系统的数据及《用药差错(内差)登记表》统计数据进行数据汇总。

5.4.2 数据分析:每季度对用药差错进行分析,分析结果提交医务处。

5.4.3 改进措施:对于存在的问题,医务处、药学部提出有效的改进措施,各科室组织改进并体现持续性。

6 流程:按照《医疗安全(不良)事件管理制度》上报流程执行。

7 相关文件

7.1 《中国用药错误管理专家共识》(2014 年版)

7.2 《国际联合委员会(JCI)医院评审标准》(第六版)

7.3 《三级综合医院评审标准实施细则》(2011 年版)

7.4 《医疗安全(不良)事件管理制度》

8 使用表单

《用药差错(内差)登记表》

批准人:　　　　　　　　　　签署日期:

审核人:　　　　　　　　　　发布日期:

附件

用药差错（内差）登记表

文件编号:BD－YS－×××　版本号:1.0

执行科室：

序号	患者姓名	出生年月日	年龄	发生时间	用药差错分级	差错发生过程（简述）	处理措施	记录人

第四节 药品管理制度

文件名称	药品管理制度	文件编号	YY‑YS‑×××
制定部门	×××	版本号	1.0
生效日期	20××‑××‑××	页数/总页数	×/××
修订日期	20××‑××‑××	有效期至	20××‑××‑××

1 **目的**:规范医院药品的管理,满足医院医疗业务的开展,确保患者用药安全。

2 **范围**:凡院内涉及药品管理及使用的部门及人员。

3 **定义**

　3.1 **药品**:用于预防、治疗、诊断疾病,有目的地调节人的生理功能并规定有适应证或功能主治、用法和用量的物质,包括化学原料药及其制剂、抗菌药物、生化药品、放射性药品、中药材、中药饮片、中成药、疫苗、血液制品和诊断药品等。

　3.2 **药品管理**:由药品的遴选与采购、储存与调剂、使用与监测、用药点评及不良事件上报等多个要素组成,是医院药事管理的核心。

4 **权责**

　4.1 **医务处**:规范临床合理用药。

　4.2 **药学部**:制定、修订《药品管理制度》;负责药品的采购、储存、养护、处方调剂与点评、指导临床合理用药等日常管理工作;每月对全院药品进行督导检查,及时反馈存在的问题并提出改进意见,将检查结果上报相关职能部门及主管院领导。

　4.3 **信息科**:开发全院药品管理信息系统功能,维护日常信息标识。

　4.4 **护理部**:规范病区药品管理,指导护理人员正确执行药物医嘱。

　4.5 **药事管理与药物治疗学委员会**:审议《药品管理制度》,对全院药品流通的各个环节进行监管,定期汇总全院药品各环节的监管等情况,每季度向医院质量与安全管理委员会汇报工作。

5 **内容**

　5.1 **医院药品目录管理**

　　5.1.1 药品的遴选:医院根据临床发展需求,经临床科室上报,药学部评定,药事管理与药物治疗学委员会专家委员遴选,药事管理与药物治疗学委员会集体审议,遴选药品目录。具体见《新药遴选管理办法》。

　　5.1.2 药学部依据药品目录,负责全院药品的监督管理。

　　5.1.3 如遇医疗急救、突发事件或特殊,需要使用目录以外的药品,按《药品临时采购管理制度》执行。

　　5.1.4 药学部依据药品目录定期编写《药品通用名手册》和《药品处方集》,并向全院医务人员发放。

　5.2 **药品的采购**

　　5.2.1 常规药品采购:药品库房管理员根据各药房的药品请领和药库储药情况,合理制订药品采购计划。购药计划明细单由药品采购员进行初审→药学部主任复审→主管院长终审的流程进行核对工作,审核内容包括药品名称、规格、厂家、配送企业,是否与本院基本药品目录一致,药品采购数量是否异常增长等;若有疑问,及时与流程上一步人员沟通并确认;审核完成后,由药品采购员通过电话传真和网络药品采购平台两种途径向药品配送公司发放购药计划明细单。

5.2.2 临时购进的药品按《药品临时采购管理制度》执行。

5.3 药品配送企业审理

5.3.1 医院从有合法资格的配送企业购进药品,配送企业必须证明其购入药品的合法性。

5.3.2 药品采购员负责对药品配送企业的合法资质进行审核,审核内容包括《药品生产许可证》或《药品经营许可证》复印件、《营业执照》复印件及上一年度企业年度报告公示情况,相关印章、随货同行单(票)样式,开户户名、开户银行及账号。核实、留存供货单位销售人员加盖供货单位公章原印章的身份证复印件及法定代表人印章或签名的授权书,销售人员授权书载明被授权人姓名、身份证号码,授权销售的品种、地域、期限,省食品药品监督管理局出具的药品销售人员资质备案的证明。

5.3.3 医院招标采购办公室负责对上述配送企业材料进行复审,通过招投标的方式进行入围筛选,再由药事管理与药物治疗学委员会审议,确定配送企业。

5.3.4 药品采购员负责妥善保存首次购进药品加盖供货单位公章原印章的上述证明文件的复印件,保存期不得少于5年。

5.4 药品的验收:药品库房人员负责全院药品的统一验收,具体验收管理见《药品入库验收制度》。

5.5 药品的储存:药品在医院药品库房、药房储存,并配备相应的设施、设备;静脉配置室备药、各护理单元备药和抢救车用药应存放在符合药品存放条件的区域。具体储存条件见《药品储存与养护制度》。

5.6 药品的领用

5.6.1 药房药品的领用:各药房根据临床用药情况和库存量合理制订领药单,领取药品数量保障下一个领药周期的临床用量,药品库房接到药房领药单后,及时、足量发放药品。

5.6.1.1 各药房主管负责领药单的复核,严禁无原因超量领药;并负责近效期、滞销药品的药房间调用以及药品短缺时的临床解释工作。

5.6.1.2 药品库房管理员负责领药单的审核,出现多领、错领疑问时,及时与药房主管沟通;协调药房间药品的调用工作,出现配送不及时或药品短缺时,及时与药品采购员沟通,并将短缺原因告知各药房。

5.6.2 临床科室抢救车和备药的申请

5.6.2.1 抢救车药品实行备案基数管理,若出现药品使用、破损、污染及有效期至三个月内等情况,填写《急救药品申请表》进行领取,药品库房负责按出库单发放并回收更换药品,销毁并做记录。

5.6.2.2 临床科室备用药品实行备案基数管理,首次申请应填写《备用药品申请表》进行领取,药品库房负责按出库单发放。

5.7 处方的开具:具有本院处方权的医师按《医嘱制度》《处方管理制度》开具处方。

5.8 药品的调剂:药师凭医师处方对药品进行调剂,药师处方调剂权由医务处考核授权,严格按《处方管理制度》审核调配处方。

5.9 药品的配置

5.9.1 高浓度电解质药品的配置:高浓度电解质药品在静脉配置室调配稀释至安全浓度后送

往各病区;根据科室的功能和性质,在手术室、急诊科、呼吸与危重症医学科备有高浓度电解质药品,只在紧急抢救时,由当班医师、护士双人核对配置,并完成配制记录。具体内容见《高警讯药品管理制度》。

5.9.2 细胞毒性药品的配置:细胞毒性药品在静脉配置室配置,配置操作与流程见《细胞毒性药品管理制度》。

5.9.3 静脉配置室外注射剂配置:除高浓度电解质、细胞毒性药品外,其他在各临床科室护理单元治疗室内操作,具体操作流程按《护理操作与护患沟通情景一体化操作流程》执行。

5.10 **药品的使用:**护士给患者用药前,应核对患者姓名、出生年月日、病案号、药品名称、给药时间、给药剂量、给药途径,患者对该药物过敏史。需做皮肤药物过敏试验的药物必须查看皮肤药物过敏试验结果,确认无误后按《护理操作与护患沟通情景一体化操作流程》操作给药。

5.11 **药品的使用监测:**给药前护士应向患者或家属进行用药宣教。给药中、给药后应加强对使用高危药品患者的巡视、观察,询问患者用药后情况,加强不良反应监测。

5.12 **药品的处方点评:**临床药师每月对处方/医嘱的用药,围手术期预防用药,血液制品、肿瘤、单病种临床路径用药及特殊级抗菌药物使用等进行点评、评价工作。具体内容见《处方点评制度》《抗菌药物临床应用监督管理办法》。

5.13 **药品的不良事件管理**

5.13.1 用药差错是指药品在临床使用及管理过程中出现的任何可以防范的用药疏失,这些疏失可导致患者发生潜在的或直接的损害。出现用药差错时,按《用药差错管理制度》执行。

5.13.2 药品不良反应是指正常剂量的药物用于预防、诊断、治疗疾病或调节生理功能时出现的有害的或与用药目的无关的反应。出现药物不良反应时,按《药品不良反应和药害事件监测报告管理制度》执行。

5.14 **药品的召回、退回:**根据药品监督管理部门、药品生产企业或本院自主发现的药品质量和安全隐患问题,按程序收回储存和使用中的药品。具体操作见《药品召回管理制度》和《药品退回管理制度》。

5.15 **药品的报损、销毁:**药品在储存、使用过程中发生质量变异、过期失效等原因造成药品数量损失时,收回待报损销毁药品、账目处理、等待销毁的过程称为药品报损。对确认不合格的药品、过期药品及其他已作报损处理的药品及其包装处理的过程称为药品销毁。具体操作见《药品报损销毁制度》。

5.16 **药品的督导检查:**药学部负责每月对全院药品管理进行督导检查。检查内容见《药品质量管理规定》。

5.17 **药品督导检查反馈:**每月对检查中存在的问题进行现场反馈,并提出整改建议。

5.18 **突发事件药事管理:**当出现各种意外紧急需要医疗救援的所有情况等,如传染病暴发、中毒抢救、水灾、火灾、地震、车祸等,药学部接到医院通知后,按《年度灾害应急管理计划》执行。

6 流程:无。

7 相关文件

7.1 《中华人民共和国药品管理法》(中华人民共和国主席令第 45 号)

7.2 《处方管理办法》(中华人民共和国卫生部令第 53 号)

7.3 《国际联合委员会(JCI)医院评审标准》(第六版)

7.4 《三级综合医院评审标准实施细则》(2011 版)

7.5 《药房外药品管理制度》

7.6 《高警讯药品管理制度》

7.7 《药品入库验收制度》

7.8 《护理操作与护患沟通情景一体化操作流程》

7.9 《处方管理制度》

7.10 《细胞毒性药品管理制度》

7.11 《药品储存与养护制度》

7.12 《新药遴选管理办法》

7.13 《药品临时采购管理制度》

7.14 《医嘱制度》

7.15 《用药差错管理制度》

7.16 《抗菌药物临床应用监督管理办法》

7.17 《处方点评制度》

7.18 《药品不良反应和药害事件监测报告管理制度》

7.19 《药品召回管理制度》

7.20 《药品退回管理制度》

7.21 《药品报损销毁制度》

7.22 《年度灾害应急管理计划》

7.23 《药品质量管理规定》

8　使用表单:无。

　　　　　　　　　　批准人:　　　　　　　　　　　　签署日期:

　　　　　　　　　　审核人:　　　　　　　　　　　　发布日期:

第五节 药品临时采购管理制度

文件名称	药品临时采购管理制度	文件编号	YY－YS－×× ×
制定部门	× × ×	版本号	1.0
生效日期	20× × －× × －× ×	页数/总页数	× /× ×
修订日期	20× × －× × －× ×	有效期至	20× × －× × －× ×

1 **目的**:规范临时采购药品管理,满足患者用药需求。

2 **范围**:凡涉及临时采购药品使用的部门及医务人员和患者。

3 **定义**:临时采购药品是指医院因紧急抢救、特殊病种、新技术、新项目等患者需要,一次性采购的本院基本用药供应目录以外的药品。

4 **权责**

4.1 **医师**:主诊医师确因患者需要申请临时药品,填写《药品临时采购申请表》(附件1)。

4.2 **临床科室主任**:确认、审核本科室《药品临时采购申请表》并签附意见,监管临时药品规范使用。

4.3 **药学部**:起草《药品临时采购管理制度》,对临时药品适宜性及政策性审核,并进行采购、储存、发放等日常管理工作。每季度将临时申请药品进行总结、评价,向药事管理与药物治疗学委员会汇报。

4.4 **药事管理与药物治疗学委员会**:审议《药品临时采购制度》,定期汇总药品临时采购情况,每季度向医院质量与安全管理委员会汇报。

5 **内容**

5.1 **临时采购原则**

5.1.1 特殊急诊抢救用药、特殊治疗用药、新技术、新项目等特殊用药,经专家会诊可作为临时采购的药品。

5.1.2 临时采购药品由主诊医师按单个患者病情需要量一次性申请购入,采购数量仅限一个疗程。

5.1.3 临时采购药品原则上需从省药械采购平台公布的省招标目录中选择,在医保范围内并可执行两票制。

5.1.4 临时采购药品原则上不予退药,若因不慎申请致使药品滞销或过期,由申请科室承担因此造成的经济损失。

5.1.5 同一通用名抗菌药物品种启动临时采购程序,原则上每年不得超过5例次。如果超过5例次,临床科室进行相应临时采购品种的安全性监测与评价,经药事管理与药物治疗学委员会讨论是否列入本院的基本用药供应目录。

5.2 **临时采购药品的申请**

5.2.1 主诊医师根据患者病情选择的诊疗方案中,若所需药品非本院基本用药时,填写相应的申请表进行申请。

5.2.1.1 普通药品填写《临时申购药品申请表》进行申请。

5.2.1.2 抗菌药物填写《抗菌药物临时申请表》进行申请。

5.2.2　所在临床科室主任负责对申请临时采购药品的用药方案进行审核确认,并在其《临时申购药品申请表》或《抗菌药物临时申请表》上签附意见。

5.2.3　药品采购员收到临床科室的《临时申购药品申请表》或《抗菌药物临时申请表》后,对药品政策性信息进行查核,查核内容包括申请药品是否为省药械采购平台招标品种及相对应的生产企业和采购价、是否国家基本用药、医保类型、两票制执行情况等,并在其申请单上签字确认。

5.2.4　药学部主任、主管副院长、院长分别对《临时申购药品申请表》或《抗菌药物临时申请表》进行综合性审核,并签附意见。

5.2.5　签署完毕后,由申请科室交回药学部药品采购员处,药品采购员根据《临时申购药品申请表》或《抗菌药物临时申请表》上的信息进行药品采购。

5.3　**特殊情况:**如遇到群体伤害、地震、水灾等特殊事件,医院启动紧急预案时,急需本院基本用药供应目录以外的药品,可由所在临床科室主任向医院应急工作领导小组汇报,医院应急工作领导小组确认需要后向药学部下达采购指令,药学部根据采购指令完成临时采购药品并记录,在抢救结束后 2～3 日内由使用科室填写《临时申购药品申请表》,完成申请审核后交于药品采购员备案。

6　流程:无。

7　相关文件

7.1　《中华人民共和国药品管理法》(中华人民共和国主席令第 45 号)

7.2　《××省医疗机构药品监督管理办法实施细则》(试行)

7.3　《2017 年××省公立医院药品集中采购配送实施方案》

7.4　《国际联合委员会(JCI)医院评审标准》(第六版)

7.5　《三级综合医院评审标准实施细则》(2011 年版)

7.6　《关于印发医疗机构药品集中采购工作规范的通知》(卫规财发〔2010〕64 号)》

8　使用表单

8.1　《临时申购药品申请表》

8.2　《抗菌药物临时申请表》

批准人:　　　　　　　　　　　　签署日期:

审核人:　　　　　　　　　　　　发布日期:

附件1

临时申购药品申请表

文件编号:BD－YS－×××　版本号:1.0

<table>
<tr><td rowspan="3">患者基本信息</td><td>申请医师</td><td></td><td>科室</td><td></td><td colspan="2">电话</td><td></td><td>填表日期</td><td></td></tr>
<tr><td>患者姓名</td><td></td><td>出生年月日</td><td></td><td colspan="2">性别</td><td></td><td>病案号</td><td></td></tr>
<tr><td>申请理由</td><td colspan="3"></td><td colspan="2">临床诊断</td><td colspan="3"></td></tr>
<tr><td rowspan="12">申请药品基本信息</td><td>药品通用名</td><td colspan="8"></td></tr>
<tr><td>规格</td><td colspan="3"></td><td colspan="2">申购数量</td><td colspan="3"></td></tr>
<tr><td>处方</td><td colspan="8"></td></tr>
<tr><td>药理作用与用途</td><td colspan="8"></td></tr>
<tr><td>使用范围</td><td colspan="3">□门诊药房</td><td colspan="2">□病区药房</td><td colspan="3">□其他用药</td></tr>
<tr><td>是否为省招标药品</td><td>□是</td><td>□否</td><td colspan="3">生产企业</td><td>单价</td><td colspan="2">采购审核签名</td></tr>
<tr><td>是否为国家基本药物</td><td>□是</td><td>□否</td><td colspan="3" rowspan="4"></td><td rowspan="4"></td><td colspan="2" rowspan="4"></td></tr>
<tr><td>是否可执行两票制</td><td>□是</td><td>□否</td></tr>
<tr><td rowspan="2">医保类型</td><td colspan="2">□甲类　□乙类</td></tr>
<tr><td colspan="2">□非医保</td></tr>
<tr><td>主管部门主任审核签名</td><td colspan="4"></td><td colspan="2">药学部主任审核签名</td><td colspan="2"></td></tr>
<tr><td>主管院长审核签名</td><td colspan="4"></td><td colspan="2">院长审核签名</td><td colspan="2"></td></tr>
</table>

附件2

抗菌药物临时申请表

文件编号:BD – YS – ×××　　版本号:1.0

<table>
<tr><td rowspan="3">患者基本信息</td><td>申请医师</td><td></td><td>科室</td><td></td><td>电话</td><td></td><td>填表日期</td><td></td></tr>
<tr><td>患者姓名</td><td></td><td>出生年月日</td><td></td><td>性别</td><td></td><td>病案号</td><td></td></tr>
<tr><td>申请理由</td><td></td><td colspan="2" style="text-align:right">临床诊断</td><td colspan="4"></td></tr>
<tr><td rowspan="5">申请药品基本信息</td><td>药品通用名</td><td colspan="7"></td></tr>
<tr><td>规格</td><td colspan="3"></td><td>申购数量</td><td colspan="3"></td></tr>
<tr><td>处方</td><td colspan="7"></td></tr>
<tr><td>药理作用与用途</td><td colspan="7"></td></tr>
<tr><td>使用范围</td><td colspan="2" style="text-align:center">□门诊药房</td><td colspan="2" style="text-align:center">□病区药房</td><td colspan="3" style="text-align:center">□其他用药</td></tr>
<tr><td rowspan="6">药品审核信息</td><td>是否为省招标药品</td><td>□是</td><td colspan="2">□否</td><td>生产企业</td><td></td><td>单价</td><td>采购审核签名</td></tr>
<tr><td>是否为国家基本药物</td><td>□是</td><td colspan="2">□否</td><td colspan="2" rowspan="3"></td><td rowspan="3"></td><td rowspan="3"></td></tr>
<tr><td>是否可执行两票制</td><td>□是</td><td colspan="2">□否</td></tr>
<tr><td>医保类型</td><td colspan="2">□甲类　□乙类
□非医保</td><td></td></tr>
<tr><td>主管部门主任审核签名</td><td colspan="4"></td><td>药学部主任审核签名</td><td colspan="2"></td></tr>
<tr><td>主管院长审核签名</td><td colspan="4"></td><td>院长审核签名</td><td colspan="2"></td></tr>
</table>

第六节　药品储存与养护制度

文件名称	药品储存与养护制度	文件编号	YY - YS - ×××
制定部门	×××	版本号	1.0
生效日期	20××-××-××	页数/总页数	×/××
修订日期	20××-××-××	有效期至	20××-××-××

1　**目的**:加强药品的储存与养护管理,保证药品质量。
2　**范围**:全院存放药品的科室。
3　**定义**
　3.1　**药品储存**:药品从购入到发放过程中停留而形成的储备,是药品流通过程中必不可少的重要环节。
　3.2　**药品养护**:运用管理工具与方法,研究药品储存养护技术和储存药品质量变化规律,防止药品变质,保证药品质量,确保用药安全、有效的管理技术。
　3.3　**药品有效期**:药品在规定的储存条件下能保证其质量的期限。
　3.4　**近效期药品**:有效期≤6个月的药品。
4　**权责**
　4.1　**药师**:药库及各调剂部门药师负责本部门药品的储存、保管、养护,落实安全防范措施,防止药品丢失和被盗。
　4.2　**护士**:负责本科室药品的储存、保管、养护,落实安全防范措施,防止药品丢失和被盗。
　4.3　**临床科室**:负责本科室药品的储存、养护、安全管理的监管。
　4.4　**药学部**:负责全院员工关于药品储存、养护相关知识培训,并定期督导检查。
　4.5　**保卫科**:负责消防安全设施及防盗设施的日常维护和安保工作。
5　**内容**
　5.1　**设施设备**
　　5.1.1　药房、药库的内墙壁、顶棚及地面光洁、平整,门窗应严密。
　　5.1.2　急诊室、护士站等场所临时存放的药品,应当配备符合药品存放条件的设施。
　　5.1.3　有特殊存放要求的药品,应当配备相应设备。
　　5.1.4　药品库房、药房配有保障药品储存要求设施设备。
　　5.1.5　医院应有备用电源,保证冷藏药品的储存温度。
　5.2　**储存养护**
　　5.2.1　各药品存放单元根据药品的质量特性对药品进行合理储存,并符合下列要求。
　　　5.2.1.1　药品储存的温度,按药品说明书"贮藏"项下内容执行。
　　　5.2.1.2　储存药品相对湿度为35%~75%;药品应按其温、湿度要求,储存于相应的库(柜)中,其中常温库柜(10~30℃)、阴凉库柜(≤20℃)、冷库(柜)(2~10℃)。
　　　5.2.1.3　药品库房按质量状态实行色标管理:合格药品库(区)为绿色,待验药品库(区)、退货药品库(区)为黄色,不合格药品区为红色。
　　　5.2.1.4　储存药品应当按照要求采取遮光、通风、防潮、防虫、防鼠等措施。

5.2.1.5　码放高度符合药品包装外图示要求,避免损坏药品包装。

5.2.1.6　药品按批号堆码,不同批号的药品不得混垛,垛与垛之间不少于 5 cm,药品与地面、墙壁、顶棚、散热器之间应有相应的间距或隔离措施,药品与墙、屋顶(梁)的间距不小于 30 cm,与地面间距不小于 10 cm。

5.2.1.7　药品与非药品、内服药与外用药应分开存放;中药饮片应单独设库存放;易串味药品单独密闭存放;易燃、易爆、强腐蚀性等危险性药品必须设专库或专区存放,并配有相应的安全措施。

5.2.1.8　特殊管理药品应当按照国家有关规定储存:麻醉药品、精神药品必须专库(柜)储存,双人双锁,专人负责管理,出库双人复核;医疗用毒性药品、药品类易制毒化学品应专库(柜)存放,实行双人双锁管理并具有相应的安全保障措施;蛋白同化制剂、肽类激素应专库(柜)存放,专人管理。

5.2.1.9　储存药品的货架、托盘等设施设备应当保持清洁,无破损和杂物堆放。

5.2.1.10　药品储存作业区内不得存放与储存管理无关的物品。

5.2.1.11　药品应分品种、按批号码、按效期远近顺序依次码放,保证药品先进先出,近效期先出,确保用药安全。

5.2.1.12　药品应按剂型、用途及储存要求分类存放。

5.2.1.13　药房急救药品应按药品储存要求存放,并放置于安全易取的位置。

5.2.1.14　高危药品按《高警讯药品管理制度》管理。

5.2.1.15　需冷藏的药品,用医用冰箱或冷柜分类储存,严格控制温度,并贴有冷藏药品警示标识。若冰箱出现异常情况,按照冰箱温度异常处理流程执行。

5.2.1.16　临床试验用药按照药品的储存要求,放置在专用于储存临床试验药物的柜子中并上锁,由经过培训的专业人员负责保管。

5.2.1.17　赠送药品、样品药品的储存:特殊情况下(如流行疾病暴发期、地震等灾害)获得的赠送药品,按照药品储存要求存放于药品库房,计数管理。

5.2.1.18　看似、听似、多规等易混淆药品应分开存放,并标有警示标识。

5.2.1.19　配制好的制剂信息明示标注,如注射剂、输液、腹透液或其他液体制剂。

5.2.1.20　住院患者的自备药品管理见《住院患者自备药品管理制度》。

5.2.1.21　对于有疑问、资料提供不全的药品,存放于退货区。对于过期、变质、被污染、破损、标签丢失或字迹模糊的药品,隔离存放,等待处理。

5.2.2　养护人员应当根据库房储存条件、药品质量特性等对药品进行养护,主要内容如下。

5.2.2.1　定期检查并改善储存条件、防护措施、环境卫生。

5.2.2.2　定期对库房、药房的温、湿度进行检查,若发现温、湿度超出规定范围,应及时采取调控措施,并予以记录。

5.2.2.3　按照养护计划定期对库存药品的外观、包装等质量状况进行检查,发现问题及时采取措施处理。

5.2.2.4　发现质量问题的药品应当立即停止使用,填写《药品质量问题报告表》。

5.2.2.5　定期对药品效期的排查养护,对近效期、滞销药品增加养护次数;近效期药品应设置明显标识。

5.2.2.6　对以下药品应增加养护:易变质的药品、已发现质量问题药品的相邻批号药品、近效期药品、有效期较短的药品、首次购进的药品、对储存条件有特殊要求的药品。

5.2.2.7 加强药品标签的养护,确保药品与药品标签一一对应。

5.2.2.8 定期检查设备运行情况,发现问题及时解决。

5.3 药品储存条件的说明

5.3.1 避光:用不透光的容器包装,如棕色容器或黑纸包裹的无色透明、半透明容器。

5.3.2 密闭:容器密闭,防止尘土及异物进入。

5.3.3 密封:容器密封,防止风化、吸潮、挥发或异物进入。

5.3.4 熔封或严封:容器熔封或用适宜的材料严封,防止空气与水分的侵入,并防止污染。

5.3.5 阴凉处:不超过 20 ℃。

5.3.6 冷暗处:避光,不超过 20 ℃。

5.3.7 冷处:2 ~ 10 ℃。

5.3.8 湿度:35% ~ 75%。

6 流程:储存药品冰箱温度异常处理流程。

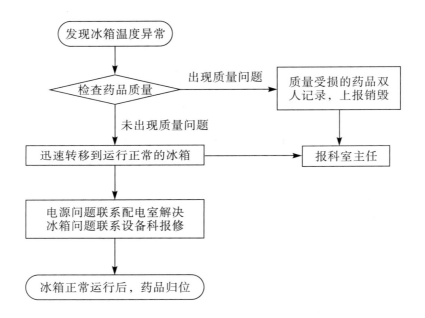

7 相关文件

7.1 《中华人民共和国药品管理法实施条例》(中华人民共和国国务院令第 360 号)

7.2 《医疗机构药品监督管理办法(试行)》

7.3 《中华人民共和国药典》(2015 版)

7.4 《××省医疗机构药品监督管理办法实施细则》

7.5 《国际联合委员会(JCI)医院评审标准》(第六版)

7.6 《三级综合医院评审标准实施细则》(2011 版)

7.7 《高警讯药品管理制度》

7.8 《住院患者自备药品管理制度》

8 使用表单

8.1 《药品质量问题报告表》

8.2 《_____部门温、湿度记录表》

8.3 《医用冷藏冰箱温度监测记录单》

批准人：   签署日期：

审核人：   发布日期：

附件1

药品质量问题报告表

文件编号:BD－YS－×××　　版本号:1.0

报告人:				报告日期:　　　年　　月　　日			
报告科室:		电话:		报告人职业:□医师　□药师　□护士　□其他			
药品质量问题基本信息							
药品名称(含剂型)		规格	生产厂家	批号	数量	发现时间	存在问题
问题药品							
合用其他药品							
□使用前发现药品质量问题				□使用后发现药品质量问题			
药品质量问题详情(药品包装、性状等质量问题,如无批号和有效期、字迹不清、少片、裂片、出现沉淀等)及处理情况:							
主管人员签名:				日期:　　　年　　月　　日			
报告科室/部门处理意见:							
护士长(组长)/科室主任签名:				日期:　　　年　　月　　日			
药品采购人员处理意见:							
				日期:　　　年　　月　　日			
药学部主任签名:							

注:此表报告药学部办公室,电话:×××—×××××××

附件2

＿＿＿＿＿＿部门温、湿度记录表

文件编号:BD－YS－XXX 版本号:1.0

温湿度计编号: 年   月

日期	上午(9:00－10:00)					记录人	下午(14:00－15:00)					记录人
	温度(℃)	相对湿度(%)	温、湿度超标后的养护措施	采取措施后			温度(℃)	相对湿度(%)	温、湿度超标后的养护措施	采取措施后		
				温度(℃)	相对湿度(%)					温度(℃)	相对湿度(%)	
1												
2												
3												
4												
5												
6												
7												
8												
9												
10												
11												
12												
13												
14												
15												
16												
17												
18												
19												
20												
21												
22												
23												
24												
25												
26												
27												
28												
29												
30												
31												

注:温、湿度超标后的养护措施系指通风、开窗门、去湿、降温等

附件3

医学冷藏冰箱温度监测记录单

文件编号:BD – SB – ××× 版本号:1.0

使用科室: 冷藏箱(冻存箱)编号: 登记日期: 年 月

存放地点: 主要存放物品: 要求的正常温度范围: ~ ℃

日期	时间	温度(℃)	签 字	时间	温度(℃)	签 字
1						
2						
3						
4						
5						
6						
7						
8						
9						
10						
11						
12						
13						
14						
15						
16						
17						
18						
19						
20						
21						
22						
23						
24						
25						
26						
27						
28						
29						
30						
31						

注:冷藏箱(冻存箱)温度在正常范围内请用黑笔填写,温度超出正常范围请用红笔填写;进行月度除霜时请在签名栏注明;每日上、下午各记录一次

第七节 药品报损与销毁制度

文件名称	药品报损与销毁制度	文件编号	YY – YS – ×××
制定部门	×××	版本号	1.0
生效日期	20××–××–××	页数/总页数	×/××
修订日期	20××–××–××	有效期至	20××–××–××

1 **目的**:规范药品的报损与销毁,防止流入社会,污染环境,危害公众健康。
2 **范围**:院内涉及储存和使用药品的科室、部门。
3 **定义**
  3.1 **药品报损**:药品在储存、使用过程中,非人为因素引起的质量变异、过期失效等原因造成药品数量损失时,收回待报损销毁药品、账目处理、等待销毁的过程称为药品报损。
  3.2 **药品销毁**:对确认质量不合格的药品进行处理的过程。
4 **权责**
  4.1 **药房和科室**:汇总本部门储存的药品报损情况并报送至药学部。
  4.2 **药学部**:起草《药品报损与销毁制度》;汇总部门报损药品情况,对药品的报损与销毁进行审核、监督;登记全院待报损与销毁处理药品,并交由医疗废物公司处理。
  4.3 **药品会计**:负责报损药品的账目处理。
  4.4 **保卫科**:负责监督麻醉药品、精神药品的报损与销毁。
  4.5 **感染控制科**:联系医疗废物公司对药品进行销毁处理。
  4.6 **药事管理与药物治疗学委员会**:负责审议《药品报损与销毁制度》,每季度汇总检查结果上报医院质量与安全管理委员会。
5 **内容**
  5.1 **范围**
    5.1.1 申请报损与销毁的药品范围。
      5.1.1.1 因放至失效期、变色变质、字迹模糊不清、发霉及虫蛀无法使用的药品。
      5.1.1.2 由于意外事故、不可抗力等导致损坏的药品。
    5.1.2 下列情况不在报损与销毁之列,医院不做报损与销毁处理。
      5.1.2.1 在验收或请领过程中发现,原包装短缺或破损的药品。
      5.1.2.2 入库即为近效期药品。
      5.1.2.3 入库时,发现质量存在质疑的药品。
      5.1.2.4 因管理不善造成近效期。
  5.2 **药品报损与销毁的程序**
    5.2.1 药品报损与销毁申请。
      5.2.1.1 申请报损的药品管理人员按报损总金额填写相应的申请表,按申请表内容逐一审批。
      5.2.1.2 待销毁处理的药品单独集中存放,有醒目的标识。

5.2.2 药品报损与销毁审核审批

　　5.2.2.1 科室存放药品出现药品损毁情况时,损毁药品总金额两千元以上填写《科室两千元以上药品报损与销毁申请表》(附件1);损毁药品总金额两千元以内填写《科室药品报损与销毁申请表》(附件2)。

　　5.2.2.2 药学部各药房、库房存放药品出现药品损毁情况时,损毁药品总金额两千元以上填写《药学部两千元以上药品报损与销毁申请表》(附件3);损毁药品总金额两千元以内填写《药学部药品报损与销毁申请表》(附件4)。

　　5.2.2.3 对于已提交申请的待处理药品,药学部主任同意后,上报医院相关部门及院长,同意后方可销毁。

　　5.2.2.4 麻醉药品、精神药品、放射性药品和医疗用毒性药品的销毁应上报市卫生主管部门、公安机关、食品药品监督管理部门。

5.2.3 账目处理:药品会计凭经批准同意的药品报损单进行账目处理。

5.2.4 药品销毁。

　　5.2.4.1 报损与销毁药品交由药学部集中处理。

　　5.2.4.2 待报损与销毁药品交由医疗废物处理公司处理。

　　5.2.4.3 待报损与销毁麻醉药品、精神药品,经医院批准报损与销毁后,由市卫生主管部门、公安机关、食品药品监督管理部门监督销毁。

6　流程:无。

7　相关文件

7.1 《医疗机构药品监督管理办法(试行)》

7.2 《麻醉药品和精神药品管理条例》(国务院第442号令)

7.3 《国际联合委员会(JCI)医院评审标准》(第六版)

8　使用表单

8.1 《科室两千元以上药品报损与销毁申请表》

8.2 《科室药品报损与销毁申请表》

8.3 《药学部两千元以上药品报损与销毁申请表》

8.4 《药学部药品报损与销毁申请表》

8.5 《药品报损与销毁交接记录表》

批准人:　　　　　　　　　　　　　签署日期:

审核人:　　　　　　　　　　　　　发布日期:

附件 1

科室两千元以上药品报损与销毁申请表

文件编号:BD－YS－×××　版本号:1.0

申请时间				申请部门/科室			
药品名称	规格	销毁数量	金额	生产厂家	批号	有效期	备注
销毁原因							
申请人				药品库房审核意见			
科室负责人意见				药学部主任意见			
主管院长意见				院长意见			

附件2

科室药品报损与销毁申请表

文件编号:BD - YS - ×××　版本号:1.0

申请时间				申请部门/科室			
药品名称	规格	销毁数量	金额	生产厂家	批号	有效期	备注
销毁原因							
申请人				药品库房审核意见			
科室负责人意见				药学部主任意见			

附件3

药学部两千元以上药品报损与销毁申请表

文件编号:BD－YS－×××　版本号:1.0

申请时间				申请部门			
药品名称	规格	销毁数量	金额	生产厂家	批号	有效期	备注
销毁原因							
申请人				药品库房审核意见			
部门主管意见				药学部主任意见			
主管院长意见				院长意见			

附件4

药学部药品报损与销毁申请表

文件编号:BD－YS－×××　版本号:1.0

申请时间				申请部门/科室			
药品名称	规格	销毁数量	金额	生产厂家	批号	有效期	备注
销毁原因							
申请人				药品库房审核意见			
部门主管意见				药学部主任意见			

附件5

药品销毁清单

文件编号:BD－YS－×××　版本号:1.0

科室:　　　　　　　　　　　　　　　　　　　　　　　时间:　　　年　　月　　日

药品名称	规格	数量	批号	效期	金额	销毁方式

原因:

销毁人:	见证人:	回收人员:
年　月　日	年　月　日	年　月　日

第八节 麻醉药品、精神药品管理制度

文件名称	麻醉药品、精神药品管理制度	文件编号	YY－YS－×× ×
制定部门	×× ×	版本号	1.0
生效日期	20×× － ×× － ××	页数/总页数	×/××
修订日期	20×× － ×× － ××	有效期至	20×× － ×× － ××

1 **目的:** 加强医院麻醉药品、精神药品管理,保证药品合法、安全、合理使用,防止药物滥用造成的危害。

2 **范围:** 全院涉及麻醉药品、精神药品储存、调剂、使用与管理的部门和人员。

3 **定义**

  3.1 **麻醉药品:** 连续使用后易产生生理依赖性、成瘾癖的药品。

  3.2 **精神药品:** 直接作用于中枢神经系统,使之兴奋或抑制,连续使用可产生依赖性的药品。依据精神药品使人体产生的依赖性和危害人体健康的程度,分为第一类精神药品和第二类精神药品。

4 **权责**

  4.1 **医师:** 具有麻醉药品、精神药品处方权的医师负责麻醉药品、精神药品处方/医嘱的开具。

  4.2 **药师:** 具有麻醉药品、精神药品调配权的药师负责麻醉药品、精神药品处方/医嘱的审核、调剂及发放。

  4.3 **护士:** 负责本病区麻醉药品、精神药品的使用和管理。

  4.4 **医务处:** 负责全院医师麻醉药品、精神药品处方权,药师调剂权的审核授予,定期督导检查。

  4.5 **护理部:** 负责对各护理单元麻醉药品、精神药品管理的监督管理。

  4.6 **药学部:** 负责对全院医务人员进行麻醉药品、精神药品相关知识的培训工作,定期督导检查,每季度汇总检查结果,结果上报医院质量与安全管理委员会。

  4.7 **保卫科:** 负责全院麻醉药品、精神药品安保设施的监管和维护。

  4.8 **药事管理与药物治疗学委员会:** 负责审核制定本院麻醉药品、精神药品目录。

5 **内容**

  5.1 **采购**

    5.1.1 采购麻醉药品、第一类精神药品必须到所在地设区的市级卫生行政部门提出申请,经核发给《麻醉药品、第一类精神药品购用印鉴卡》(以下简称《印鉴卡》)。由专人凭《印鉴卡》向定点经营单位按本单位医疗需要采购,并及时登记。

    5.1.2 第二类精神药品向获得食品药品监督管理部门批准的定点经营单位采购。

  5.2 **入库验收**

    5.2.1 麻醉药品、精神药品入库验收必须货到即验,双人验收,依据药品随货同行单清点验收至最小包装,验收记录双人签字。

    5.2.2 麻醉药品、精神药品入库验收记录包括日期、入库凭证号、药品名称、剂型、规格、单位、数量、批号、有效期、生产单位、供货单位、验收结论等,药师双人核对签字。

5.2.3 麻醉药品、精神药品验收无误后,及时完成电子账和手工账。

5.2.4 麻醉药品、精神药品入库验收记录,及专用账册的保存期限应当自药品有效期期满之日起不少于 5 年。

5.3 储存

5.3.1 麻醉药品、第一类精神药品的储存。

5.3.1.1 药品库房、各药房存放在保险柜内,双人双锁管理,安装有报警装置,班班交接有记录。

5.3.1.2 临床科室:定点存放,保险柜双人双锁管理,班班交接有记录。

5.3.1.3 基数管理:各存放单元均按基数管理,基数目录在药学部备份。

5.3.2 第二类精神药品专柜存放,专人管理,专柜加锁,有必要的防盗设施,班班交接有记录。

5.3.3 各存放区域的柜子上均应粘贴专用标识。

5.4 使用管理

5.4.1 处方内容和颜色。

5.4.1.1 处方内容。

5.4.1.1.1 前记:包括医疗机构名称、费别,患者姓名、性别、年龄、门诊或住院病历号、科别或病区和床位号、临床诊断、开具日期等。可添加有特殊要求的项目。麻醉药品和第一类精神药品处方还应当包括患者身份证号码,代办人姓名、身份证号码。

5.4.1.1.2 正文:以 Rp 或 R 标示,分别列出药品名称、剂型、规格、数量、用法用量。

5.4.1.1.3 后记:医师签名或加盖专用签章,药品金额以及审核、调配、核对、发药药师签名或者加盖专用签章。

5.4.1.2 处方颜色:麻醉药品和第一类精神药品处方印刷用纸为淡红色,右上角标注"麻、精一";药品类易制毒化学品处方与麻醉药品处方相同;第二类精神药品处方印刷用纸为白色,右上角标注"精二"。

5.4.2 处方开具:执业医师经市级卫生行政部门考核认定,并在本院参加培训,取得麻醉药品和精神药品处方权后,方可开具麻醉药品、精神药品处方。

5.4.3 处方用量。

5.4.3.1 为门(急)诊癌症疼痛患者和慢性中、重度疼痛患者开具的的麻醉药品和第一类精神药品注射剂,每张处方不得超过 3 日常用量;开具缓控释制剂,每张处方不得超过15 日常用量;开具其他剂型,每张处方不得超过 7 日常用量。

5.4.3.2 为门(急)诊患者开具的的麻醉药品和第一类精神药品注射剂,每张处方为一次用量;其他剂型,每张处方不得超过 3 日常用量;缓控释制剂每张处方不得超过 7 日常用量。

5.4.3.3 为住院患者开具的麻醉药品和第一类精神药品处方应当逐日开具,每张处方为1 日常用量。

5.4.3.4 若是为癌症患者和中、重度慢性疼痛患者长期开具麻醉药品和第一类精神药品处方,首诊医师应当亲自诊查患者,建立相应的病历,要求其签署《知情同意书》。病历中应当留存下列材料复印件:二级以上医院开具的诊断证明;患者户口簿、身份证或其他相关有效身份证明文件;为患者代办人员的身份证明文件。

5.4.4 处方调配权限:药师经市级卫生行政部门考核认定,并参加本院培训,取得麻醉、精神药品处方审核权后,方可审核、调配处方。

5.5 使用及安全管理

5.5.1 麻醉药品、第一类精神药品。

5.5.1.1 严格按照五专管理:专人负责、专柜加锁、专用账册、专册登记、专用处方,专用账册保管至有效期后 5 年。

5.5.1.2 购入、储存、发放、调配、使用实行批号管理和追踪,必要时及时查找或追回。

5.5.1.3 药房领用时,需提供上期消耗的处方,按处方数量领取。

5.5.1.4 门诊药房患者凭处方领取,住院药房护士凭处方领取。

5.5.1.5 药库药师需填写专用账册、《××市医疗机构麻醉药品出库记录本》《××市医疗机构第一类精神药品出库记录本》。

5.5.1.6 门诊药房、住院药房调配的麻醉药品和第一类精神药品处方,应编制顺序号,填写《××市麻醉药品处方登记本》《××市第一类精神药品处方登记本》,并依据处方填写逐日消耗记录。

5.5.1.7 临床科室建立麻醉药品、第一类精神药品使用登记本,护士使用时应登记。

5.5.1.8 备有麻醉药品、第一类精神药品的科室药品使用后,当班护士应及时补齐,凭处方到药房领药;住院患者使用麻醉药品、第一类精神药品后,当班护士须将空安瓿或废贴当日交回住院药房;门诊患者使用麻醉药品、第一类精神药品后,护士须将空安瓿或废贴当日交回门诊药房。

5.5.1.9 药房收回麻醉药品、第一类精神药品注射剂空安瓿、废贴定期销毁,并做记录。

5.5.1.10 患者不再使用麻醉药品、第一类精神药品时,医院要求患者将剩余的麻醉药品、第一类精神药品无偿交回医院,医院按医疗机构规定销毁处理。

5.5.1.11 对于过期、损坏、变质等异常的麻醉药品与第一类精神药品,要及时清点,详细记录。经科室主任、分管院长、院长签字并加盖公章,向所在地卫生行政部门提出申请,经卫生行政部门批准并在其监督下进行销毁,并对销毁情况进行登记。

5.5.1.12 发现麻醉药品、第一类精神药品失窃、骗取或冒领,应当立即向所在地卫生行政部门、公安机关、食品药品监督管理部门报告。

5.5.1.13 麻醉药品、第一类精神药品的残余部分须经医务人员双人在场共同弃去并记录,双人签名。

5.5.1.14 麻醉药品和第一类精神药品在使用过程中出现损毁情况时,按照麻醉药品和第一类精神药品在使用过程中出现损毁的流程处理。

5.5.1.15 为癌症患者和中、重度慢性疼痛患者长期开具麻醉药品和第一类精神药品处方时,须提供《麻醉药品、第一类精神药品使用知情同意书》复印件。

5.5.1.16 为癌症患者和中、重度慢性疼痛患者调剂麻醉药品、第一类精神药品时,须回收上次领用药品的空安瓿或废贴。

5.5.1.17 长期使用麻醉药品、第一类精神药品的患者每 3 个月复诊一次。

5.5.2 第二类精神药品,专人负责、专柜加锁、专用账册、专用处方,专用账册保存至有效期后 5 年。

5.5.3 麻醉药品、精神药品使用时应对患者进行严密观察,当患者发生除治疗目的外的不良反应时,应采取积极的治疗措施,同时按《药品不良反应和药害事件监测报告管理制度》进行报告。

6　流程

6.1　麻醉药品和第一类精神药品损毁处理流程

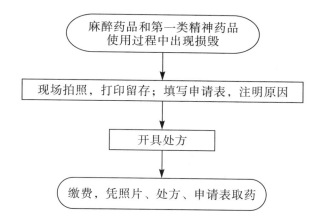

6.2　麻醉药品和第一类精神药品失窃处理流程

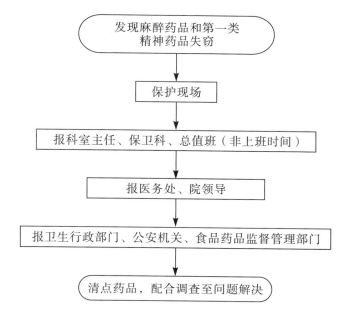

7　相关文件

7.1　《中华人民共和国药品管理法》(中华人民共和国主席令第 45 号)

7.2　《处方管理办法》(中华人民共和国卫生部令第 53 号)

7.3　《医疗机构药品监督管理办法(试行)》

7.4　《麻醉药品和精神药品管理条例》(国务院第 442 号令)

7.5　《医疗机构麻醉药品、第一类精神药品管理规定》

7.6　《处方管理制度》

7.7　《药品不良反应和药害事件监测报告管理制度》

8 使用表单

8.1 《麻醉药品、第一类精神药品、第二类精神药品目录》。

8.2 《麻醉药品和第一类精神药品在使用过程中损毁记录表》

8.3 《××市医疗机构麻醉药品药品出库(柜)记录本》

8.4 《××市医疗机构第一类精神药品药品出库(柜)记录本》

8.5 《××市医疗机构麻醉药品处方登记本》

8.6 《××市医疗机构第一类精神药品处方登记本》

8.7 《××市医疗机构麻醉药品入库验收记录本》

8.8 《××市医疗机构第一类精神药品入库验收记录本》

8.9 《_____科麻醉药品、精神药品、医疗用毒性药品使用登记表》

8.10 《麻醉药品和第一类精神药品空安瓿、废贴回收登记簿》

8.11 《麻醉药品和第一类精神药品销毁登记簿》

8.12 《麻醉药品、第一类精神药品登记本》

8.13 《特殊管理药品逐日消耗统计表》

8.14 《麻醉药品、第一类精神药品专用账册》

8.15 《麻醉药品、第一类精神药品库存卡》

8.16 《急救药品申请表》

批准人：   签署日期：

审核人：   发布日期：

附件 1

麻醉药品、第一类精神药品、第二类精神药品目录

文件编号:BD－YS－×××　　版本号:1.0

麻醉药品目录(14 种)			
药品名称	规格	药品名称	规格
盐酸哌替啶注射液	每支 0.1 g	盐酸羟考酮缓释片	每片 40 mg
盐酸哌替啶片	每片 50 mg	芬太尼透皮贴剂	每贴 4.2 mg
盐酸布桂嗪注射液	每支 0.1 g	枸橼酸芬太尼注射液	每支 0.1 mg
盐酸布桂嗪片	每片 30 mg	枸橼酸舒芬太尼注射液	每支 50 ug
盐酸吗啡注射液	每支 10 mg	注射用盐酸瑞芬太尼	每支 1 mg
盐酸吗啡缓释片	每片 30 mg	阿橘片	复方
盐酸羟考酮缓释片	每片 10 mg	磷酸可待因片	每片 30 mg
第一类精神药品目录(2 种)			
盐酸氯胺酮注射液	每支 0.1 g	丁丙诺啡注射液	0.3 mg
第二类精神药品目录(11 种)			
地西泮注射液	每支 10 mg	地西泮片	每片 2.5 mg
阿普唑仑片	每片 0.4 mg	盐酸曲马朵缓释片	每片 0.1 g
劳拉西泮片	每片 0.5 mg	氯硝西泮片	每片 0.4 mg
苯巴比妥钠片	每片 30 mg	注射用苯巴比妥钠	每支 0.1 g
咪达唑仑注射液	每支 2 mg	右佐匹克隆片	每片 3 mg

附件2

麻醉药品和第一类精神药品在使用过程中损毁记录表

文件编号:BD – YS – ××× 版本号:1.0

药品名称	规格	数量
患者姓名及出生年月日	原因	时间

经手人:	见证人:
时间: 年 月 日	时间: 年 月 日
科室主任/护士长/药房主管签名:	药学部主任签名:
时间: 年 月 日	时间: 年 月 日

附件 3

××市医疗机构麻醉药品药品出库（柜）记录本

日期	凭证号	领用部门	药品名称	剂型	规格	单位	数量	批号	有效期	生产单位	发药人	复核人	领用人	复核人

附件 4

××市医疗机构第一类精神药品药品出库（柜）记录本

日期	凭证号	领用部门	药品名称	剂型	规格	单位	数量	批号	有效期	生产单位	发药人	复核人	领用人	复核人

附件 5

××市医疗机构麻醉药品处方登记本

患者 (代办人)	性别	年龄	身份证 明号码	病历号	疾病名称	药品 名称	规格	数量	处方医师	处方编号	处方日期	发药人	复核人

附件6

××市医疗机构第一类精神药品药品出库（柜）记录本

患者（代办人）	性别	年龄	身份证明号码	病历号	疾病名称	药品名称	规格	数量	处方医师	处方编号	处方日期	发药人	复核人

附件 7

××市医疗机构麻醉药品入库验收记录本

日期	凭证号	药品名称	剂型	规格	单位	数量	批号	有效期	生产单位	供货单位	质量情况	验收结论	验收人	保管人

附件 8

××市医疗机构第一类精神药品入库验收记录本

日期	凭证号	药品名称	剂型	规格	单位	数量	批号	有效期	生产单位	供货单位	质量情况	验收结论	验收人	保管人

附件 9

科麻醉药品、精神药品、医疗用毒性药品使用登记表

文件编号:BD – YS – ×××　　版本号:1.0

日期	时间	患者姓名	出生年月日	病案号	诊断	药品名称	批号	用法	处方医师	给药护士	处方总量	使用剂量	残余量	残余量处理方式		处理人员	
														处理方式		操作人	见证人

注:1. 残余量处理方式:针剂,稀释后处理,空安瓿交药房;口服剂型,浸泡粉碎处理;外用剂型,废贴交药房

2. 残余量处理需两名医务人员在场处理,处理结束后双签字

3. 空白项用"—"填写

附件10

麻醉药品和第一类精神药品空安瓿、废贴回收登记簿

文件编号:BD－YS－×××　版本号:1.0

发放日期	科室	药品名称	数量	药品批号	取药人	回收日期	回收药品名称	数量	药品批号	送回安瓿、废贴人	回收人	备注

附件 11

麻醉药品和第一类精神药品销毁登记簿

文件编号:BD – YS – ××× 版本号:1.0

经办人:　　　　　　　　　　　　　　销毁日期:　　　年　　月　　日

药品名称:	剂型和规格:
销毁数量:	生产单位:
批号:	有效期:
销毁原因:	
使用科室主任意见:	药学部主任意见:
主管院长意见:	院长意见:
销毁记录:	
监督销毁人	药学部: 院保卫科: 卫生行政部门:

附件 12

麻醉药品、第一类精神药品登记本

文件编号:BD－YS－×××　版本号:1.0

药品名称_____　　规格型号_____　　单位_____

价格_____　　类别_____　　编号_____

年		凭证		摘要	收入数量	发出数量	结存数量	批号	发药人	审核人	备注
月	日	字	号								

附件13

特殊管理药品逐日消耗统计表

文件编号:BD－YS－×××　版本号:1.0

交班人:		接班人:		年　　月　　日		
药品	单位	规格	原有	新收	消耗	结存
麻醉药						
哌替啶注射液	支	100.0 mg				
哌替啶片	片	50.0 mg				
布桂嗪注射液	支	100.0 mg				
布桂嗪片	片	30.0 mg				
吗啡注射液	支	10.0 mg				
阿橘片	片	复方				
可待因片	片	30.0 mg				
硫酸吗啡缓释片	片	30.0 mg				
盐酸氢考酮缓释片	片	10.0 mg				
盐酸氢考酮缓释片	片	40.0 mg				
芬太尼注射液	支	0.1 mg				
注射用瑞芬太尼	支	1.0 mg				
舒芬太尼注射液	支	50.0 ug				
芬太尼透皮贴	贴	4.2 mg				
麻黄碱注射液	支	30.0 mg				
一类精神药						
氯胺酮注射液	支	100.0 mg				
丁丙诺啡注射液	支	0.3 mg				
二类精神药						
地西泮注射液	支	10.0 mg				
地西泮片	片	2.5 mg				
注射用苯巴比妥钠	支	0.1 g				
苯巴比妥片	支	30.0 mg				
咪达唑仑注射液	支	5.0 mg				
阿普唑仑片	片	0.4 mg				
盐酸曲马朵缓释片	片	100.0 mg				
氯硝西泮片	片	2.0 mg				
丁丙诺啡透皮贴剂	贴	5.0 mg				
右佐匹克隆片	片	3.0 mg				
毒性药品						
亚砷酸氯化钠注射液	支	10.0 mL				
易制毒药品						
马来酸麦角新碱注射液	支	1.0 mL: 0.2 mg				

附件 14

麻醉药品、第一类精神药品专用账册

药品名称：　　　　规格：　　　　　　　　　文件编号：BD – YS – × × ×　　版本号：1.0

月份		1	2	3	4	5	6	7	8	9	10	11	12
上月结存													
本月收入	数量												
	合计												
逐日消耗	1												
	2												
	3												
	4												
	5												
	6												
	7												
	8												
	9												
	10												
	11												
	12												
	13												
	14												
	15												
	16												
	17												
	18												
	19												
	20												
	21												
	22												
	23												
	24												
	25												
	26												
	27												
	28												
	29												
	30												
	31												
自然耗损													
合计													

全年消耗：　　　　　结存：　　　　　　　摘记：

附件 15

麻醉药品、第一类精神药品库存卡

文件编号:BD – YS – ×××　版本号:1.0

类别:				单位:		药品名称:		规格:		
年		凭证		摘要	进货单价	收入数量	付出数量	结存数量	批号	备注
月	日	字	号							

附件16

急救药品申请表

文件编号:BD – YS – ×××　版本号:1.0

填表人:　　　　　　　　　　　　　　　　　填表日期:　　年　月　日

药品通用名	规格	单位	数量	备注

申请理由	
经办人签名: 　年　月　日	申请科室主任/护士长签名: 　年　月　日　　护理部主任签名: 　年　月　日
医务处主任签名: 　年　月　日	药学部主任签名: 　年　月　日

第九节 医疗用毒性药品管理制度

文件名称	医疗用毒性药品管理制度	文件编号	YY - YS - ×××
制定部门	×××	版本号	1.0
生效日期	20××-××-××	页数/总页数	×/××
修订日期	20××-××-××	有效期至	20××-××-××

1 **目的**:加强医疗用毒性药品管理,防止使用不当引起中毒或死亡。

2 **范围**:凡院内涉及医疗用毒性药品管理、使用的部门和人员。

3 **定义**:医疗用毒性药品是指毒性剧烈,治疗剂量与中毒剂量相近,使用不当会导致人中毒或死亡的药品。

4 **权责**

4.1 **医师**:负责医疗用毒性药品处方/医嘱的开具。

4.2 **药师**:负责医疗用毒性药品处方/医嘱的调配、发放及存储管理。

4.3 **护士**:负责医疗用毒性药品的使用。

4.4 **医务处**:负责全院医疗用毒性药品管理的督导检查。

4.5 **护理部**:负责对各护理单元的监督管理。

4.6 **药学部**:负责对全院医务人员进行医疗用毒性药品管理相关知识的培训工作,定期督导检查。

5 **内容**

5.1 **采购**:医院凭《麻醉药品、第一类精神药品购用印鉴卡》向卫生行政部门指定的药品经营单位采购医疗用毒性药品。

5.2 **入库验收**:医疗用毒性药品入库验收,严格按照《药品入库验收制度》执行,双人核对,及时入账。

5.3 **储存**

5.3.1 医疗用毒性药品的储存按《药品储存与养护制度》执行。

5.3.2 医疗用毒性药品专柜加锁、专账记录、专人管理,严禁与其他药品混放;毒性药品的包装盒上必须印有毒药标志。

5.4 **药库发药**:药库发给各药房的医疗用毒性药品时,双方严格核对出库单,包括领用部门及药品名、剂型、规格、单位、数量、批号等,确保无误后签字确认。

5.5 **处方开具和调配**

5.5.1 医疗用毒性药品的处方由取得执业医师资格的本院医师开具。

5.5.2 药师凭盖有本院科室公章的处方调配医疗用毒性药品。

5.5.3 医疗用毒性药品每次处方剂量不得超过2日极量。

5.6 **使用**

5.6.1 医疗用毒性药品使用过程中严格按照医师开具的剂量执行。

5.6.2 医疗用毒性药品的残余液须按医疗废物处理,不得污染环境。

5.6.3 医疗用毒性药品使用时应对患者进行严密观察,当患者发生除治疗目的外的不良反应时,应采取积极的治疗措施,同时按《药品不良反应和药害事件监测报告管理制度》进行报告。

　　5.7　**处方管理**:医疗用毒性药品处方保存期限为两年。

6　流程:无。

7　相关文件

　　7.1　《医疗机构药品监督管理办法(试行)》(国食药监安〔2011〕442 号)

　　7.2　《处方管理办法》(中华人民共和国卫生部令第 53 号)

　　7.3　《中华人民共和国药品管理法》(中华人民共和国主席令第 45 号)

　　7.4　《医疗用毒性药品管理办法》(国务院第 23 号令)

　　7.5　《关于将 A 型肉毒毒素列入毒性药品管理的通知》(国食药监办〔2008〕405 号)

　　7.6　《国际联合委员会(JCI)医院评审标准》(第六版)

　　7.7　《药品入库验收制度》

　　7.8　《药品储存与养护管理制度》

　　7.9　《药品不良反应和药害事件监测报告管理制度》

8　使用表单

　　8.1　《医疗用毒性药品目录》

　　8.2　《医疗用毒性药品入库验收记录本》

　　8.3　《医疗用毒性药品专用账册》

　　　　　　　　批准人:　　　　　　　　　　　签署日期:

　　　　　　　　审核人:　　　　　　　　　　　发布日期:

附件1

医疗用毒性药品目录

文件编号：BD – YS – ×××   版本号：1.0

药品名称	剂型	规格
注射用 A 肉毒毒素	粉针	100 单位/支
亚砷酸氯化钠注射液	注射液	10 mg/支

附件 2

医疗用毒性药品入库验收记录本

文件编号:BD – YS – ×××   版本号:1.0

日期	凭证号	药品名称	规格	数量	批号	有效期	生产单位	供货单位	质量情况	验收结论	验收人	保管人

附件3

医疗用毒性药品专用账册

文件编号:BD－YS－×××　版本号:1.0

类别:　　　　　计量单位:　　　　　药品名称:　　　　　规格:

年		凭　证		摘要	进货单价	收入数量	付出数量	结存数量	批号	备注
月	日	字	号							

第十节　药品类易制毒化学品管理制度

文件名称	药品类易制毒化学品管理制度	文件编号	YY－YS－×××
制定部门	×××	版本号	1.0
生效日期	20××－××－××	页数/总页数	×/××
修订日期	20××－××－××	有效期至	20××－××－××

1　**目的:** 加强本院药品类易制毒化学品管理,保证药品合法、安全、合理的使用,防止药物滥用造成的危害。

2　**范围:** 凡涉及使用、存放药品类易制毒化学品的科室和部门。

3　**定义**

  3.1　**易制毒化学品:** 国家规定管制的可用于制造麻醉药品和精神药品的前体、原料和化学配剂等物质,流入非法渠道又可用于制造毒品。

  3.2　**药品类易制毒化学品:**《易制毒化学品管理条例》确定的麦角酸、麻黄素等物质。

4　**权责**

  4.1　**医师:** 具有麻醉药品、精神药品处方权的医师负责药品类易制毒化学品处方的开具。

  4.2　**药师:** 具有麻醉药品、精神药品调配权的药师负责药品类易制毒化学品的存储、管理以及处方审核、调配。

  4.3　**护士:** 负责本科室药品的使用和管理。

  4.4　**护理部:** 负责对各护理单元药品类易制毒化学品的监督管理。

  4.5　**药学部:** 负责易制毒化学品的采购供应,负责对全院员工关于药品类易制毒化学品相关知识的培训,并定期督导检查。

  4.6　**医务处:** 负责处方权和处方调配权的授予。

  4.7　**保卫科:** 负责消防安全及防盗设施的日常维护和安保工作。

5　**内容**

  5.1　**购入**

    5.1.1　医院向具有麻醉药品经营资质的药品经营企业采购药品类易制毒化学品。

    5.1.2　医院凭《麻醉药品、第一类精神药品购用印鉴卡》或者《药品类易制毒化学品购用证明》采购药品类易制毒化学品。

    5.1.3　药品类易制毒化学品采购禁止现金或实物交易。

    5.1.4　药品类易制毒化学品入库应当双人验收,做到账物相符,记录完整,记录保存药品的有效期满之日起不少于两年。

  5.2　**储存**

    5.2.1　药品类易制毒化学品安全管理要求与麻醉药品经营管理要求基本相同,可存储于麻醉药品柜内,纳入麻醉药品管理程序。

    5.2.2　存放药品类易制毒化学品的专库或专柜实行双人双锁管理,入库、出库双人核对,做到账物相符。

  5.3　**使用与安全管理**

    5.3.1　执业医师经市卫生健康委员会考核认定,取得麻醉药品处方资格后,方可在本院开具

续表

药品类易制毒化学品处方。

5.3.2 盐酸麻黄碱注射液处方开具按《处方管理制度》中麻醉药品管理要求执行,麦角新碱注射液处方开具按《医疗用毒性药品管理制度》执行。

5.3.4 药师经市卫生健康委员会考核认定,在本院取得麻醉药品处方资格后,方可在本院审核、调配药品类易制毒化学品处方。

5.3.5 麻黄碱注射液用麻醉药品处方开具,处方保存年限为 3 年。麦角新碱注射液用普通处方开具,处方保存年限为 2 年。

5.3.6 药品类易制毒化学品管理单元应建立药品类易制毒化学品专用账册。专用账册保存期限应当自药品类易制毒化学品有效期满之日起不少于 2 年。

5.3.7 药品类易制毒化学品在核查、发货、送货过程中发现可疑情况时,应当立即停止销售,并向所在地食品药品监督管理部门和公安机关报告。

5.3.8 在使用药品类易制毒化学品时对患者进行严密观察,了解治疗效果及不良反应情况,并及时记录。当患者发生除治疗目的外的不良反应时,应采取积极的治疗措施,同时按《药品不良反应和药害事件监测报告管理制度》进行报告。

6 流程:无。

7 相关文件

7.1 《中华人民共和国药品管理法实施条例》(中华人民共和国国务院令第 360 号)

7.2 《医疗机构药品监督管理办法(试行)》

7.3 《药品类易制毒化学品管理办法》(中华人民共和国卫生部令第 72 号)

7.4 《国际联合委员会(JCI)医院评审标准》(第六版)

7.5 《麻醉药品、第一类精神药品管理制度》

7.6 《处方管理制度》

7.7 《医疗用毒性药品管理制度》

7.8 《药品不良反应和药害事件监测报告管理制度》

8 使用表单

《药品类易制毒化学品目录》

批准人: 签署日期:

审核人: 发布日期:

附件

药品类易制毒化学品目录

文件编号:BD – YS – ×××　版本号:1.0

药品名称	剂型	规格
盐酸麻黄碱注射液	注射剂	每支 30.0 mg
马来酸麦角新碱注射液	注射剂	每支 0.2 mg

第十一节　疫苗管理制度

文件名称	疫苗管理制度	文件编号	YY－YS－×××
制定部门	×××	版本号	1.0
生效日期	20××－××－××	页数/总页数	×/××
修订日期	20××－××－××	有效期至	20××－××－××

1　**目的**:加强疫苗流通和预防接种的管理,预防、控制传染病的发生、流行,保障人群健康和公共卫生。

2　**范围**:凡院内涉及疫苗接种、验收、保管等管理的部门及人员。

3　**定义**

　3.1　**疫苗**:为了预防、控制传染病的发生、流行,用于人群预防接种的预防性生物制品。

　3.2　**第一类疫苗**:政府免费向公民提供,公民应当依照政府的规定接种的疫苗,包括国家免疫规划确定的疫苗,省、自治区、直辖市人民政府在执行国家免疫规划时增加的疫苗,以及县级以上人民政府或其卫生主管部门组织的应急接种或群体性预防接种使用的疫苗。

　3.3　**第二类疫苗**:由公民自费并且自愿接种的其他疫苗。

　3.4　**冷链**:为保证疫苗从疫苗生产企业到接种单位转运过程中的质量而装备的储存、运输冷藏设施、设备。

　3.5　**异常反应**:合格的疫苗在实施规范接种过程中或实施规范接种后造成接种者机体组织器官、功能损害,相关各方均无过错的疫苗不良反应。

4　**权责**

　4.1　**医师**:负责疫苗处方/医嘱开具。

　4.2　**药师**:负责疫苗采购、入库验收、保管等工作。

　4.3　**护士**:负责填写本科室疫苗使用计划、接种、接种记录、储存养护等管理工作。

　4.4　**护理部**:负责对使用疫苗的护理单元定期进行监督检查。

　4.5　**预防保健科**:负责疫苗接种的监督管理。

　4.6　**药学部**:负责疫苗管理,定期督导检查。

5　**内容**

　5.1　**处方开具**:由取得医师资格证的医师为受种者开具疫苗处方。

　5.2　**疫苗管理**

　　5.2.1　疫苗采购。

　　　5.2.1.1　药品库房药师根据产科提供的疫苗使用计划,制订本院第一类疫苗领用计划单。

　　　5.2.1.2　药品库房药师根据药房的药品领用单,制订本院第二类疫苗采购计划。

　　5.2.2　入库验收。

　　　5.2.2.1　疫苗验收时需向疫苗供货单位索取下列资料。

　　　　5.2.2.1.1　疫苗药品的随货同行单。

　　　　5.2.2.1.2　疫苗《生物药品批签发合格证》复印件。

　　　　5.2.2.1.3　进口疫苗还应当提供《进口药品通关单》复印件。

5.2.2.1.4 疫苗运输温度记录表。

5.2.2.2 第一类疫苗的接收和第二类疫苗的购进,建立并保存真实、完整的接收、购进记录。相关记录及资料保存至超过疫苗有效期 2 年备查。

5.2.3 储存养护。

5.2.3.1 疫苗的储存符合《药品储存与养护制度》的要求。

5.2.3.2 冰箱符合疫苗储存温度的要求,温度控制在 2 ~ 8 ℃。

5.2.3.3 药品库房、药房、产科等疫苗储存单元每日监测两次冰箱温度,填写冰箱温度记录表,有签名。

5.2.3.4 冷链设施、设备异常导致温度超出疫苗的储存要求时,应及时采取相应的措施并记录。

5.2.3.5 定期检查、维护冷藏设施设备,以保证其符合规定要求。

5.2.4 疫苗处方的审核、调配按照《处方管理制度》执行。

5.3 疫苗接种

5.3.1 护士在实施接种前,应当告知接种者或监护人所接种疫苗的品种、作用、禁忌证、不良反应及注意事项,询问受种者的健康状况以及是否存在接种禁忌证等情况,并如实记录告知和询问情况。

5.3.2 对于需要接种疫苗的新生儿,要求新生儿的父亲或母亲签署知情同意书,经签字确认后方可接种。

5.3.3 护士应按卫生主管部门的规定实施接种,填写并保存接种记录,记录保存时间超过疫苗有效期 2 年备查。

5.4 安全管理

5.4.1 疫苗在购入储存、使用过程中,若发现劣质或质量可疑的疫苗,应当立即停止使用,向所在地区或市卫生行政主管部门和食品药品监督管理部门报告,不得自行处理。

5.4.2 产科按基数储存疫苗,基数向药学部备案后,对于一类疫苗,产科凭接种记录数量向药学部领取,二类疫苗记账后由药房调剂。

5.4.3 预防保健科定期检查疫苗的使用记录,对疫苗的接种进行监督管理。

5.4.4 若发现疫苗接种异常反应,按《药品不良反应和药害事件监测报告管理制度》执行。

6 流程:无。

7 相关文件

7.1 《疫苗流通和预防接种管理条例》(中华人民共和国国务院令第 434 号)

7.2 《国务院关于修改〈疫苗流通和预防接种管理条例〉的决定》(中华人民共和国国务院令第 668 号)

7.3 《国际联合委员会(JCI)医院评审标准》(第六版)

7.4 《处方管理制度》

7.5 《药品不良反应上报管理制度》

7.6 《药品储存与养护制度》

8 使用表单

8.1 《疫苗目录》

8.2 《疫苗运输记录表》

8.3 《乙型肝炎疫苗接种知情同意书》

8.4 《卡介苗接种知情同意书》

      批准人：   签署日期：

      审核人：   发布日期：

附件1

疫苗目录

文件编号:BD - YS - ×××　　版本号:1.0

种类	药品名称
第一类疫苗	重组乙型肝炎疫苗(CHO 细胞)
	皮内注射用卡介苗
第二类疫苗	重组乙型肝炎疫苗(酿酒酵母)

附件2

疫苗运输记录表

文件编号:BD－YS－××× 版本号:1.0

出/入库日期:＿＿＿＿＿＿＿＿＿＿＿＿   出/入库单:＿＿＿＿＿＿＿＿＿＿

疫苗运输工具:冷藏车＿＿＿＿＿＿＿＿   疫苗运输车＿＿＿＿＿＿＿   其他＿＿＿＿＿＿＿

疫苗冷藏方式:冷藏车＿＿＿＿＿＿＿＿   车载冷藏箱＿＿＿＿＿＿＿   其他＿＿＿＿＿＿＿

运输疫苗情况

疫苗名称	生产企业	规格	批号	效期	单价	数量	总价	用途

运输温度记录

项目	日期/时间	疫苗储存温度	冰排状态	环境温度
启运	＿＿年＿月＿日＿时＿分	＿＿℃	/	＿＿℃
途中	＿＿年＿月＿日＿时＿分	＿＿℃	—	＿＿℃
	＿＿年＿月＿日＿时＿分	＿＿℃		＿＿℃
	＿＿年＿月＿日＿时＿分	＿＿℃		＿＿℃
到达	＿＿年＿月＿日＿时＿分	＿＿℃	/	＿＿℃

启运至到达行驶里程数＿＿＿＿＿＿千米

送货单位: 送货人签名:

收货单位: 收货人签名:

疫苗接收情况

疫苗名称相符	□是 □否	数量相符	□是 □否	批号相符	□是 □否	接货时间	

注:1. 本表供发放/购进疫苗运输时填写

2. 出入库单号为单位编码 + 年月日 + 2 位流水号

3. 运输超过 6 小时须记录途中温度,每日记录 2 次,间隔不少于 6 小时

4. 使用无自动温度显示的冰排保冷设备时,只在启运和到达时填写冰排状态(冻结、冰水混合物、完全融化)

5. 疫苗用途:常规接种、群体性接种或应急接种

附件3

乙型肝炎疫苗接种知情同意书

文件编号:BL – BD – ZK – ×××　　版本号:1.0

科室:　　　　　　　　姓名:　　　　　　　　出生年月日:

病案号/门诊号:　　　　性别:　　　　　　　年龄:　　　　　床号:

意义目的:

　　乙型肝炎简称乙肝,是由乙型肝炎病毒引起的一种以肝脏损害为主的急性传染病,以疲乏、食欲缺乏、厌油、肝功能异常为主,部分患者可出现黄疸。主要通过母婴、血液(体液)和生活密切接触传播。感染乙肝病毒后可成为乙肝病毒携带者,部分人可转化为慢性乙肝患者,少数病例可发展为肝硬化或肝细胞癌。接种乙肝疫苗是预防乙肝的有效手段。

接种对象和免疫程序:

　　乙型肝炎易感者。国家免疫程序规定为3针,采用0、1、6月时间间隔接种,新生儿在出生后24小时内注射第1针。于上臂三角肌肌内注射0.5 mL。

禁忌证:

　　(1)已知对该疫苗的任何成分过敏者。

　　(2)患急性疾病、严重慢性疾病、慢性疾病的急性发作期和发热者。

　　(3)妊娠期妇女。

　　(4)对未控制的癫痫和其他进行性神经系统疾病患者。

注意事项:

　　(1)家族和个人有惊厥史者、慢性疾病患者、有癫痫史者、过敏体质者慎用。

　　(2)对适龄儿童免费接种。

　　(3)注射第1针后出现高热、惊厥等异常情况者,一般不再注射第2针。对于母婴阻断的婴儿,若注射第2、3针,应遵照医嘱。

　　(4)接种后应在接种单位的留观区域观察30分钟,无不良反应方可离开。

　　(5)任何疫苗的保护效果不能达到100%。少数人接种后未产生保护力或仍然发病,与疫苗本身的特性和接种者个人的体质有关。

　　(6)家长(监护人)应如实提供儿童健康状况,有无过敏史、患病史和家族史等。

不良反应:

　　少数人在接种后24小时内,可能感到注射部位疼痛和触痛,多数情况下于2～3日内自行消失。若出现其他不良反应,应及时诊治并与接种单位联系。

接种方知情选择:

　　接种方已阅读并理解上述内容,接种请在下方签名。

产妇或新生儿监护人签名:　　　　　　　与新生儿关系:

联系方式:　　　　　　　　　　　　　　签名时间:　　　年　　月　　日　　时　　分

签名地点:

所选产品厂家:　　　　预检医师签名:　　　签名时间:　　年　　月　　日　　时　　分

签名地点:

附件 4

卡介苗接种知情同意书

文件编号:BL - BD - ZK - ×××   版本号:1.0

科别: 姓名: 出生年月日:

病案号/门诊号: 性别: 年龄: 床号:

意义目的:

结核病是由结核分枝杆菌引起的一种慢性感染性疾病,以肺结核最常见,主要病变为结核结节、浸润、干酪样变和空洞形成。临床多呈慢性过程,表现为长期低热、咳嗽、咳血等。除肺外还可侵袭浆膜腔、淋巴结、泌尿生殖系统、肠道、肝脏、骨关节和皮肤等多种脏器和组织,以空气传播为主。接种卡介苗是预防结核病的有效手段。

接种对象和免疫程序:

国家免疫程序规定,在出生 3 个月以内的婴儿或用 5IU PPD 试验阴性的儿童(PPD 试验后 48 ~ 72 小时局部硬结在 5 mm 以下者为阴性)。出生时接种上臂外侧三角肌中部略下处肌内注射 0.1 mL。

出生时未接种时的补种原则:3 月龄以下的儿童可直接补种,3 月龄至 3 岁的儿童对结核菌素试验(PPD)阴性者可补种,4 岁以上儿童(含 4 岁)不予补种。已接种卡介苗的儿童,即使卡痕未形成,也不再予以补种。

禁忌证:

(1)已知对该疫苗所含任何成分过敏者。

(2)患急性疾病、严重慢性疾病、慢性疾病的急性发作期和发热者。

(3)免疫缺陷、免疫功能低下或正在接受免疫抑制治疗者。

(4)患脑病、未控制的癫痫和其他进行性神经系统疾病者。

(5)妊娠期妇女。

(6)患湿疹或其他皮肤病患者。

注意事项:

(1)家族和个人有惊厥史者、患慢性疾病者、有癫痫史者、过敏体质者、哺乳期妇女慎用。

(2)对适龄儿童免费接种。

(3)注射免疫球蛋白者,应至少间隔 1 个月以上接种本品,以免影响免疫效果。

(4)接种后应在接种单位的留观区域观察 30 分钟,无不良反应方可离开。

(5)任何疫苗的保护效果不能达到 100%,少数人接种后未产生保护力,或者仍然发病,与疫苗本身的特性和受种者的个人体质有关。

(6)家长(监护人)应如实提供儿童健康状况,有无过敏史、患病史和家族史等。

不良反应:

少数人在接种后 2 周左右,局部可出现红肿浸润,若随后化脓,形成小溃疡,一般 8 ~ 12 周后结痂,一般无需处理,但要注意局部清洁,防止继发感染。脓疱或浅表溃疡,不要自行排脓或揭痂;局部脓肿和溃疡直径超过 10 mm 及长期不愈(12 周),应及时诊治。接种侧腋下淋巴结(少数在锁骨上或对侧肢下淋巴结)可出现轻微肿大,一般不超过 10 mm,1 ~ 2 个月后消退。如遇局部淋巴结肿大软化形成脓疱,应及时诊治。在接种疫苗后也可能出现一过性发热反应,其中大多数为轻度发热反应,持续 12 日后可自行缓解,一般无需处理, 对于中度发热反应或发热时间超过 48 小时者,可给予对症处理。

　　如出现其他严重不良反应,应及时诊治并与接种单位联系。

接种方知情选择:

　　接种方已阅读并理解上述内容,接种请在下方签名。

产妇或新生儿监护人签名:　　　　　　　　　与新生儿关系:

联系方式:　　　　　　　　　　　　　　签名时间:　　年　　月　　日　　时　　分

签名地点:

所选产品厂家:　　　预检医师签名:　　　签名时间:　　年　　月　　日　　时　　分

签名地点:

第十二节　蛋白同化制剂、肽类激素管理制度

文件名称	蛋白同化制剂、肽类激素管理制度	文件编号	YY－YS－×× ×
制定部门	×× ×	版本号	1.0
生效日期	20× × － × × － × ×	页数/总页数	× / × ×
修订日期	20× × － × × － × ×	有效期至	20× × － × × － × ×

1　**目的**:加强蛋白同化制剂、肽类激素管理,防止滥用兴奋剂,对人体健康造成危害。

2　**范围**:凡涉及蛋白同化制剂、肽类激素使用和管理的部门及医务人员。

3　**定义**

　3.1　**蛋白同化制剂**:属于合成代谢类药物,具有促进蛋白质合成和减少氨基酸分解的作用,可促进肌肉增生,提高动作力度,增强男性的性特征。

　3.2　**肽类激素**:由氨基酸通过肽键连接而成,最小的肽类激素可由三个氨基酸组成。肽类激素通过刺激肾上腺皮质生长、红细胞生成等促进人体的生长、发育,大量摄入会降低自身内分泌水平,损害身体健康,还可能引起心血管疾病、糖尿病等。肽类激素包括人体生长激素、红细胞生成素、胰岛素、促性腺激素等。

4　**权责**

　4.1　**医师**:负责开具蛋白同化制剂、肽类激素的处方/医嘱。

　4.2　**药师**:负责蛋白同化制剂、肽类激素的处方/医嘱的调配、发放及存储管理。

　4.3　**护士**:负责蛋白同化制剂、肽类激素的使用。

　4.4　**护理部**:负责对存放蛋白同化制剂、肽类激素的护理单元管理及监督检查。

　4.5　**药学部**:负责对全院蛋白同化制剂、肽类激素管理及督导检查。

5　**内容**

　5.1　**采购与验收**

　　5.1.1　医院从依法取得《药品经营许可证》并经省级食品药品监督管理部门批准有蛋白同化制剂、肽类激素的医药公司购入蛋白同化制剂、肽类激素,并建立供货公司合法资质证明材料的客户档案。

　　5.1.2　对于进口的蛋白同化制剂、肽类激素,购入时应向供货公司索取《进口药品注册证》或《医药产品注册证》和《进口药品检验报告书》复印件,并加盖供货单位公章。

　　5.1.3　蛋白同化制剂、肽类激素,药盒标识有"运动员慎用"字样。

　　5.1.4　蛋白同化制剂、肽类激素的验收入库记录应当保存至超过蛋白同化制剂、肽类激素有效期后 2 年。

　5.2　**储存**

　　5.2.1　蛋白同化制剂、肽类激素应储存有专用兴奋性药品标识,专人负责管理。

　　5.2.2　蛋白同化制剂、肽类激素的储存养护须同时符合《药品储存养护制度》的要求和药品说明书的要求。

　5.3　**使用**

　　5.3.1　依法取得执业资格的医师为患者开具蛋白同化制剂、肽类激素处方时,须询问患者职业,对职业运动员按《反兴奋剂条例》(中华人民共和国国务院令第 398 号)规定执行。

续表

5.3.2 蛋白同化制剂、肽类激素处方应单独存放,保存 2 年。

5.3.3 药师在调剂处方时要加强对处方的审核,提供详细的用药指导,防止含兴奋剂药品。

5.3.4 胰岛素注射液的管理按照《高警讯药品管理制度》执行。

5.4 **用药监督:**医务人员应在患者使用蛋白同化制剂、肽类激素时进行观察,当患者出现除治疗目的外的不良反应时,应采取积极的治疗措施,同时按《药品不良反应和药害事件监测报告管理制度》进行报告。

6 流程:无。

7 相关文件

7.1 《中华人民共和国药品管理法》(中华人民共和国主席令第 45 号)

7.2 《处方管理办法》(中华人民共和国卫生部令第 53 号)

7.3 《医疗机构药品监督管理办法(试行)》

7.4 《反兴奋剂条例》(中华人民共和国国务院令第 398 号)

7.5 《国际联合委员会(JCI)医院评审标准》(第六版)

7.6 《处方管理制度》

7.7 《高警讯药品管理制度》

7.8 《药品不良反应和药害事件监测报告管理制度》

8 使用表单

《蛋白同化制剂、肽类激素药品目录》

批准人: 签署日期:

审核人: 发布日期:

附件

蛋白同化制剂、肽类激素药品目录

文件编号:BD－YS－×××　　版本号:1.0

药品名称	规格	药品名称	规格
达那唑胶囊	0.2 g×30 粒	醋酸甲羟孕酮片	2.0 mg×100 片
重组人促红素注射液	3000 国际单位/支	司坦唑醇片	2.0 mg×24 片
胰岛素注射液	400 单位/支	孕三烯酮胶囊	2.5 mg×8 粒

第十三节 药房外药品管理制度

文件名称	药房外药品管理制度	文件编号	YY‑YS‑×× ×
制定部门	×××	版本号	1.0
生效日期	20××‑××‑××	页数/总页数	×/××
修订日期	20××‑××‑××	有效期至	20××‑××‑××

1 **目的**:规范医院药房外药品管理,确保药房外药品的申请、领用、储存及使用的安全规范。

2 **范围**:凡院内涉及药房外药品使用的部门及医务人员。

3 **定义**:药房外药品是指不在药学部储存,经医务处、药学部、护理部审批同意,由使用科室进行储存和保管的药品,包括抢救车、急救包、转运箱用药、科室备用药及诊疗打包用药。

4 **权责**

4.1 **药师**:负责药房外药品的处方/医嘱审核、调剂工作。

4.2 **护士**:负责本科室药房外药品储存、养护、使用、管理等工作。

4.3 **科室**:负责本科室药房外药品的申请。

4.4 **医务处**:负责本院药房外药品申请的审批。

4.5 **药学部**:负责起草《药房外药品管理制度》,负责药房外药品的发放、更换、回收、销毁等保障工作,以及医院药房外药品申请的审批与督导检查工作。

4.6 **护理部**:负责全院护理单元备用药品和抢救车药品的监督管理。

4.7 **药事管理与药物治疗学委员会**:负责审议《药房外药品管理制度》以及药房外药品目录、基数和抢救车、急救包、转运箱数量及存放点。定期汇总药房外药品的管理及使用等情况,每季度向医院质量与安全管理委员会汇报工作。

5 **内容**

5.1 **药品的申请**

5.1.1 抢救车、急救包、转运箱药品:科室根据医院规划,申请配备抢救车、急救包、转运箱用药,填写《急救药品申请表》,由医务处、药学部、护理部负责审核,经药事管理与药物治疗学委员会审批同意后,药品库房统一发放。申请表在使用科室、药学部、护理部分别存放。

5.1.2 科室备用药品:各科室结合本科室实际情况,筛选出原则上不超过 10 种备用药品(不含大输液),特殊情况不超过 15 种(不含大输液),填写《备用药品申请表》,经科室主任同意签字,报医务处、药学部审核,经药事管理与药物治疗学委员会讨论通过后,由药学部药品库房统一发放。申请表在药学部、申请科室分别备案存放。

5.1.3 诊疗打包用药是指各科室根据本科室诊疗项目,为患者做检查或治疗的包含在诊疗费中的药品,由开展药品打包收费诊疗项目科室按年度申请,填写《药品按耗材收费申请表》,经科室主任同意签字,报医务处、药学部、主管院长、院长审核同意后,科室逐月领用,由药学部库房统一发放。申请表在药学部、药品会计处分别备案存放。

5.2 **药品的储存**:药房外药品按基数管理,专人负责,专用账册登记,实行每班交接且有交接记录。配备麻醉药品和精神药品的科室按《麻醉药品、精神药品管理制度》的要求储存药品。

5.2.1 抢救车、急救包、转运箱定点存放在符合药品存储条件且易于抢救的地点,抢救车、急救包、转运箱急救药品按全院统一模式存放。内附药品清单,各抢救车、急救包、转运箱全院存放点分布表在护理部、药学部备案。

5.2.2 备用药品存放在各护理站有门禁设施的治疗室内,治疗室符合药品存放条件,有温、湿度登记;冷藏药品在冰箱内存放有连续性温度登记和冰箱养护记录。

5.3 **药品的标签**:药房外药品实行全院统一标签管理。口服制剂,白底绿字;外用剂型,白底蓝字;注射制剂,白底黑字;高危药品,白底红字。具体见《药品标识管理制度》。

5.4 **药品的养护**

5.4.1 质量管理:药房外药品要求质量合格,目录齐全,基数准确,效期合格,标签清晰,具体操作按《药品储存与养护制度》执行。若出现变色、变质、字迹不清、破损等现象,由所在科室提出申请,经医务处、药学部审批后,在药学部药品库房进行更换,做销毁处理并登记记录。

5.4.2 药品的效期管理:遵循药品效期管理的原则,做到"先进先用,近效期先用",各科室根据科室使用情况,可在各药房进行更换。若无法更换,有效期至 3 个月进行下架处理,由所在科室提出申请,经医务处、药学部审批后,在药学部药品库房进行更换,做销毁处理并登记。

5.5 **药品的使用**

5.5.1 抢救车药品的使用:使用抢救车抢救危重患者时,护士按医师医嘱从抢救车内取用药品,双人核对后使用,抢救结束后医师开具临时医嘱,抢救后药品在 2 小时内整理归位上锁。具体操作见《抢救设备管理制度》执行。

5.5.2 转运箱药品的使用:危重患者转运时,随车配有转运箱;护士使用箱内药品抢救危重患者时,按随车医师医嘱从箱内取用药品,双人核对后使用。具体操作见《抢救设备管理制度》执行。

5.5.3 急救包:当院内出现人员呼吸心跳停止时,由急救小组内人员使用。具体操作见《全院急救处理作业标准》执行。

5.5.4 备用药品的使用:护士按医师医嘱取用药品,核对登记后给药,给药前做好用药指导。按基数当班补齐科室备用药品。

5.5.5 诊疗打包药品的使用:医师或护士根据诊疗操作规程,使用诊疗打包药品,进行使用登记,并观察使用中和使用后药品的不良反应。

5.5.6 特殊管理药品的使用:麻醉药品、第一类精神药品的使用和空安瓿的使用管理按《麻醉药品、精神药品管理制度》执行,高警讯药品的使用管理按《高警讯药品管理制度》执行。

5.5.7 特殊情况的使用:因特殊情况,抢救"三无"患者用药,无法记账或收费的,填写《急救药品申请表》,并在申请理由栏中注明"三无"患者用药。医务处、药学部审批后,及时到药学部库房进行补充。

5.6 **药品的安全**

5.6.1 如遇丢失、失窃情况,由所在科室检查确认后,立即上报保卫科,填写相应的申请表并注明原因后,经护士长或科室主任同意签字,报医务处、药学部、护理部审批,及时到药学部库房进行补充。

5.6.2 当存储温度失控,如药品出现冷冻凝固、变质、变色、性状发生改变或无法查明失控时间等情况,按药品质量存在问题进行报损,根据《药品报损与销毁制度》执行。

5.7 **检查:**药学部负责每月对全院药房外药品管理及使用进行督导检查。

5.8 **反馈:**每月对检查中存在问题进行现场反馈,并提出整改建议。

6 **流程:**无。

7 **相关文件**

7.1 《中华人民共和国药品管理法》(中华人民共和国主席令第 45 号)

7.2 《处方管理办法》(中华人民共和国卫生部令第 53 号)

7.3 《××省医疗机构药品监督管理办法实施细则》(试行)

7.4 《国际联合委员会(JCI)医院评审标准》(第六版)

7.5 《三级综合医院评审标准实施细则》(2011 版)

7.6 《高警讯药品管理制度》

7.7 《麻醉药品、精神药品管理制度》

7.8 《药品储存与养护制度》

7.9 《药品报损与销毁制度》

7.10 《抢救设备管理制度》

7.11 《全院急救处理作业标准》

7.12 《药品标识管理制度》

8 **使用表单**

8.1 《急救药品申请表》

8.2 《备用药品申请表》

8.3 《药品按耗材收费申请表》

8.4 《抢救车内药品和物品标准配置目录》

批准人: 　　　　　　　　　　　　　 签署日期:

审核人: 　　　　　　　　　　　　　 发布日期:

附件 1

急救药品申请表

文件编号:BD－YS－×××　版本号:1.0

填表人:　　　　　　　　　　　填表日期:

药品通用名	规格	单位	数量	备注

申请理由	

经办人签名:	申请科室主任/护士长签名:	护理部主任签名:
年　月　日		年　月　日

医务处主任签名:	药学部主任签名:
年　月　日	年　月　日

附件2

备用药品申请表

文件编号:BD－YS－×××　　版本号:1.0

填表人:　　　　　　　　　　填表日期:

药品通用名	规格	单位	数量	备注

申请 理由	
经办人签名: 年　　月　　日	申请科室主任/护士长签名: 年　　月　　日
医务处主任签名: 年　　月　　日	药学部主任签名: 年　　月　　日

附件3

药品按耗材收费申请表

文件编号:BD－YS－×××　　版本号:1.0

申请科室		申请人		联系电话	
药品基本信息					
药品通用名			规格		
购入价			生产厂家		
打包收费项目			项目收费(人次)		
使用周期		月使用量		年使用量	
申请原因					
药品审核信息					
申请科室主任审核签名					
医务处主任审核签名					
药学部主任审核签名					
主管院长审核签名					
院长审核签名					

注:1.本表单每年审批一次

2.申请科室按月计划请领

3.如有变动,需重新填写申请表

4.表单原件在药学部备案存放,复印件在药品会计处作为请领依据

附件 4

抢救车内药品和物品标准配置目录

文件编号:BD - HL - × × × 版本号:1.0

放置位置			名称	数量	备注
车顶			除颤仪(编号同抢救车编号)	1个	
车后			复苏板	1个	
车侧			氧气筒、流量表	各1个	
			心肺复苏记录单、口头医嘱单	各10张	
顶层	急救药品	序号	药名/规格	数量	备注
		1	盐酸多巴胺注射液20 mg/2 mL/安瓿瓶	10瓶	
		2	盐酸肾上腺素注射液1 mg/1 mL/安瓿瓶	10瓶	
		3	尼可刹米注射液0.375 g/1.5 mL/安瓿瓶	5瓶	
		4	盐酸洛贝林注射液3 mg/1 mL/安瓿瓶	5瓶	
		5	50%葡萄糖注射液10 g/20 mL/安瓿瓶	2瓶	
		6	盐酸利多卡因注射液0.1 g/5 mL/安瓿瓶	5瓶	
		7	盐酸胺碘酮注射液0.15 g/3 mL/安瓿瓶	3瓶	
		8	盐酸异丙肾上腺素1 mg/2 mL/安瓿瓶	2瓶	
		9	去乙酰毛花苷注射液0.4 mg/2 mL/安瓿瓶	1瓶	
		10	硫酸阿托品注射液0.5 mg/1 mL/安瓿瓶	5瓶	
		11	重酒石酸去甲肾上腺素注射液2 mg/1 mL/安瓿瓶	2瓶	
		12	10%葡萄糖酸钙注射液1 g/10 mL/安瓿瓶	1瓶	
		13	地塞米松磷酸钠注射液5 mg/1 mL/安瓿瓶	2瓶	
		14	地西泮注射液10 mg/2 mL/安瓿瓶	2瓶	
第一层	静脉穿刺用物		5%碳酸氢钠注射液12.5 g/250 ml/塑料瓶	1瓶	
			0.9%氯化钠注射液250 ml/塑料瓶	1瓶	
			7号输液器	1个	
			留置针、贴膜、输液贴、棉签	各2个	
			5 mL、20 mL、50 mL注射器	各2个	
			微量泵延长管、5.5号头皮针、7号头皮针	各1个	
			胶布	1卷	
			止血带	1卷	
			砂轮、弯盘	各1个	
			安尔碘消毒液	1瓶	

续表

第二层	除颤用物	一次性电极片	5 个	
		医用导电膏	1 片	
		除颤仪专用打印纸	1 张	
		多功能电极片(Philips M3535A 除颤仪专用)	1 个	
	辅料用物	一次性使用口罩	1 包	
		无菌手套	2 双	
		无菌纱布	2 个	
		检查手套	5 双	
第三层	其他	剪刀	1 个	
		瞳孔笔	1 个	
		手电筒	1 个	
		血压计、听诊器	各 1 个	
		小儿袖带	1 个	
第四层	呼吸道用物	7 号气管插管包	1 包	
		3.0 气管插管	1 个	
		吸痰包	1 包	
		3 号口咽通气管	1 个	
		简易呼吸囊(成人)	1 个	
		简易呼吸囊(儿童)	1 个	
		DRE - PW 型可控式吸痰管	1 个	
		0.9% 氯化钠注射液 500 mL/塑料瓶	1 瓶	
		一次性吸痰管(F16)	1 个	
		一次性吸痰管(F8)	1 个	
		开口器、压舌板、舌钳	各 1 个	
		吸氧管、吸氧面罩	各 1 个	

第十四节 药品标识管理制度

文件名称	药品标识管理制度	文件编号	YY-YS-××
制定部门	×××	版本号	1.0
生效日期	20××-××-××	页数/总页数	×/××
修订日期	20××-××-××	有效期至	20××-××-××

1 **目的**:规范药品标识使用,防止药品差错事件的发生,确保患者用药安全。

2 **范围**:凡涉及药品使用和管理的部门及人员。

3 **定义**:药品标识是指用于标注药品须强调的重要信息,便于让医务人员、患者及患者家属正确识别药品的提示图贴或文书,包括药品提示贴、药品标签、药品图标。

4 **权责**

4.1 **药师**:负责部门药品标识的使用以及管理等日常工作。

4.2 **医务人员**:负责科室药品标识的使用以及管理等日常工作。

4.3 **药学部**:负责药品标识的设计、管理以及督导检查等日常工作。

4.4 **护理部**:负责护理单元药品标识规范化使用的监督管理。

4.5 **信息科**:负责药品标识管理信息系统功能的开发及标识的日常信息维护。

4.6 **药事管理与药物治疗学委员会**:负责审议药品标识的设计。

5 **内容**

5.1 **药品标识的分类**

5.1.1 药品提示贴:粘贴在单支或药盒上提示此药品须特别注意或使用注意事项等的贴签。包括高危药品提示贴、冷藏药品提示贴、整粒服用提示贴、外用药提示贴、口服药提示贴、拆零分装药品使用提示贴。

5.1.2 药品标签。

5.1.2.1 定位标签:药品柜(箱)标明药品存放位置的有中英文通用名的标签,包括口服药品定位标签、外用药品定位标签、注射剂药品定位标签、高危药品定位标签。

5.1.2.2 输液标签:依据医师处方经药师适宜性审核后生成,内容应和临床医师原始医嘱一致,字迹清晰,数据正确、完整,大小适宜,粘贴于药品输液袋上的标签。

5.1.3 药品图标。

5.1.3.1 警示图标:药品柜(箱)药品定位标签旁,标明此药品发放须注意的警示图标,包括看似图标、听似图标、多规图标、兴奋剂图标、麻醉药品图标、精神药品图标、毒性药品图标、近效期药品图标、左进右出图标、后进前出图标、近效期先用图标等。

5.1.3.2 分区图标:药品存放区域地面划标识线或悬挂图标牌的方式,标明同一类药品存放的区域,包括合格药品分区线、待验(退货)药品分区线、不合格药品分区线、注射剂分区牌、口服药分区牌、大输液分区牌、高危药品分区牌、科室备用药品分区图标、患者自理药品分区图标、患者自备药品分区图标等。

5.1.3.3 先用提示牌:摆放在有两个或两个以上批号的药品旁,提示药师调配时先用效期较近的批号药品的提示牌。

续表

5.1.3.4　信息系统图标:在信息系统中,提示医师开具的药品为高警讯药品的图标。

5.2　**药品标签的样式:**见附件1。

5.3　**药品标识的使用**

5.3.1　药品提示贴:药库、药房发放高危药品、冷藏药品、缓释(控释)片剂须粘贴的提示贴;提示贴须粘贴至最小包装,单支(单盒)发出时须粘贴在空白处;为门诊患者发放口服药品、外用药品和拆零分装药品时,药师审核处方无误后,在药盒空白处粘贴药品相应的提示贴,按处方内容如实填写,并对患者进行用药交待;护理单元备药、急救车药品以及住院患者自理药品的提示贴由所在科室的护士负责。

5.3.2　药品标签。

5.3.2.1　定位标签:药库、各药房及有药房外药品存放的科室,在药品储存区域存放药品处放置药品定位标签,药品定位标签与药品一一对应。

5.3.2.2　输液标签:护士在静脉配置室及护理单元配液室进行输液配置时,由信息系统打印,配置人员依据输液标签配置输液并粘贴在输液瓶空白处。

5.3.3　药品图标。

5.3.3.1　警示图标:紧挨放置在相应的药品定位标签右侧,如一个药品有多种警示图标,按看似、听似、多规、兴奋剂的顺序从左至右依次放置。麻醉药品、精神药品、医疗用毒性药品的药品警示图标在相应保险柜或两类精神、毒性药品的药品柜门右上角粘贴。

5.3.3.2　分区图标:根据储存药品库房面积和实际使用情况,在药品库房地面划分出药品合格区、药品待验(退货)区、药品不合格区,药品的验收入库严格在分区内进行。

5.3.3.3　药品分区牌:各药房、药品库房药品按剂型合理摆放,对应剂型的药品柜上悬挂药品分区牌,包括注射剂药品分区牌、口服药品分区牌、高危药品分区牌等。

5.3.3.4　先用药品图标牌:各药房、药品库房药品在出现两个或两个以上批号时,按效期远近从左到右摆放,先用药品图标牌放置在较近效期药品前。

5.3.3.5　左进右出图标、后进前出图标、近效期先用图标:各药房、药品库房及护理单元药品储存区域粘贴提示图标,提示药品摆放按"左进右出、后进前出"的顺序依次上架,以及提示优先使用效期较近的药品。

5.3.3.6　科室备用药品分区图标、患者自理药品分区图标、患者自备分区图标:各护理单元药品储存区域粘贴提示图标,提示该区域为科室备用药品、患者自理药品、患者自备药品储存区域。

5.3.3.7　近效期药品图标:近效期药品存放的固定区域位置处,粘贴近效期药品图标。

5.3.3.8　高警讯药品信息系统图标:提示高警讯药品开具、调配、给药人员,打印出的处方/医嘱单、给药执行单上有相应的图标。

5.4　**药品标识的检查:**药学部负责每月对全院药品标签的管理及使用进行督导检查。

5.5　**药品标识的反馈:**每月对检查中存在的问题进行现场反馈,并提出整改建议。

6　流程:无。

7　相关文件

7.1　《中华人民共和国药品管理法》(中华人民共和国主席令第45号)

7.2　《处方管理办法》(中华人民共和国卫生部令第53号)

7.3　《××省医疗机构药品监督管理办法实施细则》(试行)

7.4　《国际联合委员会(JCI)医院评审标准》(第六版)

7.5　《三级综合医院评审标准实施细则(2011 年版)》

7.6　《高警讯药品管理制度》

7.7　《特殊药品管理制度》

7.8　《药品储存与养护制度》

8　使用表单

《药品标识目录》

批准人：　　　　　　　　　　签署日期：

审核人：　　　　　　　　　　发布日期：

附件

药品标识目录

文件编号:BD－YS－×××　版本号:1.0

标签名称	用途	规格	样式
高危药品	粘贴在注射剂单支或药盒上,提示此药品为高危药品	边长1.0 cm 正方形	
冷藏药品	粘贴在注射剂单支或药盒上,提示此药品须冷藏	直径1.0 cm 圆形	
整粒服用	粘贴在药盒上,提示此药品应整粒吞服	直径1.0 cm 圆形	
门、急诊患者外用药提示贴	提示患者该药品的用法、用量和注意事项	长:5.0 cm 宽:3.6 cm	
住院患者自理外用药提示贴	提示患者该药品的用法、用量和注意事项	长:5.0 cm 宽:3.6 cm	

续表

患者自理口服药提示贴	提示患者该药品的用法、用量和注意事项	长：5.0 cm 宽：3.6 cm	服药前请仔细阅读药物说明书！ 姓名：　出生年月日： 内服药／西药剂型 一日　次，每次　片（袋）／ml（粒） □饭前服 □饭后服 □早晨服 □睡前服 正确发出的药品概不退换 用药咨询电话：84277335 84278400 84277599
分装药品提示贴	提示患者该药品的用法、用量、批号和使用效期	长：6.0 cm 宽：4.0 cm	马来酸氯苯那敏片 规格：4mgx9 片/袋 用法：口服 一日服　次 一次服　片 批号：20170707 拆零日期：2018.3.12 效期：2019/06 拆零效期：30 天
药品定位标签			
外用药品	标明外用药品存放位置的有通用名和规格的标签	长：10.0 cm 宽：3.0 cm 白底蓝字	氧氟沙星滴耳液 5mL:15mg/支
口服药品	标明口服药品存放位置的有通用名和规格的标签	长：10.0 cm 宽：3.0 cm 白底绿字	硝苯地平片 10mg*100 片
注射剂	标明注射用药品存放位置的有通用名和规格的标签	长：10.0 cm 宽：3.0 cm 白底黑字	盐酸布比卡因注射液 37.5mg:5mL/支
高危药品	标明高危药品存放位置的有通用名和规格的标签	长：10.0 cm 宽：3.0 cm 白底红字	盐酸肾上腺素注射液 1mg:1mL/支
药品图标			
听似	此药品存放区域还存放有读音相似通用名的药品，注意取放核对	长轴轴距：2.6 cm 短轴轴距：1.8 cm	听似
看似	此药品存放区域还存放有外包装相似的药品，注意取放核对	长轴轴距：2.6 cm 短轴轴距：1.8 cm	看似

续表

多规	此药品存放区域还存放有两个或两个以上规格的同种药品,注意取放核对	长轴轴距: 2.6 cm 短轴轴距: 1.8 cm	
兴奋剂	此药品为规定运动员禁用的药品,注意发放核对	长轴轴距: 2.6 cm 短轴轴距: 1.8 cm	
麻醉药品	此区域存放麻醉药品	长、宽:9.0 cm	
精神药品	此区域存放精神药品	长、宽:9.0 cm	
医疗用毒性药品	此区域存放医疗用毒性药品	长、宽:9.0 cm	
近效期药品	此区域存放近效期药品	长:20.0 cm 宽:6.0 cm	
高警讯药品信息系统图标	医师通过信息系统开具高危药品时,提示医师、药师、护士须注意风险	—	
	医师通过信息系统开具相似药品时,提示医师、药师、护士须注意风险	—	

续表

先用药品	此区域存放多个批号的同种药品。请先用效期近的药品	长:7.0 cm 宽:6.0 cm 高:6.5 cm	先用 先用
	注意药品摆放次序	长:10.0 cm 宽:3.0 cm	左进右出 后进前出
	注意优先使用效期较近的药品	长:10.0 cm 宽:3.0 cm	近效期先用
分区线	此分区线内存放相应的合格药品、待验(退货)药品、不合格药品	线宽:8.0 cm	合格区(绿) 待验/退货区(黄) 不合格区(红)
分区牌	此分区牌下放置注射用药品	长:50.0 cm 宽:30.0 cm	注射剂
	此分区牌下放置口服药品	长:50.0 cm 宽:30.0 cm	口服药
	此分区牌下放置大输液	长:50.0 cm 宽:30.0 cm	大输液
	此分区牌下放置中成药	长:50.0 cm 宽:30.0 cm	中成药

续表

分区牌	此分区牌下放置高危药品	长:50.0 cm 宽:30.0 cm	
	此分区牌下放置科室备用药品	长:10.0 cm 宽:3.0 cm	
	此分区牌下放置科室患者自理药品	长:10.0 cm 宽:3.0 cm	
	此分区牌下放置科室患者自备药品	长:10.0 cm 宽:3.0 cm	
输液标签			
静脉输液标签	提示护士某位患者本次输液药品的用法、用量和注意事项	长:6.0 cm 宽:4.0 cm	

第十五节 药品召回管理制度

文件名称	药品召回管理制度	文件编号	YY – YS – × × ×
制定部门	× × ×	版本号	1.0
生效日期	20 × × – × × – × ×	页数/总页数	× / × ×
修订日期	20 × × – × × – × ×	有效期至	20 × × – × × – × ×

1 **目的**:规范药品召回的管理,消除患者用药安全隐患,保证医疗质量。

2 **范围**:凡涉及药品储存和使用的部门及医务人员和患者。

3 **定义**:药品召回是指医院根据食品药品监督管理部门、药品生产企业或医院自主发现的药品质量和安全隐患问题,按程序收回储存和使用中药品的过程。根据药品质量问题的危害性分为一级召回、二级召回、三级召回。

  3.1 **一级召回**:使用该药品可能引起严重健康危害。必须在 24 小时内召回药库。查找处方、病历,找到用药患者,通知其停止服用并取回药品。

  3.2 **二级召回**:使用该药品可能引起暂时的或者可逆的健康危害。必须 3 日内召回药品库房。

  3.3 **三级召回**:使用该药品一般不会引起健康危害,但由于其他原因须收回。必须 7 日内召回药品库房。

4 **权责**

  4.1 **医师**:负责因召回药品造成严重后果的患者的救治工作。

  4.2 **药师**:负责召回药品的接收、核对、登记等工作。

  4.3 **护士**:严格填写完善的患者信息,确保联系方式和住址真实有效;负责所在临床科室及患者召回药品的召回工作,并做好解释、安抚工作,核查、清点并登记召回药品,确保全部召回药品退回病区药房或静脉配制室。

  4.4 **药学部**:负责起草《药品召回管理制度》;接收到药品召回信息后,组织药品召回及上报工作;定期汇总药品召回情况,向药事管理与药物治疗学委员会汇报。

  4.5 **药事管理与药物治疗学委员会**:负责审议《药品召回管理制度》,对全院药品召回环节进行监管,定期汇总全院药品召回情况,每季度向医院质量与安全管理委员会汇报工作。

5 **内容**

  5.1 **召回药品的分类**

    5.1.1 各级食品药品监督管理部门公告的质量不合格的药品、假药、劣药、要求召回的药品。

    5.1.2 生产商、配送企业主动召回的药品。

    5.1.3 药品使用过程中发现不合格、已证实或高度怀疑被污染的药品。

    5.1.4 患者投诉药品质量问题并证实的药品。

  5.2 **药品召回的部门操作**

    5.2.1 药学部接到召回通知后发布召回信息,药品会计通过信息系统控制召回药品停止记账,药库、各药房、静脉配制室立即停止发药和调配。

    5.2.2 各药房通知临床科室和各护理单元立即停止使用召回药品。

    5.2.3 住院患者召回药品由病区护士收回,出院患者由护士查找病例,按联系方式通知患者在

续表

规定时间内送还科室(派人到患者处取),并做好解释、安抚工作,核查、清点、登记召回药品,确保全部召回药品退回病区药房或静脉配制室。

5.2.4　门、急诊患者由门诊药房查找处方中登记的联系方式,通知患者在规定时间内送还门诊药房,并做好解释、安抚工作,核查、清点、登记召回药品。

5.2.5　门诊药房、住院药房和静脉配制室,核查、清点、登记召回药品,退回药品库房。

5.2.6　药品库管员接收、核对、登记并封存召回药品。

5.2.7　药品采购员汇总召回情况,填写《药品召回登记表》上报药学部、主管院长和院长,并根据不同情况上报卫生行政部门、食品药品监督管理部门;负责联系将药品退回配送公司或厂家。

6　流程:无。

7　相关文件

7.1　《中华人民共和国药品管理法》(中华人民共和国主席令第 45 号)

7.2　《药品召回管理办法》(食品药品监督管理局令第 21 号)

7.3　《××省医疗机构药品监督管理办法实施细则》(试行)

7.4　《国际联合委员会(JCI)医院评审标准》(第六版)

7.5　《三级综合医院评审标准实施细则》(2011 年版)

8　使用表单

8.1　《药品召回登记表》

8.2　《住院药房召回药品登记表》

8.3　《门诊药房召回药品登记表》

批准人:　　　　　　　　　　　　签署日期:

审核人:　　　　　　　　　　　　发布日期:

附件1

药品召回登记表

文件编号：BD－YS－×××　版本号：1.0

填表人：　　　　　　　　　　　　　　　　　　填表日期：

日期		经办人	
药品名称		□一级召回　　□二级召回　　□三级召回	
药品详情			
规格		剂型	
单价		配送企业	
生产厂家		汇总数量	
召回、退回原因：			
药库	住院药房	门诊药房	
批号：　　数量：	批号：　　数量：	批号：　　数量：	
合计数量：	合计数量：	合计数量：	
库管：	组长：	组长：	
启动召回单位	□ 国家/省/药品监督管理局　□ 生产企业 □ 配送企业　□ 医院　□ 其他：		
药学部主任意见		主管院长意见	院长意见

附件2

住院药房召回药品登记表

文件编号:BD－YS－×××   版本号:1.0

召回药品名称	规格	批号	生产厂家	交回科室	使用数量	有无不良反应	交回数量	交回部门经办人	接收部门经办人	备注

附件3

门诊药房召回药品登记表

文件编号:BD－YS－×××　版本号:1.0

召回药品名称	规格	批号	生产厂家	交回患者	出生年月日	使用数量	有无不良反应	交回数量	经办人	备注

第十六节　处方/医嘱审核制度

文件名称	处方/医嘱审核制度	文件编号	YY－YS－×××
制定部门	×××	版本号	1.0
生效日期	20××－××－××	页数/总页数	×/××
修订日期	20××－××－××	有效期至	20××－××－××

1　**目的**:加强处方规范化管理,完善审核制度,提高处方质量,促进合理用药,保障患者用药安全。

2　**范围**:医院门、急诊处方,住院医嘱。

3　**定义**

  3.1　**处方审核**:药学专业技术人员运用专业知识与实践技能,根据相关法律法规、规章制度与技术规范等,对医师在诊疗活动中为患者开具的处方进行合法性、规范性和适宜性审核,并做出是否同意调配发药决定的药学技术服务。审核的处方包括纸质处方、电子处方和用药医嘱单。

  3.2　**处方**:由注册执业医师和执业助理医师(简称医师)在诊疗活动中为患者开具的、由取得药学专业技术职务任职资格的药学专业技术人员(简称药师)审核、调配、核对,并作为患者用药凭证的医疗文书。

4　**权责**

  4.1　**医师**:规范开具处方/医嘱,对药师反馈的意见及时处理。

  4.2　**药师**:规范开展处方/医嘱的审核。

  4.3　**护士**:在执行抢救患者等紧急情况,未通过药师审核处方/医嘱的前提下,对处方/医嘱用药进行审核。

  4.4　**医务处**:负责医师、药师资质的审核,负责医师处方权授予和药师调剂权授予及管理工作。

  4.5　**药学部**:负责全院处方审核的管理,对全院医务人员进行处方/医嘱审核相关知识的培训。

  4.6　**信息科**:及时对合理用药软件进行系统更新和维护,设定医师开方权限。

5　**内容**

  5.1　**处方权、调剂权合法性审核**

    5.1.1　医师须由医务处授予普通药品、麻醉药品、精神药品等处方权,在药学部各部门及相关部门签名留样后方可在医院开具处方/医嘱,具体根据《医师授权管理制度》执行。

    5.1.2　药师须由医务处授予普通药品、麻醉药品、精神药品等调剂权,在药学部各部门及相关部门签名留样后方可在医院调剂处方/医嘱。

  5.2　**规范性审核**

    5.2.1　处方格式使用医院统一格式,处方医师签名和调配审核药师签名均在医务处、药学部有备案。

    5.2.2　处方前记、正文和后记书写按《处方管理制度》执行,文字正确、清晰、完整。

    5.2.3　处方条目须规范。

      5.2.3.1　年龄应当为实足年龄,新生儿、婴幼儿应当写日龄或月龄,必要时要注明体重。

      5.2.3.2　中药饮片、中药注射剂要单独开具处方。

续表

5.2.3.3 开具西药、中成药处方,每种药品应当另起一行,每张处方不得超过 5 种药品。

5.2.3.4 药品名称应当使用经食品药品监督管理部门批准并公布的药品通用名称、新活性化合物的专利药品名称和复方制剂药品名称,或使用由国家卫生健康委员会(原卫生部)公布的药品习惯名称;医院制剂应当使用食品药品监督管理部门正式批准的名称。

5.2.3.5 药品剂量、规格、用法、用量准确清楚,不得使用"遵医嘱""自用"等含糊不清字句。

5.2.3.6 处方量及处方效期符合《处方管理制度》的规定。

5.3 **适宜性审核:**药师负责审核所有处方/医嘱的适宜性,包括门诊处方、住院患者普通用药医嘱、化疗医嘱或处方、全胃肠外营养制剂医嘱、特殊管理药品处方/医嘱,认真审核后,方能调配。有问题时,及时联系开处方或下医嘱的医师,把好安全用药关,并做好审核记录。

5.3.1 西药及中成药处方,应当审核下列项目。

5.3.1.1 医嘱或处方用药与临床诊断的相符性。

5.3.1.2 剂量、用法的正确性。

5.3.1.3 选用剂型与给药途径的合理性。

5.3.1.4 是否有重复给药现象。

5.3.1.5 是否有潜在临床意义的药物相互作用和配伍禁忌。

5.3.1.6 患者有无药物过敏史。

5.3.1.7 规定必须做皮肤药物过敏试验的药品,处方医师是否注明过敏实验及结果的判定。

5.3.1.8 结合患者的生理状态和病理状态(如体重、年龄、妊娠、哺乳、肝肾功能等)进行处方审核。

5.3.2 中药饮片处方,应当审核下列项目。

5.3.2.1 中药饮片处方用药与中医诊断(疾病名称和证型)是否相符。

5.3.2.2 饮片的名称、炮制品选用是否正确,煎法、用法、脚注等是否完整、准确。

5.3.2.3 处方中是否有"十八反""十九畏""妊娠禁忌"等用药禁忌问题。

5.3.2.4 特殊人群如儿童、老年人、孕妇及哺乳期妇女、脏器功能不全患者用药是否禁忌使用的药品。

5.3.2.5 是否存在其他用药不适宜情况。

5.3.3 在抢救患者或紧急情况下,使用抢救药品或备用药品时,医师或护士进行医嘱或处方适宜性审核,药师在 24 小时内凭处方/医嘱再次进行适宜性审核。医师或护士审核内容如下。

5.3.3.1 患者有无过敏史。

5.3.3.2 有无致命的药物与药物之间的相互作用。

5.3.3.3 基于患者体重的用药剂量。

5.3.3.4 是否有潜在的器官毒性(如肾衰竭患者使用保钾利尿剂等)。

5.4 **争议性处方处置**

5.4.1 争议性处方:凡药师审核后认为不规范或不适宜的处方,或者因打印不清晰、不完整或手工书写字迹模糊而无法辨认的处方,均视为争议性处方。

5.4.2 争议性处方处置:出现争议性处方,药师将处方返回处方医师,请其确认或重新开具处方,同时留存记录。若无法联络处方医师,可联系其上级医师进行确认或重新开具处

续表

方。争议性处方须归档并进行统计分析,通报相关科室及人员避免再次出现此类现象。

5.4.3 严重不合理处方:药师发现严重不合理用药或用药错误时,应当拒绝调配,及时告知处方医师并记录,按《用药差错管理制度》上报。

6 流程:处方医嘱审核流程。

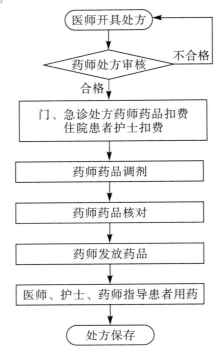

7 相关文件

7.1 《处方管理办法》(中华人民共和国卫生部令第53号)

7.2 《国际联合委员会(JCI)医院评审标准》(第六版)

7.3 《医疗机构处方审核规范》(国卫办医发〔2018〕14号)

7.4 《医嘱制度》

7.5 《医师授权管理制度》

7.6 《处方管理制度》

7.7 《用药差错管理制度》

8 使用表单:无。

批准人: 签署日期:

审核人: 发布日期:

第十七节　住院患者自备药品管理制度

文件名称	住院患者自备药品管理制度	文件编号	YY－YS－×××
制定部门	×××	版本号	1.0
生效日期	20××－××－××	页数/总页数	×/××
修订日期	20××－××－××	有效期至	20××－××－××

1　**目的**:加强患者自备药品使用管理,保证患者用药安全。

2　**范围**:医务人员、住院患者。

3　**定义**:自备药品是指患者或家属从门诊开具或从院外带来的药品。

4　**权责**

  4.1　**医师**:开具自备药品医嘱,做好病历记录,处理所发生的药品不良反应并记录于病历中。

  4.2　**护士**:验收自备药品,并按说明书规定的储存条件正确储存自备药品,按照医嘱进行用药宣教、指导、给药,观察药品不良反应。

  4.3　**药学部**:拟定《住院患者自备药品管理制度》,对全院医务人员进行药品安全管理培训,定期对全院自备药品使用情况督导、检查。

  4.4　**临床科室护理单元**:设专区存放,标识清晰,负责对自备药品正确储存及日常规范化管理。

  4.5　**护理部**:定期对自备药品的日常管理进行督导、检查。

  4.6　**信息科**:负责全院自备药品信息系统功能的维护。

5　**内容**

  5.1　**使用原则**

    5.1.1　患者在本院住院期间,原则上不得使用自备药品。

    5.1.2　自备药品的范围

      5.1.2.1　部分慢性疾病患者用药。

      5.1.2.2　不允许自备的药品包括注射剂(胰岛素笔芯除外)、分装药品、中药饮片、须特殊条件储存的药品、国内未上市的药品。

  5.2　**自备药品使用和管理**

    5.2.1　自备药品的确定。

      5.2.1.1　医师评估病情确需,并与患者、授权委托人或监护人签署《自备药品使用知情同意书》,方可使用自备药品。

      5.2.1.2　护士负责验收患者的自备药品。核查内容包括药品外观、名称、规格、剂型、效期(包括已启封药品的启封时间)、储存条件、生产厂家、批号、批准文号。若符合规定,填写《自备药品信息记录单》,并向患者或其家属交待使用的自备药品可能存在的质量风险、可能出现的药品不良反应及注意事项,明确医患双方的责任和义务。

      5.2.1.3　《自备药品使用知情同意书》,纳入患者病历中归档保存。

    5.2.2　自备药品医嘱开具:医师开具自备药品医嘱时,须注明“自备”。

续表

| | 5.2.3 自备药品的储存:严格按照药品说明书规定的储存条件,以患者为单位设专区存放,注明患者信息,由护士班班交接。 |

5.2.3 自备药品的储存:严格按照药品说明书规定的储存条件,以患者为单位设专区存放,注明患者信息,由护士班班交接。

5.2.4 自备药品的使用:护士对患者自备药品使用前进行用药教育与指导。

6 **流程**:住院患者自备药品管理流程。

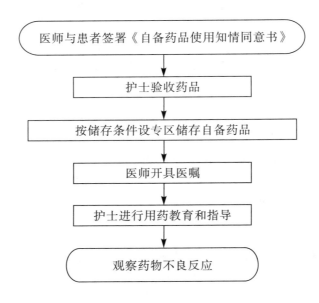

```
医师与患者签署《自备药品使用知情同意书》
            ↓
      护士验收药品
            ↓
   按储存条件设专区储存自备药品
            ↓
      医师开具医嘱
            ↓
    护士进行用药教育和指导
            ↓
      观察药物不良反应
```

7 **相关文件**

7.1 《处方管理办法》(中华人民共和国卫生部令第53号)

7.2 《国际联合委员会(JCI)医院评审标准》(第六版)

7.3 《三级综合医院评审标准实施细则》(2011年版)

7.4 《医嘱制度》

7.5 《药品储存与养护制度》

8 **使用表单**

8.1 《自备药品使用知情同意书》

8.2 《自备药品信息记录单》

批准人: 签署日期:

审核人: 发布日期:

附件1

自备药品使用知情同意书

文件编号:BL－BD－ZK－×××　　版本号:1.0

科室：　　　　　　　　　　姓名：　　　　　　出生年月日：

病案号/门诊号：　　　　　　性别：　　　年龄：　　　　床号：

尊敬的患者：

　　您好！这是一份关于使用自备药品的知情同意书。医师会用通俗易懂的方式告知该药品使用的相关事宜。请您仔细阅读,提出与本次药品使用有关的任何疑问,决定是否同意使用该药品。

患者病情：

临床诊断：

拟使用药品名称：

拟使用药品规格：

拟使用药品剂型：

拟使用药品生产厂家：

拟使用药品治疗方案：

主管医师：　　　　　　　　　　拟开始使用药品日期：

预期效果:□进一步明确诊断　　□去除病因　　□缓解症状　　□其他：

自备药品使用潜在意外、风险及并发症：

　　医学是一门经验科学,还有许多未被认识的领域。患者的个体差异很大,疾病的变化也各不相同,相同的诊疗手段有可能出现不同的结果。因此,任何药物治疗都存在风险,有些是医务人员和现代医学知识无法预见和防范的医疗意外,有些是能够预见但却无法完全避免和防范的并发症。本次自备药品使用中可能出现的意外和风险包括但不限于：

1.药物治疗过程中可能出现的意外和风险:药物过敏反应,说明书中提及的药品不良反应。

2.与其他药物相互作用可能出现的意外和并发症。

3.其他难以预料的并发症和风险:说明书中未提及的药品不良反应,甚至严重的药品不良反应。

4.患者自身存在高危因素:患者如果患高血压、心脏病、糖尿病、肝肾功能不全、静脉血栓等疾病或有吸烟史,以上这些风险可能会加大,或者在药物治疗过程中出现相关的病情加重或心脑血管意外,甚至死亡。

针对上述情况将采取的防范措施:(根据患者病情进行增减)

1.治疗前认真评估患者,选择合适的药物治疗方案。

2.药物治疗过程中仔细、规范操作,密切监测生命体征,备齐各种急救设备,及时处理药物治疗中出现的各种情况。

3.必要时请相关科室会诊协助治疗。

4.其他相关防范措施。

药品使用中须注意的其他事项：

不进行该药物治疗可能产生的结果：

□危急患者生命 □加重病情 □失去进一步治疗机会 □引起各种严重并发症 □无法确定诊断

□ 其他：

　　若出现上述意外,作为医师,我们将以高度的责任心,严格遵守操作规范,密切观察病情,及时处理、抢救,尽力将风险降到最低限度。若治疗过程中病情有特殊变化,我们将及时与家属取得联系,并积极组织实施抢救和处置,请患者和家属理解。

医师陈述：

　　我已经告知患者使用自备药品可能发生的意外或不良反应,并且解答了患者关于此次药物治疗的相关问题。

经治医师签名：　　　　　　签名时间：　年　月　日　时　分　签名地点：

患者或患者的授权委托人、法定监护人知情选择：

　　我的医师已经告知我使用自备药品可能发生的意外及不良反应,并且解答了患者关于此次药物治疗的相关问题。

□ 我同意接受该药物治疗,并愿意承担相关风险。

□ 我不同意接受该药物治疗,并愿意承担因拒绝该治疗方案而发生的一切后果。

患者签名：　　　　　　签名时间：　年　月　日　时　分　签名地点：

患者授权委托人或监护人签名：　　　　　　与患者关系：

　　　　　　签名时间：　年　月　日　时　分　签名地点：

　　如果患者或患者的授权委托人或监护人拒绝签字,请医师在此栏说明。

　　注：一式三份,科室留存一份,入院病历一份,患者一份

附件2

自备药品信息记录单

文件编号:BL – BD – HL – ×××　版本号:1.0

科室:　　　　　　　　姓名:　　　　　　出生年月日:

病案号/门诊号:　　　　性别:　　　　年龄:　　　　　床号:

临床诊断								
药品名称	规格	剂型	数量	批准文号	生产厂家	生产批号	有效期	储存条件
护士签名:　　　　　　　　　　　　　　　　　签名时间:								
患者签名:　　　　　　　　　　　　　　　　　签名时间:								
授权委托人或监护人签名:　　　　与患者关系:　　　　签名时间:								

注:按药品说明书规定的储存条件正确储存自备药品

第十八节 抗菌药物分级管理制度

文件名称	抗菌药物分级管理制度	文件编号	YY－YS－×××
制定部门	×××	版本号	1.0
生效日期	20××－××－××	页数/总页数	×/××
修订日期	20××－××－××	有效期至	20××－××－××

1 **目的**:规范抗菌药物使用,减少药品不良反应的发生。

2 **范围**:抗菌药物使用及管理的科室和医务人员。

3 **定义**

3.1 **抗菌药物**:一般是指具有杀菌或抑菌活性的药物,包括各种抗生素、磺胺类、咪唑类、硝基咪唑类、喹诺酮类等化学合成药物。由细菌、放线菌、真菌等微生物经培养而得到的某些产物,或用化学半合成法制造的相同或类似的物质,也可化学全合成。

3.2 **非限制使用级抗菌药物(即首选药物、一线用药)**:经长期临床应用证明安全、有效,对细菌耐药性影响较小,或者价格相对较低的抗菌药物。

3.3 **限制使用级抗菌药物(即次选药物、一线用药)**:指经长期临床应用证明安全、有效,对细菌耐药性影响较大,或者价格相对较高的抗菌药物。

3.4 **特殊使用级抗菌药物(即三线用药)**:具有以下情形之一的抗菌药物。具有明显或严重不良反应,不宜随意使用的抗菌药物;须严格控制使用,避免细菌过快产生耐药的抗菌药物;疗效、安全性方面的临床资料较少的抗菌药物;价格昂贵的抗菌药物。

4 **权责**

4.1 **抗菌药物管理工作组职责**

4.1.1 贯彻执行抗菌药物使用管理相关的法律、法规、规章,负责医院《抗菌药物分级管理制度》的监督实施。

4.1.2 监督《抗菌药物供应目录》《抗菌药物分级管理目录》及相关文件的实施。

4.2 **医务处**

4.2.1 负责并组织专家对特殊级抗菌药物会诊指导与监督管理工作。

4.2.2 负责对全院医务人员抗菌药物权限的审核,以及电子病历系统抗菌药物医师权限的及时更新。

4.3 **药学部、临床药学室**

4.3.1 制定《抗菌药物供应目录》《抗菌药物分级管理目录》,并在上级管理部门备案。

4.3.2 每月进行门诊及住院各25%医师抗菌药物处方权限医师越级使用抗菌药物情况点评工作,并将PASS系统处方权限与电子病历系统医师权限不一致情况及时反馈给医务处和信息科,进行核实。

4.3.3 积极配合临床和各职能科室做好抗菌药物分级管理工作。

4.4 **检验科**:每月进行抗菌药物送检标本的检测。

4.5 **信息科**

4.5.1 利用信息系统实现对不同级别抗菌药物处方开具的调控。

4.5.2 每月对临床药学室反馈的 PASS 系统医师使用抗菌药物权限进行核实和调整。

4.6 感染控制科:每季度进行各级别抗菌药物送检率的统计,并向临床药学室提供相应数据。

4.7 临床科室

4.7.1 各临床科室由科室主任负责抗菌药物管理,检查本科室使用抗菌药物的医嘱,及时发现抗菌药物使用不合理之处,予以指导和组织整改。

4.7.2 若当日有使用各级抗菌药物,须在病程中记录使用原因,并有相关医疗文书记录和签名。

5 **内容:**对抗菌药物实行分级管理(附件 2),分为非限制使用、限制使用及特殊使用三级,具体分级如下。

5.1 非限制使用级抗菌药物,临床医师均可根据需要选用。

5.1.1 青霉素类:阿莫西林、氨苄西林、青霉素、苯唑西林、阿莫西林/克拉维酸。

5.1.2 头孢菌素类。

5.1.2.1 第一代:头孢氨苄、头孢唑林、头孢拉定。

5.1.2.2 第二代:头孢呋辛(酯)、头孢克洛。

5.1.3 磺胺类和甲氧苄啶:复方磺胺甲噁唑。

5.1.4 大环内酯类:红霉素、阿奇霉素(口服)、琥乙红霉素、克拉霉素。

5.1.5 林可酰胺类:克林霉素。

5.1.6 氨基糖苷类:庆大霉素、阿米卡星。

5.1.7 喹诺酮类:环丙沙星、诺氟沙星、左氧氟沙星。

5.1.8 咪唑衍生物:甲硝唑、替硝唑、奥硝唑。

5.1.9 硝基呋喃衍生物:呋喃妥因。

5.1.10 抗真菌药:氟康唑(口服)、伊曲康唑(口服)。

5.1.11 其他:硝呋太尔。

5.2 限制使用级抗菌药物,由主治医师及以上人员开具医嘱/处方。

5.2.1 氯霉素类:氯霉素。

5.2.2 青霉素类复方制剂:氨苄西林、舒巴坦。

5.2.3 第三(四)代头孢菌素类:头孢噻肟、头孢克肟、头孢他啶、头孢哌酮钠、舒巴坦钠、头孢泊肟酯、头孢曲松。

5.2.4 其他 β 内酰胺类:头孢西丁。

5.2.5 大环内酯类:阿奇霉素(注射)。

5.2.6 氨基糖苷类:妥布霉素。

5.2.7 喹诺酮类:莫西沙星。

5.2.8 抗真菌药:氟康唑(注射)。

5.3 特殊使用级抗菌药物,须经抗菌药物管理工作组指定的专业技术人员会诊同意后,由副主任医师及以上人员开具医嘱或处方。

5.4 **执行:**各级医师及药剂人员须严格按此办法执行,解释权归医务处。

6 流程:无。

7 相关文件

7.1 《抗菌药物临床应用指导原则(2015 年版)》

7.2 《全国抗菌药物临床应用专项整治活动方案》

7.3　《卫生部办公厅关于进一步加强抗菌药物临床应用管理的通知》(卫办医发〔2008〕48号)

8　使用表单

《抗菌药物分级管理目录》

批准人：　　　　　　　　　签署日期：

审核人：　　　　　　　　　发布日期：

附件

抗菌药物分级管理目录

文件编号：BD-YS-×××　版本号：1.0

分类	非限制级	限制级	特殊级
氯霉素类		氯霉素	
广谱青霉素	阿莫西林		
	氨苄西林		
对青霉素酶不稳定的青霉素类	青霉素		
对青霉素酶稳定的青霉素类	苯唑西林		
青霉素类复方制剂（β-内酰胺酶抑制剂）	阿莫西林、克拉维酸	氨苄西林、舒巴坦	
第一代头孢菌素类	头孢氨苄		
	头孢唑林		
	头孢拉定		
第二代头孢菌素类	头孢呋辛（酯）		
	头孢克洛		
第三代头孢菌素类		头孢噻肟	
		头孢克肟	
		头孢他啶	
		头孢哌酮/舒巴坦	
		头孢泊肟酯	
		头孢曲松	
第四代头孢菌素类			头孢吡肟
其他β内酰胺类		头孢西丁	
碳青霉烯类			美罗培南
			亚胺培南、西司他丁

续表

分类	非限制级	限制级	特殊级
磺胺类和甲氧苄啶	复方磺胺甲噁唑		
大环内酯类	红霉素		
	阿奇霉素（口服）	阿奇霉素（注射）	
	琥乙红霉素		
	克拉霉素		
林可酰胺类	克林霉素		
氨基糖苷类	庆大霉素	妥布霉素	
	阿米卡星		
喹诺酮类	环丙沙星	莫西沙星	
	诺氟沙星		
	左氧氟沙星		
糖肽类			万古霉素
咪唑衍生物	甲硝唑		
	替硝唑		
	奥硝唑		
硝基呋喃衍生物	呋喃妥因		
其他类抗菌药物	硝呋太尔		利奈唑胺
抗真菌药	氟康唑（口服）	氟康唑（注射）	
	伊曲康唑（口服）		

第十九节　药品不良反应/事件监测报告管理制度

文件名称	药品不良反应/事件监测报告管理制度	文件编号	YY－YS－×× ×
制定部门	×××	版本号	1.0
生效日期	20××－××－××	页数/总页数	×/××
修订日期	20××－××－××	有效期至	20××－××－××

1　**目的**:鼓励医院工作人员主动报告药品不良反应和药害事件信息,医院利用药品不良反应上报系统进行研究、分析、持续质量改进,保障患者用药安全。

2　**范围**:全院员工。

3　**定义**

3.1　**药品不良反应(ADR)**:合格药品在正常用法、用量下出现的与用药目的无关的或意外的有害反应。ADR主要包括不良反应、毒性作用、后遗效应、首剂效应、变态反应、继发反应、特异质反应、依赖性、三致(致癌、致畸、致突变)反应等。

3.2　**药品不良事件(ADE)**:药物治疗过程中发生的任何不利的医疗卫生事件,而这种事件不一定与药物治疗有因果关系。从药物治疗的角度出发,药品不良事件是指与药物相联系的机体损害。药品不良事件包括两个要素,一是不良事件的发生由上市药品引起,二是产生的结果对人体有害。

3.3　**药品不良反应报告和监测**:药品不良反应的发现、报告、评价和控制的过程。

3.4　**新的药品不良反应**:药品说明书中未载明的不良反应。说明书中已有描述,但不良反应发生的性质、程度、后果或频率与说明书描述不一致或更严重,按照新的药品不良反应处理。

3.5　**药品严重不良反应**:因服用药品引起以下损害情形之一的反应。

3.5.1　导致死亡。

3.5.2　危及生命。

3.5.3　致癌、致畸、致出生缺陷。

3.5.4　导致显著的或永久的人体伤残或器官功能损伤。

3.5.5　导致住院或者住院时间延长。

3.5.6　导致其他重要医学事件,若不进行治疗,可能出现上述所列情况。

3.6　**群体不良反应/事件**:同一药品在使用过程中,在相对集中的时间、区域内,对一定数量人群的身体健康或者生命安全造成损害或者威胁,需要予以紧急处置的事件。

3.7　**警讯事件(Ⅰ级事件)**:涉及死亡或严重身体伤害(丧失四肢或功能)或心理伤害的意外事件。

3.8　**不良后果事件(Ⅱ级事件)**:在疾病医疗过程中因诊疗活动而非疾病本身造成的患者机体与功能损害。

3.9　**未造成后果事件(Ⅲ级事件)**:虽然发生了错误事实,但未给患者机体与功能造成任何损害,或有轻微后果但无任何处理可完全康复。

3.10　**临界差错事件(Ⅳ级事件)**:任何发现的缺陷或错误,未形成事实,未造成危害,但其再发生很有可能带来严重的不良后果。

4 权责

4.1 **全院工作人员:**发生、发现药品不良反应/事件时,有责任和义务主动上报。

4.2 **药学部/临床药学室:**为药品不良反应/事件监测常设机构,下设药品不良反应/事件监测工作小组,负责全院药品不良反应/事件报告和监测工作。

4.3 **临床科室:**设置监控医师、护士各一名,负责本科室的药品不良反应/事件的收集、报告等工作。

4.4 **医务处:**对全院上报的不良反应/事情根据《医疗安全(不良)事件管理制度》分类,并转发相应职能部门进一步分析处理。

4.5 **药事管理与药物治疗学委员会**

4.5.1 负责拟制《药品不良反应/事件监测监测管理制度》并组织实施。

4.5.2 收集汇总各科室的药品不良反应整理、评价、报告,报告医院药品不良反应/事件信息。

4.5.3 对突发、群发、影响较大并造成严重后果的药品不良反应/事件组织调查、确认和处理。

4.5.4 承担全院药品不良反应/事件知识的宣传和培训工作,通报和总结全院药品不良反应/事件报告和监测情况。

4.5.5 承担省、市药品不良反应监测中心委托的相关任务。

5 内容

5.1 医院药品不良反应/事件实行报告制度。

5.2 **药品不良反应的报告范围**

5.2.1 新药监测期以内的药品,报告该药品引起的所有可疑不良反应。

5.2.2 超过新药监测期限的药品,主要报告该药品引起的新的或严重的不良反应/事件。

5.2.3 进口药品自首次获准进口之日起 5 年内,报告该进口药品发生的所有不良反应;若满 5 年,报告该进口药品发生的新的不良反应和严重的不良反应。

5.2.4 为了最大限度地降低人群的用药风险,本着"可疑即报"的原则,须报告发现的所有药品的不良反应及可疑不良反应。

5.3 **药品不良反应的报告时限:**自发现药品不良反应之日起,新的或严重的药品不良反应应在 15 日内报告,其他药品不良反应应在 30 日内报告;发生死亡病例和突发、群体药品不良反应事件,必须立即上报。

5.4 **药品不良反应/事件上报及处理**

5.4.1 医务人员一旦发现可疑的药品不良反应/事件,应将不良反应记录于病历中,记录内容包括不良反应表现、可疑药品、处理、结果等;并登陆不良事件报告系统,按规定填写《药品不良反应/事件报告表》,发送至医务处和临床药学室,必要时电话联系。

5.4.2 临床药学室收到《药品不良反应/事件报告表》后,及时分析、评价,并上报至国家药品不良反应监测系统。纸质报表留底备查。

5.4.3 医务人员发现紧急、严重或群发的药品不良反应/事件,须立即上报医务处和药学部(夜间或节假日报告总值班)。相关人员接到报告后尽快到达现场进行调查,初步判断原因并提出处理意见(对于现场无法提出处理意见的情况,经查阅资料 48 小时内提出处理意见)。

5.5 **药品不良反应/事件报告的特点**

5.5.1 所有职工都有权利进行上报。

5.5.2 对药品不良反应/事件上报采取激励措施,一般药品不良反应(相当于未造成后果事件),对上报人员每次奖励30元,严重药品不良反应(相当于警讯事件或不良后果事件)奖励80元。

5.5.3 报告人可通过医院内网系统报告,相关职能部门将严格保密。

5.5.4 报告内容不作为对报告人或他人处罚的依据,也不作为对所涉及人员和部门处罚的依据。

5.6 监管

5.6.1 各临床科室应积极主动上报,每年上报药品不良反应/事件案例,年度报告数量不少于本科室收治患者总数的1%。

5.6.2 各科室不得瞒报、缓报药品不良反应/事件。

5.6.3 医务处负责定期组织药品不良反应/事件报告制度及流程的培训,使全院职工掌握上报药品不良反应/事件报告制度及流程,知晓率达100%。

5.6.4 临床药学室每季度对各科室上报药品不良反应/事件的数量和质量进行定期统计、整理、分析,结果上报医务处并公示。每年总结各科室药品不良反应/事件的呈报情况,对先进科室在院内网公示表扬。

5.6.5 药品不良反应/事件监测小组定期对本院发生的药品不良反应/事件进行总结和评价,及时采取有效措施防止和减少药品不良反应/事件的重复发生。

6 **流程:** 药品不良反应/事件上报流程。

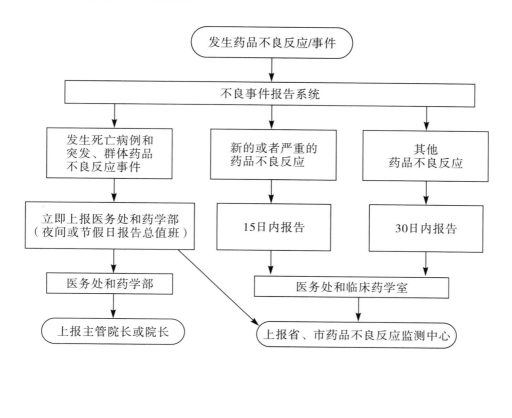

7 相关文件

　7.1 《中华人民共和国药品管理法》(中华人民共和国主席令第 45 号)

　7.2 《药品不良反应报告和监测管理办法》(中华人民共和国卫生部令第 81 号)

　7.3 《医疗安全(不良)事件管理制度》

8 使用表单

　8.1 《药品不良反应/事件报告表》

　8.2 《药品群体不良事件基本信息表》

批准人：　　　　　　　　　　签署日期：

审核人：　　　　　　　　　　发布日期：

附件1

药品不良反应/事件报告表

文件编号:BD－YS－×××　版本号:1.0

编码_____

□首次报告　　　　　□跟踪报告

报告类型:□新发　　□严重　　□一般

报告单位类别:□医疗机构　　□经营企业　　□生产企业　　□个人　　□其他_____

患者姓名:	性别: 男□ 女□	出生日期: 年 月 日	民族:	体重(kg):	联系方式:

原患疾病:	医院名称: 病历号/门诊号:	既往药品不良反应/事件: □有_____　　　□无　□不详 家族药品不良反应/事件: □有_____　　　□无　□不详

相关重要信息:□吸烟史　□饮酒史　□妊娠期　□肝病史　□肾病史　□过敏史　□其他_____

药品	批准文号	商品名称	通用名称 (含剂型)	生产厂家	生产批号	用法用量 (次剂量、途径、日次数)	用药起止时间	用药原因
怀疑药品								
并用药品								

不良反应/事件名称:	不良反应/事件发生时间:　　年　月　日

不良反应/事件过程描述(包括症状、体征、临床检验等)及处理情况(可附页):

续表

不良反应/事件的结果:□痊愈　□好转　□未好转　□不详　□有后遗症 □死亡　　直接死因_____　死亡时间:　年　月　日		
停药或减量后,不良反应/事件是否消失或减轻?　□是　□否　□不明　□未停药或未减量 再次使用可疑药品后是否再次出现同样反应/事件?　□是　□否　□不明　□未再使用		
对原有疾病的影响:　□不明显　□病程延长　□病情加重　□导致后遗症　□导致死亡		
关联性 评价	报告人评价:□肯定　□很可能　□可能　□可能无关　□待评价　□无法评价 签名: 报告单位评价:□肯定　□很可能　□可能　□可能无关　□待评价　□无法评价 签名:	
报告人 信息	联系电话:　　　　　　　职业:□医师　□药师　□护士　□其他_____	
	电子邮箱:　　　　　　　　　　　签名:	
报告单位 信息	单位名称:　　　联系人:　　　电话:	报告日期: 　年　月　日
生产企业 请填写信 息来源	□医疗机构　　□经营企业　　□个人　　□文献报道　　□上市后研究 □其他_____	
备注		

附件2

药品群体不良事件基本信息表

文件编号:BD－YS－×××　版本号:1.0

发生地区:			使用单位:			用药人数:	
发生不良事件人数:			严重不良事件人数:			死亡人数:	
首例用药日期: 　年　　月　　日				首例发生日期: 　年　　月　　日			

	商品名	通用名	生产企业	药品规格	生产批号	批准文号
怀疑药品						

	产品名称	生产企业	生产批号	注册号
器械				
	本栏所指器械是与怀疑药品同时使用且可能与群体不良事件相关的注射器、输液器等医疗器械			

不良事件表现:

群体不良事件过程描述及处理情况(可附页):

报告单位意见	
报告人信息	电话:　　　　　　　电子邮箱:　　　　　　签名:
报告单位信息	报告单位:　　　　　联系人:　　　　　电话:

报告日期:　　　　年　　月　　日

第二十节 高浓度电解质储存、配置和使用制度

文件名称	高浓度电解质储存、配置和使用制度	文件编号	YY－YS－×× ×
制定部门	×× ×	版本号	1.0
生效日期	20×× －×× －××	页数/总页数	×/××
修订日期	20×× －×× －××	有效期至	20×× －×× －××

1　**目的**:加强高浓度电解质的储存、配置和使用全过程的管理,防范相关临床用药错误和用药差错,减少用药不良事件发生,保障患者用药安全。

2　**范围**:全院涉及高浓度电解质储存和使用的部门及人员。

3　**定义**:本制度所指高浓度电解质为10%氯化钾注射液和10%氯化钠注射液。

4　**权责**

4.1　**医师**:获得处方权的医师可开具高浓度电解质处方/医嘱。

4.2　**药师**:负责高浓度电解质药品的请领、储存、处方/医嘱审核、调剂、核对以及输液标签打印、摆药、成品输液发放、盘点及日常养护。

4.3　**护士**:静脉用药配置室护士负责加药混合配置、贴签、成品输液渗漏检查、核对与包装等工作。病区护士负责清点、核对、接收成品输液,以及给药及用药观察。

4.4　**信息科**:负责全院高浓度电解质药品处方/医嘱审核系统的日常维护及特殊标识维护。

4.5　**护理部**:负责护士的高浓度电解质使用培训及规范化操作的日常监督管理。

4.6　**药学部**:起草《高浓度电解质药品目录》及《高浓度电解质储存、配置和使用制度》;负责高浓度电解质药品采购、储存、配置、发放及日常维护等工作;每季度汇总并评价全院高浓度电解质药品管理情况及不良反应发生情况,并上报药事管理与药物治疗学委员会。

4.7　**药事管理与药物治疗学委员会**:审议《高浓度电解质药品目录》及《高浓度电解质储存、配置和使用制度》。每季度将全院高浓度电解质药品的管理情况及不良反应的发生情况上报医院质量与安全管理委员会。

5　内容

5.1　**处方/医嘱开具**:医师根据患者病情开具高浓度电解质处方/医嘱,其信息应当完整、准确,符合《处方管理办法》的有关规定。

5.2　**处方/医嘱审核**:药师依据《处方管理制度》对高浓度电解质处方/医嘱进行适宜性审核。对于不适宜的处方/医嘱,应当告知处方医师,请其确认或者重新开具;对于严重不合理用药或者用药错误的处方/医嘱,药师应当拒绝调剂,及时告知处方医师,并应当记录,按照《用药差错管理制度》报告。药师将审核合格的处方/医嘱进行标签打印、调剂、成品输液发放操作。

5.3　**高浓度电解质的调剂**

5.3.1　输液标签打印与管理。

5.3.1.1　高浓度电解质处方/医嘱由电子信息系统生成批次和编号后打印输液标签。

5.3.1.2　输液标签内容包括患者姓名、性别、出生年月日、科室、病案号、身份识别二维码,药品名称、规格、用法用量、配置时间及各岗位责任人的签名信息。此外,针对必须做过敏性试验的药品,应有明显标识,对非整瓶(支)使用药品的实际用量及护士临

床给药过程中须特别注意的事项进行提示。

5.3.1.3 输液标签打印结束后,清洁打印机,及时处理废弃输液标签。

5.3.2 摆药。

5.3.2.1 将输液标签、药品与对应的液体按批次摆放在相应筐内。摆药时应遵循药品"先进先出、近期先用"的原则。

5.3.2.2 摆药后,在输液标签相应位置签名。

5.3.3 摆药后核对。

5.3.3.1 负责核对的药师按照输液标签对摆放药品逐一进行核对,保证药品正确无误;若发现不合理用药医嘱,退回审方药师处重新审核处理。

5.3.3.2 核对无误后,在输液标签相应位置签名。

5.3.3.3 核对完成后,将摆好的药品和液体统一运送至配置间。

5.4 高浓度电解质的配置

5.4.1 配置前准备。

5.4.1.1 人员准备。

5.4.1.1.1 进入更衣室更换专用拖鞋,按六步洗手法洗手。

5.4.1.1.2 佩戴口罩、一次性帽子,穿一次性洁净隔离服,戴一次性无粉灭菌乳胶手套。

5.4.1.1.3 对水平层流洁净台进行清洁与消毒,具体方法见《医院环境物体表面清洁消毒制度》。

5.4.1.2 环境准备:操作前30分钟,开启空气消毒机,并确认其处于正常工作状态。

5.4.1.3 用物准备。

5.4.1.3.1 个人防护用物:拖鞋、洁净隔离服、一次性口罩、一次性帽子、无粉灭菌乳胶手套、手消毒液、急救箱等。

5.4.1.3.2 操作用物:棉签、消毒湿巾、各种规格注射器、无菌纱布、利器盒、医疗废物垃圾桶、砂轮、笔、治疗车等。

5.4.2 配置操作。

5.4.2.1 检查加药混合用物料的常规有效期、包装密封性、有无潮湿等。

5.4.2.2 核对药品与输液标签上信息的一致性,确认无误后按输液标签将药品有序摆放于水平层流洁净台操作台面,针剂在上,液体在下,按规定对药品西林瓶(安瓿)及基础输液袋(瓶)操作部位进行消毒。

5.4.2.3 根据配置任务与药品特点选用适宜的注射器,不同电解质溶液的注射器分别独立使用。

5.4.2.4 加药混合操作前、中、后均核对输液标签上患者和药品基本信息的准确性、完好性,按流程逐一抽吸药品,药液务必抽吸干净。

5.4.2.5 水针剂应在层流洁净台侧壁打开安瓿,避免朝向高效过滤器打开,防止药液喷溅到高效过滤器上,用注射器抽取所需要的药液,注入输液袋(瓶)中,轻轻摇匀。

5.4.2.6 每袋输液混合完成后,再次核对输液标签上的药品名称、规格、剂量,准确无误后,操作人员在输液标签上签名,并贴在成品输液的相应位置上。

5.4.2.7 配置完毕后及时清场。

5.4.3 加药混合注意事项。

5.4.3.1 若有两种以上注射液需加入同一输液时,应当严格按药品说明书要求和药品性质顺序加入。

5.4.3.2 配置过程中,输液出现异常或对药品配伍、操作程序有疑问时,应当停止配置,报告当班负责药师,查明原因,或与处方医师协商调整用药医嘱。发生配置错误应当及时纠正,重新配置并记录。

5.4.3.3 配置过程中,操作者手臂尽量避免移出操作台,放于操作台内的物品禁止拿出操作台外,操作时操作台内物品按需放置,避免浪费。

5.4.3.4 操作时应确保空针及输液管接头处衔接紧密,以免药液外漏。

5.4.3.5 如果药液不慎溅入眼内或皮肤上,应立即用生理盐水反复冲洗。撒在桌面或地面的药液,应及时用纱布吸附并用清水冲洗。

5.4.4 成品输液核对。

5.4.4.1 核对护士核对输液标签上的药品名称、规格、剂量等信息与配置用过的药品空西林瓶、空安瓿信息一致,并对成品输液进行渗漏检查,准确无误后签字。

5.4.4.2 将检查合格的高浓度电解质成品输液按病区进行分拣打包。

5.4.5 配置场所终末处置。

5.4.5.1 清除操作台面上的物品,废物弃于黄色医疗垃圾袋中,损伤性废物弃于利器盒,脱手套,关闭水平层流洁净台。

5.4.5.2 工作台面及地面的清洁消毒方法见《医院环境物体表面清洁消毒制度》。

5.4.5.3 进入更衣室脱一次性洁净隔离服与口罩,更换拖鞋,六步洗手法洗手,出配置间。

5.5 成品输液发放与运送

5.5.1 药师将按病区分装的成品输液放置于有病区标识的无渗透性密闭容器内。

5.5.2 送药工将密闭容器加锁后送至各病区,由病区护士开锁并逐一清点核对,无误后签名。

5.6 高浓度电解质的临床应用

5.6.1 用药期间应做好临床监测,检查患者血清中钠、钾、钙、镁、氯浓度,血液中酸碱浓度平衡指标,肾功能、血压和心肺功能。

5.6.2 护士严格按照医嘱给药,注意观察高浓度电解质输注过程中可能出现的不良反应并做好记录。若发生不良事件,应按《医疗安全(不良)事件管理制度》上报。

5.7 高浓度电解质的储存

5.7.1 高浓度电解质药品专柜集中存放并有专用标识,不得与其他药品混合存放,药名和外包装相似药品应有标志性区分。一般储存要求是常温密闭,有特殊要求的应与药品说明书相符,具体按《药品储存与养护制度》执行。

5.7.2 除手术室、急诊科、重症医学科,高浓度电解质原液严禁出现在临床科室病区,所有高浓度电解质药品必须由静脉用药配置室调配稀释后,才能交由临床科室使用。确因特殊诊疗需求需备存高浓度电解质,应填写申请表上报药学部、医务处等管理部门审批,申请表应备注高浓度电解质每日备存基数和储存位置,以便备查。

6 **流程:**高浓度电解质配置流程。

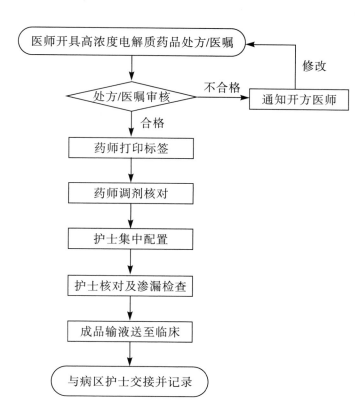

7 **相关文件**

7.1 《处方管理办法》(中华人民共和国卫生部令第 53 号)

7.2 《医疗机构药事管理规定》

7.3 《静脉用药集中调配质量管理规范》

7.4 《国际联合委员会(JCI)医院评审标准》(第六版)

7.5 《三级综合医院评审标准实施细则》(2011 年版)

7.6 《高警讯药品管理制度》

7.7 《处方管理制度》

7.8 《用药差错管理制度》

7.9 《高浓度电解质目录及使用说明》

7.10 《药品储存与养护制度》

7.11 《医疗废物管理制度》

7.12 《医院环境物体表面清洁消毒制度》

7.13 《医疗安全(不良)事件管理制度》

8 **使用表单**

8.1 《静脉配置室外来人员进出登记表》

8.2 《药房处方/医嘱干预记录》

8.3 《静脉用药配置交接登记表》

8.4 《_____部门温、湿度记录表》

8.5 《_____空气加湿器清洁记录表》

8.6 《医疗设备（低风险）一级维护保养表》

8.7 《_____清洁消毒记录表》

批准人：   签署日期：

审核人：   发布日期：

附件1

静脉配置室外来人员进出登记表

文件编号:BD－YS－×××　　版本号:1.0

日期	进入人员		出来人员		备注
	签名	时间	签名	时间	

附件2

药房处方/医嘱干预记录

文件编号:BD-YS-×××   版本号:1.0

序号	科室	患者姓名	出生年月日	处方不合格原因	医师	干预结果	记录时间	记录药师

注:1.不适宜原因:选药不适宜(代码1),用法、用量不适宜(代码2),溶媒选用不当(代码3),有重复用药(代码4),有配伍禁忌(代码5),须做皮肤药物过敏试验未注明(代码6),超常用药(代码7),错误用药(代码8),其他不适宜

2.干预结果:成功打"√",不成功打"×"

附件3

静脉用药配置交接登记表

文件编号:BD－YS－×××　版本号:1.0

日期:　　年　月　　日

科室	调配内容	调剂			混合			运送			接收	
		摆药	核对	时间	配置	核对	时间	核对	配送	时间	人员	时间

附件4

＿＿＿＿＿＿＿＿＿部门温、湿度记录表

文件编号：BD－YS－×××　版本号：1.0

日期	上午(9:00－10:00)					记录人	下午(14:00－15:00)					记录人
	温度(℃)	相对湿度(%)	温、湿度超标后采取何种养护措施	采取措施后			温度(℃)	相对湿度(%)	温、湿度超标后采取何种养护措施	采取措施后		
				温度(℃)	相对湿度(%)					温度(℃)	相对湿度(%)	
1												
2												
3												
4												
5												
6												
7												
8												
9												
10												
11												
12												
13												
14												
15												
16												
17												
18												
19												
20												
21												
22												
23												
24												
25												
26												
27												
28												
29												
30												
31												

注：采取何种养护措施系指通风、开窗门、去湿、降温等

附件5

_____空气加湿器清洁记录表

文件编号:BD – YS – ×××　版本号:1.0

仪器编号	日期	清洁内容	操作人员	备注

注:每周清洁一次

附件6

医疗设备（低风险）一级维护保养表

文件编号：BD - SB - × × ×　　版本号：1.0

科室：　　　　　　　　　　　　　　　　　　　日期：　　　年　　月　　日

设备编号	设备名称	周一				周二				周三				周四				周五				周六				周日			
		表面清洁	开机检查	工作状态	附件清点	表面清洁	开机检查	工作状态	附件清点	表面清洁	开机检查	工作状态	附件清点	表面清洁	开机检查	工作状态	附件清点	表面清洁	开机检查	工作状态	附件清点	表面清洁	开机检查	工作状态	附件清点	表面清洁	开机检查	工作状态	附件清点
签名																													

附件7

清洁消毒记录表

文件编号:BD－YS－×××　版本号:1.0

科室:

日期:　　年　　月　　日

日期	空气消毒机消毒		500 mg/L 含氯消毒剂消毒地面		擦拭工作台面		备注
	时间	操作人	时间	操作人	时间	操作人	

第二十一节　细胞毒性药品管理制度

文件名称	细胞毒性药品管理制度	文件编号	YY－YS－××
制定部门	×××	版本号	1.0
生效日期	20××-××-××	页数/总页数	×/××
修订日期	20××-××-××	有效期至	20××-××-××

1　**目的**:加强细胞毒性药品的储存、配置和使用全过程的管理,最大限度地降低职业暴露危险和环境污染,保障接触人员的人身安全,防范相关临床用药错误和临界差错,减少药品不良事件的发生。

2　**范围**:全院涉及细胞毒性药品储存和使用的部门及人员。

3　**定义**:细胞毒性药品指在生物学方面具有危害性的药品,可通过皮肤接触或吸入等方式造成包括生殖、泌尿、肝肾系统的毒害,还有致畸或损害生育功能的伤害。本制度所指细胞毒性药品具体见《细胞毒性药品目录及使用说明》。

4　**权责**

4.1　**医师**:经培训考核合格获得处方权的医师在其授权范围内开具细胞毒性药品处方/医嘱。

4.2　**药师**:负责细胞毒性药品的请领、储存,处方/医嘱审核、调剂、核对,输液标签打印,摆药、成品输液发放、盘点及日常养护。

4.3　**护士**:静脉用药配置室护士负责加药混合配置、贴签,成品输液渗漏检查,核对与包装等工作。病区护士负责接收成品输液、给药及用药观察。

4.4　**信息科**:负责全院细胞毒性药品处方/医嘱单独审核模块的开发及特殊标识维护。

4.5　**护理部**:负责护士的细胞毒性药品使用培训及规范化操作的日常监督管理。

4.6　**药学部**:起草细胞毒性药品目录及《细胞毒性药品管理制度》;负责细胞毒性药品的采购、储存、配置、发放及日常维护等工作;每季度汇总并评价全院细胞毒性药品管理情况及不良反应发生情况,并上报药事管理与药物治疗学委员会。

4.7　**药事管理与药物治疗学委员会**:审议细胞毒性药品目录及《细胞毒性药品管理制度》,每季度将全院细胞毒性药品的运行情况及不良反应发生情况上报医院质量与安全管理委员会。

5　**内容**

5.1　**处方/医嘱开具**:医师依据患者病情开具细胞毒性药品处方/医嘱,其信息应当完整、准确,符合《处方管理办法》的有关规定,与患者或委托人谈话后签署《化疗知情同意书》。

5.2　**处方/医嘱审核**:药师依据《处方管理制度》对细胞毒性药品处方/医嘱进行适宜性审核。对不适宜的处方/医嘱,应当告知处方医师,请其确认或者重新开具;对严重不合理用药或者用药错误的处方/医嘱,药师应当拒绝调剂,及时告知处方医师,并应当记录,按照《用药差错管理制度》报告。药师将审核合格的处方/医嘱进行标签打印、调剂、成品输液发放操作。

5.3　**细胞毒性药品的调剂**

5.3.1　输液标签打印与管理。

5.3.1.1　细胞毒性药品的处方/医嘱由电子信息系统自动生成批次和编号后打印输液标签。

5.3.1.2 输液标签内容包括患者姓名、性别、出生年月日、科别、病案号、身份识别二维码,药品名称、规格、用法用量,配置时间及各岗位责任人的签名信息。此外,针对须做过敏性试验的药品应有明显标识,对非整瓶(支)使用药品的实际用量及护士临床给药过程中需特别注意的事项进行提示。

5.3.1.3 输液标签打印结束后,清洁打印机,及时处理废弃输液标签。

5.3.2 摆药。

5.3.2.1 细胞毒性药品单剂量摆药,并签名。

5.3.2.2 摆药时应遵循药品"先进先出、近期先用"的原则。

5.3.2.3 盛放细胞毒性药品的容器或塑料筐单独浸泡消毒,用清水冲洗干净,晾干后备用。

5.3.3 摆药后核对。

5.3.3.1 负责核对的药师对药品逐一进行核对,保证药品正确无误;发现不合理用药医嘱,退回审方药师处重新审核处理。

5.3.3.2 核对无误后,在输液标签相应位置签名。

5.3.3.3 核对完成后,将摆好的药品、液体和相应标签统一运送至细胞毒性药品配置间。

5.4 细胞毒性药物的配置

5.4.1 配置前准备。

5.4.1.1 人员准备。

5.4.1.1.1 进入更衣室更换专用拖鞋,按六步洗手法洗手。

5.4.1.1.2 佩戴口罩、一次性帽子,穿洁净隔离服、一次性防护衣、一次性鞋套,戴双层无菌无粉乳胶手套。特别注意:使用后的一次性防护衣、鞋套等不得穿出细胞毒性药品配置室外;操作过程中出现手套破损或污染时,应立即更换手套。

5.4.1.2 环境及设备准备。

5.4.1.2.1 操作前30分钟,开启空气消毒机,并确认其处于正常工作状态。

5.4.1.2.2 细胞毒性药品的加药混合配置须在指定的、独立的 II 级 B2 型生物安全柜中进行操作。

5.4.1.2.3 生物安全柜只有处于正常工作状态时才能使用,配置时前挡玻璃开启的高度不超过安全警戒线 18 cm 处,确保负压,防止细胞毒性药品气溶胶向外扩散。

5.4.1.2.4 生物安全柜内只放置加药混合的必须物品,以免物品过多,干扰气流循环。回风槽的空气循环不得受阻,以免加药混合操作人员遭受细胞毒性药品职业暴露的伤害。

5.4.1.2.5 配置前完成生物安全柜的清洁及消毒,具体方法见《医院环境物体表面清洁消毒制度》。

5.4.1.3 物料准备

5.4.1.3.1 个人防护用物:拖鞋、洁净隔离服、防护衣、一次性口罩、一次性帽子、无粉灭菌乳胶手套、手消毒液、细胞毒性药品溢出应急处理箱。

5.4.1.3.2 操作用物:棉签、消毒湿巾、各种规格注射器、无菌纱布、利器盒、医疗废物垃圾桶、砂轮、笔、治疗车等。

5.4.2 配置操作。

5.4.2.1 在操作台中央铺设一次性医用垫单,防止细胞毒性药品滴漏而污染台面。

5.4.2.2 检查混合配置用物料的常规有效期、包装密封性、有无潮湿等。

5.4.2.3 核对药品与输液标签上信息的一致性,确认无误后进行加药混合。

5.4.2.4 西林瓶型混合配置操作。

5.4.2.4.1 对西林瓶胶塞、输液加药口进行消毒。

5.4.2.4.2 将西林瓶垂直放在操作台面上,用加药注射器抽取适量溶媒,加入药品粉末中使其完全溶解。

5.4.2.4.3 注射器抽入所需剂量药液,将注射器和针头完全拔出西林瓶,将抽取的药液加入稀释液中即可。

5.4.2.5 安瓿型混合配置操作。

5.4.2.5.1 将安瓿放在生物安全柜操作台面上,轻拍安瓿颈部,清空安瓿颈部的液体。

5.4.2.5.2 用适宜的消毒剂进行安瓿颈部、输液加药口的消毒。

5.4.2.5.3 快速折断安瓿颈部,将安瓿颈部置于医疗专用利器盒内。

5.4.2.5.4 略微倾斜安瓿,插入针头,回拉活塞,抽取所需剂量的药液。

5.4.2.5.5 移除针头,并将针头放入利器盒内。

5.4.2.5.6 在注射器上连接一个新的针头,将注射器内的药液加入稀释液中即可。

5.4.2.6 溶媒选择及具体配置方法见《细胞毒性药品目录及使用说明》。

5.4.2.7 每袋输液混合完成后,再次核对输液标签上的药品名称、规格、剂量,准确无误后,操作人员在输液标签上签名,并贴在成品输液的相应位置上。

5.4.2.8 配置完毕后及时进行终末处置。

5.4.2.9 怀孕期和哺乳期人员应避免细胞毒性药品的加药混合操作。此外,操作人员每年进行健康检查,保障员工安全。

5.4.3 成品输液核对。

5.4.3.1 核对护士应在混合配置间对细胞毒性药品成品输液进行实时核对,尤其是将非整瓶、非整支配置药品剩余量与输液标签进行核对。

5.4.3.2 核对护士对成品输液进行渗漏检查,检查合格后签字。

5.4.3.3 将细胞毒性药品成品输液按单个患者用外包装袋打包,传出细胞毒性药品配置间。

5.4.4 配置场所终末处置。

5.4.4.1 每日配置完成后,及时对操作台面上的物品清理,将接触细胞毒性药品的废物放入双层医疗废物垃圾袋内,损伤性废物弃于利器盒,脱手套,关闭生物安全柜。

5.4.4.2 工作台面及地面的清洁消毒方法见《医院环境物体表面清洁消毒制度》。

5.4.4.3 进入更衣室脱一次性防护服、洁净隔离服与口罩,更换拖鞋,六步洗手法洗手,出配置间。

5.5 成品输液发放与运送

5.5.1 药师将成品输液按病区分类,放置于专科标有细胞毒性药品专用箱内并加锁。

5.5.2 送药工人用配有细胞毒性药品溢出应急处理箱的专用车将成品输液送至各病区。

5.5.3 病区护士在接收细胞毒性药品成品输液前,须戴乳胶手套,在操作台面铺一次性医用吸附垫单。

5.5.4 由病区护士开锁后逐一清点核对,确认无误后签名。

5.6 成品输液给药

5.6.1 护士给患者输注前,须戴乳胶手套。

5.6.2 目视检查细胞毒性药品成品输液,确认输液完好后准备输注。输注方法及注意事项可见《细胞毒性药品目录及使用说明》。

5.6.3 在给药部位下方放置防渗漏的吸附垫,输注细胞毒性药品前后,若还需输注其他液体,应当冲管。

5.6.4 输注结束后,使用过的废物按《医疗废物管理制度》进行处理。

5.6.5 注意观察细胞毒性药品输注过程中可能出现的不良反应并做好记录,若发生不良事件,应按《医疗安全(不良)事件管理制度》上报。

5.7 细胞毒性药品的储存:医院各药房细胞毒性药品的存放应与药品储存要求相符,一般在常温下储存,需冷藏的药品储存在 2～10 ℃环境中,相对湿度应保持在 35%～75%,分区集中存放并有明显标识,不得与其他药品混合存放,具体按《药品储存与养护制度》执行。

5.8 细胞毒性药品溢出后的处理

5.8.1 细胞毒性药品外渗的处理。

  5.8.1.1 发生细胞毒性药品外渗时,立即停止输液,分离输液管,保留原有穿刺针,外接一次性注射器。护士从保留的穿刺针处尽量抽取残余药液和血液,再于穿刺针处注射等量生理盐水或透明质酸酶,以稀释或中和外渗药液。

  5.8.1.2 操作时严格无菌操作,防止感染。拔出穿刺针时,输液外渗处给予硫酸镁湿敷。

  5.8.1.3 发生化疗药外渗后要及时通知主管医师及病区护士长,并加强随访观察。

5.8.2 如果人体接触到细胞毒性药品,应立即用肥皂和大量清水彻底冲洗受污部位。

5.8.3 如果发生手或手套严重污染,立即脱去手套,六步洗手法洗手。

5.8.4 若眼睛接触到细胞毒性药品,应撑开眼睑通过冲眼设备用水冲洗受累的眼睛至少5分钟。

5.8.5 呈报部门负责人,必要时到急诊科诊治,并报告医务处。

5.9 化疗废弃物处理

5.9.1 化疗废弃物是指化疗过程中用过的物品、化疗溢出后的处理用物以及使用剩余后要丢弃的细胞毒性药品。

5.9.2 化疗废弃物放在指定的双层黄色垃圾袋中,并在医疗废物标志卡上标记为"药物性"废物。

5.9.3 配置细胞毒性药品残留的安瓿、针头等利器放入利器盒统一处理。

5.9.4 具体处理流程可根据《医疗废物管理制度》执行。

6 **流程**: 细胞毒性药品配置流程。

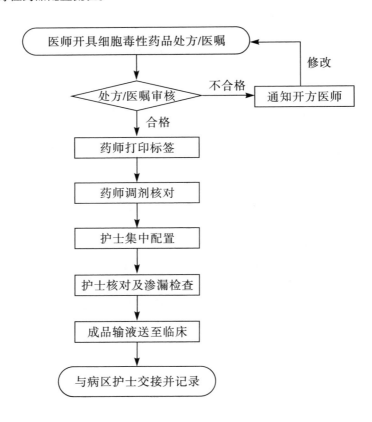

7 **相关文件**

7.1 《处方管理办法》(中华人民共和国卫生部令第53号)

7.2 《医疗机构药事管理规定》

7.3 《静脉用药集中调配质量管理规范》

7.4 《国际联合委员会(JCI)医院评审标准》(第六版)

7.5 《三级综合医院评审标准实施细则》(2011年版)

7.6 《高警讯药品管理制度》

7.7 《处方管理制度》

7.8 《细胞毒性药品目录及使用说明》

7.9 《用药差错管理制度》

7.10 《医疗废物管理制度》

7.11 《药品储存与养护制度》

7.12 《医院环境物体表面清洁消毒制度》

8 **使用表单**: 无。

批准人: 签署日期:

审核人: 发布日期:

第二十二节 住院患者自理药品管理制度

文件名称	住院患者自理药品管理制度	文件编号	YY－YS－××××
制定部门	×××	版本号	1.0
生效日期	20××－××－××	页数/总页数	×/××
修订日期	20××－××－××	有效期至	20××－××－××

1 **目的**:加强患者自理药品使用管理,保证患者用药安全。

2 **范围**:医务人员、住院患者。

3 **定义**:自理药品指经医务人员指导后,由患者或家属自行给药的药品。

4 **权责**

  4.1 **医师**:评估患者或家属进行用药能力及依从性,开立自理药品用药医嘱,观察并及时处理药物不良反应并记录于病历中。

  4.2 **药师**:审核医嘱合理性,调配、发放药品;临床药师对患者吸入用自理药品的合理使用给予指导,并进行用药教育。

  4.3 **护士**:对患者或家属进行用药能力及依从性评估和指导;督促并指导患者按时用药,观察药物不良反应并记录。

  4.4 **护理部**:负责对自理药品使用情况进行定期督导、检查。

  4.5 **药学部**:负责《住院患者自理药品管理制度》的起草及修订,对自理药品合理使用情况进行定期督导、检查。

5 **内容**:

  5.1 **自理药品种类(附件1)**

    5.1.1 气雾剂、喷雾剂、吸入剂装置。

    5.1.2 滴眼液、滴鼻液、滴耳剂。

    5.1.3 皮肤外用制剂。

    5.1.4 非单剂量口服制剂。

  5.2 **使用评估**:医师和护士对患者或家属使用自理药品的能力及依从性进行评估。

  5.3 **医嘱开具**:医师开具用药医嘱。

  5.4 **医嘱审核、调配和发放**:药师审核医嘱合理性,调配、发放所需药品。

  5.5 **自理药品的使用**

    5.5.1 护士核对患者自理药品,在药品外包装袋标示患者姓名、出生年月日、药品名称、用法、用量、开封日期及有效期(即启封后一月内有效)。

    5.5.2 护士督促并指导患者按时用药。

    5.5.3 护士严密观察患者自行用药的情况,确保患者用药安全。

    5.5.4 临床药师对自理药品使用进行用药教育与指导,将患者使用吸入用自理药品的用药教育记录于《跨团队照护计划记录单》。

  5.6 **自理药品使用后的监测**:若患者使用自理药品过程中出现药品不良反应,医务人员及时处理,并按《药品不良反应和药害事件监测报告管理制度》上报。

6 **流程**:住院患者自理药品管理流程。

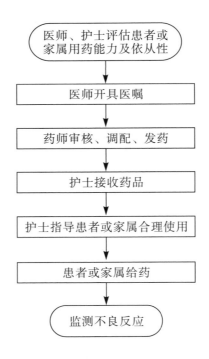

7 **相关文件**

7.1 《处方管理办法》(中华人民共和国卫生部令第 53 号)

7.2 《国际联合委员会(JCI)医院评审标准》(第六版)

7.3 《三级综合医院评审标准实施细则》(2011 年版)

7.4 《药品不良反应/事件监测报告管理制度》

8 **使用表单**

8.1 《住院患者自理药品目录》

8.2 《患者或患者监护人使用自理药品能力评估表》

8.3 《跨团队照护计划记录单》

批准人: 签署日期:

审核人: 发布日期:

附件 1

住院患者自理药品目录

文件编号:BD－YS－××× 版本号:1.0

类别	药品名称		
气雾剂	硫酸沙丁胺醇吸入气雾剂	丙酸氟替卡松吸入气雾剂	
喷雾剂	糠酸莫米松鼻喷雾剂	丙酸氟替卡松鼻喷雾剂	盐酸氮卓斯汀鼻喷剂
吸入剂	沙美特罗替卡松粉吸入剂	噻托溴铵粉吸入剂	噻托溴铵粉吸入剂－含吸入器
	布地奈德福莫特罗粉吸入剂		
滴眼剂	妥布霉素地塞米松滴眼液	吡嘧司特钾滴眼液	阿昔洛韦滴眼液
	妥布霉素滴眼液	玻璃酸钠滴眼液	氯霉素滴眼液
	硝酸毛果芸香碱滴眼液	左氧氟沙星滴眼液	七叶洋地黄双苷滴眼液
	马来酸噻吗洛尔滴眼液	布林佐胺滴眼液	复方托吡卡胺滴眼液
	珍珠明目滴眼液	吡诺克辛钠滴眼液	普拉洛芬滴眼液
	氟米龙滴眼液	妥布霉素地塞米松眼膏	氧氟沙星眼膏
	红霉素眼膏	硫酸阿托品眼用凝胶	更昔洛韦眼用凝胶
滴鼻剂	呋麻滴鼻液		
滴耳剂	氧氟沙星滴耳液		
皮肤、外用制剂	湿润烧伤膏	他克莫司软膏	硫软膏
	治伤软膏	鱼石脂软膏	马应龙麝香痔疮膏
	红霉素软膏	丁酸氢化可的松乳膏	金玄痔科熏洗散
	卤米松乳膏	硝酸咪康唑乳膏	地奈德乳膏
	夫西地酸乳膏	曲安奈德益康唑乳膏	复方角菜酸酯乳膏
	阿昔洛韦乳膏	曲咪新乳膏	多磺酸黏多糖乳膏
	酮洛芬凝胶	阿达帕林凝胶	炉甘石洗剂
口服制剂	安神补脑液	康复新液	复方福尔可定溶液
	养血饮口服液	生脉饮(党参方)	乳果糖口服溶液
	肺力咳合剂	复方丹参滴丸	茵栀黄口服液
	二甲双胍缓释片	心宝丸	复方甘草片
	复明片	普罗布考片	速效救心丸
	血尿安胶囊	达那唑胶囊	托吡酯片
	硫酸羟氯喹片	曲唑酮片	苯溴马隆片
	尼麦角林片	利伐沙班片	拉莫三嗪片

续表

口服制剂	他克莫司胶囊	左乙拉西坦片	卡培他滨片
	帕罗西汀片	比卡鲁胺片	甲泼尼龙片
	比格列酮二甲双胍片	替莫唑胺胶囊	百令胶囊
	复方甲氧那明胶囊	铝碳酸镁片	乙酰半胱氨酸泡腾片
	双歧杆菌乳杆菌三联活菌片		
	其他临时申请的口服药制剂		

附件2

患者或患者监护人使用自理药品能力评估表

文件编号：BL－BD－HL－×××　版本号：1.0

患者信息	姓名		出生年月日		民族	
	性别		病案号		文化程度	
监护人信息	姓名		出生年月日		民族	
	性别		文化程度			
序号	询问内容				判定结果	
					是	否
1	神志清醒					
2	生活自理能力评估（ADL 评分）>60 分					
3	语言沟通能力正常					
4	心理反应正常					
5	对自理药品无过敏史					
6	无药物滥用史					
7	能正确阅读自理药品标签或说明书					
8	知晓自理药品的用药目的、用法用量、可能的不良反应及过量使用的紧急处理措施					
9	知晓自理药品的储藏条件及安全保管					
10	自理药品包括哮喘用气雾剂、漱口液、滴眼液、外用软膏等药品					

评估结论:□可以自理药品　□不可以自理药品

注:1. 以上 10 项有一项为否,则该药品不可由患者或患者监护人自理

2. 若由患者本人自理药品,则仅填写患者信息即可

评估人签名:　　　　　　　　　　　　　　年　　月　　日

附件3

跨团队照护计划

文件编号:BL－BD－ZK－×××　　版本号:1.0

问题清单	日期	时间	岗位	预期目标	干预措施	签名	评价时间	评价效果	签名

第二十三节 血液制品管理制度

文件名称	血液制品管理制度	文件编号	YY－YS－×××
制定部门	×××	版本号	1.0
生效日期	20××－××－××	页数/总页数	×/××
修订日期	20××－××－××	有效期至	20××－××－××

1 **目的**:加强血液制品的临床应用管理,保障临床规范、医疗质量和医疗安全。

2 **范围**:凡涉及血液制品使用的部门及人员。

3 **定义**:由健康人的血液或经特异免疫的人血浆,经分离、提纯或由重组 DNA 技术制成的血浆蛋白组分,以及血液细胞有形成分为血液制品。

4 **权责**

  4.1 **医师**:根据患者病情需要开具血液制品医嘱,与患者或其授权委托人签署《输血/血液制剂治疗知情同意书》。

  4.2 **药师**:负责血液制品的领用、调配、发放、登记及日常维护。

  4.3 **护士**:负责血液制品的使用及不良反应监测等日常工作。

  4.4 **医务处**:负责规范临床血液制品的合理使用。

  4.5 **药学部**:负责起草《血液制品管理制度》,血液制品的采购、储存、养护,处方调剂与点评、指导临床合理用药等日常管理工作;每月对全院药品进行督导检查,及时反馈存在的问题并提出改进意见,将检查结果上报相关职能部门及主管院领导。

  4.6 **护理部**:负责规范各护理单元血液制品的使用管理工作。

  4.7 **药事管理与药物治疗学委员会**:负责审议《血液制品目录》及《血液制品管理制度》,定期汇总全院血液制品的使用、管理及不良事件等情况,每季度向医院质量与安全管理委员会汇报工作。

5 **内容**

  5.1 **血液制品的购进**:药学部是血液制品购进的唯一部门,其生产企业必须通过 GMP 认证,经营企业必须通过 GSP 认证;购进血液制品必须严格按照国家卫生健康委员会制定的《血液制品管理条例》执行,从具有经营资格的医药公司购进。

  5.2 **血液制品的储存**:严格按照说明书要求贮存。血液制品须冷藏,贮存温度为 2~8 ℃,严防冻结。严格遵循先进先出,近效期先出的原则,防止过期失效。

  5.3 **血液制品处方的开具**:根据患者病情需要,医师征得患者或其授权人的知情同意并签字后,开具血液制品医嘱。

  5.4 **血液制品处方的审核调配**:药师审核、调配血液制品医嘱时,严格按照《处方管理制度》执行。

  5.5 **血液制品的使用**:使用严格执行知情同意制度,必须获得患者或其授权人同意,并签署《输血/血液制剂治疗知情同意书》。

  5.6 **检查**:药学部负责每月对全院血液制品进行督导检查。

  5.7 **反馈**:每月药学部对检查中存在问题进行现场反馈,并提出书面整改意见及双方签字;将检查结果定期上报至相关职能部门及药事管理与药物治疗学委员会。

6 流程:血液制品调配流程。

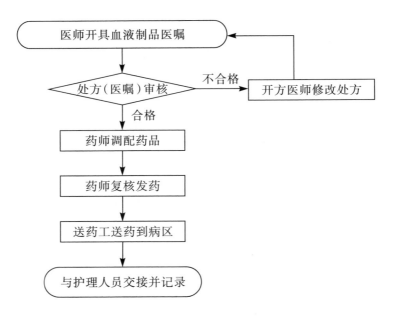

7 相关文件

7.1 《医疗机构临床用血管理办法》(中华人民共和国卫生部令第 85 号)

7.2 《临床输血技术规范》

7.3 《处方管理办法》(中华人民共和国卫生部令第 53 号)

7.4 《国际联合委员会(JCI)医院评审标准》(第六版)

7.5 《三级综合医院评审标准实施细则》(2011 年版)

7.6 《药品管理制度》

7.7 《处方管理制度》

8 使用表单

《血液制品目录》

批准人: 签署日期:

审核人: 发布日期:

附件

血液制品目录

文件编号:BD – YS – ×××　版本号:1.0

药品名称	规格
人血白蛋白	每瓶 10.0 g
静脉注射用人免疫球蛋白	每瓶 2.5 g:50 mL
乙型肝炎人免疫球蛋白	每支 200 IU
破伤风人免疫球蛋白	每支 250 IU:2.5 mL

第二十四节　抗菌药物临床应用监督管理制度

文件名称	抗菌药物临床应用监督管理制度	文件编号	YY－YS－×× ×
制定部门	×××	版本号	1.0
生效日期	20××－××－××	页数/总页数	×/××
修订日期	20××－××－××	有效期至	20××－××－××

1 **目的**:加强抗菌药物临床应用管理,优化抗菌药物临床应用结构,提高抗菌药物临床合理应用水平,促进临床合理应用抗菌药物,控制细菌耐药;针对抗菌药物临床应用中存在的突出问题,采取标本兼治的措施加以解决;完善抗菌药物临床应用管理的有效措施和长效工作机制,提高抗菌药物临床合理应用能力和管理水平。

2 **范围**:抗菌药物使用及管理的科室和员工。

3 **定义**:抗菌药物一般是指具有杀菌或抑菌活性的药物,包括各种抗生素、磺胺类、咪唑类、硝基咪唑类、喹诺酮类等化学合成药物。由细菌、放线菌、真菌等微生物经培养得到的某些产物,或用化学半合成法制造的相同或类似的物质,也可化学全合成。

4 **权责**

4.1 **药事管理与药物治疗学委员会**:负责组织实施医院的药事与药物治疗学管理工作,保证药品的安全与质量,对不合理用药行为进行干预,促进合理用药;负责全院用药计划审批,使医院药事与药物治疗管理达到法制化、规范化和科学化。

4.2 **抗菌药物临床应用管理工作组**:办公室设在医务处,负责全院抗菌药物临床合理应用管理和监督。

4.3 **医务处**

4.3.1 设立抗菌药物管理工作小组。由医务处、质量控制科、护理部、药学部、检验科、感染控制科、信息科、临床科室、临床药学室等部门负责人和具有高级专业技术职务任职资格的人员组成。

4.3.2 负责医院抗菌药物应用的管理工作,组织专家对抗菌药物合理应用的会诊指导与监督管理工作。

4.3.3 组织对全院医务人员抗菌药物合理应用相关知识的学习、培训和考核,负责抗菌药物医师处方权限和药师调剂资质的授权。

4.4 **药学部**

4.4.1 制定和修订本院《抗菌药物供应目录》《抗菌药物分级管理目录》,并在上级管理部门备案。

4.4.2 负责抗菌药物的采购和供应,使临床科室能够及时实施患者抗感染的治疗。

4.4.3 积极配合临床科室和各职能科室做好抗菌药物使用的监督管理工作。

4.5 **临床药学室**

4.5.1 制定抗菌药物相关制度,及时为临床医务人员提供抗菌药物临床应用和管理的相关信息;在抗菌药物管理工作小组的领导下,开展抗菌药物相关的培训工作,指导临床科室合理使用抗菌药物。

4.5.2 组织临床药师参与临床合理使用抗菌药物的相应点评、分析工作,对抗菌药物临床应用情况提出书面反馈意见。

4.5.3 每季度负责对全院抗菌药物临床使用情况分析、门急诊处方使用抗菌药物的点评及情况分析、住院患者抗菌药物医嘱的点评及情况分析等工作的上报。

4.6 检验科

4.6.1 每季度将各临床科室标本送检率、院内感染的病原菌分布及药敏情况报送感染控制科等相关部门。

4.6.2 对住院患者的细菌培养及耐药情况按季度做详细监测分析,并将常见致病菌(革兰氏阴性杆菌包括大肠埃希菌、铜绿假单胞菌、鲍曼不动杆菌、肺炎克雷伯杆菌、阴沟肠杆菌、嗜麦芽窄食单胞菌,革兰氏阳性球菌包括金黄色葡萄球菌、表皮葡萄球菌、溶血葡萄球菌、粪肠球菌、屎肠球菌等)的耐药情况及时报告医务处、感染控制科。

4.7 感染控制科

4.7.1 制定《多重耐药菌医院感染管理制度》,并进行全院培训,督促落实。临床科室、医务处、药学部、检验科、临床药学室、护理部等相关科室严格执行该制度。

4.7.2 定期到检验科了解细菌培养情况,及时掌握医院感染动向,并将耐药菌情况及时向临床医师反馈。

4.7.3 每季度将医院病原学监测和耐药情况进行分类、统计、分析,并根据病原菌变迁、耐药现象与抗菌药物应用情况,提出耐药菌的防控、抗菌药物应用的相关干预措施。

4.8 临床科室

4.8.1 各临床科室成立由科室主任负责的抗菌药物管理小组,科室主任及医疗组长定期检查本科室使用抗菌药物的医嘱,及时发现抗菌药物使用的不合理之处,予以指导,组织整改。

4.8.2 临床科室抗菌药物管理小组每月对本科室应用抗菌药物的病历进行质控。

5 内容

5.1 督导检查活动每月或每季度定期开展,医务处汇总督导检查意见形成督导结论。

5.2 督导结论通过院周会或督导简报向全院通报。

5.3 对督导中存在突出问题的科室,由抗菌药物管理工作组成员或活动办公室主任负责和当事科室主任进行约谈,并纳入科室年度考核指标。

5.4 对于每月点评中的合理用药医师排名进行通报。

5.5 国家规定的标准 I 类手术(腹股沟疝、甲状腺、乳腺、关节镜检查、颅骨肿物切除)及经血管途径介入诊断手术患者,原则上不得预防使用抗菌药物,必须使用的则须按《抗菌药物临床应用指导原则(2015 年版)》规定进行药品种类的选择、用药时机的选择及预防用药维持时间的判断。

6 流程:无。

7 相关文件

7.1 《抗菌药物临床应用管理办法》

7.2 《卫生部办公厅关于抗菌药物临床应用管理有关问题的通知》

7.3 《全国抗菌药物临床应用专项整治活动方案》

7.4 《抗菌药物临床应用指导原则(2015 年版)》

7.5 《多重耐药菌医院感染管理制度》

8 使用表单:无。

批准人:　　　　　　　　　　　签署日期:

审核人:　　　　　　　　　　　发布日期:

第二十五节　抗菌药物临床应用指南

文件名称	抗菌药物临床应用指南制度	文件编号	YY - YS - ×××
制定部门	×××	版本号	1.0
生效日期	20××-××-××	页数/总页数	×/××
修订日期	20××-××-××	有效期至	20××-××-××

1 目的:促进抗菌药物安全、有效、经济使用。

2 范围:抗菌药物使用及管理的科室和员工。

3 定义

　3.1 **抗菌药物**:一般是指具有杀菌或抑菌活性的药物,包括各种抗生素、磺胺类、咪唑类、硝基咪唑类、喹诺酮类等化学合成药物,是由细菌、放线菌、真菌等微生物经培养而得到的某些产物,或用化学半合成法制造的相同或类似的物质,也可化学全合成。

　3.2 **非限制使用级抗菌药物**:经长期临床应用证明安全、有效,对细菌耐药性影响较小,价格相对较低的抗菌药物。

　3.3 **限制使用级抗菌药物**:经长期临床应用证明安全、有效,对细菌耐药性影响较大,或者价格相对较高的抗菌药物。

　3.4 **特殊使用级抗菌药物**:具有以下情形之一的抗菌药物:具有明显或严重不良反应,不宜随意使用的抗菌药物;须严格控制使用,避免细菌过快产生耐药的抗菌药物;疗效、安全性方面的临床资料较少的抗菌药物;价格昂贵的抗菌药物。

　3.5 **多重耐药菌**(multi drug resistent organisms,MDRO):对通常敏感的常用的3类或3类以上抗菌药物同时呈现耐药的细菌。

4 权责

　4.1 **药事管理与药物治疗学委员会**:负责组织实施医院的药事与药物治疗学管理工作,制定《抗菌药物供应目录》,保证药品的安全与质量,对不合理用药进行干预,促进合理用药;负责全院用药计划审批,使医院药事与药物治疗学管理达到法制化、规范化和科学化。

　4.2 **抗菌药物临床应用管理工作组**

　　4.2.1 贯彻执行抗菌药物使用管理相关的法律、法规、规章。监督全院抗菌药物管理制度的实施。

　　4.2.2 对医务人员进行相关抗菌药物管理法律、法规、规章制度和技术规范的教育培训,组织合理使用抗菌药物知识的公众宣传教育工作。

5 内容

　5.1 加快建设多学科抗菌药物管理和诊疗团队。

　　5.1.1 逐步将抗菌药物临床应用管理转变为以多学科专业协作管理为主。通过建立多学科的专业化工作团队,开展宣传教育、技能培训、监测预警、干预指导等,持续提高抗菌药物管理水平。

　　5.1.2 加强感染性疾病学、临床微生物学、临床药学和感染控制学等学科建设,完善感染性疾病的多学科诊疗体系。抗菌药物临床应用可参考《国家抗微生物治疗指南》及《抗微生物治疗指南》(第 46 版)中的临床抗微生物治疗的初始选择、细菌抗感染治疗推荐、免疫力正常患者抗生素的推荐疗程、抗菌谱比较。

5.2 加强抗菌药物遴选、购用的管理。

5.2.1 严格执行《处方管理办法》《医疗机构药事管理规定》《抗菌药物临床应用指导原则》《中国国家处方集》《抗微生物治疗指南》(第 46 版)临床诊疗指南、临床路径等规章、规范性文件与技术规范,加强对抗菌药物遴选、采购的管理。

5.2.2 抗菌药物由药学部统一采购供应,其他科室或部门不得从事抗菌药物的采购、调剂活动,不得在临床使用非药学部采购供应的抗菌药物。

5.2.3 按照经药品监督管理部门批准并公布的药品通用名称购进药品。优先选用《国家处方集》《国家基本药物目录》《国家基本医疗保险、工伤保险和生育保险药品目录》收录的抗菌药物品种。

5.2.4 医院定期对抗菌药物目录进行全面梳理,优化抗菌药物品种品规结构,及时将临床效果确切、经济性好、安全风险低的药品纳入供应目录,逐步淘汰药效药动力学差、不良反应多和循证医学证据不足的药品。正确认识 β 内酰胺类抗菌药物皮肤(或皮内)药物过敏试验,鼓励将青霉素等经典抗菌药物纳入供应目录,规范合理使用。

5.2.5 严格控制抗菌药物购用品规数量,抗菌药物品种不超过 50 种,同一通用名称注射剂型和口服剂型各不超过 2 种,处方组成类同的复方制剂 1～2 种;三代及四代头孢菌素类(含复方制剂)抗菌药物口服剂型不超过 5 个品规,注射剂型不超过 8 个品规,碳青霉烯类抗菌药物注射剂型不超过 3 个品规,氟喹诺酮类抗菌药物口服剂型和注射剂型各不超过 4 个品规,深部抗真菌类抗菌药物不超过 5 个品规。

5.2.6 建立抗菌药物遴选制度。

5.2.6.1 根据临床需要,应变更已列入医院采购目录以内抗菌药物品种、品规和生产企业者,由临床科室提交申请报告,经药学部提出意见后,报医院抗菌药物管理工作小组审议。抗菌药物管理工作组 2/3 以上成员审议同意后,提交药事管理与药物治疗学委员会审核,经药事管理与药物治疗学委员会 2/3 以上委员审核同意后,方可列入采购供应目录。但是,须保持采购供应目录内的抗菌药物总品种数不变。

5.2.6.2 因临床特殊需要,应长期应用的抗菌药物品种、规格超出医院抗菌药物采购供应目录者,由抗菌药物管理工作小组进行论证,报药事管理与药物治疗学委员会审核同意,并向省卫生健康委员会提出申请,经省卫生健康委员会核准同意后,按遴选程序购进。

5.2.6.3 因特殊感染患者治疗需要而临时使用医院采购目录以外抗菌药物时,启动临时采购程序。临时采购由临床科室提出申请,说明申请购入抗菌药物的名称、剂型、规格、数量、使用对象和使用理由,经填报相应申请表并获批准后,由药学部临时一次性购入使用。

5.2.6.4 医疗机构应当严格控制临时采购抗菌药物品种和数量,同一通用名抗菌药物品种启动临时采购程序原则上每年不得超过 5 例次。如果超过 5 例次,应当讨论是否列入本机构《抗菌药物供应目录》。调整后的抗菌药物供应目录总品种数不得增加。

5.3 严格落实抗菌药物分级管理制度。

5.3.1 根据《抗菌药物临床应用管理办法》的规定,制定医院的《抗菌药物分级目录》(附件 3),

对不同管理级别的抗菌药物处方权进行严格限定。按照《抗菌药物临床应用指导原则》，制定使用抗菌药物和特殊使用抗菌药物临床应用程序。全院临床医师经过抗菌药物临床应用培训考核合格后，医院根据其职称和工作需要授予相应级别的抗菌药物处方权，同时授予药师抗菌药物调剂权。

5.3.2 医院对抗菌药物实行三级管理：非限制使用级抗菌药物、限制使用级抗菌药物、特殊使用级抗菌药物。非限制使用级抗菌药物由住院医师及以上专业技术职务任职资格的医务人员根据诊断和患者病情开具医嘱/处方；限制使用级抗菌药物由主治医师及以上专业技术职务任职资格的人员开具，并有相关医疗文书记录和签名；特殊使用级抗菌药物临床应用应具有严格临床用药指征或充足依据，经医院药事管理与药物治疗学委员会抗菌药物管理工作组认定的会诊人员会诊同意后，由具有高级专业技术职务任职资格的医师开具，并有相关医疗文书记录和签名。

5.3.3 门诊处方不得开具特殊使用级抗菌药物。

5.3.4 紧急情况下临床医师可以越级使用高于权限的抗菌药物，但仅限于 1 日用量，应做好相关记录，并应当于 24 小时内补办越级使用抗菌药物的必要手续。

5.3.5 特殊使用级抗菌药物会诊人员由具有丰富抗菌药物临床应用经验的感染科、呼吸内科、重症医学科等专业具有高级专业技术职务任职资格的医师和具有高级职称的药师担任。

5.4 加强碳青霉烯类抗菌药物和替加环素的临床应用管理。

5.4.1 临床应用碳青霉烯类抗菌药物和替加环素应当严格掌握用药指征，由具有抗菌药物管理工作组指定的专业技术人员会诊同意后，由副主任医师及以上人员开具医嘱/处方。

5.4.2 使用过程中，严密观察患者用药反应。出现严重不良反应时，立即停药，积极救治，填写不良反应报告并上报。

5.5 加强氟喹诺酮类药物的临床应用管理。

5.5.1 须严格掌握氟喹诺酮类药物的临床应用指征。氟喹诺酮类药物的经验性治疗可用于肠道感染、社区获得性呼吸道感染和社区获得性泌尿系统感染，其他感染性疾病治疗要在病情和条件许可的情况下，逐步实现参照致病菌药敏试验结果或本地区细菌耐药监测结果选用该类药物。

5.5.2 外科围手术期预防用药应严格控制使用。

5.5.3 对已有严重不良反应报告的氟喹诺酮类药物要慎重遴选，使用中密切关注安全性问题。

5.6 加强对执业医师和药师进行规范化管理相关文件要求内容和抗菌药物使用知识的培训。执业医师经考核合格后方能取得抗菌药物处方权，药师经考核合格后方能取得抗菌药物调剂资格。抗菌药物使用知识和规范化管理培训和考核内容如下。

5.6.1 《药品管理法》《执业医师法》《抗菌药物临床应用管理办法》《处方管理办法》《医疗机构药事管理规定》《中国国家处方集》《抗微生物治疗指南》（第 46 版）等相关法律、法规、规章和规范性文件。

5.6.2 抗菌药物临床使用及管理制度。

5.6.3 抗菌药物临床应用指导原则。

5.6.4 细菌耐药与抗菌药物相互作用。

5.6.5 抗菌药物不良反应的防治。

5.7 严格控制抗菌药物使用率和使用强度。

5.7.1 医院围手术期的预防应用抗菌药物参考《抗菌药物临床应用指导原则(2015年版)》中的抗菌药物在围手术期预防应用的品种选择;特殊诊疗操作应用抗菌药物参照特殊诊疗操作抗菌药物预防应用的建议。

5.7.2 住院患者的抗菌药物使用率不超过60%,严格控制门诊患者静脉输注使用抗菌药物比例,门诊患者的抗菌药物处方比例不超过20%,急诊患者的抗菌药物处方比例不超过40%,住院患者抗菌药物使用强度力争控制在40 DDD(限定日剂量)以下。

5.7.3 Ⅰ类切口手术患者预防使用抗菌药物比例不超过30%;住院患者外科手术预防使用抗菌药物时,应在皮肤、黏膜切开前0.5~1.0小时内或麻醉开始时给药,万古霉素或氟喹诺酮类等由于输注较长时间,应在手术前1~2小时开始给药。手术时间较短(<2小时)的Ⅰ类切口术前给药一次即可;若手术时间超过3小时或超过所用抗菌药物半衰期的2倍以上,或成人出血量超过1500 mL,术中应追加一次;Ⅰ类切口手术的预防用药时间不超过24小时,心脏手术可视情况延长至48小时。

5.7.4 Ⅱ类切口手术和Ⅲ类切口手术的预防用药时间亦为24小时,Ⅲ类切口手术必要时延长至48小时。过度延长用药时间并不能进一步提高预防效果,若预防用药时间超过48小时,耐药菌感染机会增加。

5.8 定期开展抗菌药物临床应用监测与评估工作。

5.8.1 根据医院工作实际,每季度进行一次抗菌药物临床应用监测。分析全院及临床各专业科室抗菌药物使用情况,评估抗菌药物使用的适宜性。

5.8.2 对抗菌药物使用趋势进行分析,对使用量异常增长、使用量排名半年以上居于前列且频繁超适应证、超剂量使用以及频繁发生药品严重不良反应的抗菌药物,医院采取通报、停用、清理等措施进行干预。

5.9 加强临床微生物标本检测和细菌耐药监测工作。

5.9.1 采取有效措施,提高病原微生物监测和细菌药敏试验的水平,确保准确、快捷地出具药敏试验结果。

5.9.2 临床医师要根据临床微生物标本检测结果合理选用抗菌药物,努力达到接受抗菌药物治疗住院患者微生物检验样本送检率不低于30%的目标。

5.9.3 积极开展细菌耐药监测工作,每季度发布细菌耐药信息,建立细菌耐药预警机制,针对不同的细菌耐药水平,采取不同的应对措施。

    5.9.3.1 常见的多重耐药菌主要为耐甲氧西林金黄色葡萄球菌(MRSA)、耐万古霉素肠球菌(VRE)、产超广谱 β-内酰胺酶细菌(ESBLs)、耐碳青霉烯类抗菌药物鲍曼不动杆菌(CR-AB)、耐碳青霉烯类抗菌药物铜绿假单胞菌(CR-PA)、耐碳青霉烯类抗菌药物肠杆菌科细菌(CRE)六种。

    5.9.3.2 多重耐药菌监测的人群包括ICU的患者、接受过广谱抗菌药物治疗或抗菌药物治疗效果不佳的患者、留置各种导管的患者、合并慢性基础疾病的患者及其他携带或有MDRO诱发因素的患者。

    5.9.3.3 发现和确诊MDRO后,医务人员、检验人员、感染控制人员等按照《多重耐药菌医院感染管理制度》及时对患者及家属做好MDRO相应处置工作,促使合理治疗和预防MDRO的传播。

    5.9.3.4 对主要目标细菌耐药率超过30%的抗菌药物,及时将预警信息通报相应科室的医务人员。

5.9.3.5　对主要目标细菌耐药率超过 40% 的抗菌药物,临床医师应慎重经验用药。

5.9.3.6　对主要目标细菌耐药率超过 50% 的抗菌药物,临床医师应参照药敏试验结果选用。

5.9.3.7　对主要目标细菌耐药率超过 75% 的抗菌药物,医院暂停该类抗菌药物的临床应用,根据追踪细菌耐药的监测结果,再决定是否恢复其临床应用。

5.9.3.8　对于感染 MDRO 的患者,临床医师依据病原学药敏试验的结果合理使用抗菌药物,或在临床药师指导下选择抗菌药物,减少经验用药,必要时请抗菌药物临床应用感染专家组会诊,确定特殊级抗菌药物的使用,可参考《抗微生物治疗指南》(第 46 版)中的多重耐药革兰氏阳性菌全身性感染的治疗建议、多重耐药革兰氏阴性菌全身性感染的治疗建议。

5.10　落实抗菌药物处方点评制度。

5.10.1　组织医院感染、药学等相关专业技术人员对抗菌药物处方/医嘱进行专项点评。每月选择全院部分具有抗菌药物处方权医师(数量不低于 25%)重点检查。每名医师的处方/医嘱不少于 50 份,重点抽查呼吸内科、重症医学科、外科等临床科室,以及Ⅰ类切口手术和介入诊疗科医师的处方。

5.10.2　对每月抗菌药物合理用药点评中的医师排名进行通报。

5.11　加强临床药师制试点工作,临床药师要根据国家卫生健康委员会相关文件要求参加临床科室日常性医疗查房和会诊工作,参与临床药物治疗和围手术期的抗菌药物预防性应用指导,审核用药医嘱/处方,协助临床医师做好药物鉴别遴选工作。

5.12　利用医院信息化建设平台,加强抗菌药物应用信息化管理,积极利用医院电子病历和 HIS 系统电子医嘱,促进医院抗菌药物合理使用的信息化管理。实施特殊使用级抗菌药物在线申请、处方/医嘱在线审核监测、抗菌药物用药医嘱自动停止时限控制系统等手段,加强对抗菌药物应用的监管。

5.13　建立抗菌药物临床应用情况通报和诫勉谈话制度。根据国家卫生健康委员会相关文件要求,对临床科室抗菌药物的使用量、使用率和使用强度进行排序,对于未达到相关目标要求并存在严重问题的临床科室,召集科室负责人进行约谈。

6　流程:无。

7　相关文件

7.1　《药品管理法》

7.2　《执业医师法》

7.3　《抗菌药物临床应用管理办法》

7.4　《处方管理办法》(中华人民共和国卫生部令第 53 号)

7.5　《医疗机构药事管理规定》

7.6　《中国国家处方集》

7.7　《桑福德抗微生物治疗指南》(第 46 版)/《The sanford guide to antimicrobial therapy 2016 46th Edition》

7.8　《国家抗微生物治疗指南》

7.9　《关于持续做好抗菌药物临床应用管理有关工作的通知》

7.10　《多重耐药菌医院感染管理制度》

7.11　《抗菌药物临床应用指导原则(2015 年版)》

8 使用表单

8.1 《抗菌药物分级管理目录》

8.2 《抗菌药物在围手术期预防应用的品种选择》(2015 年版)

8.3 《特殊诊疗操作抗菌药物预防应用的建议》(2015 年版)

批准人：　　　　　　　　　签署日期：

审核人：　　　　　　　　　发布日期：

附件1

抗菌药物分级管理目录

文件编号:BD – YS – ×××　　版本号:1.0

分类	非限制级	限制级	特殊级
氯霉素类		氯霉素	
广谱青霉素	阿莫西林		
	氨苄西林		
对青霉素酶不稳定的青霉素类	青霉素		
对青霉素酶稳定的青霉素类	苯唑西林		
青霉素类复方制剂（β – 内酰胺酶抑制剂）	阿莫西林/克拉维酸	氨苄西林/舒巴坦	
第一代头孢菌素类	头孢氨苄		
	头孢唑林		
	头孢拉定		
第二代头孢菌素类	头孢呋辛（酯）		
	头孢克洛		
第三代头孢菌素类		头孢噻肟	
		头孢克肟	
		头孢他啶	
		头孢哌酮/舒巴坦	
		头孢泊肟酯	
		头孢曲松	
第四代头孢菌素类			头孢吡肟
其他 β 内酰胺类		头孢西丁	
碳青霉烯类			美罗培南
			亚胺培南/西司他丁
磺胺类和甲氧苄啶	复方磺胺甲噁唑		

续表

分类	非限制级	限制级	特殊级
大环内酯类	红霉素		
	阿奇霉素（口服）	阿奇霉素（注射）	
	琥乙红霉素		
	克拉霉素		
林可酰胺类	克林霉素		
氨基糖苷类	庆大霉素	妥布霉素	
	阿米卡星		
喹诺酮类	环丙沙星	莫西沙星	
	诺氟沙星		
	左氧氟沙星		
糖肽类			万古霉素
咪唑衍生物	甲硝唑		
	替硝唑		
	奥硝唑		
硝基呋喃衍生物	呋喃妥因		
其他类抗菌药物	硝呋太尔		利奈唑胺
抗真菌药	氟康唑（口服）	氟康唑（注射）	
	伊曲康唑（口服）		

附件2

抗菌药物在围手术期预防应用的品种选择（2015年版）

手术名称	切口类别	可能的污染菌	抗菌药物选择
脑外科手术（清洁，无植入物）	I	金黄色葡萄球菌，凝固酶阴性葡萄球菌	第一、二代头孢菌素[3]，MRSA感染高发医疗机构的高危患者可用（去甲）万古霉素
脑外科手术（经鼻窦、鼻腔、口咽部手术）	II	金黄色葡萄球菌，链球菌属，口咽部厌氧菌（如消化链球菌）	第一、二代头孢菌素[3]±[5]甲硝唑，或者克林霉素+庆大霉素
脑脊液分流术	I	金黄色葡萄球菌，凝固酶阴性葡萄球菌	第一、二代头孢菌素[3]，MRSA感染高发医疗机构的高危患者可用（去甲）万古霉素
脊髓手术	I	金黄色葡萄球菌，凝固酶阴性葡萄球菌	第一、二代头孢菌素[3]
眼科手术（如白内障、青光眼或角膜移植、泪囊手术、眼穿通伤）	I、II	金黄色葡萄球菌，凝固酶阴性葡萄球菌	局部应用妥布霉素或左氧氟沙星等
头颈部手术（恶性肿瘤，不经口咽部黏膜）	I	金黄色葡萄球菌，凝固酶阴性葡萄球菌	第一、二代头孢菌素[3]
头颈部手术（经口咽部黏膜）	II	金黄色葡萄球菌，链球菌属，口咽部厌氧菌（如消化链球菌）	第一、二代头孢菌素[3]±[5]甲硝唑，或者克林霉素+庆大霉素
颌面外科（下颌骨折切开复位或内固定，面部整形术有移植物手术，正颌手术）	I	金黄色葡萄球菌，凝固酶阴性葡萄球菌	第一、二代头孢菌素[3]

续表

手术名称	切口类别	可能的污染菌	抗菌药物选择
耳鼻喉科(复杂性鼻中隔鼻成形术,包括移植)	II	金黄色葡萄球菌,凝固酶阴性葡萄球菌	第一、二代头孢菌素[3]
乳腺手术(乳腺癌,乳房成形术,有植入物如乳房重建术)	I	金黄色葡萄球菌,凝固酶阴性葡萄球菌,链球菌属	第一、二代头孢菌素[3]
胸外科手术(食管,肺)	II	金黄色葡萄球菌,凝固酶阴性葡萄球菌,肺炎链球菌,革兰阴性杆菌	第一、二代头孢菌素[3]
心血管手术(腹主动脉重建,下肢手术切口涉及腹股沟,任何血管手术植入人工假体或异物,心脏手术,安装永久性心脏起搏器)	I	金黄色葡萄球菌,凝固酶阴性葡萄球菌	第一、二代头孢菌素[3],MRSA感染高发医疗机构的高危患者可用(去甲)万古霉素
肝、胆系统及胰腺手术	II、III	革兰氏阴性杆菌,厌氧菌(如脆弱拟杆菌)	第一、二代头孢菌素或头孢曲松[3]±[5]甲硝唑,或头霉素类
胃、十二指肠、小肠手术	II、III	革兰氏阴性杆菌,链球菌属,口咽部厌氧菌(如消化链球菌)	第一、二代头孢菌素[3]或头霉素类
结肠、直肠、阑尾手术	II、III	革兰氏阴性杆菌,厌氧菌(如脆弱拟杆菌)	第一、二代头孢菌素[3]±[5]甲硝唑,或头孢曲松[3]±[5]甲硝唑
经直肠前列腺活检	II	革兰氏阴性杆菌	氟喹诺酮类[4]
泌尿外科手术,包括进入泌尿道或经阴道的手术(经尿道膀胱肿瘤或前列腺切除术,异体植入及取出,切开造口,支架的植入及取出)及经皮肾镜手术	II	革兰氏阴性杆菌	第一、二代头孢菌素[3]或氟喹诺酮类[4]

续表

手术名称	切口类别	可能的污染菌	抗菌药物选择
泌尿外科手术，包括体及肠道的手术	II	革兰氏阴性杆菌，厌氧菌	第一、二代头孢菌素[3]，或者氨基糖苷类+甲硝唑
有假体植入的泌尿系统手术	II	葡萄球菌属，革兰氏阴性杆菌	第一、二代头孢菌素[3]+氨基糖苷类，或者万古霉素
经阴道或经腹腔子宫切除术	II	革兰氏阴性杆菌，肠球菌属，B组链球菌，厌氧菌	第一、二代头孢菌素（经阴道手术加用甲硝唑）[3]，或者头霉素类
腹腔镜子宫肌瘤剔除术（使用举宫器）	II	革兰氏阴性杆菌，肠球菌属，B组链球菌，厌氧菌	第一、二代头孢菌素[3]±[5]甲硝唑，或者头霉素类
羊膜早破或剖宫产术	II	革兰氏阴性杆菌，肠球菌属，B组链球菌，厌氧菌	第一、二代头孢菌素[3]±[5]甲硝唑
人工流产-刮宫术引产术	II	革兰氏阴性杆菌，肠球菌属，链球菌，厌氧菌（如脆弱拟杆菌）	第一、二代头孢菌素[3]±[5]甲硝唑，或者多西环素
会阴撕裂修补术	II、III	革兰氏阴性杆菌，肠球菌属，链球菌属，厌氧菌	第一、二代头孢菌素[3]±[5]甲硝唑
皮瓣转移术（游离或带蒂）或植皮术	II	金黄色葡萄球菌，凝固酶阴性葡萄球菌，链球菌属，革兰氏阴性菌	第一、二代头孢菌素[3]
关节置换成形术、截骨、骨内固定术、腔隙植骨术、脊柱融合术（应用或不用植入物、内固定物）	I	金黄色葡萄球菌，凝固酶阴性葡萄球菌，链球菌属	第一、二代头孢菌素[3]，MRSA感染高发医疗机构的高危患者可用（去甲）万古霉素
外固定架植入术	II	金黄色葡萄球菌，凝固酶阴性葡萄球菌，链球菌属	第一、二代头孢菌素[3]

续表

截肢术	Ⅰ、Ⅱ	金黄色葡萄球菌，凝固酶阴性葡萄球菌，链球菌属，革兰氏阴性菌，厌氧菌	第一、二代头孢菌素[3] ±[5]甲硝唑
开放骨折内固定术	Ⅱ	金黄色葡萄球菌，凝固酶阴性葡萄球菌，链球菌属，革兰氏阴性菌，厌氧菌	第一、二代头孢菌素[3] ±[5]甲硝唑

注:1. 所有清洁手术通常不需要预防用药，仅在有前述特定指征时使用

2. 对于胃十二指肠手术、肝胆系统手术、结肠和直肠手术、阑尾手术、Ⅱ或Ⅲ类切口的妇产科手术，如果患者对β-内酰胺类抗菌药物过敏，可用克林霉素+氨基糖苷类，或氨基糖苷类+甲硝唑；革兰氏阳性菌可用万古霉素、去甲万古霉素或去甲霉素；革兰氏阴性菌可用氨曲南，磷霉素或氨基糖苷类

3. 有循证医学证据的第一代头孢菌素主要为头孢唑啉，第二代头孢菌素主要为头孢呋辛

4. 我国大肠埃希菌对氟喹诺酮类耐药率高，预防应用须严加限制

5. 表中"±"是指两种及两种以上药物可联合应用，或可不联合应用

6. 给药时机：静脉输注应在皮肤、黏膜切开前0.5~1.0小时内或麻醉开始时给药；万古霉素/氟喹诺酮类输注较长时间，在手术前1~2小时开始给药

7. 给药疗程：覆盖时间包括手术全过程，手术时间较短（＜2小时）的清洁手术术前给药一次；手术时间＞3小时或超过所用药物半衰期2倍以上，或成人出血量超过1500mL，术中应追加一次；清洁手术（一类）预防用药不超过24小时，心脏手术可视情况延长至48小时；清洁-污染手术（二类）和污染手术（三类）的预防用药时间亦为24小时，污染手术必要时延长至48小时

附件 3

特殊诊疗操作抗菌药物预防应用的建议（2015 年版）

诊疗操作名称	预防用药建议	推荐药物
血管（包括冠状动脉）造影术、成形术、支架植入术及导管内溶栓术	不推荐常规预防用药。对于 7 日内再次行血管介入手术者，需要留置导管鞘或导管鞘超过 24 小时者，则应预防用药	第一代头孢菌素
主动脉内支架植入术高危患者	建议使用 1 次	第一代头孢菌素
下腔静脉滤器植入术	不推荐预防用药	
先天性心脏病封堵术	建议使用 1 次	第一代头孢菌素
心脏射频消融术	建议使用 1 次	第一代头孢菌素
血管畸形、动脉瘤、血管栓塞术	通常不推荐，除非存在皮肤坏死	第一代头孢菌素
脾动脉、肾动脉栓塞术	建议使用，用药时间不超过 24 小时	第一代头孢菌素
肝动脉化疗栓塞（TACE）	建议使用，用药时间不超过 24 小时	第一、二代头孢菌素 ± 甲硝唑
肾、肺或其他（除肝外）肿瘤化疗栓塞	不推荐预防用药	
子宫肌瘤－子宫动脉栓塞术	不推荐预防用药	
食管静脉曲张硬化治疗	建议使用，用药时间不超过 24 小时	第一、二代头孢菌素头孢菌素过敏患者可考虑氟喹诺酮类
经颈静脉肝内门腔静脉分流术（TIPS）	建议使用，用药时间不超过 24 小时	氨苄西林、舒巴坦或阿莫西林、克拉维酸
肿瘤的物理消融术（包括射频、微波和冷冻术等）	不推荐预防用药	
经皮椎间盘摘除术及臭氧、激光消融术	建议使用	第一、二代头孢菌素

续表

经内镜逆行胰胆管造影（ERCP）	建议使用1次	第二代头孢菌素或头孢曲松
经皮肝穿刺胆道引流或支架植入术	建议使用	第一、二代头孢菌素，或头霉素类
内镜黏膜下剥离术（ESD）	一般不推荐预防用药；若为感染高危切除（大面积切除，术中穿孔等），建议用药时间不超过24小时	第一、二代头孢菌素
经皮内镜胃造瘘置管	建议使用，用药时间不超过24小时	第一、二代头孢菌素
输尿管镜和膀胱镜检查，尿动力学检查，震波碎石术	术前尿液检查无菌者，通常不需预防用药。但对于高龄，免疫缺陷状态，存在解剖异常等高危因素者，可予预防用药	氟喹诺酮类，或磺胺甲噁唑，或第一、二代头孢菌素，或氨基糖苷类
腹膜透析管植入术	建议使用1次	第一代头孢菌素
隧道式血管导管或药盒置入术	不推荐预防用药	
淋巴管造影术	建议使用1次	第一代头孢菌素

注：1. 操作前半小时静脉给药

2. 手术部位感染预防用药有循证医学证据的第一代头孢菌素主要为头孢唑啉，第二代头孢菌素主要为头孢呋辛

3. 我国大肠埃希菌对氟喹诺酮类耐药率高，预防应用应严加限制

第二十六节　超说明书用药管理制度

文件名称	超说明书用药管理制度	文件编号	YY－YS－××
制定部门	×××	版本号	1.0
生效日期	20××－××－××	页数/总页数	×/××
修订日期	20××－××－××	有效期至	20××－××－××

1　**目的**:加强药事管理工作,促进临床合理用药,保障临床用药的安全性、有效性、合理性及医务人员自身安全,避免不必要的纠纷。

2　**范围**:凡涉及药品超说明书使用的科室及医务人员。

3　**定义**:超说明书用药是指药品使用的适应证、给药方法或剂量不在食品药品监督管理部门批准的说明书之内的用法,具体含义包括给药剂量、适应人群、适应证或给药途径等与药品说明书不同的用法。

4　**权责**

4.1　**医师**:使用超说明书用药时,应告知患者原因和可能存在的风险,与患者签署知情同意书,方可开具用药医嘱/处方。

4.2　**药师**:严格审核超说明书用药医嘱/处方。

4.3　**临床科室**:一般不允许超说明书用药,特殊原因需超说明书用药时,应向药事管理与药物治疗学委员会提交超说明书用药申请及循证依据。

4.4　**药事管理与药物治疗学委员会**:组织收集、讨论超说明书用药提交的申请,产生决议并做备案,且向全院发布本院通过的《超说明书用药目录》。

4.5　**人体研究伦理委员会**:协助药事管理与药物治疗学委员会审议并讨论无佐证资料的超说明书用药议题。

5　**内容**

5.1　**临床超说明书用药的管理原则**

5.1.1　为保障患者用药安全,临床用药一般不得超出药品说明书规定的范围使用。

5.1.2　特殊情况需超说明书用药时,必须同时具备以下条件。

5.1.2.1　在影响患者生活质量或危及生命的情况下,无可替代药品,在充分考虑药品不良反应、禁忌证、注意事项,权衡患者获得的利益大于可能出现的风险后,医师确定该用法是最佳方案。

5.1.2.2　用药目的必须仅仅是为了患者的利益,而不是试验研究。

5.1.2.3　有确凿的循证医学证据。

5.1.2.4　超药品说明书用药严格按医院公布的超说明书备案目录的内容使用,如超给药途径、超适应证范围、超用药剂量、超适用人群等,严禁不在备案范围或与备案内容不一致地用药。

5.1.2.5　患者使用超说明书用药时,必须知情同意,并签署《超说明书用药知情同意书》。

5.2　**超说明书用药的审批**

5.2.1　超说明书用药时须由医师提出用药申请,依据《超药品说明书用药目录》和提供权威的循证医学依据,填写《超说明书用药申请表》,科室主任审核签字,提交药事管理与药物治疗学委员会。

5.2.2 药事管理与药物治疗学委员会讨论通过后,向全院公布《超说明书用药目录》。

5.2.3 若临床科室申请的超说明书用药无权威循证医学依据,但临床确需使用时,药事管理与药物治疗学委员会可委托人体研究伦理委员会进行审议。临床科室向人体研究伦理委员会提出超说明书用药临床研究伦理审查申请,人体研究伦理委员会按照工作流程进行伦理审查,并作出同意或不同意的决定。

5.3 **超说明书用药医嘱/处方的开具**:临床确需超说明书用药时,医师应在充分告知患者用药方案、治疗步骤、预后情况、获益及可能出现的风险,并签署知情同意书后,方可开具医嘱/处方。

5.4 **超说明书用药医嘱/处方的调剂**:药师依据超说明书用药目录审核超说明书用药处方/医嘱,若与超说明书用药备案内容不符,即使已签署《超说明书用药知情同意书》,药师也应当依法拒绝调剂,并请开方医师重新开具医嘱/处方。

5.5 **超说明书用药医嘱/处方的给药**:护士严格按超说明书用药医嘱/处方执行,做好给药中、给药后的巡视、观察,加强药品不良反应监测。

6 **流程**:超说明书用药审批流程。

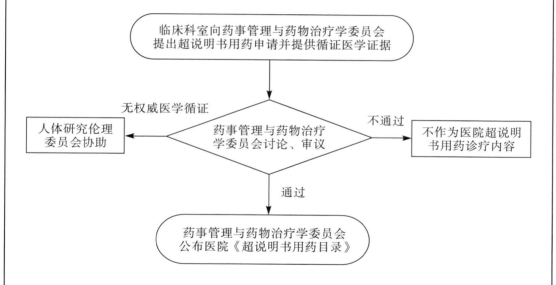

7 **相关文件**

7.1 《中华人民共和国药品管理法》(中华人民共和国主席令第 45 号)

7.2 《处方管理办法》(中华人民共和国卫生部令第 53 号)

7.3 《医疗机构药事管理规定》

7.4 《国际联合委员会(JCI)医院评审标准》(第六版)

7.5 《三级综合医院评审标准实施细则》(2011 年版)

7.6 《药品未注册用法专家共识》

7.7 《超药品说明书用药目录(2018 年版)》(广东省药学会)

8 相关表单

8.1 《超说明书用药知情同意书》

8.2 《超说明书用药申请表》

批准人：   签署日期：

审核人：   发布日期：

附件1

超说明书用药知情同意书

文件编号:BL-BD-ZK-××× 版本号:1.0

科室:　　　　　　　　姓名:　　　　　　出生年月日:　　年　月　日
病案号:　　　　　　　性别:　　　　　　年龄:　　　　床号:

尊敬的患者、患者家属或患者的法定监护人、授权委托人:

您好!您/您的家人＿＿＿＿＿＿现在我院＿＿＿＿＿科住院治疗。目前诊断为＿＿＿＿＿。患者在住院期间使用药品涉及未载明用法药品(以下简称被告知药品)

药品名称＿＿＿＿＿＿　规格＿＿＿＿＿＿　剂型＿＿＿＿＿＿

拟超说明书用药类型:□改变给药剂量 □改变适用人群 □改变适应证 □改变给药途径
□其他＿＿＿＿＿＿＿＿＿＿＿＿＿＿＿＿＿＿

为了您健康利益的最大化,我们针对您的病情,建议使用"药品未载明用法"。为了让您更好地理解,我们进行如下善意告知:

1.您的病情,目前临床常规使用药品并不理想,在充分考虑药品不良反应、禁忌证、注意事项,权衡患者获得的利益大于可能出现的危险,我们认为被告知药品的未载明用法是您目前的最佳治疗方案。

2.药品未载明用法是医师所享有的一种国际通行职业权利,也是一种合法的用药行为。

3.药品未载明用法不是用于临床试验或科研目的,您有权利拒绝接受。

4.您有权利要求医师通俗的语言对本知情同意书所载内容精细讲解,在医师讲解后,您有权利向其提问,并应当得到客观、科学的回答。

5.您已经被告知并理解,使用被告知药品可能发生意外或如下不良反应,包括且不限于:

＿＿＿＿＿＿＿＿＿＿＿＿＿＿＿＿＿＿＿＿＿＿＿＿＿＿＿＿＿＿＿＿＿＿＿＿＿

＿＿＿＿＿＿＿＿＿＿＿＿＿＿＿＿＿＿＿＿＿＿＿＿＿＿＿＿＿＿＿＿＿＿＿＿＿

如发生医疗意外情况或上述不良反应,医师将按有关诊疗流程常规积极救治患者,使您尽快康复。

医师陈述:

我已告知患者此次药品未载明用法可能发生的意外或不良反应,并且解答了患者此次用药的相关问题。

医师签名:　　　　　　　签名时间:　　年　月　日　时　分　　签名地点:

患者、患者家属或患者的法定监护人、授权委托人意见:

我申明:经医师告知,我已经充分理解上述情况,同意接受被告知药品的药品未载明用法,并接受此种治疗可能发生的医疗风险。

患者签名:　　　　　　　签名时间:　　年　月　日　时　分　　签名地点:
患者家属或患者的法定监护人、授权委托人签名:　　　　　　　　与患者关系:
　　　　　　　　　　　签名时间:　　年　月　日　时　分　　签名地点:

附件2

超说明书用药申请表

文件编号:BD－YS－×××   版本号:1.0

申请科室		医师		时间	
药品通用名称		规格		剂型	
申请超说明书用药原因					
循证医学资料 （材料可附后）					
所超说明书使用 诊疗内容	适应证				
	剂量		频次		给药途径
申请科室主任 审核意见					
			签名：　　　　　　年　　月　　日		
人体研究伦理委员会 审核意见（必要时）					
			主任委员签名：　　　　年　　月　　日		
药事管理与药物治疗学 委员会意见					
			主任委员签名：　　　　年　　月　　日		

注:佐证资料不足,临床仍需使用时,须人体研究伦理委员会协助审核

第二十七节 处方点评制度

文件名称	处方点评制度	文件编号	YY – YS – ×××
制定部门	×××	版本号	1.0
生效日期	20×× – ×× – ××	页数/总页数	1/4
修订日期	20×× – ×× – ××	有效期至	20×× – ×× – ××

1 **目的**:规范医院处方点评工作,提高处方质量,规范医疗行为,促进合理用药,确保医疗安全。

2 **范围**:门、急诊处方,住院医嘱,出院病历。

3 **定义**:处方点评指根据相关法规、技术规范,对处方书写的规范性及药物临床使用的适宜性(用药适应证、药物选择、给药途径、用法用量、药物相互作用、配伍禁忌等)进行评价,发现存在或潜在的问题,制订并实施干预和改进措施,促进临床药物合理应用的过程。

4 **权责**

  4.1 **医院质量安全管理委员会**:负责全院的合理用药质量监管工作,每季度组织召开全院质量安全会议,听取各委员会的质量工作汇报,其中包括药事管理与药物治疗学委员会的处方点评工作报告,并根据报告结果,督导全院合理用药工作。

  4.2 **药事管理与药物治疗学委员会**:每季度根据处方点评小组或临床药学室上报的处方点评工作总结,督导和干预全院合理用药,并向医院质量安全管理委员会进行包括合理用药的工作汇报。

  4.3 **医务处**:每月组织人员进行出院患者抗菌药物点评工作,并在每月收到处方点评小组或临床药学室上报的处方点评结果后,进行抗菌药物简报的制作,干预临床不合理用药现象。

  4.4 **处方点评小组**:负责每月或每季度的处方点评的具体工作。

  4.5 **临床药学室**:负责《处方点评制度》的修订,处方点评工作的审核和上报工作。

5 **内容**

  5.1 **处方点评方法**

    5.1.1 门、急诊处方:每月抽样率不应少于总处方量的5%,且每月点评处方绝对数不应少于100张。

    5.1.2 住院医嘱、出院病历:每月按出院病历数不应少于5%进行随机抽查、点评,且每月点评出院病历不应少于30份。

    5.1.3 每月或每季度开展专项处方点评,对特定的药品或特定疾病的药品(如血液制品、抗菌药物、激素等临床使用及超说明书用药、肿瘤患者和围手术期用药等)使用情况进行处方点评。

    5.1.4 临床药师按全国抗菌药物临床应用监测网要求,抽取每月的住院归档病历30份进行住院患者抗菌药物使用情况调查,并将使用情况按要求上报抗菌药物临床应用监测网。每半年对医院抗菌药物使用情况进行分析、点评。以上点评结果由处方点评工作小组汇总,以书面的形式报送感染控制科、质量控制科、医务处、主管院长、院长、医院药事管理与药物治疗学委员会。

5.2　处方点评结果：分为合理处方和不合理处方。不合理处方包括不规范处方、用药不适宜处方及超常处方。

　5.2.1　有下列情况之一的,判定为不规范处方。

　　5.2.1.1　处方的前记、正文、后记内容缺项,书写不规范或字迹难以辨认。

　　5.2.1.2　医师签名、签章不规范或者与签名、签章的留样不一致。药师未对处方进行适宜性审核(处方后记的审核、调配、核对、发药栏目无审核调配药师及核对发药药师签名)。

　　5.2.1.3　新生儿、婴幼儿处方未写明日龄、月龄。

　　5.2.1.4　西药、中成药与中药饮片未分别开具处方。

　　5.2.1.5　未使用药品规范名称开具处方。

　　5.2.1.6　药品的剂量、规格、数量、单位等书写不规范或不清楚。

　　5.2.1.7　用法、用量使用"遵医嘱""自用"等含糊不清字句。

　　5.2.1.8　处方修改未签名并注明修改日期,或药品超剂量使用未注明原因和再次签名。

　　5.2.1.9　开具处方未写临床诊断或临床诊断书写不全。

　　5.2.1.10　单张门急诊处方超过五种药品;无特殊情况下,门诊处方超过 7 日用量,急诊处方超过 3 日用量,慢性疾病、老年病或特殊情况下需要适当延长处方用量未注明理由。

　　5.2.1.11　开具麻醉药品、精神药品、医疗用毒性药品、放射性药品等特殊管理药品处方未执行国家有关规定。

　　5.2.1.12　医师未按照《抗菌药物临床应用管理规定》开具抗菌药物处方。

　　5.2.1.13　中药饮片处方药物未按照"君、臣、佐、使"的顺序排列,或未按要求标注药物调剂、煎煮等特殊要求。

　5.2.2　有下列情况之一的,应当判定为用药不适宜处方。

　　5.2.2.1　适应证不适宜。

　　5.2.2.2　遴选的药品不适宜。

　　5.2.2.3　药品剂型或给药途径不适宜。

　　5.2.2.4　无正当理由不首选国家基本药物。

　　5.2.2.5　用法、用量不适宜。

　　5.2.2.6　联合用药不适宜。

　　5.2.2.7　重复给药。

　　5.2.2.8　有配伍禁忌或不良相互作用。

　　5.2.2.9　其他用药不适宜情况。

　5.2.3　有下列情况之一的,应当判定为超常处方。

　　5.2.3.1　无适应证用药。

　　5.2.3.2　无正当理由开具高价药。

　　5.2.3.3　无正当理由超说明书用药。

　　5.2.3.4　无正当理由为同一患者同时开具 2 种以上药理作用相同的药物。

5.3　点评结果的应用与持续改进

　5.3.1　临床药学室每月或每季度对处方点评结果进行审核,形成纸质报告交于药事管理与药物治疗学委员会、医院质量安全管理委员会、医务处、感染控制科、主管院长和院长,并将不合理用药问题以纸质版形式反馈给临床科室,督促其改进。临床药学室每季度将处方点评结果、存在问题及整改措施公布于药讯。

5.3.2 医院对开具不合理处方的医师,采取教育培训、批评等措施;未按规定审核处方、调剂药品、进行用药交待或未对不合理处方进行有效干预的药师,采取教育培训、批评等措施。若因不合理用药对患者造成损害,按照相关法律、法规处理。

5.3.3 将处方点评结果纳入相关科室及其工作人员绩效考核和年度考核指标。

5.3.4 药事管理与药物治疗学委员会、医院质量安全管理委员会和医务处应当根据临床药学室提交的质量改进建议,研究制订有针对性的临床用药质量管理和药事管理改进措施,并责成相关部门和科室落实质量改进措施,提高合理用药水平,保证患者用药安全。

6 流程:无。

7 相关文件

7.1 《中华人民共和国药品管理法》(中华人民共和国主席令第 45 号)

7.2 《医疗机构管理条例》

7.3 《处方管理办法》(中华人民共和国卫生部令第 53 号)

7.4 《医院处方点评管理规范(试行)》

8 使用表单:无。

批准人:　　　　　　　　　　　　　　签署日期:

审核人:　　　　　　　　　　　　　　发布日期:

第二十八节　新药遴选管理制度

文件名称	新药遴选管理制度	文件编号	YY – YS – ×× ×
制定部门	×× ×	版本号	1.0
生效日期	20× × – × × – × ×	页数/总页数	× / × ×
修订日期	20× × – × × – × ×	有效期至	20× × – × × – × ×

1　**目的**:促进医院临床、教学、科研发展的需要,公平、公正、公开遴选新药,保障医院不断优化用药结构,促进药品结构科学合理。

2　**范围**:新药遴选涉及的临床科室及人员。

3　**定义**:新药遴选是指医院基本药品目录中无或相似、相同但规格、剂型等不同的在我国合法上市、正常流通的药品,通过申请、遴选、采购及评价等符合相关法律法规的遴选过程。

4　**权责**

4.1　**临床科室**:依据临床科室诊疗和发展的需要,提交新药申请单;定期对候选新药进行安全性评价。

4.2　**药学部**:负责起草《新药遴选管理制度》,依据药事管理与药物治疗学委员会的授权,组织新药遴选工作;对临床科室提交的新药申请进行政策性审核,提交至药事管理与药物治疗学委员会讨论;对候选新药进行采购等工作。

4.3　**药事管理与药物治疗学委员会**:负责对《新药遴选管理制度》的审议;对遴选的新药进行讨论,并做出决议;监督候选新药的采购、合理使用及再次评价。

5　**内容**

5.1　**新药遴选原则**

5.1.1　优先遴选国家基本药物、各种医疗保险用药和一致性评价通过的药品,确保基本药物使用金额比例不低于 40% ,各种医疗保险用药使用品种比例不低于 80% 。

5.1.2　临床依据本专科的需求,坚持"质量优先、价格合理、性价比适宜"的原则,结合临床疗效、产品质量、科技水平、应用范围等因素,优先选择临床经典药品、教科书推荐药品、权威临床指南推荐的药品及靶向制剂等作为遴选依据。

5.1.3　每种药品的剂型原则上不超过 3 种,每种剂型对应的规格原则上不超过 2 种,兼顾成人和儿童用药。

5.1.4　禁止遴选的品种。

5.1.4.1　药品说明书适应证范围广、疗效不确切、作用机制不清楚的药品。

5.1.4.2　中西药组方安全性较差的药品。

5.1.4.3　药理作用相同,临床针对性不强的药品。

5.1.4.4　不良反应报告较多、临床毒副作用大的药品。

5.1.4.5　被国内外禁用的药品。

5.1.5　药品遴选必须从《×× 省药械集中采购平台药品目录》中遴选。

5.1.6　各科室主任组织本专科新药申请。

5.2　**新药政策性审核**:药学部依据省药品招标、国家谈判品种、国家基药及省增补基药、各类医疗保险用药、一致性评价等政策进行审核。

5.3 **新药遴选审议:**药学部整理汇总临床新药申请单,提交药事管理与药物治疗学委员学会审议;药事管理与药物治疗学委员会组织召开新药遴选讨论、表决会议,表决通过后增加至候选新药目录,并通过 OA 系统、医院微信群、QQ 群等形式向全院公布。药学部负责候选新药的采购。

5.4 **候选新药使用评价**

5.4.1 新药自引进之日起试用 6 个月后,各科室负责对新药进行评价,评价内容包括临床使用、药品不良反应、护理给药等临床诊疗方面进行综合评价,并将综合评价上报至药事管理与药物治疗学委员会办公室。

5.4.2 药事管理与药物治疗学委员会依据评价结果对该新药做出最终评定,评定通过后正式加入医院基本药品目录。

5.4.3 遴选新药出现以下情况时,立即暂停使用,严重者退出药品基本候选目录。

5.4.3.1 被国家市场监督管理总局通报严重不良事件,要求医疗机构停止使用的药品。

5.4.3.2 出现生产企业、商业公司违规销售以及医师违规使用引起严重社会负面影响的药品。

5.5 **新药遴选资料的存放:**药事管理与药物治疗学委员会办公室负责整理和归档保存。

6 **流程:**无。

7 **相关文件**

7.1 《中华人民共和国药品管理法》(中华人民共和国主席令第 45 号)

7.2 《××省医疗机构药品监督管理办法实施细则(试行)》

7.3 《××省公立医院药品集中采购配送实施方案》

7.4 《国际联合委员会(JCI)医院评审标准》(第六版)

7.5 《三级综合医院评审标准实施细则》(2011 年版)

7.6 《药品召回管理制度》

8 **使用表单**

8.1 《新药引进申请表》

8.2 《候选药品使用评价表》

批准人: 签署日期:

审核人: 发布日期:

附件1

新药引进申请表

文件编号:BD－YS－×××　版本号:1.0

药品通用名称		规格		剂型	
推荐单剂量 采购价(元)			推荐厂家		
常规日用量			日费用		
药理作用					
适应证					
政策性理由	□省中标挂网品种　　□国家或省基本药物　　医保类别:□甲类　　□乙类				
申请理由	1.医院有无同品种:□无　　　□有同类/相似品种:				
	2.药学理由(从药动学、药效学重点阐述药品特点及与同类品种比较的优势)				
	3.经济学理由(从日费用阐述其特点或与在同类品种比较的优势)				
	4.佐证相关资料(附相关资料)				
科室主任意见	科室主任:　　　　　　　　　　　　　　　　　　　年　　月　　日				
药学部意见	药学部主任:　　　　　　　　　　　　　　　　　　年　　月　　日				
药事管理与药物 治疗学委员会审定 意见	副主任委员: 　　　　　　年　　月　　日			主任委员: 　　　　　年　　月　　日	

附件2

候选药品使用评价表

文件编号:BD－YS－×××　版本号:1.0

临床科室						
药品名称			规格		单价	
起止时间			例次		数量	
生产企业			质量层次		□国产　□原研	□进口　□仿制
临床应用疗效、安全性、患者总体受益评价						
临床疗效情况:						
发现和处置不良反应或不良事件(概率/严重程度),记入病历并无责上报情况:						
评价同类产品疗效优势或差异情况:						
是否缩短平均住院日、降低药占比等患者总体收益情况:						
结论/建议						
评价人员签名						
科室主任审核意见	科室主任:　　　　　　　　　　　　　　年　　月　　日					
药事管理与药物治疗学委员会审定意见	副主任委员:　　　　　　　　　　年　月　日			主任委员:　　　　　　　　　　年　月　日		

第二十九节　药品淘汰管理制度

文件名称	药品淘汰管理制度	文件编号	YY－YS－×××
制定部门	×××	版本号	1.0
生效日期	20××－××－××	页数/总页数	×/××
修订日期	20××－××－××	有效期至	20××－××－××

1　**目的**:优化医院药品目录,淘汰不适宜药品品种,保证临床科室安全用药。

2　**范围**:全院涉及药品使用的科室和人员。

3　**定义**:淘汰药品是指在基本药品目录中因国家食品药品监督管理局撤销批准文号的、在临床治疗中出现严重药品不良反应的、临床使用量较小或可以被替代的以及在临床使用中严重违反医院药品管理规定等涉及的不适宜药品。

4　**权责**

　4.1　**临床科室**:申请淘汰本专科的药品,并填写《药品淘汰申请表》。

　4.2　**药学部**:负责起草《药品淘汰管理制度》;申请淘汰因政策原因需淘汰的药品;依据药事管理与药物治疗学委员会的授权,组织全院药品淘汰工作;对提交的《药品淘汰申请表》进行审核。

　4.3　**医务处**:负责对提交的《药品淘汰申请表》进行审核。

　4.4　**药事管理与药物治疗学委员会**:负责对《药品淘汰管理制度》进行审议,对通过前期审核的淘汰药品进行讨论、表决。

5　**内容**

　5.1　**药品淘汰的原则**

　　5.1.1　国家食品药品监督管理局撤销批准文号的药品,按规定立即下架退货,不得使用,优先淘汰。

　　5.1.2　临床使用量小(连续6个月总量消耗≤10个最小包装单位)并且可以被替代的药品。

　　5.1.3　在临床治疗中出现严重药品不良反应的药品。

　　5.1.4　在临床使用中严重违反医院行风管理规定涉及的药品。

　　5.1.5　经核实,在其他医疗机构使用出现事故,且引起严重社会负面影响的药品。

　　5.1.6　临床科室在新药申请时,应考虑淘汰一种本科室原先使用的同类的药品,待申请的新药正式引进后,专科提出待淘汰药品,不再购进。无法替代或新增业务等特殊原因,经药事管理与药物治疗学委员会讨论,可不进行淘汰。

　5.2　**药品淘汰的审批**

　　5.2.1　临床科室依据专科发展和治疗需求,申请淘汰临床诊疗不再使用或可被替代的、临床治疗中出现严重药品不良反应的专科药品,填写《药品淘汰申请表》。

　　5.2.2　药学部依据主管上级部门的通知,申请淘汰因政策原因须淘汰的药品,填写《药品淘汰申请表》。

　　5.2.3　医务处和药学部负责审核《药品淘汰申请表》。

　　5.2.4　药事管理与药物治疗学委员会审议:药学部整理汇总淘汰申请单,提交药事管理与药物治疗学委员学会审议;药事管理与药物治疗学委员会组织召开讨论、表决会议,表决通过后淘汰出药品基本目录,并通过 OA 系统、医院微信群、QQ 群等形式向全院公布。药学部负责淘汰药品收回、退货。

5.3 **淘汰执行:** 药学部负责淘汰药品的清退工作,临床科室使用中的淘汰药品应在接到淘汰通知后立即退回药房,各药房负责退药的登记工作。

5.4 **淘汰资料的存放:** 药学部负责药品淘汰所有资料的整理和存放工作。

6 流程:无。

7 相关文件

7.1 《中华人民共和国药品管理法》(中华人民共和国主席令第 45 号)

7.2 《××省医疗机构药品监督管理办法实施细则》

7.3 《国际联合委员会(JCI)医院评审标准》(第六版)

7.4 《三级综合医院评审标准实施细则》(2011 年版)

7.5 《药品召回管理制度》

8 使用表单

《药品淘汰申请表》

批准人: 签署日期:

审核人: 发布日期:

附件

药品淘汰申请表

文件编号:BD－YS－×××　版本号:1.0

申请科室:　　　　　　　　　　　　　　　　　　　　　填表时间:

药品淘汰基本信息					
药品通用名称		剂型		规格	
购入价		生产企业			
药品淘汰原因					
原因选项				经办人签字:	
□ 国家食品药品监督管理总局撤销批准文号的药品 □ 在临床使用中严重违反医院行风管理规定所涉及的药品 □ 经核实,在其他医疗机构使用出现事故,且引起严重社会负面影响的药品 □ 临床使用量小(连续 6 个月总量消耗≤10 个最小包装单位)并且可以被替代的药品 □ 在临床治疗中出现严重药品不良反应的药品 □ 新药遴选,相似疗效药品申请淘汰 □ 其他原因				年　　月　　日	
药品淘汰审核					
申请科室 主任意见	签名: 　　年　月　日	医务处 主任意见	签名: 　　年　月　日	药务部 主任意见	签名: 　　年　月　日
药事管理与药物 治疗学委员会意见	副主任委员:　　　　　年　月　日		主任委员:　　　　　年　月　日		

第二篇

医　院　管　理

第一章　行政管理

第一节　文件管理制度

文件名称	文件管理制度	文件编号	YY－XZ－×××
制定部门	×××	版本号	1.0
生效日期	20××－××－××	页数/总页数	×/××
修订日期	20××－××－××	有效期至	20××－××－××

1　**目的**:规范医院文件的制定、修订及废除程序,统一格式和编码,为全院员工提供最新版本的制度和标准作业流程,确保医院文件的有效性和适宜性。

2　**范围**:全院各类文件的制定、发布、修订及废除的控制与管理。

3　**定义**:文件包括各类制度和工作规程,按文件来源分为内部文件和外来文件。本制度不包括医院行政公文,即法定机关与组织在公务活动中,按照特定的体式,经过一定的处理程序形成和使用的书面材料。

　　3.1　**全院性文件**:面向全院制定的政策,全院员工必须知晓并遵从的制度和工作规程。包括部门服务计划、设施管理计划、临床服务计划等计划性文件,以及涉及全院各服务领域的执行文件,涵盖行政管理、临床管理、医院感染管理、药事管理、人力资源管理、财务管理、后勤管理等。

　　3.2　**部门性文件**:由职能部门制定,仅指导本部门管辖区域的制度和工作规程。包括部门制度、工作规程、各类工作手册、作业指导书和工作记录等。

　　3.3　**科室性文件**:由单一科室制定,仅指导本科室工作的制度和工作规程。包括科室制度、工作规程、各类工作手册、作业指导书和工作记录等。

　　3.4　**内部文件**:由医院内部制定并下发的文件。

　　3.5　**外部文件**:由医院外部下发或提供的有必要管制的文件。

4　**权责**

　　4.1　**员工**:严格执行各项文件内容。当员工发现有其他可借鉴的文件时,向科室负责人提出建议。

　　4.2　**科室负责人**:拟定本科室文件并提交主管职能部门;对医院发布的文件做适宜范围内员工培训,并督促落实。

　　4.3　**职能部门负责人**:对所管辖科室新增、修订、废止的文件进行审核,并进行文件的签署;起草、修订相关文件后交分管院长审核,并对文件内容进行培训、检查和完善。

　　4.4　**院长办公室**:审核文件形成的过程是否正确,格式是否规范,对文件进行编码;负责对获经批准的文件进行发布或废止的操作;负责文件的版本管理及院级文件的存档;负责在文件到期前2个月通知制定部门进行审核、修订。

　　4.5　**各相关委员会**:对关键性文件进行论证。

　　4.6　**分管院领导**:审核全院性制度和工作规程,批准分管范围内的部门文件并做文件签署。

　　4.7　**院长**:批准全院性文件,并做文件签署。

5 内容

5.1 文件的制定与修订原则

5.1.1 依据国家法律法规、三级综合医院评审标准、JCI 医院评审标准和医院运行情况,制定或修订全院性、部门性及科室文件。

5.1.2 符合医院宗旨、目标,符合患者、家属和医务人员的需求与权益。

5.1.3 应用循证医学,标杆最佳行业规范,设计工作流程。

5.1.4 各委员会及职能部门加强交流,确保各项制度和流程完整、连贯、安全、高效、协调一致。

5.1.5 符合医院文件格式,内容明确、具体,具有可操作性;用语准确、简练,文字和标点符号正确、规范。

5.2 文件的制定与修订时机

5.2.1 当法律法规有新要求时。

5.2.2 当外部文件有新要求时。

5.2.3 当实际工作有需要时。

5.2.4 当诊疗指南、操作规范、临床路径、行业标准、循证医学等有新要求时。

5.2.5 当员工发现外部可借鉴的文件时,经相关科室讨论后认为需要制定或修订时。

5.2.6 制定部门每两年对文件进行一次全面评估审核,并填写《文件审核记录表》,当内容需要更新时,按文件修订程序执行,并填写《文件修订记录表》,与修订后的文件一起存档。

5.2.7 凡标注"试行""暂行"的文件,应在试用一年后及时修订形成正式文件。

5.3 文件内容及书写格式

5.3.1 标题:医院中英文全称。中文使用宋体小二号字,加粗;英文使用 Times New Roman 五号字,加粗,位置居中;表单标题中文使用宋体三号字。

5.3.2 页眉:包括医院 LOGO、文件名称、文件编号、制定部门、版本号、生效日期、页数/总页数、修订日期、有效期至。使用宋体小四号字,条目名称加粗;表单仅呈现文件编号及版本号,格式为右对齐。

5.3.2.1 文件编号:文件范围 – 所属领域(科室)代号 – 编号。

5.3.2.1.1 文件范围:YY 代表全院性文件,BM 代表部门性文件,KS 代表科室性文件,WL 代表外来文件,BL – BD 代表病历相关表单,BD 代表除病历表单外的其他各类表单。

5.3.2.1.2 所属领域(科室)代号:由院长办公室统一发布。全院性文件使用所属领域代号,部门及科室文件使用科室代号,表单使用科室代号。

5.3.2.1.3 编号:为顺序号,使用阿拉伯数字(如 001)。

5.3.2.2 版本号:第一次编写发布的文件版本号为 1.0 版本,做小的修改后,按修改的次数依次分别为 1.1,1.2,1.3……1.9;文件做大的修改(程序发生根本改变)或 10 次小修改后,版本号升级为 2.0,以后依次类推。

5.3.2.3 制定部门:起草文件的职能部门或科室。

5.3.2.4 生效日期:首次制定文件并经批准开始执行的日期,用"年 – 月 – 日"表示。

5.3.2.5 修订日期:文件修订或定期审核的时间,用"年 – 月 – 日"表示。新增文件的修订日期和生效日期为同一时间。

5.3.2.6 有效期至:为文件到期日,以到期"年 – 月 – 日"表示。例如,修订日期为"2018 – 01 – 06",则有效期至"2020 – 01 – 05"。

5.3.3 正文:包括目的、范围、定义、权责、内容、流程、相关文件、使用表单共八个要素,若要素中无相关内容,则填"无";中文使用宋体五号字,英文使用 Times New Roman 五号字,行距为 1.15 倍;条款编号使用阿拉伯数字排序,编号与内容空两个字符,每级编号错位排列,逐条缩进两个字符。

 5.3.3.1 目的:制定此文件达到的预期目标。

 5.3.3.2 范围:适用科室、人员和适用条件。

 5.3.3.3 定义:本文件中涉及的概念和术语解释。

 5.3.3.4 权责:本文件中涉及的各部门、科室或人员的权利与责任。

 5.3.3.5 内容:规定本文件需要制定的操作规范,要条理清晰,各级段落均有概括性小标题。

 5.3.3.6 流程:程序的图示或步骤说明;开始与结束用◯表示,决策用◇表示,实施过程用▭表示。

 5.3.3.7 相关文件:本文件中涉及的参考文件,包括法律法规、相关制度名称,以《》标识。

 5.3.3.8 使用表单:本文件需要使用的表单名称,以《》标识,在附件中呈现。

 5.3.3.9 《临床诊疗指南》《操作规范》等专业规范参照执行。

5.3.4 病历表单:文件编号及版本号在页脚呈现,为左对齐,文件编号与版本号空两个字符。例如,文件编号:BL - BD - ZK - 001　版本号:1.0。

5.3.5 健康教育资料及宣传栏:呈现制定或修订日期、文件编号及版本号三个要素;宣传栏及健康教育单页在右下角,右对齐;折页在第一页左上角,左对齐。

5.4 全院性文件的制定、修订、审批及发布程序

5.4.1 文件由相关职能部门起草,通过相关委员会讨论后交分管院领导。

5.4.2 分管院领导审核、修改后提交院长办公会。

5.4.3 院长办公会讨论通过后,由院长批准生效。

5.4.4 院长办公室对获经批准的文件进行审核,以医院红头文件下发各科室,并在院内 OA 办公平台"文件管理"栏以电子版发布。

5.4.5 全院性文件由院长办公室进行统一编码排版,并进行备案、留存。

5.5 部门性文件的制定、修订、审批及发布程序

5.5.1 由职能部门在遵循医院文件的基础上,制定和实施适用于本部门的文件。

5.5.2 部门文件需要在相关委员会或部门内部讨论的基础上进行制定、修订。

5.5.3 由相关职能部门起草,分管院长审核,通过审核后批准生效。

5.5.4 部门性文件由起草部门进行审核,统一编码、排版,报院长办公室备案、留存,并由院长办公室在院内 OA 办公平台"文件管理"栏以电子版发布。

5.5.5 纸质版文件由起草部门负责下发相关科室。

5.6 科室性文件的制定、修订、审批及发布程序

5.6.1 由各科室在遵循医院、部门文件的基础上,通过科室质量安全管理小组讨论,制定和实施适用于本科室的文件。

5.6.2 由科室起草,主管职能部门负责人审核,通过审核后批准生效。

5.6.3 起草科室负责人进行审核,统一编码排版,并报院长办公室备案、留存。

5.6.4 编制成册,方便科室员工随时获取、查阅。

5.7 文件的废除

5.7.1 若文件与实际情况不再相符,或无法通过修改解决问题,应及时废除。

5.7.2　全院性文件的废除：由制定部门填写《文件作废审批表》，获批后交至院长办公室，院长办公室两个工作日内在废除文件上加盖含失效日期的"作废"印章，连同《文件作废审批表》，由机要室保存30年；电子文档进行作废标识后进行保存并在OA办公平台信息公告栏进行通知，同时删除电子版，回收已作废的纸质版文件，并进行登记、处理。

5.7.3　部门文件的废除，由制定部门填写《文件作废审批表》，经主管院领导审核同意后，职能部门两个工作日内在废除文件上加盖含失效日期的"作废"印章，报院长办公室备案，由院长办公室在OA办公平台信息公告栏进行通知，并删除电子版；各相关职能部门负责回收已作废的文件，并进行存档、登记、处理。

5.7.4　科室文件的废除：科室填写《文件作废审批表》，主管职能部门审核同意后在废除文件上加盖含失效日期的"作废"印章，各科室负责存档、登记、处理。

5.8　文件的查阅、培训与检查

5.8.1　文件查阅：员工通过本人的用户名及密码登录医院OA办公平台，在"文件管理"栏查阅电子版，还可以通过科室相关文件夹查阅纸质版文件。

5.8.2　文件培训。

5.8.2.1　由制定部门负责对文件内容进行培训、检查并督导落实，培训资料、签到表及督导检查记录应留存。

5.8.2.2　人力资源部对新员工进行全院性重要文件的岗前培训。

5.8.3　院长办公室负责组织对全院性文件中关键制度、流程、计划进行抽查，并对抽查情况进行评价、分析、改进。

5.9　外部文件管理

5.9.1　院长办公室收到外来文件后进行登记，填写《文件传阅处理单》，院领导提出拟办意见，进入流转程序。

5.9.2　文件传阅完成后应按归档要求进行归档保存。若领导有批示意见，由院长办公室负责按相关程序处理。

5.9.3　各类合同由相关部门或科室专人进行管理，登记合同的名称、生效日期、失效日期、合作部门、使用范围等信息，以便追踪管理。

5.10　注意事项

5.10.1　文件仅限本院内部使用，不得外泄。若需外部使用，由各部门或科室向院长办公室提交申请，院长办公室登记备案后转换为PDF格式提供。

5.10.2　各部门或科室应密切注意文件更新信息，及时处理作废文件，确保员工使用最新版本。

5.10.3　制定部门做好文件宣传、培训、更新、督查工作，保障文件得到有效执行。

6　流程：无。

7　相关文件

7.1　《国际联合委员会（JCI）医院评审标准》(第六版)

7.2　《三级综合医院评审标准实施细则》(2011年版)

8　使用表单

8.1　《文件审核记录表》

8.2　《文件修订记录表》

8.3　《文件所属领域代号表》

8.4　《文件所属科室代号表》

8.5 《文件传阅处理单》
8.6 《文件作废审批表》

批准人：　　　　　　　　　　签署日期：

审核人：　　　　　　　　　　发布日期：

附件1

文件审核记录表

文件编号:BD - YB - ×××　版本号:1.0

序号	分类标识	文件名称	文件编号	审核日期	审核人员	审核结果		
						□新增	□不改版	□重新改版
						□新增	□不改版	□重新改版
						□新增	□不改版	□重新改版
						□新增	□不改版	□重新改版
						□新增	□不改版	□重新改版
						□新增	□不改版	□重新改版
						□新增	□不改版	□重新改版
						□新增	□不改版	□重新改版
						□新增	□不改版	□重新改版
						□新增	□不改版	□重新改版
						□新增	□不改版	□重新改版
						□新增	□不改版	□重新改版
						□新增	□不改版	□重新改版
						□新增	□不改版	□重新改版
						□新增	□不改版	□重新改版
						□新增	□不改版	□重新改版
						□新增	□不改版	□重新改版
						□新增	□不改版	□重新改版
						□新增	□不改版	□重新改版
						□新增	□不改版	□重新改版
制定部门负责人:				日期:				
批准人:				日期:				
发布部门负责人:				日期:				

注:全院性文件分类标识为 A,部门性文件分类标识为 B,科室性文件分类标识为 C

附件2

文件修订记录表

文件编号:BD - YB - ×××　版本号:1.0

文件名称		文件编号		原版本号	
修订部门		修订日期		现版本号	
修改摘要					
序号	原内容		现内容		备注

填表人:_____　　时间:_____年____月____日

审核人:_____　　时间:_____年____月____日

附件3

文件所属领域代号表

文件编号：BD – YB – ×××　　版本号：1.0

分类	代号	分类	代号	分类	代号
临床管理	LC	病人权利	QL	病历管理	BL
药事管理	YS	医院感染管理	YG	行政管理	XZ
人力资源管理	RL	财务管理	CW	科研教学管理	KJ
审计招标管理	SZ	后勤保障与安全管理	HA	应急管理	YJ

附件4

文件所属科室代号表

文件编号：BD - YB - ×××　　版本号：1.0

科室	代号	科室	代号	科室	代号	科室	代号
院长办公室	YB	科研科	KY	病理科	BL	普通外科	PW
党委办公室	DB	宣传策划部	XC	门诊部	MZ	妇科	FK
医务处	YW	预防保健科	YF	超声科	CS	产科	CK
护理部	HL	医联体办公室	YL	药学部（临床药学室）	YS	呼吸内科	HX
质量控制科	ZK	基建科	JJ	影像科	YX	消化内科	XH
感染控制科	YG	保卫科	BW	检验科	JY	五官科病区	WG
人力资源部	RL	总务科	ZW	营养科	YY	儿科	EK
财务科	CW	设备供应科	SB	神经外科一科	SW1	眼科	YK
工会离退休办	GH	健康体检科	JT	神经外科二科	SW2	口腔科	KQ
招标采购办	ZB	血液净化室	XT	神经内科	SN	耳鼻喉科	EB
审计科	SJ	重症医学科	ZZ	心胸外科	XW	皮肤科	PF
病案管理科	BA	介入诊疗科	JR	心血管内科	XN	中医科	ZY
发展规划科	FG	肿瘤老年科	ZL	手术室	SS	心电图室	XD
医疗保险管理科	BX	院前急救科	YQ	急诊科	JZ	麻醉科	SM
信息科	XX	消毒供应室	XG	泌尿外科	MW	疼痛科	TT
医院评审评价办公室	PS	内镜诊疗室	NJ	全科医学科	QK	纪检监察室	JC
教学科	JX	医学美容科	MR	康复医学科	KF	党政办公室	DZ
教学质量控制科	JK	肾病血液科	XS	内分泌科	NM	学生科	ST
研究生与继续教育管理科	YJ	输血科	SX	骨科	GK	临床实验教学中心	LJ
教研室	JS						

附件5

文件传阅处理单

文件编号：BD – YB – ×××　版本号：1.0

收文时间：									
发文单位				发文日期					
文件名称：									
领导意见： 审阅人：＿＿＿＿＿＿＿　日期：＿＿＿＿									
承办阅签： 承办人：＿＿＿＿＿＿＿　日期：＿＿＿＿									
传阅人									
阅文时间									
归档日期			文件编号				归档人		

附件6

文件作废审批表

文件编号:BD – YB – ×××　版本号:1.0

制定部门		申请日期		
文件名称		文件编号		版本号
废止时间				
原因说明				
科室意见		签名:　　　　年　　月　　日		
职能部门意见 （盖章）		签名:　　　　年　　月　　日		
院长办公室意见 （盖章）		签名:　　　　年　　月　　日		
主管院领导意见		签名:　　　　年　　月　　日		
院长意见		签名:　　　　年　　月　　日		

注:1. 全院性文件作废审批流程:科室→职能部门→院长办公室→主管院领导→院长

2. 部门性文件作废审批流程:科室→职能部门→院长办公室→主管院领导

3. 科室性文件作废审批流程:科室→职能部门

第二节 委员会工作制度

文件名称	委员会工作制度	文件编号	YY – XZ – ×××
制定部门	×××	版本号	1.0
生效日期	20×× – ×× – ××	页数/总页数	×/××
修订日期	20×× – ×× – ××	有效期至	20×× – ×× – ××

1 **目的**:进一步贯彻落实现代医院管理制度,规范和管理医院委员会建设与运行机制。在医院党政领导下,完善内部治理结构,在医疗、教学、科研和管理等方面实施领导与管理工作,保障医院各项工作任务顺利完成。

2 **范围**:本制度适用于全院所有委员会及其章程的制定。

3 **定义**:无。

4 **权责**

  4.1 **委员职责**

    4.1.1 主任委员:负责领导、监督、监管委员会工作,负责主持会议。

    4.1.2 副主任委员:协助主任委员工作。

    4.1.3 委员:认真履行工作职责,遵守委员会制度。

    4.1.4 秘书:负责委员会的日常工作。

  4.2 **委员权利**

    4.2.1 知悉与事务相关的医院各项管理制度、信息等。

    4.2.2 就事务向医院相关职能部门提出咨询或质询。

    4.2.3 在委员会会议中自由、独立地发表意见,讨论、审议和表决各项决议。

    4.2.4 对医院事务及委员会工作提出建议,实施监督。

    4.2.5 委员会章程规定的其他权利。

  4.3 **委员义务**

    4.3.1 遵守国家宪法、法律和法规,遵守规范、恪守道德。

    4.3.2 遵守委员会章程,坚守专业判断,公正履行职责。

    4.3.3 勤勉尽职,积极参加委员会会议及有关活动。

    4.3.4 委员会章程规定的其他义务。

  4.4 **委员会职责**

    4.4.1 院长统筹行使全院各委员会的人员任免、事务的决策、审议和评定等职权。

    4.4.2 上级职能委员会对各自领域的委员会提供深度的意见和建议,为各自领域的分组委员会讨论、决议做最终参考;制定各自领域的分组委员会管理计划与章程,督促落实年度评估。

    4.4.3 各委员会每季度召开一次工作会议(必要时召开临时会议),听取各委员及相关部门的工作汇报,确定目标,调配资源,组织项目的实施。

    4.4.4 每季度月末收集质量指标数据,分析并提出整改方案。

    4.4.5 制订培训计划并组织实施。

4.4.6 建立医院相关信息的有效传递机制。

5 内容

5.1 组建和任期

5.1.1 各委员会按工作范围可分为行政管理委员会系列、医院质量与安全管理委员会系列、人体研究保护委员会系列和医学伦理委员会系列,按职能层级可分为一级委员会、二级委员会和三级委员会。各委员会下设主任委员 1 名、副主任委员 1~2 名、委员若干名、秘书 1~2 名,委员组成总人数为单数,不少于 7 人,总数不超过 21 人。部门或科室提交委员会成立报告至各自领域的一级职能委员会审核,提交院长办公会批准后,正式下发红头文件公布,并报人力资源部备案。

5.1.2 委员会委员应具备以下条件:

5.1.2.1 遵守宪法法律,学风端正,治学严谨,公道正派。

5.1.2.2 造诣高,在本学科或本专业领域具有良好的声誉和公认的成果。

5.1.2.3 关心医院建设和发展,有参与议事的意愿。

5.1.2.4 身体健康,能够正常履行委员会委员职责。

5.1.3 一级委员会主任委员由院长担任,二级委员会主任委员由主管副院长担任,三级委员主任委员由相关科室主任担任。委员实行兼任制,由主任委员提名,提请上级委员会讨论;一级委员会委员由主任委员提名,提请院长办公会讨论。

5.1.4 委员(包括主任委员和副主任委员)任期为 3 年,可以连续聘任。特殊情况下,可由主任委员提名,委员会讨论做出调整。

5.1.5 委员在任期内有下列情形时,经委员会全体会议讨论决定,可免除或同意其辞去委员职务,并由委员会办公室通知本人:

5.1.5.1 主动申请辞去委员职务的。

5.1.5.2 因身体、年龄及职务变动等原因不能继续履行职责的。

5.1.5.3 怠于履行职责或违反委员会义务。

5.1.5.4 因其他原因不能或不宜担任委员职务。

5.2 组织机构

5.2.1 一级委员会。

5.2.1.1 主任委员:院长。

5.2.1.2 副主任委员:主管副院长。

5.2.1.3 委员:院级领导、相关部门或科室负责人。

5.2.1.4 秘书:干事。

5.2.2 二级委员会。

5.2.2.1 主任委员:主管副院长。

5.2.2.2 副主任委员:主管部门负责人。

5.2.2.3 委员:院级领导、相关部门或科室负责人。

5.2.2.4 秘书:干事。

5.2.3 三级委员会。

5.2.3.1 主任委员:主管部门或科室负责人。

5.2.3.2 副主任委员:部门或科室负责人。

5.2.3.3　委员:相关部门或科室人员。

5.2.3.4　秘书:干事。

5.3　工作会议事项

5.3.1　会议周期。

5.3.1.1　各委员会根据实际情况每季度召开一次会议。若遇重大医疗、安全、质量异常事件,可召开临时会议。若遇突发紧急事件需要立即给出处理方案时,可进行电话会议沟通,安排相关部门立即处理,事后书面报告委员会。

5.3.1.2　各委员会下设有分会者,各分会必须定期将质量指标数据上报各自领域的一级委员会。

5.3.2　运行制度。

5.3.2.1　委员会每次例会前均须通知所有委员参加,参加会议的委员人数占该委员会成员总数 2/3 以上方可召开会议,并填写《委员会会议签到表》。委员因故不能出席会议,须在会前请假,其意见可用书面形式表达。对于三次以上无故不参加例会者,由秘书提交委员会讨论,调整该部门参会人员。

5.3.2.2　委员会决议须经与会委员总数 2/3 以上表决通过才能生效,未到会委员不能委托其他委员代为表决。若委员会审议或评定的事项与委员本人及配偶或直系亲属有关,或者具有利益关联,相关委员应当回避。若存在较大争议,可暂停审议,留待下次会议审查。

5.3.2.3　任何部门和个人若不服委员会裁决,允许其准备申述材料,在下一次会议上进行申辩。

5.3.2.4　秘书收集委员会成员工作报告及重点讨论事项,拟定会议议程,准备会议资料,议题须经主任委员、副主任委员商定,议题确定后,提前发至委员会成员,使其熟悉相关内容,提高会议效率。可以根据议题,设立旁听席,允许相关部门人员列席旁听。列席会议人员由召集人确定。

5.3.2.5　会议纪要在 1 周内经委员确认,并在 1 周内呈交实施方案及完成时间节点。

5.3.2.6　主任委员须对会议讨论形成的决策进行督促落实,每次会议须追踪前期决策的执行情况及有效性。对于已经落实的措施,负责部门要汇报落实之后的效果;对尚未完全落实的改进措施,负责部门要在委员会上说明情况并提出进一步实施方案。

5.3.2.7　委员会定期收集本领域内的资料,听取改进意见,讨论重点议题,提出反馈和响应举措,解决相关问题。

5.3.2.8　对于各委员会之间相互交叉的事务,提交院长办公会讨论。

5.3.2.9　委员会建立年度报告制度,每年度制订工作计划、工作总结与汇报。

5.3.3　会议记录。

5.3.3.1　每次例会都要填写《委员会会议记录表》。

5.3.3.2　委员会秘书根据《委员会会议记录表》整理会议纪要,并交主任委员负责审核。

5.3.3.3　委员会秘书根据医院有关规定对会议记录进行整理,按要求在委员会常设办公室归档,保存时间不少于 3 年。

6　流程:无。

7　相关文件

7.1　《医疗质量管理办法》(中华人民共和国国家卫生与计划生育委员会令第 10 号)

7.2 《高等学校学术委员会规程》(中华人民共和国教育部令第 35 号)

8 使用表单

8.1 《_____委员会成员名单》(____年度)

8.2 《_____委员会会议签到表》

8.3 《_____委员会会议记录表》

8.4 《_____委员会会议议程》

8.5 《_____委员会会议纪要》

批准人： 签署日期：

审核人： 发布日期：

附件 1

<u>   </u>委员会成员名单(<u>   </u>年度)

文件编号:BD – YB – ×××　版本号:1.0

成员	姓名	科别	职务	职称
主任委员				
副主任委员				
委员				
秘书				

注:1.委员会秘书每年 1 月份将此名单进行审核后报送人力资源部备案

2.如遇委员会成员变更时,由委员会秘书及时进行更新,并报人力资源部备案

附件2

_____委员会会议签到表

文件编号:BD－YB－×××   版本号:1.0

会议时间		会议地点		
会议内容				
序号	科室	姓名		备注
1				
2				
3				
4				
5				
6				
7				
8				
9				
10				
11				
12				
13				
14				
15				
16				
17				
18				
19				
20				
21				

附件3

<u>　　　　　　　　　　　　　　　</u>**委员会会议记录表**

文件编号：BD - YB - ×××　　版本号：1.0

时间		地点	
参加人：			
会议内容：			

记录者签名：

附件 4

_____委员会会议议程

文件编号:BD－YB－×××　版本号:1.0

时间	
地点	
主题	
主持人	
参会人员	
议题	第一项: 第二项: 第三项: 第四项: 第五项: ...

附件5

_____委员会会议纪要

文件编号:BD - YB - ×××　　版本号:1.0

时间	
地点	
主题	
参会人员	
会议内容	一、 二、 三、 …

第三节 行政管理委员会章程

文件名称	行政管理委员会章程	文件编号	YY－XZ－××
制定部门	×××	版本号	1.0
生效日期	20××－××－××	页数/总页数	×/××
修订日期	20××－××－××	有效期至	20××－××－××

1 **目的**:健全、规范医院行政管理委员会建设和发展,完善内部治理结构,保障下设委员会在管理事务中有效发挥作用。

2 **范围**:医院行政管理委员会及下属委员会。

3 **定义**:无。

4 **权责**

　4.1 **主任委员**:全面负责并主持行政管理委员会工作,批准召集委员会会议,安排委员会相关工作。

　4.2 **副主任委员**:协助主任委员工作,并接受主任委员的工作安排。

　4.3 **委员**:参加行政管理委员会会议,参与讨论与投票,并有责任督促会议决议的执行。

　4.4 **秘书**:负责委员会的日常工作。

5 **内容**

　5.1 **组织结构**

　　5.1.1 主任委员由院长担任。

　　5.1.2 副主任委员由其他院领导担任。

　　5.1.3 委员由院长办公室、医务处、护理部、质量控制科、感染控制科、人力资源部、财务科、工会、教学科等科室负责人兼职担任。

　　5.1.4 行政管理委员会为一级委员会,根据医院实际情况,下设四个二级委员会,包括人力资源与绩效管理委员会、采购与价格管理委员会、信息管理委员会、医学教育管理委员会。

　　5.1.5 设委员会成员13名,其中主任委员1名、副主任委员1名、委员11名。委员会成员总数为奇数。

　　5.1.6 委员会办公室设在院长办公室。

　5.2 **工作内容**

　　5.2.1 审议行政职能科室的年度工作计划、工作报告和工作总结。

　　5.2.2 审议行政年度预算并报院长办公会通过。

　　5.2.3 学习并传达省、市卫生健康委员会的行政管理政策及指示精神,并制定医院的管理政策和制度。

　　5.2.4 对行政职能科室的增减或易名进行讨论并报院长办公会通过。

　　5.2.5 通报院长办公会相关决定及工作部署。

　　5.2.6 负责协调各行政职能科室,审核相关工作流程。

　　5.2.7 汇总研究下属委员会相关问题事项,重大事项报院长办公会讨论。

　　5.2.8 研究审议医院其他重大行政管理问题事项。

5.2.9　每两年复审或修订医院重要行政管理制度、规范、流程等文件。

5.3　会议管理

5.3.1　每季度召开一次医院行政管理委员会会议（必要时可召开临时会议），审核各下属委员会工作情况及医院重大行政管理事项，并根据医院实际工作提出改进意见，填写《行政管理委员会会议签到表》《行政管理委员会会议记录表》。

5.3.2　根据议题需要邀请相关人员列席会议。

6　流程:无。

7　相关文件

《委员会工作制度》

8　使用表单:无。

批准人:　　　　　　　　　签署日期:

审核人:　　　　　　　　　发布日期:

第四节 医院质量与安全管理委员会章程

文件名称	医院质量与安全管理委员会章程	文件编号	YY－XZ－××××
制定部门	×××	版本号	1.0
生效日期	20××－××－××	页数/总页数	×/××
修订日期	20××－××－××	有效期至	20××－××－××

1 **目的**:建立健全医院质量安全保障体系,加强医院全面质量管理,提升医院质量、安全、服务、管理水平。

2 **范围**:医院质量与安全管理委员会各级人员开展委员会工作时。

3 **定义**:无。

4 **权责**

　4.1 **主任委员**:全面负责领导医院质量与安全管理委员会工作,监督、监管委员会工作,负责主持会议。

　4.2 **副主任委员**:协助并接受主任委员的工作安排。

　4.3 **委员**:认真履行工作职责,遵守委员会制度。

　4.4 **秘书**:负责委员会的日常工作,秘书不参加表决。

5 **内容**

　5.1 **组织结构**

　　5.1.1 组织原则。

　　　5.1.1.1 主任委员由院长担任。

　　　5.1.1.2 副主任委员由主管院领导担任。

　　　5.1.1.3 委员由院领导、相关医疗管理、质量控制、护理、医院感染管理、医学工程等相关职能部门负责人,以及临床、药学、医技等科室负责人兼职担任。

　　　5.1.1.4 秘书由质量控制科干事担任。

　　5.1.2 委员会组成。

　　　5.1.2.1 设委员会成员21名,其中主任委员1名、副主任委员1名、委员19名。

　　　5.1.2.2 委员会办公室设在质量控制科,设秘书1名。

　　　5.1.2.3 委员会下设10个专业委员会:医学装备管理委员会、护理质量管理委员会、医院感染管理委员会、设施与环境安全管理委员会、医疗质量与安全管理委员会、药事管理与药物治疗学委员会、健康教育委员会、风险管理委员会、学术委员会、食品质量安全管理委员会。

　5.2 **工作内容**

　　5.2.1 讨论决定医院质量与安全改进的方针、政策、方法,领导并指导下级各专业委员会开展质量改进与安全管理工作。

　　5.2.2 审议、修订质量改进与患者安全年度计划,并组织实施。

　　5.2.3 审议、修订医院年度质量改进优先级管理项目。

　　5.2.4 确认医院警讯事件,对重大医疗缺陷及风险趋势进行分析,提出防范措施。

5.2.5 每季度听取各下级专业委员会对其质量与安全管理工作的分析、评价,整理分析各下级专业委员会提交的改进建议和提案,组织会议研究。

5.2.6 每季度做出医院质量与安全管理工作简报,向院办公会汇报。

5.3 会议管理

5.3.1 会议周期。

5.3.1.1 委员会根据实际情况每季度召开一次会议。若遇重大医疗、安全、质量异常事件可召开临时会议。若遇突发紧急事件需要立即给出处理方案时,可进行电话会议沟通,安排相关部门立即处理,事后书面报告至委员会。

5.3.1.2 委员会下设10个分会必须定期将质量指标数据上报委员会。

5.3.2 运行制度。

5.3.2.1 委员会每次例会前均须通知所有委员参加,参加会议的委员人数占该委员会成员总数2/3以上方可召开会议,并填写《委员会会议签到表》。委员因故不能出席会议,须在会前请假,其意见可用书面形式表达。对于三次以上无故不参加例会者,由秘书提交委员会讨论调整该部门参会人员。

5.3.2.2 委员会决议须经与会委员总数2/3以上表决通过才能生效,未到会委员不能委托其他委员代为表决。委员会审议或评定的事项与委员本人及其配偶和直系亲属有关,或者具有利益关联的,相关委员应当回避。若存在较大争议,可暂停审议,留待下次会议审查。

5.3.2.3 任何部门和个人若不服委员会裁决,允许其准备申述材料在下一次会议上进行申辩。

5.3.2.4 秘书收集委员会成员工作报告及重点讨论事项,拟定会议议程,准备会议资料,议题须经主任委员、副主任委员商定,议题确定后,提前发至委员会成员,使其熟悉相关内容,提高会议效率。可以根据议题,设立旁听席,允许相关部门人员列席旁听。列席会议人员由主任委员确定。

5.3.2.5 会议纪要在1周内经主任委员确认,并在1周内呈交实施方案及完成时间节点。

5.3.2.6 主任委员须对会议讨论形成的决策督促落实,每次会议须追踪前期决策的执行情况及有效性。对于已经落实的措施,负责部门要汇报落实之后的效果;对于尚未完全落实的改进措施,负责部门要在委员会上说明情况并提出进一步实施方案。

5.3.2.7 委员会定期收集本领域的资料,听取改进意见,讨论重点议题,提出反馈和响应措施,解决相关问题。

5.3.2.8 对于与其他委员会之间相互交叉的事务,提交院长办公会讨论。

5.3.2.9 委员会建立年度报告制度,每年度制订工作计划,进行工作总结与汇报。

5.3.3 会议记录。

5.3.3.1 每次例会均应填写《委员会会议记录表》。

5.3.3.2 委员会秘书根据《委员会会议记录表》整理会议纪要,并交主任委员负责审核。

5.3.3.3 委员会秘书根据医院有关规定对会议记录进行整理,按要求在委员会常设办公室归档,保存时间不少于3年。

6 流程:无。

7 相关文件

《委员会工作制度》

8 **使用表单**:无。

批准人: 签署日期:

审核人: 发布日期:

第五节　医学伦理委员会章程

文件名称	医学伦理委员会章程	文件编号	YY－XZ－××
制定部门	×××	版本号	1.0
生效日期	20××－××－××	页数/总页数	×/××
修订日期	20××－××－××	有效期至	20××－××－××

1 **目的**:加强医学伦理道德建设,为医院工作人员或患者及家属在涉及人体生命的道德与伦理问题时,提供支持和解决方案。

2 **范围**:临床医疗、职业伦理等相关事宜,医学伦理委员会各级人员开展委员会工作时。

3 **定义**:无。

4 **权责**

  4.1 **主任委员**:全面负责并主持医学伦理委员会(简称伦理委员会)工作,批准召集委员会会议,安排委员相关工作。

  4.2 **副主任委员**:协助主任委员工作,并接受主任委员的工作安排。

  4.3 **委员**:对提交审查的研究项目进行充分审查,参加医学伦理委员会会议,参与讨论与投票,并有责任督促会议决议的执行。

  4.4 **秘书**:负责准备医学伦理委员会会议资料,按照主任委员的安排通知开会事宜,负责会议记录,起草会议决议,负责资料的整理和归档。

5 **内容**

  5.1 **组织结构**

    5.1.1 医学伦理委员会设主任委员 1 名、副主任委员 2 名、委员 14 名。由医疗专家、法律专家、党委办公室、财务科、非医疗背景等院内外人士组成。

    5.1.2 医学伦理委员会委员实行任期制,任期 3 年,可以连任。委员可根据需要有所变更,如有变动,应按前任委员所属专业等额及时补充,以保证足够数量的委员开展工作。

    5.1.3 医学伦理委员会主任委员、副主任委员由院长办公会任命。主任委员不在时,由副主任委员代行主任委员职权。

    5.1.4 医学伦理委员会设秘书 1 名(非委员兼任),办公室设在医务处,由医务处主任兼任办公室主任。

  5.2 **工作内容**

    5.2.1 伦理委员会负责临床医疗伦理、职业伦理、商业伦理的相关项目,审核伦理相关制度。

      5.2.1.1 临床医疗伦理。

        5.2.1.1.1 审核与伦理相关的临床业务,包括已经实施或即将引进的医学创新技术、已经开展或即将开展的重大医疗技术等。

        5.2.1.1.2 保障患者的权利及义务,接受患者(包括患者亲属)的伦理咨询与请求。

        5.2.1.1.3 为医疗、护理、医技等临床工作中涉及的伦理问题提供支持。

      5.2.1.2 职业伦理与商业伦理。

        5.2.1.2.1 规范医院人权与医学伦理行为,保护患者、医务人员的权益;制定医务人员道德伦理规范和行为准则并督促执行,确保医务人员行为符合经营、财务、伦理、法律的准则,保护医务人员、患者及家属权益。

5.2.1.2.2 统一、规范全院医务人员的职业道德行为,确保患者的医疗护理服务在商业、经济、伦理道德及法律要求的范围内进行,维护患者和家属的权利。

5.2.1.2.3 规范医院采购部门与厂商之间及药企、厂商与临床科室之间存在的利益行为,确保医院各科室行为符合伦理、法律等准则。

5.2.1.2.4 督促院内相关部门根据医院实际情况制定文件公示,为患者提供服务项目及收费标准。

5.2.2 保密:伦理委员会成员和管理人员应对会议评议、申请内容、研究参加者的信息及相关事宜负有保密责任。若评审的项目与委员具有利益关联,则该委员应回避。

5.3 会议管理

5.3.1 伦理委员会一般每季度召开一次会议,必要时可安排临时会议,须有2/3及以上委员出席才能召开,其决议须经全体委员2/3以上表决通过才能生效。委员会副主任委员在主任委员缺席时,代替主任委员行使职权。

5.3.2 闭会期间,伦理委员会办公室设在医务处,负责对申报项目、员工申诉、伦理问题等进行快速审批或调查处理,将需要上会讨论的内容提交伦理委员会讨论审查,并负责执行委员会的相关决议。

5.3.3 资料保存:医学伦理委员会的所有文件和资料由秘书归档保存。

6 流程

6.1 临床医疗伦理审查

6.1.1 新技术、新项目由申请人提交伦理审查申请表、项目申报书、拟定的知情同意书等。伦理委员会在接到申请后定期召开会议,审阅讨论,以投票方式做出决定。

6.1.2 医务人员或患者(包括患者亲属)的咨询与请求,医疗、护理、医技发生伦理问题,提交给相关职能部门,相关部门经过调查核实后在1周内给以答复处理。若职能部门不能答复处理,填写伦理问题申请表,汇总相应资料,提交伦理委员会。

6.2 商业/职业伦理审查

6.2.1 医务人员在工作中出现临床医疗伦理困惑时报医务处,由医务处负责处理;职业伦理与商业伦理困惑报党委办公室,由党委办公室负责调查处理。

6.2.2 医务处或党委办公室收到员工的申报后,若无法解答,填写医学伦理问题申请表,汇总相应资料,提交医学伦理委员会。

6.2.3 医学伦理委员会秘书将会议决议反馈至申请人。申请人执行决议并在申请表上填写事情结果,并将医学伦理问题申请表上交医学伦理委员会保存。

7 相关文件

7.1 《国际联合委员会(JCI)医院评审标准》(第六版)

7.2 《赫尔辛基宣言》

7.3 《日内瓦宣言》

7.4 《纽伦堡法典》

7.5 《医务人员道德规范》

7.6 《医疗机构从业人员行为规范》

7.7 《加强医疗卫生行风建设"九不准"》

8 使用表单

《医学伦理问题申请表》

批准人：　　　　　　　　签署日期：

审核人：　　　　　　　　发布日期：

附件

医学伦理问题申请表

文件编号:BD－YB－××× 版本号:1.0

填写日期:

科室		申请人		申请类别	
申请人类别	□医师　　　　□护士　　　□医技人员 □管理人员　　□其他人员			联系电话	
案例摘要 及描述					
伦理委员会 秘书意见					
伦理委员会 主任委员意见					
伦理委员会 会议讨论意见					
反馈告知、冲 突的处理结果					

第六节　人力资源与绩效管理委员会章程

| 文件名称 | 人力资源与绩效管理委员会章程 | 文件编号 | YY－XZ－×××
 |
|---|---|---|---|
| 制定部门 | ××× | 版本号 | 1.0 |
| 生效日期 | 20××－××－×× | 页数/总页数 | ×/×× |
| 修订日期 | 20××－××－×× | 有效期至 | 20××－××－×× |

1　**目的**:保障医院人力资源与绩效管理工作的科学性和规范性,明确工作职责,推动人力资源与绩效管理工作的规范化和制度化。

2　**范围**:人力资源与绩效管理委员会各级人员开展委员会工作时。

3　**定义**:无。

4　**权责**

　4.1　**主任委员**:负责领导、监督、管理委员会工作。

　4.2　**副主任委员**:协助主任委员工作,负责主持会议。

　4.3　**委员**:认真履行工作职责,遵守委员会制度。

　4.4　**秘书**:负责委员会的日常工作,形成工作报告提交至委员会;收集各委员会成员工作报告及重点讨论事项,拟定会议议程,准备会议资料,经主任委员确认后,提前发至委员会成员,使其熟悉相关内容,提高会议效率,保障会议顺利进行;及时完成会议纪要,经主任委员审核签发;负责将会议纪要留存入档。

5　**内容**

　5.1　**组织结构**

　　5.1.1　委员会成员13名,主任委员1名、副主任委员1名、委员11名。委员会成员为奇数。

　　5.1.2　主任委员由院长担任。

　　5.1.3　副主任委员由主管院领导担任。

　　5.1.4　委员由院领导、院长办公室、党委办公室、工会、人力资源部、财务科、医务处、护理部,质量控制科等科室负责人兼职担任。

　　5.1.5　设秘书1名,由人力资源部干事担任。

　　5.1.6　委员会下设办公室为人力资源部,办公室主任由人力资源部主任兼任。

　5.2　**工作内容**

　　5.2.1　负责制定医院人力资源发展规划。

　　5.2.2　负责制定医院人才梯队建设和培养规划、薪酬福利制度、绩效激励方针政策等。

　　5.2.3　负责制定或审议医院人力资源与绩效管理制度及相关实施细则。

　　5.2.4　负责制定员工培训计划并组织实施。

　　5.2.5　负责研究落实绩效管理方案,提高医院人力资源的使用效果与效率。

　　5.2.6　组织召开人力资源和绩效管理的各种会议。

　　5.2.7　对人力资源与绩效管理过程进行监督与检查。

　5.3　**会议管理**

　　5.3.1　会议周期:委员会每季度召开一次会议,必要时可召开临时会议。若遇突发紧急事件无法组织委员会开会讨论时,可由院领导先决定处理意见,事后提交委员会讨论备案。

5.3.2 委员会每次例会前均须通知所有委员参加,参加会议的委员人数达到委员总数的 2/3 以上方可召开会议,并填写《委员会会议签到表》。无特殊原因,不得缺席,不能参加者 须请假,三次以上无故不参加例会者,由秘书提交委员会讨论调整该部门参会人员。

5.3.3 委员会会议决议须经 2/3 以上参会委员表决通过才能生效。若存在较大争议,可暂停 审查,留待再次会议审查。

5.3.4 任何部门和个人若不服委员会裁决,允许其准备申述材料在下一次会议上进行申辩。

5.3.5 经委员会讨论通过的决议,委员会秘书负责落实。

5.3.6 任务负责人在会议结束后 1 周内呈交实施方案及方案完成时间节点,委员会秘书负责 收集汇总。

5.3.7 主任委员须对会议讨论形成的决策进行督促落实,每次会议须追踪前期决策的执行情 况及有效性。对于已经落实的措施,负责部门要汇报落实之后的效果;对于尚未完全落 实的改进措施,负责部门要在委员会上说明情况并提出进一步实施方案。

5.3.8 各委员会定期收集本领域内的资料,听取改进意见,讨论重点议题,提出反馈和响应措 施,解决相关问题。

5.3.9 对于委员会之间相互交叉的事务,提交院长办公会讨论。

5.3.10 每次例会都要填写《委员会会议记录表》。

5.3.11 委员会秘书根据《委员会会议记录表》整理会议纪要,并交主任委员负责审核。

5.3.12 委员会秘书根据医院规定对会议记录进行整理并归档。

6 流程:无。

7 相关文件

《委员会工作制度》

8 使用表单:无。

批准人: 签署日期:

审核人: 发布日期:

第七节　采购与价格管理委员会章程

文件名称	采购与价格管理委员会章程	文件编号	YY－XZ－×××
制定部门	×××	版本号	1.0
生效日期	20××－××－××	页数/总页数	×/××
修订日期	20××－××－××	有效期至	20××－××－××

1　**目的:** 规范采购行为,合理控制采购成本,提高采购资金的使用效益。

2　**范围:** 采购与价格管理委员会各级人员开展委员会工作时。

3　**定义:** 无。

4　**权责**

　4.1　**主任委员:** 负责领导、监管采购与价格管理委员会工作,拟定会议议程,主持委员会会议,对委员会讨论形成的决策督促落实。

　4.2　**副主任委员:** 负责委员会日常工作,协助主任委员完成委员会各项工作。

　4.3　**委员:** 认真履行委员会委员职责,积极参加委员会各项活动,遵守委员会会议制度。

　4.4　**秘书:** 收集委员会各成员的工作汇报及重点讨论事项,准备会议资料,提前发至委员会各成员,使其熟悉相关内容,提高会议效率,保障会议顺利进行。

5　**内容**

　5.1　**组织结构**

　　5.1.1　采购与价格管理委员会设主任委员1名、副主任委员1名、委员10名、秘书1名,总人数13人。

　　5.1.2　采购与价格管理委员会委员任期3年,可以连任,但原则上连任不超过3届。为保证采购与价格管理委员会工作的连贯,任期满后轮换委员人数一般不超过委员总人数的1/3。

　　5.1.3　主任委员:由主管院领导担任。

　　5.1.4　副主任委员:由招标采购办公室负责人担任。

　　5.1.5　委员:由医务处、护理部、财务科、纪检监察室、审计科、设备科、总务科、基建科、药学部等科室负责人担任。

　　5.1.6　秘书:由招标采购办公室工作人员担任。

　　5.1.7　采购与价格管理委员会办公室设在招标采购办公室,办公室主任由招标采购办公室负责人兼任。

　5.2　**工作内容**

　　5.2.1　贯彻执行国家、省、市招标采购工作的方针、政策及相关规定,结合医院实际情况,制定相关制度及措施并落实。

　　5.2.2　按照年度工作计划做好委员会日常工作,形成的决议应有书面工作报告,并及时向行政管理委员会汇报。

　　5.2.3　负责医院医疗设备、医用耗材、总务物资、药品、基建工程采购与招投标过程等工作的领导和管理,并协调处理与之相关的所有事宜。

　　5.2.4　负责基建工程设备、材料的认质认价工作及制度的审议。

5.2.5　负责经济合同管理办法的审议,监督合同、协议的履行情况。

5.2.6　负责外包业务管理制度的审议,并参与对外包单位的遴选工作。

5.2.7　定期召开工作会议,听取各委员及相关部门的工作汇报,确定目标、组织资源、组织项目的实施。

5.2.8　做好委员会会议纪要的留存入档工作。

5.2.9　做好委员会本年度工作总结及下年工作计划。

5.3　会议管理

5.3.1　根据实际情况至少每季度召开一次会议,若遇重大事件可召开临时会议。若遇突发紧急事件需要立即给出处理方案时,可进行电话会议沟通,安排相关部门立即处理,事后讨论备案,并书面报告至委员会。

5.3.2　参加会议的委员人数须达到委员总人数的 2/3 以上方可召开会议,会议决议须经与会委员总人数的 2/3 以上表决通过才能生效。若存在较大争议,可暂停审议,留待再次会议审议。委员会对重大事项或再次审议时仍有较大争议的事项,可采取无记名投票的方式做出决定。委员会以无记名投票方式做出决定时,必须经过与会委员 2/3 以上(含 2/3)同意方可通过,形成的决议须做好会议记录并上报行政管理委员会。

5.3.3　严格遵守当事人回避制度。委员会讨论事项涉及委员本人或与委员本人有明显利害关系时,该委员在委员会讨论表决中须回避,但仍可对其他事项参加表决。

5.3.4　如果个别委员对委员会的决定提出复议,必须征得 1/3 以上(含 1/3)委员同意,方可召开委员会会议复议。经复议未通过的决定不再复议。

5.3.5　委员会成员对以下事项具有保密义务:

5.3.5.1　委员在会议中发表的涉及个人、科室和单位评价的言论。

5.3.5.2　有关医院的技术秘密和商业秘密。

5.3.5.3　采购与价格管理委员会认为应当保密的其他事项。

6　流程:无。

7　相关文件

7.1　《委员会工作制度》

7.2　《中华人民共和国政府采购法》

7.3　《中华人民共和国招投标法》

8　相关表单:无。

批准人:　　　　　　　　　　　　　签署日期:

审核人:　　　　　　　　　　　　　发布日期:

第八节　信息管理委员会章程

文件名称	信息管理委员会章程	文件编号	YY - XZ - ×××
制定部门	×××	版本号	1.0
生效日期	20××-××-××	页数/总页数	×/××
修订日期	20××-××-××	有效期至	20××-××-××

1　**目的:**优化医院业务流程、提高服务效率,改善患者就医体验,利用信息化手段推动医疗服务模式和管理模式的创新转变。

2　**范围:**信息管理委员会各级人员开展委员会工作时。

3　**定义:**信息管理委员会是医院信息化建设的最高领导机构,负责制定医院信息化建设的发展规划,推广信息化建设的理念,对重大信息化建设项目进行论证、审核、管理和监督信息化项目的建设过程。

4　**权责**

4.1　**主任委员:**全面负责并主持信息管理委员会工作,批准召集委员会会议,安排委员会相关工作。

4.2　**副主任委员:**协助主任委员工作,并接受主任委员的工作安排。

4.3　**委员:**参加信息管理委员会会议,参与讨论与表决,并有责任督促会议决议的执行。

4.4　**秘书:**负责准备信息管理委员会会议资料,按照主任委员的安排通知开会事宜,做好会议记录,起草会议决议和文件,负责资料的整理和归档。

5　**内容**

5.1　**组织结构**

5.1.1　委员会成员15名,任期3年,可以连任。委员会成员总数为奇数。

5.1.2　主任委员1名,由主管院领导担任。

5.1.3　副主任委员1名,由信息科负责人担任。

5.1.4　委员13名,由医务处、质量控制科、护理部、院长办公室、药学部、财务科、设备供应科、影像科、检验科、门诊部、输血科、病案管理科、感染控制科等科室负责人担任。

5.1.5　委员会办公室设在信息科,办公室主任由信息科科长担任,并设秘书1名。

5.2　**工作内容**

5.2.1　贯彻落实国家、省卫生健康委员会信息化工作的方针、政策,领导全院信息化工作。

5.2.2　审定医院信息化发展战略、宏观规划和重大政策。

5.2.3　制订医院信息化建设总体方案和年度建设计划。

5.2.4　审核下一年度信息管理工作计划及重点工作项目。

5.2.5　审定医院信息化及网络建设中有关制度规范、技术标准,对现有软件升级和适应性修改进行评价。

5.2.6　建议信息科根据需要每年召集相关临床、医技人员参加信息化建设和应用专题工作会,研究、分析并提出解决问题的思路和方案,报委员会决策。

5.2.7　根据需要复审或修订医院的重要信息管理制度、规程、流程等文件。

5.2.8 审核信息系统应急演练预案,检讨演练成果,并提出改进建议。

5.2.9 审核员工信息系统的培训计划,并监督执行。

5.3 会议管理

5.3.1 每季度召开一次委员会会议,审核委员会工作情况及医院重大信息管理事项,并根据医院工作实际提出改进意见。必要时可召集临时会议。

5.3.2 委员会每次例会须通知所有委员参加,参加会议的委员人数超过 2/3 以上方可召开会议,并填写《委员会会议签到表》。无特殊原因,不得缺席,不能参加者须请假。

5.3.3 委员会会议决议须经全体与会委员 2/3 以上表决通过才能生效。若存在较大争议,可留待下次会议审定。

5.3.4 任何部门和个人若不服委员会决议,可在下次会议进行申辩。

6 流程:无。

7 相关文件

《委员会工作制度》

8 使用表单:无。

批准人:　　　　　　　　　　签署日期:

审核人:　　　　　　　　　　发布日期:

第九节　医学教育委员会章程

文件名称	医学教育委员会章程	文件编号	YY－XZ－×× ×
制定部门	×× ×	版本号	1.0
生效日期	20× ×－× ×－× ×	页数/总页数	×/× ×
修订日期	20× ×－× ×－× ×	有效期至	20× ×－× ×－× ×

1　**目的**:适应医学教育事业发展需要,提升医院办学层次,深化教育教学改革,突出医学教育特色,实现医学教育教学的精细化管理。

2　**范围**:医学教育委员会各级人员开展委员会工作。

3　**定义**:无。

4　**权责**

4.1　**主任委员**:全面负责领导、监督、管理委员会工作。

4.2　**副主任委员**:协助主任委员工作。

4.3　**委员**:认真履行工作职责,遵守委员会制度和章程。

4.4　**秘书**:负责准备医学教育委员会会议资料,按照主任委员的安排通知开会事宜,做会议记录,起草会议决议和文件,负责资料的整理和归档。

5　**内容**

5.1　**组织结构**

5.1.1　医学教育委员会由相关院领导、专家教授、教学管理人员组成,必要时可邀请学生代表列席会议。委员会下设主任委员 1 名、副主任委员 2 名、委员共 13 名(含主任委员及副主任委员)、秘书 1 名。

5.1.2　主任委员由院长兼任,副主任委员及委员实行兼职聘任制,由主任委员提名,提请院行政管理委员会讨论。

5.1.3　委员由党政办、学生科、教学科、研究生与继续教育管理科、教学质量控制科、临床实验教学中心负责人以及部分教研室主任、学科带头人等担任。

5.1.4　医学教育委员会委员实行任期制,每届任期 3 年。委员在任期内因工作变动或离开医院需要调整者,须由医学教育委员会提名,经行政管理委员会讨论并补充。

5.2　**工作内容**

5.2.1　对本科生、研究生及住院医师规范化培训学员的招生计划、培养方案和培养计划,以及继续教育、学科建设、师资队伍建设、教研室设置、课程、教材及实验室建设、教育教学质量的评估评价体系建设、育人环境建设等方面进行研究,在广泛征求全院各方面意见的基础上,提出决策方案和咨询意见,提交行政管理委员会讨论研究。

5.2.2　负责制定医学教育教学工作发展规划,指导职能部门制订医学教学工作规划、培养方案及培养计划、招生计划、课程设置、教学改革措施、教学管理制度等方面的草案,并提出意见和建议。

5.2.3　制定和审议医学教学工作中的有关政策规定,提出相关重大改革方案。

5.2.4　参与对课程、教材、实验室建设、临床实践环节的检查和评估,并提出改进意见和建议。

5.2.5　开展专题研究,对教育教学和教学改革实践中出现的新问题进行研讨,提出改革建议或实施方案。

5.2.6　参与各类教育教学奖励的评选活动。

5.2.7　督导、评估教师和教学管理干部的教学工作,为全院教学工作提供指导。

5.2.8　收集国内外医学教育教学改革的信息和资料,研究国内外高等医学教育的发展和动态,反映院内外教学情况和意见。

5.2.9　对提高全院的医学教学质量提出指导性意见或建议。

5.2.10　审核医学继续教育的发展计划,完善医学继续教育体制。

5.3　会议管理

5.3.1　会议周期:委员会每季度召开一次会议。若遇重大教学、安全、质量异常事件,由主任委员决定召开临时会议。若遇突发紧急事件无法组织委员会开会讨论时,可由主任委员先决定处理意见,事后提交委员会讨论备案。

5.3.2　会议要求。

5.3.2.1　委员会每次例会前均须通知所有委员参加。参加会议的委员人数2/3以上方可召开会议,并填写《委员会会议签到表》。无特殊原因,不得缺席,不能参加者须请假,三次以上无故不参加例会者,由委员会秘书提交委员会讨论调整该部门参会人员。

5.3.2.2　委员会会议决议须经委员会2/3以上委员表决通过才能生效。

5.3.2.3　任何部门和个人如不服委员会裁决,允许其准备申述材料在下一次会议上进行申辩。

5.3.2.4　秘书收集各委员会成员工作报告及重点讨论事项,拟定会议议程,准备会议资料。经主任委员确认后,提前发至委员会成员,使其熟悉相关内容,提高会议效率,保障会议顺利进行。

5.3.2.5　经委员会讨论通过的决议,委员会秘书负责落实。

5.3.2.6　任务负责人在会议结束后1周内呈交实施方案及方案完成时间节点,委员会秘书收集汇总。

5.3.2.7　主任委员须对会议讨论形成的决策进行督促落实,每次会议须追踪前期决策的执行情况及有效性。对于已经落实的措施,负责部门要汇报落实之后的效果;对于尚未完全落实的改进措施,负责部门要在委员会上说明情况并提出进一步实施方案。

5.3.3　会议记录。

5.3.3.1　每次例会均应填写《委员会会议记录表》。

5.3.3.2　秘书根据《委员会会议记录表》整理会议纪要,并交主任委员审核。

5.3.3.3　秘书根据医院规定对会议记录进行整理,按要求归档。

6　流程:无。

7　相关文件

《委员会工作制度》

8　使用表单:无。

批准人:　　　　　　　　　　　　　签署日期:

审核人:　　　　　　　　　　　　　发布日期:

第十节　医学装备管理委员会章程

文件名称	医学装备管理委员会章程	文件编号	YY－XZ－××
制定部门	×××	版本号	1.0
生效日期	20××－××－××	页数/总页数	×/××
修订日期	20××－××－××	有效期至	20××－××－××

1　**目的**:规范医学装备合理配置,强化医学装备的计划、采购、使用和处置管理,保障医学装备安全有效地利用。

2　**范围**:医学装备管理委员会各级人员在开展委员会工作时。

3　**定义**:医学装备管理委员会由院领导、医学装备管理部门及有关部门人员和专家组成,负责对医院的医学装备发展规划、年度装备购置计划、医疗设备年度安全计划等重大事项进行评估、论证和咨询,确保科学决策和民主决策。

4　**权责**

4.1　**主任委员**:负责领导、监管医学装备委员会工作,负责主持医学装备委员会会议。

4.2　**副主任委员**:协助主任委员完成医学装备委员会工作。

4.3　**委员**:认真履行医学装备委员会委员职责,遵守医学装备管理委员会会议制度,做好宣传、教育、论证、审议、咨询等工作。

4.4　**秘书**:负责医学装备委员会的日常工作。

5　**内容**

5.1　**组织结构**

5.1.1　医学装备管理委员会委员组成总人数15人,其中设主任委员1名、副主任委员1名。要求委员会委员总数为奇数。

5.1.2　医学装备管理委员会委员任期3年,可以连任,但原则上连任不超过3届。为保证医学装备委员会工作的连贯,任期满后轮换委员人数一般不超过委员总人数的1/3。

5.1.3　主任委员由主管院领导担任。

5.1.4　副主任委员由设备供应科负责人担任。

5.1.5　委员由相关职能部门(医务处、护理部、质量控制科、感染控制科、设备供应科、财务科、招标采购办、审计科等)负责人及相关专家担任。

5.1.6　秘书由设备供应科工作人员担任。

5.1.7　医学装备委员会办公室设在设备供应科,办公室主任由设备供应科负责人兼任。医学装备委员会秘书在办公室主任的领导下具体负责医学装备管理委员会的日常工作。

5.2　**工作内容**

5.2.1　负责有关医学装备管理的法律、法规、规章在医院的贯彻实施。

5.2.2　负责审核制定医院的医学装备管理工作规章制度,并监督实施。

5.2.3　负责对全院医学装备配置、购置计划、医学装备管理及安全计划等重大事项进行评估、论证、咨询和决策。

5.2.4　医学装备管理委员会每季度召开一次工作会议,听取各委员及相关部门的工作汇报,确定目标、组织资源、组织项目的实施。

5.3 会议管理

5.3.1 会议周期:医学装备管理委员会根据实际情况一般每季度召开一次会议。若遇重大事件可临时召开会议。若遇突发紧急事件需要立即给出处理方案时,可进行电话会议沟通,安排相关部门立即处理,事后书面报告至医学装备管理委员会。

5.3.2 议事规则。

5.3.2.1 参加医学装备管理委员会会议的委员人数须达到委员总人数的2/3以上方可召开会议。医学装备管理委员会会议决议须经与会委员2/3以上表决通过才能生效。若存在较大争议,可暂停审议,留待再次会议审议。

5.3.2.2 医学装备管理委员会对年度医疗设备采购计划等重大事项或再次审议有较大争议事项时,可采取无记名投票方式做出决定。医学装备管理委员会以无记名投票方式做出决定时,必须经与会委员2/3以上同意方可通过。形成的决议要有会议记录。

5.3.2.3 严格遵守当事人回避制度。医学装备管理委员会讨论事项涉及委员本人或与委员本人有明显利害关系时,该委员在委员会讨论表决中须回避,但仍可对其他事项参加表决。

5.3.2.4 医学装备管理委员会做出的决定,如果委员提出复议,必须征得1/3以上(含1/3)委员同意,方可召开委员会会议复议。经复议未通过的决定不再复议。

5.3.3 会议事项。

5.3.3.1 医学装备管理委员会秘书做好委员会日常工作,形成工作报告讨论稿提交至委员会。

5.3.3.2 医学装备管理委员会秘书负责收集各委员会成员工作报告及重点讨论事项,拟定会议议程,准备会议资料。经主任委员确认后,提前发至委员会成员,使其熟悉相关内容,提高会议效率,保障会议顺利进行。

5.3.3.3 医学装备管理委员会秘书应当及时完成会议纪要,经主任委员审核签发。

5.3.3.4 医学装备管理委员会秘书负责将会议记录和会议纪要留存入档,并至少保存3年。

5.3.2.5 主任委员应对医学装备管理委员会会议讨论形成的决策督促落实,每次会议须追踪前期决策的执行情况及有效性。对于已经落实的措施,负责部门要汇报落实之后的效果;对于尚未完全落实的改进措施,负责部门要在医学装备委员会上说明情况并提出进一步实施方案。

5.3.4 医学装备管理委员会成员对以下事项具有保密义务:

5.3.4.1 委员在会议中发表的涉及个人、科室和单位评价的言论。

5.3.4.2 有关医院的技术秘密和商业秘密。

5.3.4.3 医学装备管理委员会认为应当保密的其他事项。

6 流程:无。

7 相关文件

7.1 《医疗卫生机构医学装备管理办法》

7.2 《委员会工作制度》

8 使用表单:无。

批准人:	签署日期:
审核人:	发布日期:

第十一节　护理质量管理委员会章程

文件名称	护理质量管理委员会章程	文件编号	YY – XZ – ×× ×
制定部门	×× ×	版本号	1.0
生效日期	20×× – ×× – ××	页数/总页数	×/××
修订日期	20×× – ×× – ××	有效期至	20×× – ×× – ××

1　**目的**:加强护理质量与安全管理,不断提高护理服务水平,提升护理质量的核心管理,减少护理不良事件发生,落实各项规章制度,保障护理安全,确保医院护理质量的稳定与持续改进。

2　**范围**:护理质量管理委员会各级人员在开展委员会工作时。

3　**定义**:护理质量管理委员会是医院护理管理的监督权力机构,也是对医院护理工作各种重要事项做出专门决定的专业技术组织。

4　**权责**

4.1　**主任委员**:全面负责并主持护理质量管理委员会工作,召开委员会会议,安排委员会相关工作。

4.2　**副主任委员**:协助主任委员工作,并接受主任委员的工作安排。主任委员不在时由副主任委员主持工作。

4.3　**委员**:认真履行工作职责,遵守委员会章程,积极参加护理质量管理委员会会议,参与讨论与投票,积极宣传并带头落实委员会各项决议。

4.4　**秘书**:负责委员会的日常工作,形成工作报告提交至委员会;收集委员会各成员工作报告及重点讨论事项,拟定会议议程,准备会议资料,经主任委员确认后,提前发至委员会成员,使其熟悉相关内容,提高会议效率,保障会议顺利进行;及时完成会议纪要,经主任委员审核签发;负责将会议纪要上交上级委员会,留存入档。

5　**内容**

5.1　**组织结构**

5.1.1　护理质量管理委员会设主任委员1名、副主任委员1名、委员13名。委员会成员总数为奇数。另设秘书1名。护理部提交委员会成立报告至上级委员会审核,审核后正式发文公布。

5.1.2　护理质量管理委员会下设办公室在护理部,办公室主任由护理部主任兼任。

5.1.3　护理质量管理委员会主任委员由主管院领导担任,副主任委员由护理部主任担任,秘书由护理部干事担任。委员由手术室、消毒供应室、急诊科、门诊部、内科、外科、妇产科、儿科、五官科护士长及护理部干事担任,实行兼职聘任制,由主任委员提名,提请上级委员会讨论。

5.1.4　护理质量管理委员会委员(包括主任委员和副主任委员)任期3年,可以连续聘任。委员中1/4委员在任期满后做轮换,尽可能保持委员会工作的连贯。

5.2　**工作内容**

5.2.1　制订全院年度护理质量管理计划,督促落实并做年度评估、分析、总结。

5.2.2　监督医疗卫生及护理管理等有关法律法规的贯彻执行,按照相关法律法规审核,制定本院护理工作规章制度并监督实施。

5.2.3 制定、修订护理工作质量标准、护理常规、护理技术操作规范等,确定护理质量管理目标。

5.2.4 分析护理不良事件,并对护理不良事件提供指导。

5.2.5 每季度召开一次工作会议,听取护理质量控制相关工作汇报,总结并部署下一步工作重点。

5.2.6 每季度月末收集质量指标数据、分析并提出整改方案。

5.2.7 讨论并解决全院护理管理工作中出现的问题。

5.3 会议管理

5.3.1 会议周期:护理质量管理委员会每季度召开一次会议。若遇重大医疗、安全、质量异常事件,由主任委员决定召开临时会议。若遇突发紧急事件无法组织委员会开会讨论时,可由主任委员先决定处理意见,事后提交委员会讨论备案。

5.3.2 委员会每次例会前均须通知所有委员参加,参加会议的委员人数2/3以上方可召开会议,并填写《委员会会议签到表》。无特殊原因,不得缺席,不能参加者须请假。

5.3.3 委员会会议决议须经全体与会委员2/3以上表决通过才能生效。若存在较大争议,可暂停审查,留待再次会议审查。

5.3.4 任何部门和个人若不服委员会裁决,允许其准备申述材料在下一次会议上进行申辩。

5.3.5 经委员会讨论通过的决议,委员会秘书负责落实。

5.3.6 主任委员须对会议讨论形成的决策进行督促落实,每次会议须追踪前期决策的执行情况及有效性。对已经落实的措施,负责部门要汇报落实之后的效果;对尚未完全落实的改进措施,负责部门要在委员会上说明情况并提出进一步实施方案。

5.3.7 会议记录。

    5.3.7.1 每次例会均应填写《委员会会议记录表》。

    5.3.7.2 委员会秘书根据《委员会会议记录表》整理会议纪要,并交主任委员负责审核。

    5.3.7.3 委员会秘书根据医院规定对会议记录进行整理,按要求存档在委员会下设的办公室,档案保存期为3年。

6 流程:无。

7 相关文件

7.1 《医疗质量管理办法》(中华人民共和国国家卫生和计划生育委员会令第10号)

7.2 《委员会工作制度》

8 使用表单:无。

批准人: 签署日期:

审核人: 发布日期:

第十二节　医院感染管理委员会章程

文件名称	医院感染管理委员会章程	文件编号	YY－XZ－××
制定部门	×××	版本号	1.0
生效日期	20××－××－××	页数/总页数	×/××
修订日期	20××－××－××	有效期至	20××－××－××

1　**目的**:加强医院感染管理,有效预防和控制医院感染,保障医疗安全,提高医疗质量。

2　**范围**:医院感染管理委员会各级人员在开展委员会工作时。

3　**定义**:无。

4　**权责**

4.1　**主任委员**:负责领导、监督、管理委员会工作。

4.2　**副主任委员**:协助主任委员工作,并接受主任委员的工作安排。

4.3　**委员**:认真履行工作职责,遵守委员会制度。

4.4　**秘书**:负责委员会的日常工作,形成工作报告提交至委员会;拟定会议议程,准备会议资料,经主任委员确认后,提前发至委员会成员,使其熟悉相关内容,提高会议效率,保障会议顺利进行;及时完成会议纪要。

5　**内容**

5.1　**组织结构**

5.1.1　医院感染管理委员会设主任委员1名、副主任委员1名、委员19名、秘书1名。

5.1.2　医院感染管理委员会下设办公室为感染控制科,负责委员会日常工作。

5.1.3　医院感染管理委员会主任委员由主管院长担任,副主任委员由感染控制科主任担任,秘书由感染控制科科员兼任。委员实行兼职聘任制,由主任委员提名。委员由医务处、质量控制科、护理部、门诊部、临床药学室、预防保健科、检验科、手术室、消毒供应室、总务科、设备科、信息科和呼吸与危重症医学科等感染控制重点科室负责人担任。

5.1.4　医院感染管理委员会委员(包括主任委员和副主任委员)任期3年,可以连续聘任。

5.2　**工作内容**

5.2.1　认真贯彻医院感染管理方面的法律法规及技术规范、标准,制定本院预防和控制医院感染的政策及规程并监督实施。

5.2.2　根据预防医院感染和卫生学要求,对本院的建筑设计、重点科室建设的基本标准、基本设施和工作流程进行审查并提出意见。

5.2.3　研究并确定本院医院感染管理及人员培训的工作计划、感染监测方法和计划,并对计划的实施进行考核和评价。

5.2.4　研究并确定本院的医院感染重点部门、重点环节、重点流程、危险因素以及采取的干预措施,明确各有关部门、人员在预防和控制医院感染工作中的责任,确保有效沟通。

5.2.5　研究并制定本院发生医院感染暴发及出现不明原因传染性疾病或特殊病原微生物感染病例等事件时的控制预案。

5.2.6 召开委员会会议,研究和协调解决有关医院感染预防与控制方面的问题。遇到紧急情况,随时召开会议。

5.2.7 根据本医院监测病原微生物特点和耐药现状,配合药事管理与药物治疗学委员会提出合理使用抗菌药物的指导意见。

5.2.8 每季度向上级委员会(医院质量与安全管理委员会)汇报工作情况。

5.3 会议管理

5.3.1 会议周期:医院感染管理委员会每季度至少召开一次会议。若有紧急情况,可临时召集会议。

5.3.2 会议程序。

5.3.2.1 会议议程应提前1日将开会时间、内容通知各位委员。参加会议的委员人数达2/3以上方可召开会议,并填写《委员会会议签到表》。无特殊原因不得缺席,不能参加者须向主任委员请假。

5.3.2.2 委员会会议决议须经全体参会委员2/3以上表决通过才能生效。

5.3.3 会议记录。

5.3.3.1 每次委员会会议均应填写《委员会会议记录表》。

5.3.3.2 委员会秘书根据《委员会会议记录表》整理会议纪要,并交主任委员审核。

5.3.3.3 委员会秘书对会议记录进行整理,归档保存于委员会办公室,保存期限3年。

6 流程:无。

7 相关文件

7.1 《医院感染管理办法》

7.2 《委员会工作制度》

8 使用表单:无。

批准人: 签署日期:

审核人: 发布日期:

第十三节　设施与环境安全管理委员会章程

文件名称	设施与环境安全管理委员会章程	文件编号	YY－XZ－×××
制定部门	×××	版本号	1.0
生效日期	20××－××－××	页数/总页数	×/××
修订日期	20××－××－××	有效期至	20××－××－××

1　**目的:**有效管理医院基本公共设施、消防设施以及工作人员,实现向患者、家属、员工及来访者提供安全、功能齐备的支持性设施和良好、安全的就医以及工作环境。

2　**范围:**适用于设施与环境安全管理委员会各级人员开展委员会工作时。

3　**定义:**无。

4　**权责**

　4.1　**主任委员:**全面负责并主持设施与环境安全管理委员会工作,召开委员会会议,安排委员会相关工作。

　4.2　**副主任委员:**协助主任委员工作,并接受主任委员的工作安排。主任委员不在时由副主任委员主持工作。

　4.3　**委员:**认真履行工作职责,遵守委员会工作制度,积极参加设施与环境安全管理委员会会议,参与讨论与投票,积极宣传并带头落实委员会各项决议。

　4.4　**秘书:**负责准备设施与环境安全管理委员会会议资料,按照主任委员的安排通知开会事宜,做会议记录,起草会议决议和文件,负责资料的整理和归档。

5　**内容**

　5.1　**组织结构**

　　5.1.1　委员会成员15名,其中主任委员1名、副主任委员2名、委员12名、秘书1名。委员会成员总数为奇数。

　　5.1.2　主任委员由院长担任。

　　5.1.3　副主任委员由主管院长及保卫科科长担任。

　　5.1.4　委员由设备供应科、总务科、感染控制科、医务处、基建科、信息科、护理部、药学部、工会、教学科、门诊部、财务科等科室负责人担任。

　　5.1.5　秘书由保卫科科员担任。

　　5.1.6　委员会办公室设在保卫科,办公室主任由保卫科科长兼任。

　5.2　**工作内容**

　　5.2.1　研究制定医院设施与环境安全管理工作的总体部署,修订和完善各项规章制度。

　　5.2.2　定期召开设施与环境安全管理委员会会议,分析医院安全形势,研究解决设施与环境安全管理工作中存在的问题,每季度向上一级委员会汇报工作情况。

　　5.2.3　针对医院特点,对职工进行消防安全和有害物质方面的宣传教育,增强职工的安全防范意识;进行实战演练,以便职工遇到突发事件时可以冷静处理。

　　5.2.4　定期对医院环境与设施进行安全检查。通过对全院安全检查,发现设施与环境安全管理工作中存在的问题,并及时整改,消除事故隐患,实现向患者、家属、医务人员及来访者提供安全、功能齐备的支持性设施和良好、安全的就医环境及工作环境。

5.2.5　负责研究、协调和处理安全保卫、突发事件、有害物质管理、消防安全管理、环境安全管理、公共设施管理等相关事务。

5.2.6　负责审议安全保卫计划、消防安全管理计划、有害物质管理计划、公用设施管理计划、医院环境安全计划及监督执行。

5.2.7　追踪讨论与设施及环境安全有关的不良事件。

5.3　会议管理

5.3.1　每季度召开一次委员会会议,审核委员会工作情况及医院重大设施与环境安全管理事项,并根据医院实际情况提出改进意见,必要时可召开临时会议。

5.3.2　委员会秘书提前一日将开会时间、内容通知各位委员。若需临时召开会议,由秘书及时通知开会人员。委员会每次开会须通知所有委员参加,参加会议的委员人数超过 2/3 以上方可召开会议,并填写《委员会会议签到表》。无特殊原因,不得缺席,不能参加者须请假。

5.3.3　会议由主任委员主持。主任委员因故缺席时,可委托副主任委员主持会议。

5.3.4　会议视内容需要可邀请或指定相关人员列席,列席人员无表决权。

5.3.5　会议作出决议时,必须有 2/3 委员在场,经全体参会委员 2/3 以上表决通过,经主任委员审批签字后,方可生效执行。若存在较大争议,可留待下次会议审定。任何部门和个人如不服委员会决议,可在下次会议进行申辩。

6　流程:无。

7　相关文件

《委员会工作制度》

8　使用表单:无。

批准人:　　　　　　　　　　　　　签署日期:

审核人:　　　　　　　　　　　　　发布日期:

第十四节　医疗质量与安全管理委员会章程

文件名称	医疗质量与安全管理委员会章程	文件编号	YY－XZ－×××
制定部门	×××	版本号	1.0
生效日期	20××－××－××	页数/总页数	×/××
修订日期	20××－××－××	有效期至	20××－××－××

1　**目的**:加强医疗质量安全管理,提高医疗技术服务水平,保证医院医疗过程安全、科学、合理、有效。

2　**范围**:医疗质量与安全管理委员会各级人员开展委员会工作时。

3　**定义**:无。

4　**权责**

4.1　**主任委员**:负责领导、监督、监管委员会工作,负责主持会议。

4.2　**副主任委员**:协助主任委员工作。

4.3　**委员**:认真履行工作职责,遵守委员会制度。

4.4　**秘书**:负责委员会的日常工作,不参加表决。

5　**内容**

5.1　**组织结构**

5.1.1　组织原则。

5.1.1.1　主任委员由主管院领导担任。

5.1.1.2　副主任委员由质量管理科主任担任。

5.1.1.3　委员由院级领导、相关职能部门、临床科室、医技科室负责人担任。

5.1.1.4　秘书由质量控制科干事担任。

5.1.2　委员会组成。

5.1.2.1　设委员会成员17名,其中主任委员1名、副主任委员1名、委员15名。

5.1.2.2　委员会办公室设在质量控制科,设秘书1名。

5.1.2.3　委员会下设8个专业委员会和1个授权小组:急诊与重症医学管理委员会、手术管理委员会、门诊管理委员会、病案管理委员会、临床用血管理委员会、临床路径与单病种管理委员会、放射防护安全管理委员会、临床实验管理委员会、医师资格审查授权小组。

5.2　**工作内容**

5.2.1　进行日常医疗质量与安全管理工作,并为医院在医疗质量与安全管理方面的决策提供信息服务。

5.2.2　组织制定医疗质量与安全管理相关制度,编制年度医疗质量改进与患者安全管理计划,督促检查计划的执行与落实。

5.2.3　建立医务人员质量管理相关法律、法规、规章制度、技术规范的培训制度,制订培训计划并监督实施。

5.2.4　负责组织和实施医疗质量与安全方面的检查、评价、考核,对其存在的问题进行反馈,提出改进措施。

5.2.5 负责审核医师授权管理制度,监管授权制度的实施情况。

5.2.6 负责对下设委员会工作的总体调度和协调。

5.2.7 对于医疗质量与安全管理工作中存在的下设委员会不能明确职能的工作,由医疗质量与安全管理委员会协调解决。

5.2.8 医疗质量与安全管理委员会每季度召开一次会议,通报医疗质量与安全管理信息,研究医疗质量与安全管理工作。

5.3 会议管理

5.3.1 会议周期。

5.3.1.1 委员会根据实际情况每季度召开一次会议。如遇重大医疗、安全、质量异常事件,可召开临时会议。若遇突发紧急事件须立即给出处理方案时,可进行电话会议沟通,安排相关部门立即处理,事后书面报告至委员会。

5.3.1.2 委员会下设8个分会须定期将质量指标数据上报委员会。

5.3.2 运行制度。

5.3.2.1 委员会每次例会前均须通知所有委员参加。参加会议的委员人数占该委员会成员总数2/3以上方可召开会议,并填写《委员会会议签到表》。委员因故不能出席会议,须在会前请假,其意见可用书面形式表达。对于三次以上无故不参加例会者,由秘书提交委员会讨论调整该部门参会人员。

5.3.2.2 委员会决议须经与会委员总数2/3以上表决通过才能生效,未到会委员不能委托其他委员代为表决。委员会审议或评定的事项与委员本人及其配偶和直系亲属有关,或者具有利益关联的,相关委员应当回避。如存在较大争议,可暂停审议,留待下次会议审查。

5.3.2.3 任何部门和个人若不服委员会裁决,允许其准备申述材料在下一次会议上进行申辩。

5.3.2.4 秘书收集委员会成员工作报告及重点讨论事项,拟定会议议程,准备会议资料,议题须经主任委员、副主任委员商定。议题确定后,提前发至委员会成员,使其熟悉相关内容,提高会议效率。可以根据议题,设立旁听席,允许相关部门人员列席旁听。列席会议人员由主任委员确定。

5.3.2.5 会议纪要在1周内经主任委员确认,并在1周内呈交实施方案及完成时间节点。

5.3.2.6 主任委员须对会议讨论形成的决策进行督促落实,每次会议须追踪前期决策的执行情况及有效性。对于已经落实的措施,负责部门要汇报落实之后的效果;对于尚未完全落实的改进措施,负责部门要在委员会上说明情况并提出进一步实施方案。

5.3.2.7 委员会定期收集本领域内的资料,听取改进意见,讨论重点议题,提出反馈和响应措施,解决相关问题。

5.3.2.8 对于与其他委员会之间相互交叉的事务,提交上一级委员会讨论。

5.3.2.9 委员会建立年度报告制度,每年度制订工作计划,并进行工作总结与汇报。

5.3.3 会议记录。

5.3.3.1 每次例会均应填写《委员会会议记录表》。

5.3.3.2 委员会秘书根据《委员会会议记录表》整理会议纪要,并交主任委员负责审核。

5.3.3.3　委员会秘书根据医院有关规定对会议记录进行整理,按要求在各委员会常设办公室归档,保存时间不少于3年。

6　流程:无。

7　相关文件

　《委员会工作制度》

8　使用表单:无。

批准人:　　　　　　　　　　　　　签署日期:

审核人:　　　　　　　　　　　　　发布日期:

第十五节　药事管理与药物治疗学委员会章程

文件名称	药事管理与药物治疗学委员会章程	文件编号	YY－XZ－×××
制定部门	×××	版本号	1.0
生效日期	20××－××－××	页数/总页数	×/××
修订日期	20××－××－××	有效期至	20××－××－××

1 **目的:**保证医院药事管理与药物治疗学工作健康有序发展,提高药事管理水平和服务质量,更好地为患者、为临床服务。

2 **范围:**药事管理与药物治疗学委员会各级人员开展委员会工作时。

3 **定义:**药事管理与药物治疗学委员会是医院药事管理的监督权力机构,也是对医院药事各项重要事项做出专业技术决定的组织。

4 **权责**

  4.1 **主任委员:**负责委员会工作,批准和召开委员会进行季度例会和临时会议,研究医院药事管理与药物治疗学有关事项。

  4.2 **副主任委员:**协助主任委员工作,并接受主任委员的工作安排。

  4.3 **委员**

    4.3.1 委员按有关法律和规定,独立履行职责并对委员会负责。

    4.3.2 委员参会期间,提出会议议案并发表意见,参与讨论和表决。

    4.3.3 委员闭会期间,监督各临床科室用药和药学部的药事管理工作。

  4.4 **秘书:**负责准备药事管理与药物治疗学委员会的会议资料,按照主任委员的安排通知开会时间,做会议记录,起草会议决议和文件,负责在1周内将会议资料整理和归档。

5 **内容**

  5.1 **组织结构**

    5.1.1 委员会组成。

      5.1.1.1 委员会成员19名,其中主任委员1名、副主任委员2名、委员16名。委员会成员总数为奇数。

      5.1.1.2 委员会下设办公室在药学部,办公室主任由药学部主任担任。

      5.1.1.3 秘书1名。

    5.1.2 组织原则。

      5.1.2.1 主任委员由院长担任。

      5.1.2.2 副主任委员由主管院领导、药学部主任担任。

      5.1.2.3 委员由主任委员提名,由具有高级技术职务任职资格的药学、临床医学、护理和医院感染管理、医疗行政管理等人员担任,实行兼职聘任制。

  5.2 **工作内容**

    5.2.1 贯彻执行医疗卫生及药事管理等相关法律、法规、规章;审核制定本机构药事管理与药物治疗学工作规章制度,并监督实施。

    5.2.2 负责制定与定期修订全院处方集和基本用药目录,并监督其实施。

5.2.3 推动药物治疗相关临床诊疗指南和药物临床应用指导原则的制定与实施,监测、评估全院药物使用情况,提出干预和改进措施,指导临床合理用药。

5.2.4 分析、评估用药风险和药品不良反应、药品损害事件,并提供咨询和指导。

5.2.5 建立新药遴选管理,对药品引进、淘汰、调整进行评审、评价。

5.2.6 督查毒、麻、精神及放射性等特殊管理药品和高警讯药品的临床使用与规范化管理,及时研究存在的问题与隐患,提出改进措施,完善管理意见。

5.2.7 对处方实施动态监测及超常预警,开展处方点评。

5.2.8 落实抗菌药物临床应用管理。

5.2.9 对医务人员进行有关药事管理法律法规、规章制度和合理用药知识教育培训,向公众宣传安全用药知识。

5.2.10 委员会每年定期组织召开药品质量、安全管理、运行生产和药品不良反应监测研讨会,分析、总结经验,学习药品监督和药品不良反应监测的知识及技能,同时定期对临床进行合理用药检查,对不合理用药予以评价和干预。

5.3 会议管理

5.3.1 主任委员负责召集并主持委员会会议,研究医院药物与治疗学管理的有关问题,每年至少一次对药品的管理与使用进行回顾性分析。年度回顾内容包括与药品管理相关的所有信息和经验,如用药系统在以下方面是否运行良好。

5.3.1.1 药品的选择和供应、储存情况,医院药品目录的变化情况。

5.3.1.2 处方与药物医嘱规范的执行及适宜性审核情况。

5.3.1.3 药品调配的管理与监测。

5.3.1.4 医院新药的引进及临床应用评价。

5.3.1.5 药品不良反应、用药差错与近似错误的管理与监测情况。

5.3.1.6 抗菌药物临床应用及安全性监测。

5.3.1.7 用药安全教育开展情况及需求评估。

5.3.2 委员会原则上每季度召开一次会议,检查、总结上一阶段工作且安排下一阶段工作,审核新药的报批材料和临床药品使用情况。遇特殊情况可由主任委员召开临时会议。

5.3.3 委员会会议应在有 2/3 以上委员出席的情况下召开。委员会会议决议经参加会议的 2/3 以上有投票权(秘书无投票表决权)委员的同意方可通过、颁布执行。

5.3.4 药学部是委员会的执行机构,负责落实委员会的决议。在委员会闭会期间,药学部可以在其权限范围内,履行其委员会职能,做出临时性决定。在此期间若遇到不能自行处理的事项,应及时向主任或副主任委员请示,或提议召开临时会议。所有临时性决定均应在下次委员会会议上进行通报,并经会议通过后方可成为正式决议。

5.3.5 委员会若因专业技术问题需要专业人员列席会议,列席人员只发表本专业意见、建议,无表决权。

6 流程:无。

7 相关文件

7.1 《委员会工作制度》

7.2 《中华人民共和国药品管理法》(中华人民共和国主席令第 31 号)

7.3 《麻醉药品和精神药品管理条例》(中华人民共和国国务院令第 442 号)

7.4 《药品不良反应报告和监测管理办法》(卫生部令第 81 号)

7.5 《医疗机构药事管理规定》(卫医政发〔2011〕11 号)

7.6 《处方管理办法》(卫生部令第 53 号)

7.7 《国际联合委员会(JCI)医院评审标准》(第六版)

7.8 《三级综合医院评审标准评审细则》(2011 年版)

8 **相关表单**:无。

批准人: 签署日期:

审核人: 发布日期:

第十六节　健康教育委员会章程

文件名称	健康教育委员会章程	文件编号	YY－XZ－××××
制定部门	×××	版本号	1.0
生效日期	20××－××－××	页数/总页数	×/××
修订日期	20××－××－××	有效期至	20××－××－××

1　**目的**:促进健康教育建设,保障健康教育委员会在健康教育事务中有效发挥作用。

2　**范围**:健康教育委员会各级人员开展委员会工作时。

3　**定义**:健康教育委员会是医院开展健康教育的最高领导机构,负责制定医院健康教育的发展规划、组织、实施、监管医院的健康教育工作,对健康教育质量等进行评价,提升医院健康教育工作管理水平。

4　**权责**

4.1　**主任委员**:全面负责健康教育委员会工作,批准召开委员会会议,安排委员会相关工作。

4.2　**副主任委员**:协助主任委员工作,并接受主任委员的工作安排。

4.3　**委员**:参加健康教育委员会会议,参与讨论与表决,并有责任督促会议决议的执行。

4.4　**秘书**:负责准备健康教育委员会的会议资料,按照主任委员的安排通知开会时间,进行会议记录,起草会议决议和文件,负责资料的整理和归档。

5　**内容**

5.1　**组织结构**

5.1.1　设委员会成员 15 名,其中主任委员 1 名、副主任委员 1 名、委员 13 名。设秘书 1 名,不参加事项决议。

5.1.2　主任委员由主管院领导担任。

5.1.3　副主任委员由预防保健科负责人担任。

5.1.4　委员由医务处、护理部、感染控制科、门诊部、医联体、宣传策划部相关部门负责人和具有高级技术职务任职资格的 7 人组成,实行兼职聘任制。

5.1.5　委员会下设办公室为预防保健科,办公室主任由预防保健科主任兼任。

5.1.6　秘书由预防保健科干事兼任。

5.2　**工作内容**

5.2.1　贯彻落实国家、省、市卫生与健康委员会关于医院健康教育工作的方针、政策,领导全院健康教育工作。

5.2.2　审核完善委员会工作制度和规范。

5.2.3　负责审议健康教育年度工作计划和年度工作总结。

5.2.4　负责组织、实施、监管医院的健康教育工作,保证健康教育工作按照计划合理、有序地开展。

5.2.5　建立年度报告制度,每年度对医院健康教育活动、水平、健康教育质量等进行评价,向上级委员会报告工作情况。

5.3 会议管理

5.3.1 委员会会议应在有 2/3 以上委员出席的情况下召开。

5.3.2 委员会会议决议经参加会议的 2/3 以上委员的同意后方可通过、颁布执行。

5.3.3 委员会每季度召开一次会议,检查、总结前一阶段工作且安排下阶段工作。

5.3.4 每次例会均应填写《健康教育委员会会议记录表》。

5.3.5 健康教育委员会秘书根据《健康教育委员会会议记录表》整理会议纪要,按要求归档。

6 流程:无。

7 相关文件

7.1 《委员会工作制度》

7.2 《××市迎接国家卫生城市复审健康教育与健康促进项目实施方案的通知》

8 使用表单:无。

批准人:　　　　　　　　　　　签署日期:

审核人:　　　　　　　　　　　发布日期:

第十七节　风险管理委员会章程

文件名称	风险管理委员会章程	文件编号	YY－XZ－×× ×
制定部门	× × ×	版本号	1.0
生效日期	20× ×－× ×－× ×	页数/总页数	×/× ×
修订日期	20× ×－× ×－× ×	有效期至	20× ×－× ×－× ×

1　**目的**:保障医院风险管理委员会切实履行委员会职能,明确工作职责,降低医院风险,保障患者、员工及环境安全。

2　**范围**:风险管理委员会各级人员开展委员会工作时。

3　**定义**:风险管理委员会是医院风险管理的监督权力机构,也是对医院风险控制事项做出决定的专业组织。

4　**权责**

4.1　**主任委员**:负责领导、监督、管理委员会工作,批准召集委员会例会和临时会议。

4.2　**副主任委员**:协助主任委员完成工作。

4.3　**委员**:认真履行工作职责,参加风险管理会议,参与讨论医院风险管理,并监督决议的执行。

4.4　**秘书**:负责风险管理委员会会议资料;拟定会议议程,及时完成会议纪要,起草会议决议和文件,形成风险报告提交至委员会;负责将会议纪要上交院长办公室,并留存入档。

5　**内容**

5.1　**组织结构**

5.1.1　委员会下设主任委员1名、副主任委员2名、委员14名,总人数17人。

5.1.2　主任委员由主管院领导担任。副主任委员由医务处主任担任。委员由院长办公室、人力资源部、护理部、质量控制科、财务科、感染控制科、宣传策划部、门诊部、信息科、总务科、设备供应科、保卫科、药学部、呼吸与重症医学科负责人担任。

5.1.3　委员会办公室设在医务处,办公室主任由医务处主任担任。设秘书1名,由医务处干事担任。

5.1.4　委员实行兼任制,由主任委员提名,提请上级委员会讨论。委员(包括主任委员和副主任委员)任期为3年,可以连续聘任。特殊情况下,可由主任委员提名,委员会讨论做出调整。

5.2　**工作内容**

5.2.1　制定风险管理制度,统筹规划风险管理活动,有组织、有系统地收集、归纳、反馈各种风险信息。

5.2.2　进行医院灾害脆弱性分析和风险评估,寻找、制定规避风险的措施。若遇紧急情况,可随时召开会议。

5.2.3　贯彻执行医院风险管理制度,做好风险管理计划。组织医务人员分析讨论医院安全隐患及事件,对于存在的风险制定预案并进行演练。

5.2.4　组织预测、评估、监控病房风险;分析医院存在的或潜在的风险,针对性地进行培训、学习,制定流程并进行演练。

5.2.5 做好风险管理的督导检查工作,收集、检查各科室的各种风险管理信息并及时与相关人员沟通,完善科室应对安全隐患的能力。

5.3 会议管理

5.3.1 委员会每季度至少召开一次例会,参加会议的委员人数在 2/3 以上方可召开会议,并填写《委员会会议签到表》。无特殊原因,不得缺席,不能参加者须请假,并书面说明原因。若遇重大医疗、安全、质量突发事件,可召开临时会议。若突发事件紧急无法组织委员会开会讨论时,可由主任委员先决定处理意见,事后提交委员会讨论备案。

5.3.2 委员会会议决议须经全体委员 2/3 以上表决通过才能生效。若存在较大争议,可暂停表决,留待下次会议审查。

5.3.3 主任委员须对会议讨论形成的决策进行督促落实,每次会议须追踪前期决策的执行情况及有效性。对于已经落实的措施,负责部门要汇报落实之后的效果;对于尚未完全落实的改进措施,负责部门要在委员会上说明情况并提出进一步实施方案。

5.3.4 任何部门和个人若不服委员会裁决,允许其准备申述材料在下一次会议上进行申辩。经委员会讨论通过的决议,委员会秘书负责落实。

5.3.5 任务负责人在会议结束后 1 周内呈交实施方案及方案完成时间节点,委员会秘书负责收集汇总。

6 流程:无。

7 相关文件

《委员会工作制度》

8 使用表单:无。

批准人:　　　　　　　　　　　　签署日期:

审核人:　　　　　　　　　　　　发布日期:

第十八节 学术委员会章程

文件名称	学术委员会章程	文件编号	YY－XZ－×× ×
制定部门	×× ×	版本号	1.0
生效日期	20× ×－× ×－× ×	页数/总页数	× / × ×
修订日期	20× ×－× ×－× ×	有效期至	20× ×－× ×－× ×

1 **目的**:进一步加强医院学术管理,完善学术工作规章制度,保障学术委员会在医院学术事务中有效发挥作用,不断提高医疗、科研、教学水平和服务社会能力。

2 **范围**:学术委员会各级人员开展委员会工作时。

3 **定义**:学术委员会是专家学者代表组成的学术评议、审议和学术决策咨询机构,是加强专家学者在医院学术工作中的主体地位,发扬学术民主,保障医院学术决策规范、科学的组织。

4 **权责**

4.1 **主任委员**:全面负责并主持学术委员会工作,批准召开委员会会议,安排委员相关工作。

4.2 **副主任委员**:协助主任委员工作,并接受主任委员的工作安排。

4.3 **委员**:对提交审查的研究项目进行充分审查,参加学术委员会会议,参与讨论与投票,并有责任督促会议决议的执行。

4.4 **秘书**:负责准备学术委员会会议资料,负责会议日程、会议记录、会议决议,负责资料整理、归档及其他日常工作。

5 **内容**

5.1 **组织结构**

5.1.1 学术委员会设主任委员 1 名、副主任委员 1 名、委员 11 名,总人数 13 人。设秘书 1 名。分别由内科学、外科学、药学、医疗技术、管理及护理学专业人员组成。

5.1.2 学术委员会主任委员、副主任委员及委员由院长办公会决定任命。主任委员不在时,由副主任委员代行主任委员职权。

5.1.3 学术委员会实行任期制,每届任期 3 年,可以连任。委员可根据需要有所变更,若有变动,应按前任委员所属专业等额及时补充,委员在任职期间离开医院岗位 1 年以上者,经学术委员会研究,可予以替换。

5.1.4 学术委员会办公室设在科研科,办公室主任由科研科主任兼任。

5.1.5 学术委员会委员由具有高级专业技术职务的医务人员或医学博士担任。委员应符合以下任职条件。

5.1.5.1 遵守宪法、法律,学风端正、治学严谨、公道正派。

5.1.5.2 在本学科或本专业领域已取得公认的学术成果,有良好的学术声誉。

5.1.5.3 关心医院建设和发展,有参与学术议事的意愿和能力,能够正常履行职责。

5.2 **工作内容**

5.2.1 学术审议:审议科研发展规划及科研管理政策,审议重大科研设备购置计划,审议医院其他学术工作的重要决策。

5.2.2 学术评议:负责评议推荐各类科技人才候选人、各类限额申报的科研项目、科研成果报奖及院级科研项目立项等学术事务。

5.2.3 学风维护:负责学术争议的仲裁,接受全院科技人员科研道德问题的投诉和调查,并向院长办公会提出处理建议。

5.2.4 受院长委托,对涉及学术问题的其他重要事项进行论证和咨询。

5.3 会议管理

5.3.1 学术委员会每季度召开一次全体会议。举行会议时秘书应于会前三日将议程通告全体委员。根据工作需要,亦可临时召开学术委员会全体会议,召集临时会议,秘书应于会前一日将会议地点、会议内容通告全体委员。

5.3.2 凡需提交会议讨论的事项,由相关职能部门呈报学术委员会。会议议题事前由学术委员会主任委员、副主任委员商议确定。提交学术委员会讨论的议案,学术委员会主任委员认为有必要时,可指定一名或几名委员提出初审意见后交全体会议审议。

5.3.3 学术委员会全体会议必须有2/3以上(含2/3)委员出席方可举行。学术委员会需要以投票方式做出决定时,须经与会委员2/3以上(含2/3)同意方可通过。学术评议事宜须采用记名投票方式表决。委员因故不能出席会议,须在会前请假,其意见可用书面形式表达。重要议题的表决,未到会委员不能委托其他委员代为投票表决。

5.3.4 一般情况下,职能部门负责人应列席与本部门工作相关的学术委员会会议并参与讨论,但不参加表决。

5.3.5 学术委员会的会议决定,在异议期内若有人提出复议,须征得半数以上委员同意,方可召开全体会议复议,经复议通过的决定不再复议。

5.3.6 学术委员会会议由学术委员会秘书负责记录,形成的决议整理成文,会后印发至相关部门及相关人员并归档。

5.3.7 学术委员会委员一般不得缺席学术委员会会议,因故不能出席的委员必须向学术委员会主任委员请假,累计三次无故不到会者视为自动放弃委员资格。

5.3.8 学术委员会委员若不遵守医院学术道德规范,或违背学术委员会有关规定,情节严重,免去其学术委员会委员职务。

5.3.9 学术委员会在讨论、评定、审议与委员或其亲属有关的事项时,该委员应回避。

5.3.10 学术委员会委员须对学术委员会会议上讨论的保密事项严格保密。

6 流程:无。

7 相关文件

7.1 《委员会工作制度》

7.2 《高等学校学术委员会规程》(中华人民共和国教育部令第35号)

8 使用表单:无。

批准人: 签署日期:

审核人: 发布日期:

第十九节　食品质量安全管理委员会章程

文件名称	食品质量安全管理委员会章程	文件编号	YY－XZ－×××
制定部门	×××	版本号	1.0
生效日期	20××－××－××	页数/总页数	×/××
修订日期	20××－××－××	有效期至	20××－××－××

1　**目的**:保证食品质量安全,防止食品污染和有害因素对人体的危害。

2　**范围**:适用于食品质量安全管理委员会各级委员开展委员会工作时。

3　**定义**:无。

4　**权责**

　4.1　**主任委员**:负责领导、监督、管理委员会工作,主持委员会工作会议。

　4.2　**副主任委员**:协助主任委员工作,接受主任委员的工作安排。

　4.3　**委员**:认真履行工作职责,遵守委员会制度,按时参加委员会会议,参与讨论、投票,形成决议,督促决议的落实,监督完成情况。

　4.4　**秘书**:负责委员会的日常工作,形成工作报告提交至委员会;收集各部门工作报告及重点讨论事项,拟定会议议程,准备会议资料,经主任委员确认后,提前发至委员会成员,使其熟悉相关内容,提高会议效率,保障会议顺利进行;填写《委员会会议记录表》,整理完成会议纪要,交主任委员审核签发,留存入档,至少保存3年;负责落实委员会讨论通过的决议。

5　**内容**

　5.1　**组织结构**

　　5.1.1　委员会成员17名,其中主任委员1名、副主任委员1名、委员15名。委员会成员总数为奇数。主任委员由主管院领导担任,副主任委员由营养科主任担任,委员分别由医务处、总务科、质量控制科、护理部、感染控制科、人力资源部、财务科、设备科、保卫科、预防保健科、心内科、内分泌科、重症医学科、普外科、食堂的部门负责人兼任。

　　5.1.2　委员会下设办公室为营养科,办公室主任由营养科主任兼任。

　　5.1.3　设秘书1名,由营养科医师兼任。

　　5.1.4　委员会委员(包括主任委员和副主任委员)任期3年,可以连续聘任。委员中1/4委员在任期满后做轮换,尽可能保持委员会工作的连贯。特殊情况下,可由主任委员提名,委员会会议讨论做出调整。

　5.2　**工作内容**

　　5.2.1　受上级委员会——医院质量与安全管理委员会的管理,充分听取其意见和建议,从人、机、料、法、环等方面,全面负责全院食品质量安全管理工作。

　　5.2.2　讨论审议相关工作制度、管理规范和工作流程,并监督其执行落实情况。

　　5.2.3　委员会每季度召开一次工作会议,听取相关部门的工作汇报及各委员的意见和建议,查找问题、确定目标、调配资源、制订措施、组织实施。

　　5.2.4　委员会成员要注意及时收集本领域内的相关信息和资料,听取相关部门和临床科室、患者的意见和建议,提交委员会会议讨论重点议题,提出整改措施,解决相应问题,并监督反馈。

5.2.5 每季度末收集质量指标数据,分析问题,提出整改方案并监督落实。

5.2.6 建立医院相关信息的有效传递机制。

5.3 会议管理

5.3.1 委员会每次例会前均须通知所有委员参加,参加会议的委员人数2/3方可召开会议,并填写《委员会会议签到表》。无特殊原因,不得缺席,不能参加者须请假,三次以上无故不参加例会者,由秘书提交委员会讨论调整该部门参会人员。

5.3.2 委员会会议决议须经委员会委员2/3表决通过才能生效。若存在较大争议,可暂停审查,留待再次会议时审查。

5.3.3 任何部门或个人若不服委员会裁决,允许其准备申述材料在下一次会议上进行申辩。

5.3.4 若遇重大、异常事件,由主任委员决定召开临时会议。若遇突发紧急事件,无法组织委员会开会讨论时,可由院领导先决定处理意见,事后提交委员会讨论备案。

5.3.5 任务负责人在会议结束后1周内呈交实施方案及方案完成时间节点,由秘书收集汇总。

5.3.6 主任委员须对会议讨论形成的决策进行督促落实,每次会议须追踪前期决策的执行情况及有效性。对于已经落实的措施,负责部门要汇报落实之后的效果;对于尚未完全落实的改进措施,负责部门要在委员会上说明情况并提出进一步的实施方案。

6 流程:无。

7 相关文件

《委员会工作制度》

8 使用表单:无。

批准人: 签署日期:

审核人: 发布日期:

第二十节　急诊与重症医学管理委员会章程

文件名称	急诊与重症医学管理委员会章程	文件编号	YY－XZ－××
制定部门	×××	版本号	1.0
生效日期	20××－××－××	页数/总页数	×/××
修订日期	20××－××－××	有效期至	20××－××－××

1　**目的**:建立健全急诊与重症医学质量标准化、规范化管理,坚持以患者为中心、以医疗质量为核心的质量管理制度。

2　**范围**:急诊与重症医学管理委员会各级人员在开展委员会工作时。

3　**定义**:急诊与重症医学管理委员会是医院急诊与危重症管理的监督权力机构,也是对急诊与重症医学工作各种重要事项做出决定的专业技术组织。

4　**权责**

4.1　**主任委员**:负责领导、监管委员会工作,主持委员会会议。

4.2　**副主任委员**:协助主任委员完成工作。

4.3　**委员**:认真履行工作职责,遵守委员会制度。

4.4　**秘书**:负责委员会的日常工作,形成工作报告提交至委员会;收集委员会各成员工作报告及重点讨论事项,拟定会议议程,准备会议资料,经主任委员确认后,提前发至委员会成员,使其熟悉相关内容,提高会议效率,保障会议顺利进行;及时完成会议纪要,经主任委员审核签发;负责将会议纪要留存入档。

5　**内容**

5.1　**组织结构**

5.1.1　急诊与重症医学管理委员会成员17人,设主任委员1名、副主任委员2名、委员14名,另设秘书1名(不参加表决)。要求委员会委员总数为奇数。

5.1.2　急诊与重症医学管理委员会委员任期3年,可以连任,但原则上连任不超过3届。为保证急诊与重症医学管理委员会工作的连贯,任期满后轮换委员人数一般不超过委员总人数的1/4。

5.1.3　主任委员由主管院领导担任。

5.1.4　副主任委员由重症医学科主任、急诊科主任担任。

5.1.5　委员由相关部门(急诊科、重症医学科、医务处、护理部、感染控制科、心血管内科、神经外科、妇科、产科、儿科、麻醉科、药学部、营养科、设备科等)负责人及有关专家担任。

5.1.6　秘书由急诊科工作人员担任。

5.1.7　急诊与重症医学管理委员会办公室设在医务处,办公室主任由医务处主任兼任。急诊与重症医学管理委员会秘书在办公室主任的领导下具体负责急诊与重症医学管理委员会的日常工作。

5.2　**工作内容**

5.2.1　制定并组织实施急诊与重症医学工作制度、流程及标准。

5.2.2　组织实施院内急救培训、演练,并讨论、总结及改进。

5.2.3　组织开展急诊与重症医学新技术。

5.2.4　建立急诊与重症医学质量监测指标并持续改进。

5.2.5　协调多部门讨论并解决全院急诊与重症医学管理工作中出现的问题。

5.3　会议管理

5.3.1　会议周期:急诊与重症医学管理委员会根据实际情况一般每季度召开一次会议。若遇重大事件,可临时召开会议。若遇突发紧急事件须立即给出处理方案时,可进行电话会议沟通,安排相关部门立即处理,事后书面报告至急诊与重症医学管理委员会。

5.3.2　议事规则。

5.3.2.1　参加急诊与重症医学管理委员会会议的委员人数须达到委员总人数的2/3以上方可召开会议。急诊与重症医学管理委员会会议决议须经与会委员2/3以上表决通过才能生效。若存在较大争议,可暂停审议,留待再次会议审议。

5.3.2.2　急诊与重症医学管理委员会对急诊与重症医学等重大事项或再次审议有较大争议事项时,可采取无记名投票方式做出决定。急诊与重症医学管理委员会以无记名投票方式做出决定时,必须经与会委员2/3以上同意方可通过;形成的决议要有会议记录。

5.3.2.3　急诊与重症医学管理委员会做出的决定,如果委员提出复议,必须征得1/3以上(含1/3)委员同意,方可召开委员会会议复议。经复议未通过的决定不再复议。

5.3.3　会议事项。

5.3.3.1　急诊与重症医学管理委员会秘书做好委员会日常工作,形成工作报告讨论稿提交至委员会。

5.3.3.2　急诊与重症医学管理委员会秘书负责收集各委员会成员工作报告及重点讨论事项,拟定会议议程,准备会议资料。经主任委员确认后,提前发至委员会成员,使其熟悉相关内容,提高会议效率,保障会议顺利进行。

5.3.3.3　急诊与重症医学管理委员会秘书应当及时完成会议纪要,经主任委员审核签发。

5.3.3.4　急诊与重症医学管理委员会秘书负责将会议记录和会议纪要留存入档,并至少保存3年。

5.3.2.5　主任委员应对急诊与重症医学管理委员会会议讨论形成的决策进行督促落实,每次会议须追踪前期决策的执行情况及有效性。对已经落实的措施,负责部门要汇报落实之后的效果;对于尚未完全落实的改进措施,负责部门要在急诊与重症医学管理委员会上说明情况并提出进一步实施方案。

6　流程:无。

7　相关文件

《委员会工作制度》

8　使用表单:无。

批准人:　　　　　　　　　　　　　签署日期:

审核人:　　　　　　　　　　　　　发布日期:

第二十一节 手术管理委员会章程

文件名称	手术管理委员会章程	文件编号	YY－XZ－×××
制定部门	×××	版本号	1.0
生效日期	20××－××－××	页数/总页数	×/××
修订日期	20××－××－××	有效期至	20××－××－××

1 **目的**:促进医院手术治疗管理规范,保障患者安全,提高手术治疗的质量。

2 **范围**:手术管理委员会各级人员开展委员会工作时。

3 **定义**:手术管理委员会是医院手术安全管理的监督机构,是对围手术期各种重要事项做出决定的专业技术组织。

4 **权责**

4.1 **主任委员**:全面负责并主持手术管理委员会工作,批准召开委员会会议,安排委员相关工作。

4.2 **副主任委员**:协助主任委员工作,负责主持会议。

4.3 **委员**:认真履行工作职责,遵守委员会制度。

4.4 **秘书**:负责准备手术管理委员会会议资料,按照主任委员的安排通知开会事宜,做会议记录,起草会议议程和文件,负责资料的整理和归档。

5 **内容**

5.1 **组织结构**

5.1.1 设委员会成员 17 名,任期 3 年,可以连任。委员会成员总数为奇数。

5.1.2 主任委员 1 名,由主管院领导担任。

5.1.3 副主任委员 1 名,由麻醉科负责人担任。

5.1.4 委员 15 名,由医务处、护理部、设备供应科、感染控制科、急诊科、麻醉科、心胸外科、产科、普外科、骨科、神经外科、耳鼻喉科、介入科、妇科等科室负责人担任。

5.1.5 委员会办公室设在麻醉科,办公室主任由麻醉科主任担任,并设秘书 1 名(无表决权)。

5.2 **工作内容**

5.2.1 制定并实施医院围手术期管理制度和流程。

5.2.2 指导科室开展手术管理工作,提高手术治疗质量,保障手术安全。

5.2.3 监督手术的质量及手术室运行情况,每季度分析质量监测指标、手术不良事件、麻醉和镇静不良事件与不良反应,并加以改善。

5.2.4 收集、整理、分析医院手术相关的信息资料,指导临床工作。

5.2.5 对于手术相关科室的发展,手术室安全高效运行等问题提出决策性意见,推行标准化管理。

5.2.6 手术相关信息的沟通与交流。

5.3 **会议管理**

5.3.1 每季度召开一次工作会议,听取各委员及相关部门的工作汇报,对手术科室提出的问题进行研究讨论,并提出意见和建议,向医疗安全管理委员会提呈手术管理工作中的情况,必要时可召集临时会议。

5.3.2 委员会每次例会须通知所有委员参加,参加会议的委员人数超过 2/3 以上方可召开会议,并填写《委员会会议签到表》。无特殊原因,不得缺席,不能参加者须请假。对于三次以上无故不参加例会者,由秘书提交委员会讨论调整参会人员。

5.3.3　手术管理委员会会议决议须经全体参会委员 2/3 以上表决通过才能生效。若存在较大争议,可留待下次会议审定。

5.3.4　任何部门和个人若不服委员会决议,可在下次会议进行申辩。

5.3.5　手术管理管理委员会做出的决定应当予以公示,并设置异议期。在异议期内若有异议,经 1/3 以上委员同意,可召开全体会议复议。经复议的决定为终局结论。

5.3.6　主任委员须对会议讨论形成的决策进行督促落实,每次会议须追踪前期决策的执行情况及有效性。对于已经落实的措施,负责部门要汇报落实之后的效果;对于尚未完全落实的改进措施,负责部门要在委员会上说明情况并提出进一步实施方案。

6　流程:无。

7　相关文件

《委员会工作制度》

8　使用表单:无。

批准人:　　　　　　　　　　签署日期:

审核人:　　　　　　　　　　发布日期:

第二十二节　门诊管理委员会章程

文件名称	门诊管理委员会章程	文件编号	YY－XZ－×××
制定部门	×××	版本号	1.0
生效日期	20××－××－××	页数/总页数	×/××
修订日期	20××－××－××	有效期至	20××－××－××

1　**目的**:进一步加强门诊质量与安全管理,不断提高门诊服务水平,改善患者就医体验,减少门诊不良事件的发生;坚持以患者为中心,改进门诊医疗服务流程,跨部门合作,落实各项规章制度,精细化管理;保障门诊安全,为患者提供"优质、高效、低耗、满意、放心"的服务,使患者便捷就医、安全就医、有效就医、明白就医,促进人文医院建设。

2　**范围**:门诊管理委员会各级人员开展委员会工作时。

3　**定义**:门诊管理委员会是医院门诊管理的监督权力机构,也是对医院门诊工作各种重要事项做出决定的专业技术组织。

4　**权责**

4.1　**主任委员**:负责领导、监督、管理委员会工作,并负责主持会议。

4.2　**副主任委员**:协助主任委员工作。

4.3　**委员**:认真履行工作职责,遵守委员会制度。

4.4　**秘书**:负责委员会的日常工作,形成工作报告提交至委员会;收集委员会各成员工作报告及重点讨论事项,拟定会议议程,准备会议资料,经主任委员确认后,提前发至委员会成员,使其熟悉相关内容,提高会议效率,保障会议顺利进行;及时完成会议纪要,经主任委员审核签发;负责将会议纪要上交上级委员会,留存入档。

5　**内容**

5.1　**组织结构**

5.1.1　门诊管理委员会设主任委员1名、副主任委员1名、委员11名、秘书1名。门诊管理委员会提交委员会成立报告至上级委员会审核,审核后正式发文公布。

5.1.2　门诊管理委员会下设办公室在门诊部,办公室主任由门诊部主任担任,负责委员会日常工作。

5.1.3　门诊管理委员会主任委员由主管院领导担任,副主任委员由门诊部主任担任,秘书由门诊部工作人员担任。委员由医务处、质量控制科、护理部、感染控制科、骨科、妇科、儿科、消化内科、急诊科、药学部、检验科主任担任实行兼职聘任制,由主任委员提名,提请上级委员会讨论。

5.1.4　门诊管理委员会委员(包括主任委员和副主任委员)任期3年,可以连续聘任。委员中1/4委员在任期满后轮换,尽可能保持委员会工作的连贯。

5.2　**工作内容**

5.2.1　监督医疗卫生及门诊管理等有关法律法规的贯彻执行,按照相关法律法规审核、制定门诊工作规章制度并监督实施。

5.2.2　制定、修订门诊工作质量标准、门诊诊疗常规、门诊诊疗技术操作规范等,确定门诊质量管理目标。

5.2.3 分析门诊不良事件,并对门诊不良事件提供指导。

5.2.4 每季度召开一次工作会议,听取门诊质量控制相关工作汇报,总结并部署下一步工作重点。

5.2.5 每季度月末收集质量监测指标数据,分析并提出整改方案。

5.2.6 讨论并解决门诊管理工作中出现的问题。

5.3 会议管理

5.3.1 会议周期:门诊管理委员会每季度召开一次会议。若遇重大医疗、安全、质量异常事件,由主任委员决定召开临时会议。若遇突发紧急事件无法组织委员会开会讨论时,可由主任委员先决定处理意见,事后提交委员会讨论备案。

5.3.2 委员会每次例会前均须通知所有委员参加,参加会议的委员人数 2/3 以上方可召开会议,并填写《委员会会议签到表》。无特殊原因,不得缺席,不能参加者须请假。

5.3.3 委员会会议决议须经全体参会委员 2/3 以上表决通过才能生效(秘书不参与表决)。若存在较大争议,可暂停审查,留待再次会议审查。

5.3.4 任何部门和个人若不服委员会裁决,允许其准备申述材料在下一次会议上进行申辩。

5.3.5 经委员会讨论通过的决议,委员会秘书负责落实。

5.3.6 主任委员须对会议讨论形成的决策进行督促落实,每次会议须追踪前期决策的执行情况及有效性。对于已经落实的措施,负责部门要汇报落实之后的效果;对于尚未完全落实的改进措施,负责部门要在委员会上说明情况并提出进一步实施方案。

5.3.7 会议记录。

5.3.7.1 每次例会均应填写《委员会会议记录表》。

5.3.7.2 委员会秘书根据《委员会会议记录表》整理会议纪要,并交主任委员负责审核。

5.3.7.3 委员会秘书根据医院规定对会议记录进行整理,按要求存档在委员会下设的办公室,归档保存期为 3 年。

6 流程:无。

7 相关文件

《委员会工作制度》

8 使用表单:无。

批准人: 签署日期:

审核人: 发布日期:

第二十三节　病案管理委员会章程

文件名称	病案管理委员会章程	文件编号	YY－XZ－×× ×
制定部门	×× ×	版本号	1.0
生效日期	20× ×－× ×－× ×	页数/总页数	×/× ×
修订日期	20× ×－× ×－× ×	有效期至	20× ×－× ×－× ×

1　**目的**:进一步加强医院病案管理质量,建立健全病案管理的各项规章制度、规范流程,严格遵守与病案有关的法律法规,确保病案管理质量。

2　**范围**:病案管理委员会各级人员开展委员会的工作时。

3　**定义**:病案管理委员会是医院对病案管理质量监督的权力机构,也是对病案管理各种重要事项做出决定的专业技术组织。

4　**权责**

4.1　**主任委员**:负责领导、监督、管理委员会工作,主持会议。

4.2　**副主任委员**:协助主任委员工作,负责传达会议内容。

4.3　**委员**:认真履行委员职责,遵守委员会制度。

4.4　**秘书**:负责委员会的日常工作,形成工作报告提交至委员会;收集委员会各委员工作报告及重点讨论事项,拟定会议议程,准备会议资料,经主任委员确认后,提前发至委员会成员,保障会议顺利进行;及时完成会议纪要,经主任委员审核后将会议纪要存档。

5　**内容**

5.1　**组织结构**

5.1.1　病案管理委员会设主任委员 1 名、副主任委员 1 名、委员 11 名。

5.1.2　病案管理委员会办公室设在病案管理科,办公室主任由病案管理科负责人担任,设秘书 1 名,由病案管理科干事担任。

5.1.3　病案管理委员会主任委员由主管院领导担任,副主任委员由病案管理科负责人担任,委员分别由医务处、质量控制科、护理部、信息科、部分临床科室及医技科室负责人担任,委员实行兼职聘任制。

5.2　**工作内容**

5.2.1　建立健全病案管理的各项规章制度、规范流程,严格遵守与病案管理有关的法律法规,确保病案管理质量。

5.2.2　组织讨论病案管理工作的各项议题、标准表单和规范流程,对于病案管理质量的突出问题进行审议、评定,作出决议。

5.2.3　定期开展病案管理质量的分析、评价,保证病案管理质量的持续改进。

5.3　**会议管理**

5.3.1　会议周期:病案管理委员会每季度召开一次会议。若遇突发紧急事件,无法组织委员会开会讨论,可由主任委员先决定处理意见,事后提交委员会讨论备案。

5.3.2　委员会每次例会前均须通知所有委员参加,参加会议的委员人数 2/3 以上方可召开会议,并填写《委员会会议签到表》。无特殊原因,不得缺席,不能参加者须请假。

5.3.3　委员会会议决议须经全体参会委员 2/3 以上表决通过才能生效。如存在较大争议,可暂停审查,留待再次会议审查。

5.3.4　任何部门和个人如对委员会裁决有异议,允许其准备申述材料在下一次会议上进行申辩。

5.3.5　经委员会讨论通过的决议,委员会秘书负责落实。

5.3.6　主任委员须对会议讨论形成的决策进行督促落实,每次会议须追踪前期决策的执行情况及有效性。对已经落实的措施,负责部门要汇报落实之后的效果;对尚未完全落实的改进措施,负责部门要在委员会上说明情况并提出进一步实施方案。

5.3.7　会议记录。

　5.3.7.1　每次例会都要填写《委员会会议记录表》。

　5.3.7.2　委员会秘书根据《委员会会议记录表》整理会议纪要,并交主任委员负责审核。

　5.3.7.3　委员会秘书根据医院规定对会议记录进行整理,并按要求归档,保存时间不得少于3 年。

6　流程:无。

7　相关文件

7.1　《委员会工作制度》

7.2　《医疗机构病历管理规定》(国卫医发〔2013〕31 号)

8　使用表单:无。

批准人:　　　　　　　　　　签署日期:

审核人:　　　　　　　　　　发布日期:

第二十四节　临床用血管理委员会章程

文件名称	临床用血管理委员会章程	文件编号	YY－XZ－×××
制定部门	×××	版本号	1.0
生效日期	20××－××－××	页数/总页数	×/××
修订日期	20××－××－××	有效期至	20××－××－××

1 **目的**:加强临床用血管理,推进临床科学合理用血,保障临床用血安全。

2 **范围**:临床用血管理委员会各级人员在开展委员会工作时。

3 **定义**:无。

4 **权责**

4.1 **主任委员**:负责领导、监督、监管临床用血管理委员会工作。

4.2 **副主任委员**:协助主任委员工作,负责委员会的日常工作并向主任委员汇报。

4.3 **委员**:参加委员会工作会议,指导临床用血管理工作。

4.4 **秘书**:负责委员会事务性工作。

5 **内容**

5.1 **组织结构**

5.1.1 临床用血管理委员会设主任委员 1 名、副主任委员 1 名、委员 9 名。成员总数 11 人,为奇数。

5.1.2 临床用血管理委员会办公室设在输血科,办公室主任由输血科主任兼任,秘书由输血科医师兼任。

5.1.3 委员应具备下列条件:

5.1.3.1 担任与临床输血相关的职能科室或临床科室主任。

5.1.3.2 关心医院建设和发展,有参与医疗质量管理的意愿。

5.1.3.3 身体健康,能够正常履行委员会委员职责。

5.1.4 主任委员由主管副院长担任,副主任委员由输血科主任担任,委员由医务处、质量控制科、护理部、麻醉科、骨科、神经外科、产科、肾病血液科、感染控制科主任组成。委员实行兼任制。

5.1.5 委员(包括主任委员和副主任委员)任期为 3 年,可以连续聘任。特殊情况下,可由主任委员提名,委员会讨论做出调整。

5.2 **工作内容**

5.2.1 认真贯彻临床用血管理相关法律、法规、规章、技术规范和标准,制定本院临床用血管理的规章制度并监督实施。

5.2.2 评估确定临床用血的重点科室,关键环节和流程。

5.2.3 每季度监测、分析和评估临床用血情况,开展临床用血质量评价工作,提高临床合理用血水平。对于临床用血管理中存在的问题与缺陷,提出改进措施并实施,由医务处进行追踪与改进成效评价,有记录。

5.2.4 分析临床用血不良事件,提出处理和改进措施。

5.2.5 监督预防输血传染性疾病管理措施的落实。

5.2.6 指导并推动开展自体输血等血液保护及输血新技术。

5.2.7 参与医院临床抢救患者的大剂量输血指导与协调工作。

5.2.8 医务处负责临床用血管理工作,输血科承担临床用血日常管理工作。

5.2.9 每年 6 月 14 日,根据当年"世界献血者日"的主题,向公众宣传临床合理用血、无偿献血相关知识。

5.2.10 对医务人员进行临床用血相关法律、法规、规章制度及临床科学、合理用血知识的培训,每年 1~2 次。培训由医务处(护理部)组织安排,输血科承担培训任务。

5.3 会议管理

5.3.1 会议周期:委员会根据实际情况每季度召开一次会议。如遇重大医疗、安全、质量异常事件可召开临时会议。如遇突发紧急事件须立即给出处理方案时,可进行电话会议沟通,安排相关部门立即处理,事后书面报告至委员会。

5.3.2 运行制度:委员会每次例会前必须通知所有委员参加。参加会议的委员人数占该委员会成员总数 2/3 以上方可召开会议,并签到。委员因故不能出席会议,须在会前请假,其意见可用书面形式表达。对于年度内三次以上无故不参加例会者,由副主任委员提交委员会讨论取消其委员资格。

5.3.3 委员会决议须经与会委员总数 2/3 以上表决通过才能生效(秘书不参加表决)。

5.3.4 副主任委员负责拟订会议议程。会议议题须经主任委员、副主任委员商定。议题确定后,提前发给委员会成员,使其熟悉相关内容,提高会议效率。

5.3.5 委员会秘书准备会议资料,发放会议通知,负责会议记录、考勤等事务。

5.3.6 会议由主任委员主持,副主任委员负责整理会议纪要,填写《委员会会议记录表》,并报主任委员审核签字后存档,会议资料保存 3 年。

5.3.7 主任委员须对会议讨论形成的决策进行督促落实,每次会议须追踪前期决策的执行情况及有效性。对已经落实的措施,负责部门要汇报落实之后的效果;对尚未完全落实的改进措施,负责部门要在委员会上说明情况并提出进一步实施方案。

6 流程:无。

7 相关文件

7.1 《医疗机构临床用血管理办法》

7.2 《委员会工作制度》

8 使用表单:无。

批准人: 签署日期:

审核人: 发布日期:

第二十五节　临床路径与单病种管理委员会章程

文件名称	临床路径与单病种管理委员会章程	文件编号	YY‑XZ‑×××
制定部门	×××	版本号	1.0
生效日期	20××‑××‑××	页数/总页数	×/××
修订日期	20××‑××‑××	有效期至	20××‑××‑××

1　目的:加强医疗质量管理,促进医院可持续发展,规范医疗行为,降低医疗服务成本,提高工作效率,保障医疗安全。

2　范围:临床路径与单病种管理委员会各级人员在开展委员会工作时。

3　定义:无。

4　权责

4.1　**主任委员**:全面负责领导、监督、监管委员会工作,负责主持会议。

4.2　**副主任委员**:协助主任委员工作。

4.3　**委员职责**:认真履行工作职责,遵守委员会制度。

4.4　**秘书**:负责委员会的日常工作,不参加表决。

5　内容

5.1　**组织结构**

5.1.1　组织原则。

5.1.1.1　主任委员:主管院领导。

5.1.1.2　副主任委员:质量控制科主任。

5.1.1.3　委员:院领导、相关职能部门、临床科室、医技科室负责人担任。

5.1.1.4　秘书:质量控制科干事。

5.1.2　委员会组成。

5.1.2.1　设委员会成员17名,其中主任委员1名、副主任委员1名、委员15名。

5.1.2.2　委员会办公室设在质量控制科,设秘书1名。

5.2　**工作内容**

5.2.1　审定开展临床路径与单病种管理的实施方案。

5.2.2　审定临床路径与单病种管理年度计划、总结。

5.2.3　审定开展临床路径与单病种管理的各项相关制度。

5.2.4　协调解决临床路径与单病种管理过程中遇到的问题。

5.2.5　审定本医疗机构中临床路径与单病种管理所需的关键数据、监测指标、考核指标。

5.3　**会议管理**

5.3.1　会议周期:委员会根据实际情况每季度召开一次会议。如遇重大医疗、安全、质量异常事件可召开临时会议。如遇突发紧急事件须立即给出处理方案时,可进行电话会议沟通,安排相关部门立即处理,事后书面报告至委员会。

5.3.2　运行制度。

5.3.2.1　委员会每次例会前必须通知所有委员参加,参加会议的委员人数占该委员会成员总数 2/3 以上方可召开会议,并签到。委员因故不能出席会议,须在会前请假,其意见可用书面形式表达。对于年度内三次以上无故不参加例会者,由秘书提交委员会讨论调整该部门参会人员。

5.3.2.2　委员会决议须经与会委员总数 2/3 以上表决通过才能生效,未到会委员不能委托其他委员代为表决。委员会审议或者评定的事项与委员本人及其配偶和直系亲属有关,或者具有利益关联的,相关委员应当回避。如存在较大争议,可暂停审议,留待下次会议审查。

5.3.2.3　任何部门和个人如对委员会裁决有异议,允许其准备申述材料在下一次会议上进行申辩。

5.3.2.4　秘书收集委员会成员工作报告及重点讨论事项,拟订会议议程,准备会议资料,议题须经主任委员、副主任委员商定,议题确定后,提前发至委员会成员,使其熟悉相关内容,提高会议效率。可以根据议题,设立旁听席,允许相关部门人员列席旁听。列席会议人员由主任委员确定。

5.3.2.5　会议纪要在 1 周内经主任委员确认,并在 1 周内呈交实施方案及完成时间节点。

5.3.2.6　主任委员须对会议讨论形成的决策进行督促落实,每次会议须追踪前期决策的执行情况及有效性。对已经落实的措施,负责部门要汇报落实之后的效果;对尚未完全落实的改进措施,负责部门要在委员会上说明情况并提出进一步实施方案。

5.3.2.7　委员会定期收集本领域内的资料,听取改进意见,讨论重点议题,有反馈和响应举措,解决相关问题。

5.3.2.8　对于与其他委员会之间相互交叉的事务,提交上一级委员会。

5.3.2.9　委员会建立年度报告制度,每年度制订工作计划、工作总结与汇报。

5.3.3　会议记录。

5.3.3.1　每次例会都要填写《委员会会议记录表》。

5.3.3.2　委员会秘书根据《委员会会议记录表》整理会议纪要,并交主任委员负责审核。

5.3.3.3　委员会秘书根据医院有关规定对会议记录进行整理,按要求在各委员会常设办公室归档,保存时间不少于 3 年。

6　流程:无。

7　相关文件

《委员会工作制度》

8　使用表单:无。

批准人:　　　　　　　　　　　签署日期:

审核人:　　　　　　　　　　　发布日期:

第二十六节 放射防护安全管理委员会章程

文件名称	放射防护安全管理委员会章程	文件编号	YY – XZ – ×××
制定部门	×××	版本号	1.0
生效日期	20××-××-××	页数/总页数	×/××
修订日期	20××-××-××	有效期至	20××-××-××

1 **目的**:进一步加强放射诊疗工作的管理,保证医疗质量和医疗安全,保证放射诊疗工作人员和患者的健康权益,保障放射防护安全,确保医院放射防护质量的稳定与持续改进。

2 **范围**:放射防护安全管理委员会各级人员在开展委员会工作时。

3 **定义**:放射防护安全管理委员会是医院放射防护安全管理的监督权力机构,也是对医院放射防护工作各种重要事项做出决定的专业技术组织。

4 **权责**

4.1 **主任委员**:负责领导、监督、监管放射防护安全管理委员会工作。

4.2 **副主任委员**:协助主任委员完成工作。

4.3 **委员**:认真履行工作职责,遵守委员会制度。

4.4 **秘书**:负责放射防护安全管理委员会的日常工作。

5 **内容**

5.1 **组织结构**

5.1.1 放射防护安全管理委员会下设主任委员 1 名、副主任委员 2 名、委员 8 名、秘书 1 名(不参加表决)。

5.1.2 主任委员由主管院领导担任。副主任委员由预防保健科和设备管理科主任担任。委员由医务处、质量控制科、心血管内科、影像科、神经内科、骨科、介入科、手术室负责人担任。

5.1.3 委员会办公室设在医务处,办公室主任由医务处主任担任。

5.1.4 委员实行兼任制,由主任委员提名,提请上级委员会讨论。委员(包括主任委员和副主任委员)任期为 3 年,可以连续聘任。特殊情况下,可由主任委员提名,委员会讨论做出调整。

5.1.5 秘书:由医务处干事担任。

5.2 **工作内容**

5.2.1 组织制定及落实放射诊疗和放射防护管理制度。

5.2.2 定期对本院放射诊疗工作场所、设备和人员进行放射防护检查、检测和检验。

5.2.3 组织本院放射诊疗工作人员接受专业技术、放射防护知识方面的培训和健康检查。

5.2.4 制定放射事件应急预案并组织演练。

5.2.5 记录本院发生的放射事件并及时报告卫生行政部门。

5.2.6 放射防护安全管理委员会定期收集本领域内的资料,听取改进意见,讨论重点议题,有反馈和响应举措,解决相关问题。

5.3 **会议管理**

5.3.1 委员会根据实际情况每季度召开一次会议。如遇紧急放射安全事故可召开临时会议。

5.3.2 放射防护安全管理委员会每次例会前必须通知所有委员参加。参加会议的委员人数占该委员会成员总数 2/3 以上方可召开会议,并签到。委员因故不能出席会议,须在会前请假,其意见可用书面形式表达。对于年度内三次以上无故不参加例会者,由秘书提交委员会讨论调整人员名单。

5.3.3 放射防护安全管理委员会的决议须经与会委员总数 2/3 以上表决通过才能生效,未到会委员不能委托其他委员代为表决。

5.3.4 如对放射防护安全管理委员会裁决有异议,允许其准备申述材料在下一次会议上进行申辩。

5.3.5 放射防护安全管理委员会做出的决定应当予以公示,并设置异议期。在异议期内如有异议,经 1/3 以上委员同意,可召开全体会议复议,经复议的决定为最终结论。

5.3.6 主任委员须对会议讨论形成的决策进行督促落实,每次会议须追踪前期决策的执行情况及有效性。对已经落实的措施,负责部门要汇报落实之后的效果;对尚未完全落实的改进措施,负责部门要在委员会上说明情况并提出进一步的实施方案。

6 流程:无。

7 相关文件

7.1 《委员会工作制度》

7.2 《放射工作人员职业健康管理办法》(卫生部令第 55 号)

7.3 《放射性同位素与射线装置安全和防护条例》

8 使用表单:无。

批准人: 签署日期:

审核人: 发布日期:

第二十七节　临床试验管理委员会章程

文件名称	临床试验管理委员会章程	文件编号	YY－XZ－×× ×
制定部门	×× ×	版本号	1.0
生效日期	20××－××－××	页数/总页数	×/× ×
修订日期	20××－××－××	有效期至	20××－××－××

1　**目的:**为促进临床实验诊断医学的标准化及规范化建设,促进学科发展,提高医疗质量,确保医疗安全。

2　**范围:**适用于临床实验管理委员会各级人员在开展委员会工作时。

3　**定义:**无。

4　**权责**

4.1　**主任委员:**负责领导、监督、监管临床实验管理委员会工作,负责主持会议。

4.2　**副主任委员:**协助主任委员工作,接受主任委员的工作安排。

4.3　**委员:**认真履行工作职责,遵守委员会制度。

4.4　**秘书:**负责准备临床实验管理委员会会议资料,按照主任委员的安排通知开会事宜,做会议记录,起草会议决议和文件,负责资料的整理和归档。

5　**内容**

5.1　**组织结构**

5.1.1　设委员会成员18名,委员17名、秘书1名(不参与表决),任期3年,可以连续聘任。

5.1.2　主任委员1名,由主管院领导担任。

5.1.3　副主任委员1名,由检验科负责人担任。

5.1.4　委员15名,由病理科、输血科、医务处、质量控制科、护理部、感染控制科、呼吸内科、消化内科、血液肾病科等临床科室负责人担任。

5.1.5　委员会办公室设在检验科,办公室主任由检验科负责人担任,并设秘书1名。

5.2　**工作内容**

5.2.1　负责国家、省卫生健康委员会关于临床实验相关政策、法规的贯彻、落实和监督。

5.2.2　负责《临床实验管理委员会章程》的制定。

5.2.3　负责本院临床实验室质量管理体系的审核。

5.2.4　负责对临床医务人员进行分析前质量控制的培训。

5.2.5　负责全院感染控制的实验室检测。

5.2.6　负责临床实验室危险化学品的管理。

5.2.7　负责对临床实验相关质量监测指标的评议。

5.2.8　负责对临床实验室服务协议的评定。

5.2.9　负责对临床实验相关的设备、试剂及耗材的管理。

5.3　**会议管理**

5.3.1　会议周期:每季度召开一次委员会会议,审议本委员会的工作事宜,并根据医院工作实际提出改进意见。必要时可召开临时会议。

5.3.2 制度运行。

5.3.2.1 临床实验管理委员会每次例会前必须通知所有委员参加。参加会议的委员人数占委员会成员总数 2/3 以上方可召开会议,并签到。委员因故不能出席会议,须在会前请假,其意见可用书面形式表达。对于年度内三次以上无故不参加例会者,由秘书提交委员会讨论调整该部门参会人员。

5.3.2.2 临床实验管理委员会决议须经与会委员总数 2/3 以上表决通过才能生效,未到会委员不能委托其他委员代为表决。临床实验管理委员会审议或者评定的事项与委员本人及其配偶和直系亲属有关,或者具有利益关联的,相关委员应当回避。如存在较大争议,可暂停审议,留待下次会议审查。

5.3.2.3 任何部门和个人如对临床实验管理委员会裁决有异议,允许其准备申述材料在下一次会议上进行申辩。

5.3.2.4 秘书收集临床实验管理委员会成员工作报告及重点讨论事项,拟订会议议程,准备会议资料,议题须经主任委员、副主任委员商定,议题确定后,提前发给委员会成员,使其熟悉相关内容,提高会议效率。可以根据议题,设立旁听席,允许相关职能部门、临床科室代表列席旁听。列席会议人员由主任委员确定。

5.3.2.5 秘书负责对会议内容进行记录,于会后 48 小时内根据会议记录整理会议纪要,会议纪要于会后 1 周内提交各委员,各委员 3 日内无异议可视为通过,如有异议可向委员会办公室反映,办公室视情况必要时提请委员会开会复议。

5.3.2.6 会议有关决议须提交上级委员会审议的,于会后 3 日内将会议决议提交上级委员会审议。

5.3.2.7 主任委员须对会议讨论形成的决策进行督促落实,每次会议须追踪前期决策的执行情况及有效性。对已经落实的措施,负责部门要汇报落实之后的效果;对尚未完全落实的改进措施,负责部门要在委员会上说明情况并提出进一步实施方案。

5.3.2.8 临床实验管理委员会定期收集本领域内的资料,听取改进意见,讨论重点议题,有反馈和响应举措,解决相关问题。

5.3.2.9 临床实验管理委员会建立年度报告制度,在每年度末做年度工作总结和来年工作计划。

5.3.3 会议记录。

5.3.3.1 每次例会都要填写《临床实验管理委员会会议记录表》。

5.3.3.2 临床实验管理委员会秘书根据《临床实验管理委员会会议记录表》整理会议纪要,并交主任委员进行审核。

5.3.3.3 临床实验管理委员会秘书根据医院有关规定对会议记录进行整理,在委员会办公室进行存档,保存时限不少于 3 年。

6 流程:无。

7 相关文件

7.1 《医疗机构临床实验室管理办法》(卫医发〔2006〕73 号)

7.2 《委员会工作制度》

8 使用表单:无。

批准人: 签署日期:

审核人: 发布日期:

第二十八节　人体研究保护委员会章程

文件名称	人体研究保护委员会章程	文件编号	YY－XZ－×××
制定部门	×××	版本号	1.0
生效日期	20××－××－××	页数/总页数	×/××
修订日期	20××－××－××	有效期至	20××－××－××

1　**目的**:规范涉及人体的科学研究和相关技术的应用,保护人类生命和健康,维护人类尊严,尊重和保护人类受试者的合法权益。

2　**范围**:人体研究保护委员会各级人员在开展委员会工作时。

3　**定义**:人体研究保护委员会引导和促进医学、药学、生物学科、教育学科等涉及人体的研究。在符合科学标准和伦理原则的前提下,健康、有序地发展,并保护研究中受试对象的安全、权利和福祉。

4　**权责**

4.1　**主任委员**:全面负责并主持人体研究保护委员会工作,批准召集委员会会议,安排委员相关工作。

4.2　**委员**:参加人体研究保护委员会会议,参与讨论与投票,并有责任督促会议决议的执行。

4.3　**秘书**:负责准备人体研究保护委员会会议资料,负责会议日程、会议记录、会议决议,负责资料整理、归档及其他日常工作。

5　**内容**

5.1　**组织结构**

5.1.1　人体研究保护委员会设主任委员 1 名、委员 10 名、秘书 1 名。分别由从事内科学、外科学、护理学、医疗技术、医院管理人员等工作的专家组成,可以根据实际需要邀请特聘专家参加会议。

5.1.2　人体研究保护委员会主任委员及委员由院长办公会决定任命。

5.1.3　人体研究保护委员会实行任期制,每届任期 3 年,可以连续聘任。为保持工作的连续性,委员每次换届人数一般不超过 1/3。委员可根据需要有所变更,如有变动,应按前任委员所属专业等额及时补充,委员在任职期间离开医院岗位 1 年以上者,经人体研究保护委员会研究,可予以替换。

5.1.4　人体研究保护委员会办公室设在科研科,办公室主任由科研科主任兼任。

5.1.5　人体研究保护委员会委员由具有高级专业技术职务人员或医学博士担任。委员应符合下列任职条件:

5.1.5.1　遵守宪法法律,学风端正、治学严谨、公道正派。

5.1.5.2　在本学科或专业领域已取得公认的研究成果,有良好的职业声誉。

5.1.5.3　关心医院建设和发展,有参与研究议事的意愿和能力,能够正常履行职责。

5.2　**工作内容**

5.2.1　协调相关单位拟订、修订人体研究保护计划。

5.2.2　确保人体研究保护计划的实施并对其进行监督。

5.2.3　推动人体研究保护相关培训、质量控制及持续改进。

5.2.4　推动与维持人体研究保护的评审评鉴事宜。

5.2.5　提供人体研究相关咨询及答疑。

5.2.6　处理人体研究相关投诉。

5.2.7　其他有关人体研究保护事项。

5.3　会议管理

5.3.1　人体研究保护委员会工作会议每季度召开一次，一般由主任委员召集。必要时可安排临时会议，须有 2/3 及以上委员出席才能召开，其决议须经 2/3 以上委员表决通过方能生效。

5.3.2　闭会期间，人体研究保护委员会在科研科设常设机构，并负责执行委员会的有关决议。

5.3.3　人体研究保护委员会的所有文件和资料由秘书归档保存。

5.3.4　人体研究保护委员会委员与讨论项目发生利益冲突时应该回避。

5.3.5　对项目资料和有关文件，人体研究保护委员会成员负有保密责任，未经书面许可不得引用、泄漏有关信息。

6　流程：无。

7　相关文件

7.1　《临床试验管理规范指导原则（ICH – GCP）》

7.2　《赫尔辛基宣言》

7.3　《涉及人的生物医学研究伦理审查办法》

7.4　《药物临床试验质量管理规范》

8　使用表单：无。

批准人：　　　　　　　　　　　　　　签署日期：

审核人：　　　　　　　　　　　　　　发布日期：

第二十九节 人体研究伦理委员会章程

文件名称	人体研究伦理委员会章程	文件编号	YY – XZ – ×××
制定部门	×××	版本号	1.0
生效日期	20×× – ×× – ××	页数/总页数	×/××
修订日期	20×× – ×× – ××	有效期至	20×× – ×× – ××

1 **目的**:保护临床研究受试者的权益和安全,规范本伦理委员会的组织和运作。

2 **范围**:人体研究伦理委员会在开展委员会工作时。

3 **定义**:人体研究伦理委员会(以下简称伦理委员会)是由医药专家、非医药专家、法律专家及非本单位人员组成的独立组织,遵守赫尔辛基宣言的规定,遵循"国际公认的不伤害、有利、公正、尊重人"的原则以及"合法、独立、称职、及时和有效"的工作原则开展工作。

4 **权责**

4.1 **主任委员**:全面负责并主持伦理委员会工作,批准召集委员会会议,安排委员相关工作。

4.2 **副主任委员**:协助主任委员工作,并接受主任委员的工作安排。

4.3 **委员**:对相关制度、SOP 及提交审查的研究项目进行充分审查,参加伦理委员会会议,参与讨论与投票,并有责任督促会议决议的执行。

4.4 **秘书**:负责准备伦理委员会会议资料。按照主任委员的安排通知开会事宜,负责会议记录,起草会议决议,负责资料的整理和归档。

5 **内容**

5.1 **组织结构**

5.1.1 伦理委员会名称:人体研究伦理委员会。

5.1.2 院长办公会负责伦理委员会委员的任免事项。

5.1.3 委员组成:伦理委员会委员的组成和数量应与所审查项目的专业类别和数量相符。伦理委员会的委员应当从生物医学领域(包括医药专业、非医药专业)和伦理学、法学、社会学等领域的专家和非本机构的社会人士中遴选产生,人数不得少于 7 人,并且应当有不同性别的委员。必要时,伦理委员会可以聘请独立顾问。独立顾问对所审查项目的特定问题提供咨询意见,不参与表决。临床研究机构主任/院长不兼任伦理委员会委员。

5.1.4 委员的招募/推荐:伦理委员会采用公开招募的方式,结合有关各方面的推荐并征询本人意见,形成委员候选人名单。应聘者应能保证参加培训,保证有足够的时间和精力参加审查工作。

5.1.5 任命的机构与程序:院长办公会负责伦理委员会委员的任命事项。伦理委员会委员候选人员名单提交院长办公会审查讨论,当选委员的同意票应超过法定人数的半数。如果院长办公会成员是伦理委员会候选人选,应从讨论决定程序中退出。伦理委员会组成人员以医院正式文件的方式任命。

5.1.6 伦理委员会委员实行任期制,任期 3 年,可以连续聘任。委员可根据需要有所变更,如有变动,应按前任委员所属专业等额及时补充,以保证足够数量的委员开展工作。接受任命的伦理委员会委员应参加 GCP、研究伦理审查以及临床研究方法学方面的初始培训和继续教育。应提交本人简历、资质证明文件、GCP 与伦理审查培训证书,同意并签署利益冲突声明、保密承诺,并同意公开自己的姓名、职业和隶属机构,同意公开与参加伦理审查工作相关的劳务补偿。

5.1.7 人体研究伦理委员会主任委员、委员由院长办公会任命。主任委员不在时,由副主任委员代行主任委员职权。

5.1.8 换届:期满换届需要考虑以保证伦理委员会工作的连续性、审查能力的发展、委员的专业类别,以及不断吸收新的观点和方法。医药专业背景换届的新委员不少于 1/2,换届候选委员通过委员推荐的方式产生,院长办公会任命。

5.1.9 免职:由院长办公会讨论决定,同意免职的票数应超过法定人数的半数。如果院长办公会成员是被提议免职的委员,应从讨论决定程序中退出。免职决定以医院正式文件的方式公布。下列情况可以免去委员资格:

5.1.9.1 本人书面申请辞去委员职务。

5.1.9.2 因各种原因长期无法参加伦理审查会议者。

5.1.9.3 因健康或工作调离等原因,不能继续履行委员职责者。

5.1.9.4 因道德行为规范与委员职责相违背(如与审查项目存在利益冲突而不主动声明),不适宜继续担任委员者。

5.1.10 替换:因委员辞职或免职,可以启动委员替换程序。根据资质、专业相当的原则招募/推荐候选替补委员。替补委员由院长办公会讨论决定,同意票应超过法定人数的半数。如果院长办公会成员是候选替补委员,应从讨论决定程序中退出。当选的替补委员以医院正式文件的方式任命。

5.1.11 独立顾问:如果委员专业知识不能胜任某临床研究项目的审查,或某临床研究项目的受试者与委员的社会与文化背景明显不同时,可以聘请独立顾问。独立顾问应提交个人简历、资质证明文件,签署保密承诺与利用冲突声明。独立顾问应邀对临床研究项目的某方面问题提供咨询意见,但不具有表决权。

5.1.12 人体研究伦理委员会设秘书 1 名(非委员兼任),办公室设在科研科,由科研科主任兼任办公室主任。

5.2 工作内容

5.2.1 职责:人体研究伦理委员会是医院设立的独立部门,主要负责对本单位承担的以及在本单位内实施的人体研究进行独立、称职和及时的审查,同时负责制订伦理委员会年度工作计划及相关工作的指导原则与考核。审查范围包括药物临床试验项目、医疗器械临床试验项目、涉及人的生物医学研究(包括采用现代物理学、化学、生物学、中医药学和心理学等方法对人的生理行为、心理行为、病理现象、疾病病因和发病机制,以及疾病的预防、诊断、治疗和康复进行研究的活动,新技术、新项目,采用流行病学、社会学、心理学等方法收集、记录、使用、报告或者储存有关人的样本、医疗记录、行为等科学研究资料的活动)。伦理审查类别包括初始审查、跟踪审查和复审。伦理委员会办公室负责伦理委员会日常行政事务的管理工作。

5.2.2 审查方式:伦理委员会的审查方式有会议审查、紧急会议审查、快速审查和免除审查。实行主审制,为每个审查项目安排主审委员,填写审查工作表。会议审查是伦理委员会主要的审查工作方式,按需召开审查会议,委员应在会前预审送审项目。研究过程中出现重大或严重问题,危及受试者安全,应召开紧急会议审查。快速审查是会议审查的补充形式,目的是为了提高工作效率,主要适用于临床研究方案的较小修正,不影响研究的风险受益比;尚未纳入受试者的研究项目的年度/定期跟踪审查;预期严重不良事件审查。

5.2.3 权利:伦理委员会的运行独立于申办者、研究者,并避免任何不适当影响。伦理委员会有权批准或不批准一项临床研究,跟踪审查批准的临床研究,终止或暂停已经批准的临床研究。

5.2.4 行政资源:伦理委员会有独立办公室、必要的办公条件、可利用的档案室和会议室,可以满足职能的需求。医院为委员、独立顾问和秘书提供充分的培训,以保证其能够胜任工作。

5.2.5 财政资源:伦理委员会的行政经费列入医院财政预算。经费使用按照医院财务管理规定执行,可应要求公开支付给委员的劳务补偿。

5.2.6 保密:伦理委员会委员/独立顾问对送审项目的文件负有保密责任和义务,审查完成后,及时交回所有送审文件与审查材料,不得私自复制与外传。

5.2.7 利益冲突管理:遵循利益冲突政策,每次审查或咨询研究项目时,与研究项目存在利益冲突的委员/独立顾问应主动声明并回避。制定利益冲突政策,识别并审查任何与伦理审查和科学研究相关的利益冲突,并采取相应的管理措施。

5.2.8 协作:医院所有与受试者保护的相关部门应协同伦理委员会工作,明确各自在伦理审查和研究监督中的职责。保证本医院承担的以及在本医院内实施的所有涉及人的生物医学研究项目提交伦理审查,使所有涉及人的研究项目受试者的健康和权益得到保护;保证开展研究中所涉及的组织机构利益冲突、委员和研究人员的个人利益冲突得到最大限度地减少或消除;有效的报告和处理违背法规与方案的情况;建立与受试者、研究者或研究利益相关方有效的沟通渠道,对其所关心的问题和诉求做出回应。伦理委员会应建立与其他机构伦理委员会有效的沟通交流机制,协作完成多中心临床研究伦理审查。

5.2.9 质量管理:伦理委员会接受医院质量管理部门对伦理委员会工作质量的检查评估;接受卫生行政部门、药品监督管理部门的监督管理;接受独立、外部的质量评估或认证。伦理委员会对检查发现的问题采取相应的改进措施。

5.2.10 监督管理:伦理委员会主任委员有义务向医院、政府食品药品监督管理部门报告年度伦理审查工作情况。医院质量管理部门负责受理对伦理委员会决定的申诉或其他诉求。对伦理委员会违反法规的"同意"决定,院长办公会可要求伦理委员会重审,或中止所批准的研究项目。

5.3 会议管理

5.3.1 伦理委员会根据具体项目确定会议审查时间,至少每季度召开一次会议,必要时可安排临时会议。到会委员人数应满足做出审查决定的人数,其审查决定应当得到伦理委员会全体委员的2/3以上表决通过才能生效。

5.3.2 闭会期间,负责对快速审查事项的处理,将需要上会讨论的内容提交伦理委员会讨论审查,并负责执行委员会的有关决议。

5.3.3 伦理委员会的所有文件和资料由秘书归档保存。

6 流程

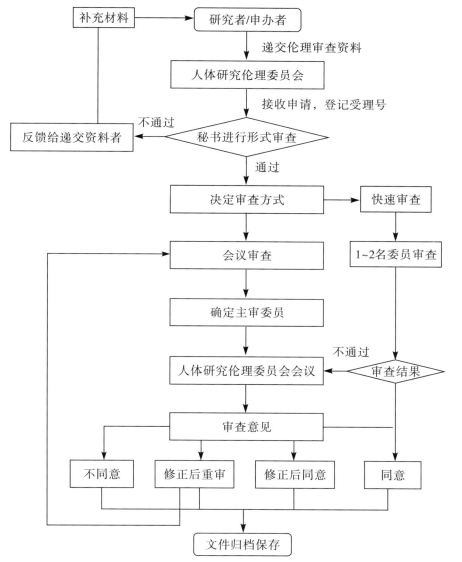

7 相关文件

7.1 《纽伦堡法典》

7.2 《赫尔辛基宣言》

7.3 《中医药临床研究伦理审查管理规范》

7.4 《药物临床试验伦理审查工作指导原则》

7.5 《涉及人的生物医学研究伦理审查办法》

8 使用表单:无。

批准人:　　　　　　　　　　签署日期:

审核人:　　　　　　　　　　发布日期:

第三十节　医院治理者与领导管理工作制度

文件名称	医院治理者与领导管理工作制度	文件编号	YY – XZ – × × ×
制定部门	× × ×	版本号	1.0
生效日期	20 × × – × × – × ×	页数/总页数	× / × ×
修订日期	20 × × – × × – × ×	有效期至	20 × × – × × – × ×

1　**目的**:依照《国务院办公厅关于建立现代医院管理制度的指导意见》的要求,为进一步明确医院治理者监管与指导职能和医院领导的工作范围、职责与要求,健全长效管理机制,实现治理者与医院领导之间的密切合作,共同肩负医院使命,促进医院质量与安全持续改进,向患者提供持续、优质、安全的医疗服务。

2　**范围**:治理者和医院。

3　**定义**

　　3.1　**组织架构**:医院整体结构,是流程运转、部门设置及职能规划等最基本的结构依据。

　　3.2　**院长办公会**:医院一级管理层会议。

　　3.3　**党政联席会**:医院一级管理层会议。

4　**权责**

　　4.1　**治理者**:上级主管单位——× × ×,负责任命院长并监督医院的运营,明确工作范围,落实监管,指导工作责任。批准医院使命、战略、运营、科研及教学。

　　4.2　**院长**:在上级主管单位的领导下,负责医院的运营管理和监督适用法律法规的合规性。

　　4.3　**副院级领导**:协助院长建立实施医院各项工作所需的制度和措施。

　　4.4　**部门/科室负责人**:加强沟通协调,做好工作落实。

5　**内容**

　　5.1　**总则**:根据中华人民共和国《医疗机构管理条例实施细则》及相关法律法规制定本制度。

　　5.2　**医院精神、医院院训、医院使命愿景、医院宗旨、医院目标**

　　　5.2.1　医院精神:自强不息,追求卓越。

　　　5.2.2　医院院训:厚德精医,博学创新。

　　　5.2.3　医院使命愿景:将医院建设成为具有鲜明特色和专科优势的一流现代化综合性人文医院。

　　　5.2.4　医院宗旨:患者与服务对象至上。

　　　5.2.5　医院目标:强内涵、精管理、做暖医,创建一流人文品牌医院。

　　5.3　**医院的服务范围**

　　　5.3.1　提供的服务范围:预防保健科(更年期保健专业)、全科医学科、呼吸内科、消化内科(肠道传染病传业)、神经内科、心血管内科、血液内科、肾病科、内分泌科、普通外科、神经外科、骨科、泌尿外科、胸外科、心脏大血管外科、妇科、产科(计划生育专业、优生学专业、围产期保健专业)儿科(儿童生长发育专业)、眼科、耳鼻咽喉科、口腔科、皮肤科、医疗美容科、美容外科、美容牙科、美容皮肤科、美容中医科、肿瘤科、急诊医学科、康复医学科、麻醉科、疼痛科、医学检验科(临床体液专业、血液专业、临床微生物学专业、临床化学检验专业、临床免疫学专业、血清学专业)病理科、医学影像科(X线诊断专业、CT诊断专业、磁共振成像诊断专业、超声诊断专业、心电诊断专业、脑电及脑血流图诊断专业、介入放射学专业)、中医科、健康体检科、重症医学科、精神科(临床心理专业门诊)等。

5.3.2 暂不提供的服务范围:传染科住院、小儿外科、精神卫生科住院。

5.4 医院若因业务发展需要,可由科室提出申请,医务处、医疗质量与安全管理委员会及经院长办公会审核通过后,并报请省卫生健康委员会批准后,增设或变更医院服务范围。

5.5 组织架构及职责

5.5.1 医院的治理者为上级主管部门×××,其主要责任如下:

5.5.1.1 负责监督医院的运营,对医院重大决策提出意见或建议。

5.5.1.2 每三年批准审查医院的使命愿景、组织架构、战略规划。

5.5.1.3 任命医院院长及领导班子成员,并依照相关人事评估考核制度对其进行个人年度绩效评估。根据治理职责对医院管理效果进行年度评估,以提高医院领导班子管理医院的工作效率。

5.5.1.4 每年批准医院的年度运营计划、政策和程序,以及资金和经营预算,并配置实现医院使命所需的其他资源。

5.5.1.5 批准医院的质量和患者安全项目及年度计划,每季度获取有关质量和患者安全项目的报告,并采取相应措施(包括不良事件与警讯事件的报告)。

5.5.1.6 审批医院安全计划。

5.5.1.7 批准医院参与医学专业教育与研究,以及此类项目的质量监督。

5.5.2 医院最高级别的管理者是医院院长,其主要责任如下:

5.5.2.1 领导执行、实施各项决议,对各项决议的实施过程进行监控,发现问题及时纠正,确保决议的贯彻执行。

5.5.2.2 根据年度运营目标组织制订、修改、实施医院年度运营计划。负责医院的人事、财务、资产等管理。

5.5.2.3 建立良好的沟通渠道:负责与上级主管部门保持良好沟通,汇报医院发展战略和计划执行情况、资金运用情况、机构和人员调配情况及其他重大事宜;领导建立医院与同行、上级主管部门、政府机构、媒体等部门间顺畅的沟通渠道;领导开展医院的社会公共关系活动,树立良好的医院形象;领导建立医院内部良好的沟通渠道。

5.5.2.4 主持医院的日常经营工作:负责医院员工队伍建设,选拔中层管理人员;召开院长办公会会议等对重大事项进行讨论、决策;代表医院参加重大业务、外事或其他重要活动;负责签署日常行政、业务文件,负责处理医院重大突发事件,并及时向上级主管部门汇报;负责办理由上级主管部门授权的其他重要事项。

5.5.2.5 主持、推动关键管理流程和规章制度,及时进行组织和流程的优化调整、领导营造医院文化氛围,塑造和强化医院价值观。

5.5.2.6 确保医院遵守适用的法律法规,对检查和监管机构的报告做出回应。

5.5.2.7 与社区内的关键利益相关者进行沟通,获取患者医疗服务需求相关信息,有助于其获取医疗服务。向利益相关人提供有关其服务质量的数据和信息。

5.5.3 医院副院级领导的主要责任如下:

5.5.3.1 医院副院级领导协助院长工作,并定期向院长汇报相关工作情况。

5.5.3.2 医院副院级领导的工作分工根据医院印发的《关于调整院领导分工的通知》确定。

5.5.3.3 要在院长的带领下,落实医院的使命及全院各项规章制度。

5.5.3.4 副院级领导间日常的跨部门工作协商解决,重大事项通过院长办公会议决定,由院长审批同意生效。

5.5.3.5 负责制订和落实医院的质量改进和患者安全项目,向上级领导汇报,并将项目开展情况及时通报全院。

5.5.3.6 负责审查、选择和监控所有全院各类合同的服务性质和范围,确保满足患者与员工的需要。

5.5.3.7 负责组织收集与质量和安全相关的数据,组织制定相关制度和流程,确保落实到位。

5.5.4 科室/部门负责人的职责如下:

5.5.4.1 医院科室/部门的确定:医院依据省卫生健康委员会批准的科室设置以及服务项目内容,结合医院实际工作,建立符合医院使命并能满足就诊者需求的组织管理架构,并经院长办公会审定后,由院长批准实施。

5.5.4.2 科室/部门负责人的选拔和聘任。

5.5.4.2.1 科室/部门负责人由医院根据发展和管理需要,确定岗位数量及级别,经党政联席会审议后,报院长批准后聘任。

5.5.4.2.2 医院严格按照相关选拔程序执行,由院长聘任符合任职资格要求的人员担任各科室与服务部门负责人。

5.5.4.2.3 医院以书面形式确定科室/部门负责人的岗位职责,各级管理人员必须严格履行其岗位职责。

5.5.4.3 根据医院服务人群健康要求和医院收治病种情况,科室/部门负责人应与本科室的员工一起,按照医院统一的格式和内容制订本科室能够履行职责和满足就诊者需求的服务项目。

5.5.4.3.1 各科室/部门负责人要根据服务项目所要求的专业人员须具备的教育、技能、知识和经验等条件制订聘任标准,然后报请医院审批。

5.5.4.3.2 各科室/部门负责人要提出本科室/部门开展工作所必需的空间、人员编制、设备和其他特殊资源。其提出的标准应与医院的使命一致,并能满足就诊者的需求。

5.5.4.3.3 各科室/部门负责人对科室/部门工作进行全程、全面地监控,同时按照岗位职责和工作标准对每位员工进行监督,随时收集并综合分析服务质量的考核数据和信息,制订改进服务质量的措施,上报医院审批后实施,以便更好地满足患者的需求。

6 流程:无。

7 相关文件

7.1 《医院组织架构图》

7.2 《医疗机构管理条例实施细则》(2017 版)

8 使用表单:无。

批准人: 签署日期:

审核人: 发布日期:

第三十一节 请示报告制度

文件名称	请示报告制度	文件编号	YY－XZ－×××
制定部门	×××	版本号	1.0
生效日期	20××－××－××	页数/总页数	×/××
修订日期	20××－××－××	有效期至	20××－××－××

1 **目的:**为了应对突发事件,利于医院在最短时间内召集相关人员,调配相应物资,对事件做出快速反应,以确保医院和广大人民群众的生命财产安全,保障医院的正常工作秩序。一旦出现异常情况,医院有关科室和相关值班人员及知情人员必须立即采取有效措施,并及时向有关职能科室或行政总值班及医院领导汇报,以便组织力量及时处理。

2 **范围:**发生下列事件需要向管理部门、院级领导请示报告。

2.1 突发事件参照突发事件应急预案范围。

2.2 重要脏器切除、截肢或紧急手术患者家属或单位人员不在场。

2.3 拟开展的新手术、新诊断方法等。

2.4 大器官移植等特殊手术和重大手术。

2.5 不良事件、警讯事件。

3 定义

3.1 **较大级事件:**影响局部工作顺利开展的,须通过院级领导协调、处理和解决的事件。

3.2 **重大级事件:**影响医院全局工作顺利开展的事件,须通过院长协调、处理和解决的事件,或者突发区域性公共卫生事件且影响较大。

4 权责

4.1 **科室值班人员及知情人员:**发现突发事件第一时间上报相关职能科室或总值班。

4.2 **职能科室和行政总值班:**根据上报情况向院领导汇报。

4.3 **分管院领导:**根据汇报情况组织力量及时处理。

4.4 **院长:**根据汇报情况组织力量及时处理,并视情况决定是否汇报上级主管部门。

5 内容

5.1 **报告流程**

5.1.1 发生任何突发事件,有关科室/部门的值班人员及知情人员必须在第一时间向相关职能科室或行政总值班报告,再由相关职能科室或行政总值班立即向分管院领导和院长报告。如事件情节较严重,可跨级报告。

5.1.2 院长应根据事件的性质与程度决定是否需要向上级卫生行政主管部门报告并决定是否启动应急预案。

5.2 **报告方式与时限**

5.2.1 预测为较大级事件,初次报送时间不得超过6小时,不得迟报、谎报、瞒报和漏报。对本身比较敏感或发生在敏感时期、敏感人群,或者可能演化、衍生、次生为突发公共事件的信息,按重大级事件要求2小时内报送。

5.2.2 如发生突发公共卫生事件,应当在2小时内以电话或传真的方式报告区疾病预防控制中心,经专家组诊断确定后,向院领导报告,并进入国家突发公共事件信息报告网,完成网络直报。

5.3 报告内容

5.3.1 初级报告:包括事件名称、事件类型、事发部门、联系人及电话,事件发生的时间、地点、可能原因,事件主要经过、人员伤亡程度,已采取的措施,事态发展趋势等。

5.3.2 进度报告:事态发展及变化,处置进程,事态评估及控制措施。

5.3.3 结案报告:事件发生和处理情况的总结,今后的预防措施。

5.4 报告原则:"快、新、全"。

5.4.1 初级报告要快:较大级事件在6小时内完成,重大级事件在2小时内完成。

5.4.2 进度报告要新:根据事件发展变化及上级要求随时报告。

5.4.3 结案报告要全。

6 流程:请示报告流程图。

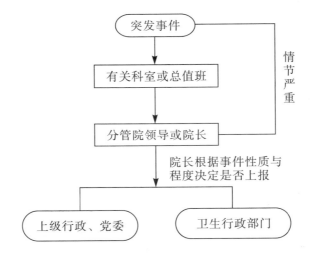

7 相关文件:无。

8 使用表单:无。

批准人: 　　　　　　　　　　签署日期:

审核人: 　　　　　　　　　　发布日期:

第三十二节 院内沟通制度

文件名称	院内沟通制度	文件编号	YY－XZ－×× ×
制定部门	× × ×	版本号	1.0
生效日期	20× ×－× ×－× ×	页数/总页数	×/× ×
修订日期	20× ×－× ×－× ×	有效期至	20× ×－× ×－× ×

1 **目的**:使医院沟通渠道畅通,加强信息反馈,增加员工参与管理的机会,并创造更加信任和相互理解的环境。

2 **范围**:全院员工。

3 **定义**:院内沟通指员工之间或员工与组织之间思想或观念传达的过程,以求思想达成一致和感情的通畅。其目的在于增进彼此间的相互了解,并达成共同协议或促进信息交流的过程。

4 **权责**

4.1 **院长办公室**:形成良好的沟通机制,组织相关沟通会议、协调会,发布信息。

4.2 **信息科**:为内部沟通提供相应的技术支持。

5 **内容**

5.1 **沟通的形式**

5.1.1 会议沟通:各种形式的会议,如院周会、职工代表大会等。

5.1.2 文件沟通:通知、通报、制度等。

5.1.3 其他沟通:内网、短信、医院广播、通讯录等。

5.2 **各层级的沟通交流**

5.2.1 各层级、各科室之间,临床与非临床之间,医师与护士之间的沟通。

5.2.1.1 各种会议形式:包括职工代表大会、院周会、各委员会会议、科室主任例会、护士长例会、行政晨会、科室晨交班等。

5.2.1.2 其他内部沟通载体:医院官方网站、院内 OA 系统、院报、短信平台、广播系统、投诉信箱等。

5.2.2 医院层级的沟通交流。

5.2.2.1 职工代表大会、院长办公会、院周会、各委员会会议等。

5.2.2.2 院周会主要传达医院任务及制度。

5.2.3 科室内部的沟通交流。

5.2.3.1 晨交班、业务学习、疑难病例讨论等。

5.2.3.2 院周会后第二日的晨交班传达院周会,包括医院任务及制度。

5.2.4 员工直接与院领导沟通交流。

5.2.4.1 通过院长信箱。

5.2.4.2 通过院内 OA 系统。

5.3 **医院其他沟通载体的功能**

5.3.1 医院内网:发布各种通知,设有规章制度版块,公布医院制度。

5.3.2 短信平台:发布各种通知。

5.3.3 医院广播系统:主要播报紧急事件或通知,如火警、急救等。

6 流程:无。

7 相关文件:无。

8 使用表单:无。

批准人: 签署日期:

审核人: 发布日期:

第三十三节 医务人员廉洁行医制度

文件名称	医务人员廉洁行医制度	文件编号	YY – XZ – ×××
制定部门	×××	版本号	1.0
生效日期	20××-××-××	页数/总页数	×/××
修订日期	20××-××-××	有效期至	20××-××-××

1 **目的**:维护患者的健康权益,促进本院医疗卫生服务事业健康发展,进一步规范医疗行为,加强医德医风建设和职业道德建设,提高医疗服务能力和水平,构建和谐的医患关系。

2 **范围**:全院员工。

3 **定义**:无。

4 **权责**

  4.1 **全院员工**:严格履行医务人员工作职责,遵守《医务人员廉洁行医制度》。

  4.2 **党委办公室**:讨论、制定医务人员廉洁行医制度。

5 **内容**

  5.1 自觉遵守医院各项规章制度,遵守社会公德,严格履行医务人员工作职责,全心全意为患者服务。

  5.2 医务人员在医疗活动中要廉洁公正,不得利用职务之便接受或索要患者的财物。

  5.3 尊重患者,关心体贴患者,视患者为亲人,一视同仁。使患者感到温暖和亲切。

  5.4 工作认真负责,技术精益求精,诊断一丝不苟,主动学习新理论、新技术,大胆创新。

  5.5 杜绝在医疗活动及药械采购等过程中收受回扣或变相谋利行为。医务人员不得收取医药代表任何巧立名目的"促销费"。

  5.6 严格执行收费标准,不得巧立名目、分解或提高收费标准。

  5.7 不得擅自外出从事业余、兼职的有偿服务,或者介绍、转送患者到外单位谋取不正当利益。

  5.8 坚持合理用药,自觉抵制"大处方"和"药品回扣",不得利用工作之便"搭车"开药。

  5.9 对违反上诉规定者,将按照国家相关法律法规及医院的相关规章制度进行严肃处理。

6 **流程**:无。

7 **相关文件**

  7.1 《加强医疗卫生行风建设"九不准"》(国卫办发〔2013〕49号)

  7.2 《职业道德行为规范》

8 **使用表单**:无。

批准人: 签署日期:

审核人: 发布日期:

第三十四节　患者满意度定期测评管理制度

文件名称	患者满意度定期测评管理制度	文件编号	YY－XZ－××
制定部门	×××	版本号	1.0
生效日期	20××－××－××	页数/总页数	×/××
修订日期	20××－××－××	有效期至	20××－××－××

1　**目的:**进一步体现"以患者为中心"的服务宗旨,努力提高患者满意度,全面增强员工的文明礼仪服务意识,改善服务态度,增进医患双方的相互理解与沟通,为患者提供温馨、便捷、优质的医疗服务。

2　**范围:**全院员工。

3　**定义:**患者满意度是指患者凭着自己对健康、疾病、生命质量等诸多方面的理解,权衡自己的经济条件,结合自己对医疗保健的要求和期望,对所接受的医疗保健服务进行的综合评价。

4　**权责**

　4.1　**科室:**对患者的意见和建议及时整改落实,确保执行到位。

　4.2　**职能部门:**制定整改方案,并督促整改落实。

　4.3　**党委办公室:**讨论并制定《患者满意度定期测评管理制度》。

5　**内容**

　5.1　**院内征求患者意见**

　　5.1.1　住院患者满意度调查:党委办公室工作人员每季度深入科室进行床边随机抽样调查,汇总、统计并进行数据分析,形成《住院患者满意度调查分析报告》,并将满意度调查结果和患者的意见及建议分别反馈给医务处、护理部及总务科等相关职能部门。同时及时跟进整改落实情况。医务处、护理部及总务科等相关职能部门对于党委办公室反馈的患者意见和建议,及时制定整改方案,并督促整改落实。

　　5.1.2　患者座谈会:由病区护士长负责召开本护理单元患者座谈会,通过面对面的形式听取患者及家属对医疗、护理及其他方面工作的意见及建议,解答、处理患者及家属提出的各种问题。

　　5.1.3　设立意见箱。在病区及门诊设立意见箱,公布联系电话。党委办公室工作人员每周一、周三开启意见箱,收集、汇总患者及家属的意见和建议。

　5.2　**院外听取监督员意见:**由宣传策划部负责邀请院外监督员进行不定期暗访,及时发现医院工作中存在的问题,将意见和建议整理后反馈给相关科室,抓好整改落实。

6　**流程:**无。

7　**相关文件**

　7.1　《国际联合委员会(JCI)医院评审标准》(第六版)

　7.2　《三级综合医院评审标准实施细则》(2011年版)

8　**使用表单**

《住院患者满意度调查表》

批准人:　　　　　　　　　　　　签署日期:

审核人:　　　　　　　　　　　　发布日期:

附件

住院患者满意度调查表

文件编号:BD－DB－×××   版本号:1.0

尊敬的患者朋友:

　　您好! 为进一步提高本院医疗质量和确保患者安全,为能准确、客观地了解本院的医疗服务质量,特请您协助完成本次调查。对每个题目中的答案,在相应的方框内打"√"即可,谢谢!

服务项目	很满意 (5分)	满意 (4分)	一般 (3分)	不满意 (2分)	很不满意 (1分)
1.办理入院手续是否方便					
2.初入病房时护士接待您的态度					
3.对病房整洁程度的满意度					
4.对医生医疗工作的满意度					
5.对护士护理工作的满意度					
6.您对住院期间膳食服务的满意度					
7.住院期间您对查询费用信息的满意度					
8.当您遇到问题时,您对医务人员帮您解决问题的满意度					
9.您对医务人员在廉洁行医、拒收红包方面的满意度					
10.本次住院后,您对医院总体工作的满意度					

住院期间您最满意的医师:　　　　　　　　　最不满意的医师:

住院期间您最满意的护士:　　　　　　　　　最不满意的护士:

您不满意项的具体原因:

您的建议:

您的联系电话:

第三十五节　医德医风建设制度

文件名称	医德医风建设制度	文件编号	YY - XZ - ×××
制定部门	×××	版本号	1.0
生效日期	20××-××-××	页数/总页数	×/××
修订日期	20××-××-××	有效期至	20××-××-××

1　**目的**:进一步加强医院医德医风建设,提高医务人员的职业道德素养,改善和提高医疗服务质量。

2　**范围**:全院员工。

3　**定义**

3.1　**医德**:指医务人员应有的职业道德和应具备的思想品质,是调整医务人员和患者、医务人员之间、医务人员和社会之间关系的行为准则和规范的总和。

3.2　**医风**:指医务人员应有的行业风气和风尚,是医务人员的医德在工作中的表现。

4　**权责**

4.1　**全院员工**:严格履行医务人员工作职责,遵守《医德医风建设制度》。

4.2　**医务处**:接待患者投诉,处理医疗纠纷。

4.3　**党委办公室**:讨论并负责制定《医德医风建设制度》,对新员工进行医德医风岗前培训。

5　**内容**

5.1　**医德医风管理**

5.1.1　落实医院医德医风建设责任制,实行分级管理、逐级负责制。各分管院领导、科室负责人应对分管部门、科室员工的医德医风情况进行监督和管理,及时发现问题并严格督促整改。对管理不严、措施不力,科室/部门多次发生员工在工作中违反国家卫生健康委员会《加强医疗卫生行风建设"九不准"》的有关规定,除追究当事人的责任外,还要视情节追究院、科两级负责人的管理责任。

5.1.2　党委办公室为每位医务人员建立医德医风档案。

5.1.3　建立《医德医风考评制度》。每年考评一次,考评结果作为晋聘、晋职晋升、评优的重要条件之一。对医德医风考评不合格者进行批评教育和处罚,取消当年的评优资格。

5.2　**医德医风学习教育**

5.2.1　以正面教育为主,理论联系实际,注重实效,长抓不懈。党委办公室每年开展一次全院医务人员医德医风教育学习活动。

5.2.2　人力资源部将医德医风、职业道德教育纳入新员工的岗前培训内容。

5.2.3　院、科两级定期安排学习相关法律法规和时事新闻,传达贯彻上级会议精神和领导重要讲话。

5.2.4　认真抓好青年员工和新入职员工的职业道德教育,不断提高青年员工的思想和业务素质。

5.2.5　抓好正、反两方面的典型教育,组织员工观看医德医风教育片,对先进典型及时宣传、表彰,对违反医德医风的人员和事件进行批评教育。

5.3　**医德医风公示**

5.3.1　医院工作人员必须佩戴胸牌上岗,方便群众监督。

5.3.2 医院将医务人员信息资料以及医疗价格进行公示。

5.3.3 医院将专家教授信息在门诊公示栏进行公示,方便患者就医选择,提高满意度。

5.3.4 医院及医务人员在管理、业务活动中,如果发生违法违规行为,依据有关法律法规及医院规章制度处理,并在一定范围内公示。

5.4 医患沟通

5.4.1 医务人员态度和蔼,举止文明,语气温和,充分关心爱护和体贴患者,注意保护患者隐私。向患者解说病情时耐心、细心,并使用通俗易懂的语言,杜绝"生、冷、硬、顶"现象。

5.4.2 坚持以患者为中心的指导思想,主动加强与患者的沟通交流,客观了解患者对自身疾病的看法,对治疗、护理及愈后的期望,积极帮助患者消除心理负担。

5.4.3 自觉维护患者的权益,充分尊重患者的知情权,拟行特殊检查、手术、麻醉以及特殊治疗前,应将潜在的医疗风险告知患者,以取得患者本人或家属的理解并填写知情同意书。

5.4.4 医务人员在医疗活动中如发生医疗过失或医疗事故,应立即上报科室负责人,负责人给予家属认真细致地解说,尽可能将纠纷消除在萌芽状态。重大医疗事故由医务处进行认真调查核实。

5.5 医德医风奖惩

5.5.1 医院将医德医风作为评先、评优的重要依据,患者问卷调查对医务人员个人评价较高者,在评先评优等工作中,同等条件下给予优先考虑。对违规者,实行一票否决制。

5.5.2 开展评选优秀医生、优秀护士工作,对受到患者表扬、普遍反映好的医务人员给予适当的奖励。

5.5.3 因服务态度、医德医风方面的问题而受到患者投诉者,经查实后,给予相应处理。

5.5.4 对索要或暗示收受"红包"回扣者,一经查实,按医院的规定进行处罚,并按要求追究相关科室和人员责任。

6 流程:无。

7 相关文件

7.1 《加强医疗卫生行风建设"九不准"》(国卫办发〔2013〕49号)

7.2 《职业道德行为规范》

8 使用表单:无。

批准人:　　　　　　　　　　签署日期:

审核人:　　　　　　　　　　发布日期:

第三十六节 医德医风考评制度

文件名称	医德医风考评制度	文件编号	YY－XZ－×××
制定部门	×××	版本号	1.0
生效日期	20××－××－××	页数/总页数	×/××
修订日期	20××－××－××	有效期至	20××－××－××

1 **目的:**进一步加强全体员工医德医风建设,提高医务人员职业道德素养和医疗服务水平,建立对医务人员规范有效地激励和约束,健全医德医风教育,监督、考评长效工作机制。

2 **范围:**全体医务人员、行政后勤人员。

3 **定义**

  3.1 **医德:**指医务人员应有的职业道德和应具备的思想品质,是调整医务人员和患者、医务人员之间、医务人员和社会之间关系的行为准则和规范的总和。

  3.2 **医风:**指医务人员应有的行业风气和风尚,是医务人员的医德在工作中的表现。

4 **权责**

  4.1 **全体员工:**严格履行医务人员工作职责,完成医德医风考评。

  4.2 **党委办公室:**讨论并制定《医德医风考评制度》,制定年度《医德医风考评实施方案》。

  4.3 **医德医风考核小组:**负责对全院医德医风工作进行考评指导。

5 **内容**

  5.1 **组织结构:**医德医风考评小组。

    5.1.1 组长:由党委书记和院长担任。

    5.1.2 副组长:由主管院领导担任。

    5.1.3 成员:党委办公室、院长办公室、人力资源部、医务处、护理部、财务科、信息科等相关职能部门负责人以及临床、药学、医技等相关科室负责人组成。

    5.1.4 医德医风考评办公室设在党委办公室,负责医德医风考评的日常事务工作。

  5.2 **考评内容**

    5.2.1 救死扶伤,全心全意为人民服务。

      5.2.1.1 加强政治理论和职业道德学习,树立救死扶伤、以患者为中心、全心全意为人民服务的宗旨意识和服务意识,大力弘扬白求恩精神。

      5.2.2.2 工作责任心强,热爱本职工作,坚守岗位,尽职尽责。

    5.2.2 尊重患者的权利,为患者保守医疗秘密。

      5.2.2.1 患者不分民族、性别、职业、地位、贫富,平等对待,无歧视现象。

      5.2.2.2 维护患者的合法权益,尊重患者的知情权、选择权和隐私权,为患者保守医疗秘密。

      5.2.2.3 在开展临床药物或医疗器械试验、应用新技术和有创诊疗活动中,遵守医学伦理道德,尊重患者的知情同意权。

    5.2.3 文明礼貌,优质服务,构建和谐的医患关系。

      5.2.3.1 关心、体贴患者,做到热心、耐心、爱心和细心。

      5.2.3.2 着装整齐,举止端庄,服务用语文明规范,服务态度好,无"生、冷、硬、顶、推、拖"现象。

5.2.3.3 认真践行医疗服务承诺,加强与患者的交流和沟通,自觉接受监督,构建和谐的医患关系。

5.2.4 遵纪守法,廉洁行医。

5.2.4.1 严格遵守卫生法律法规、卫生行政规章制度及医学伦理道德,严格执行各项医疗护理工作规程,坚持依法执业,廉洁行医,保证医疗质量和安全。

5.2.4.2 在医疗服务活动中,不收受、不索要患者及家属的财物。

5.2.4.3 不利用工作之便谋取私利,不收受药品、医用设备、医用耗材等生产、经营企业或经销人员给予的财物、回扣以及其他不正当利益,不以介绍患者到其他单位检查、治疗和购买药品、医疗器械等为由,从中牟取不正当利益。

5.2.4.4 不开具虚假医学证明,不参与虚假医疗广告宣传和药品医疗器械促销,不隐匿、伪造或违反规定涂改、销毁医学文书及有关资料。

5.2.4.5 不违反规定外出行医、鉴定胎儿性别。

5.2.5 因病施治,规范医疗服务行为。

5.2.5.1 严格执行诊疗规范和用药指南,坚持合理检查、合理治疗、合理用药。

5.2.5.2 认真落实有关控制医药费用的制度和措施。

5.2.5.3 严格执行医疗服务和药品价格政策,不多收、乱收和私自收取费用。

5.2.6 顾全大局,团结协作,和谐共事。

5.2.6.1 积极参加上级安排的指令性医疗任务和社会公益性的扶贫、义诊、助残、支农、援外等医疗活动。

5.2.6.2 正确处理同行、同事间的关系,互相尊重、互相配合、取长补短、共同进步。

5.2.7 严谨求实,努力提高专业技术水平。

5.2.7.1 积极参加在职培训,刻苦钻研业务技术,努力学习新知识、新技术,提高专业技术水平。

5.2.7.2 增强责任意识,防范医疗差错、医疗事故的发生。

5.3 考评方法

5.3.1 医德医风实行量化考评,与医务人员的年度考核、日常考核相结合,实行院科两级考评。医院考评小组主要负责对全院各科室主任、支部书记、教研室主任的考评工作,同时督促和指导科室考评小组做好科室工作人员的考评工作;各科室主任主要负责本科室工作人员的考评工作;各病区护士长负责对本病区护士的考评工作;护理部负责对各护理单元护士长的考评工作。

5.3.2 医德医风考评按百分制进行评定,基础分为80分,满分100分。如有加分或减分,加减后的分数为医务人员的实际得分,加分累计不得超过20分。医院为每位医务人员建立医德医风档案,考评结果记入医务人员医德医风档案。

5.3.2.1 自我评价:医务人员根据考核的标准及加分、减分项目,结合自己的实际工作表现,逐一认真对照检查,实事求是地进行自我评价,并填写《医务人员医德医风考核评价表》。

5.3.2.2 科室评价:科室成立医德医风考评小组,在医务人员自我评价的基础上,以科室为单位,由科室考评小组根据每个人的日常医德医风进行评价。

5.3.2.3 医院评价:由医院的医德医风考评领导小组组织实施,根据自我评价和科室评价的结果,将日常检查、问卷调查、患者反映、投诉举报、表扬奖励等记录反映的具体情况作为重要参考依据,对每位医务人员进行评价,做出医德医风考评结论并填写综合评语。

5.4 医德医风考评结果及其应用

5.4.1 医德医风考评结果分为四个等级:优秀、良好、一般、较差。90 分以上为优秀,80 至 89 分为良好,60 至 79 分为一般,60 分以下为较差。

5.4.2 医德医风考评要严格坚持标准,被评定为优秀等级的人数,一般占本单位考评总人数的 10% ,最多不超过 15% 。

5.4.3 医德医风考评结果将在医院网站上进行公示。医德医风考评结果为优秀或良好的,在晋职、晋级、岗位聘用、评先评优、绩效工资、年度考核中作为重要参考条件之一;医德医风考评结果为较差的,年度考核为不称职或不合格,当年不能申报晋升专业技术任职资格。

5.4.4 被考评医务人员对考评结果有异议的,可以向医院考评领导小组提出复核申请。院考评领导小组在接到复核申请之日起 10 个工作日内对考评结果进行复核,并将复核意见书面通知本人。

5.5 考评要求

5.5.1 全院各部门要高度重视,充分认识开展医德医风考评工作的重要意义,认真落实医德医风考评制度。

5.5.2 各科室成立科室医德医风考评小组,原则上组长由科室主任担任,副组长由护士长担任,组织实施本科室人员的医德医风考评工作,并向医院医德医风考评办公室上报考评结果。

5.5.3 院科两级切实加强领导,精心组织实施。通过医德医风考评,督促全院员工不断提高职业道德素质和医疗服务水平。

5.5.4 考评情况在一定范围内进行通报。同时将考评结果纳入个人医德医风档案。

6 流程:无。

7 相关文件

7.1 《加强医疗卫生行风建设"九不准"》(国卫办发〔2013〕49 号)

7.2 《医德医风建设制度》

7.3 《职业道德行为规范》

8 使用表单

《医务人员医德医风考核评价表》

批准人: 签署日期:

审核人: 发布日期:

附件

医务人员医德医风考核评价表

文件编号:BD－DB－×××　版本号:1.0

年度:　　　　　　　　　　　　科室:

姓名:　　　　年龄:　　　　职务:　　　　　　职称:

考评指标	加分项目	减分项目	自我评分		科室评分	
			得分	加分、减分理由	得分	加分、减分理由
救死扶伤,忠于职守(10分)	1.参加院外各种突发事件的医疗抢救工作者,每次加1分,总分≤5分 2.医院先进工作者,加1分;省、市、区(校)级表彰奖励分别加5分、3分、2分	1.无故不参加医院组织的各项学习、活动者,每次扣2分 2.违反劳动纪律者,每次扣2~5分 3.无正当理由,不按时完成任务或不服从科室工作安排者,每次扣5分;不服从医院工作安排的,每次扣10分				
尊重患者,保守医密(10分)	－	泄露患者的医疗秘密,造成不良影响,情节轻微者扣5分,情节严重者扣10分				
文明礼貌,优质服务(10分)	1.收到患者表扬信、锦旗者,每次加1分,总分≤5分 2.个人被媒体表扬,加5分	1.被投诉服务态度差,有"生、冷、硬、顶、推"现象,每例扣10分 2.上班着装不整洁,不佩戴胸牌上岗,语言不文明者,每次扣2分 3.个人被媒体曝光批评,扣5分				
遵纪守法,廉洁行医(15分)	拒收"红包"、回扣者,每次加1分,总分≤5分	一票否决指标:凡是发现医务人员严重违反职业道德及行为规范,一经查实,本年度一律不得评先进,一律不予晋升职称或职务				
因病施治,规范行医(15分)	－	1.不落实《首诊负责制度》《危重患者抢救制度》和《转诊转院制度》等,造成一定影响者,每次扣5分 2.违规使用药品者,每次扣5分				

续表

考评指标	加分项目	减分项目	自我评分		科室评分	
			得分	加分、减分理由	得分	加分、减分理由
因病施治，规范行医（15分）	-	3. 有滥检查、滥药、开大处方行为者，每次扣10分 4. 有自立、分解项目收费或提高标准加收费用者，对科室主任、护士长各扣10分，对当事人扣15分				
顾全大局，团结协作（10分）	1. 主动参加义诊活动者，每次加1分，总分≤5分 2. 参加卫生支农或卫生扶贫项目，满6个月者，加3分；6个月以上者加5分；受到上级卫生行政部门表彰者，加5分	1. 科室间或同事间因不团结使工作受到影响的，每人扣5分 2. 无正当理由不参加社会公益性活动者，扣5~10分				
严谨求实，提高技术（10分）	1. 开展新技术、新项目者，加2~5分（属集体的取前三名加分） 2. 在省级以上核心期刊发表论文者，一篇加1分，最多加3分	1. 因工作不认真造成差错者，扣3~5分 2. 发生医疗事故，负主要责任的当事人，每次扣5~10分；负次要责任的当事人，每次扣2~5分				
基础分：80分			得分：		得分：	
自我评定等级：		被考核人签名：				
科室评定等级：		科室主任签名：				
考核结果	医德医风考评领导小组评定得分：					
	在科室评分基础上加分、减分理由：					
	医德医风考评领导小组评定等级：□优秀　　□良好　　□一般　　□较差 　　　　　　　　　　　　　　　　　年　　　月　　　日					

注：医德考评等级为优秀（≥90分）；良好（80~89分，且扣分不超过15分）；一般（60~79分，且扣分不超过30分）；较差（60分以下或扣分超过30分或有一票否决行为）

第三十七节　职业道德行为规范

文件名称	职业道德行为规范	文件编号	YY－XZ－×××
制定部门	×××	版本号	1.0
生效日期	20××－××－××	页数/总页数	×/××
修订日期	20××－××－××	有效期至	20××－××－××

1 **目的**:进一步提高医务人员职业道德素养,规范医务人员诊疗行为,改善和提高医疗质量。

2 **范围**:全体员工。

3 **定义**:职业道德是指人们在职业生活中应遵循的基本道德,即一般社会道德在职业生活中的具体体现,是职业品德、职业纪律、专业胜任能力及职业责任等的总称。

4 **权责**

4.1 **全体员工**:认真履行工作职责,既要遵守本文件所列总则,又要遵守与职业相对应的分类基本行为规范。

4.2 **医学伦理委员会**:论证、审核《职业道德行为规范》。

4.3 **党委办公室**:讨论并制定《职业道德行为规范》。

5 **内容**

5.1 **总则**

5.1.1 为规范全体员工从业行为,根据医疗卫生有关法律法规、规章制度,结合本院实际,制定本规范。

5.1.2 本规范适用于本院所有从业人员,包括下列人员。

5.1.2.1 管理人员:各部门、科室从事计划、组织、协调、控制、决策等管理工作的人员。

5.1.2.2 医师:依法取得执业医师、执业助理医师资格,经注册在本院从事医疗、预防、保健等工作的人员。

5.1.2.3 护士:依法取得护士执业资格,经注册在本院从事护理工作的人员。

5.1.2.4 药学技术人员:依法取得药学专业技术职称,在本院从事药学工作的药师及技术人员。

5.1.2.5 医技人员:本院除医师、护士、药学技术人员之外,从事其他技术服务的卫生专业技术人员。

5.1.2.6 行政后勤人员:除以上五类人员外,在本院从业的其他人员,主要包括物资、总务、设备、信息、统计、财务、基本建设、后勤等部门的工作人员。

5.1.3 本院从业人员,既要遵守本文件所列基本行为规范,又要遵守与职业相对应的分类行为规范。

5.2 **医疗安全"零容忍"行为**

5.2.1 非法摘取、骗取、买卖人体器官。

5.2.2 偷盗、贩卖婴儿。

5.2.3 偷盗麻醉药品、精神药品等管制类药品。

5.2.4 因医务人员脱岗,导致患者出现紧急情况得不到及时救治。

5.2.5　贩卖患者隐私。

5.2.6　开具虚假医学证明文件。

5.2.7　骗取医疗保险基金。

5.2.8　员工恶意攻击患者、患者家属及医院员工,造成重大伤害。

5.3　医院从业人员基本行为规范

5.3.1　以人为本,践行宗旨。坚持救死扶伤、防病治病的宗旨,以患者为中心,全心全意为人民群众健康服务。

5.3.2　遵纪守法,依法执业。自觉遵守国家法律法规,遵守医疗卫生行业规章和纪律,严格执行医院各项制度规定。

5.3.3　严格遵守并自觉落实医院的办院宗旨、办院理念、核心价值和管理理念。

5.3.4　尊重患者,关爱生命。遵守医学伦理道德,尊重患者的知情同意权和隐私权,为患者保守医疗秘密,维护患者合法权益;尊重患者被救治的权利,不因种族、宗教、地域、贫富、地位、残疾、疾病等歧视患者。

5.3.5　优质服务,医患和谐。言语文明,举止端庄,认真践行医疗服务承诺,加强与患者的交流和沟通,自觉维护行业形象。酒后不上岗,工作日不饮酒。

5.3.6　廉洁自律,恪守医德。弘扬高尚医德,严格自律,不索取和非法收受患者财物,不利用执业之便谋取不正当利益;不收受医疗器械、药品、试剂等生产、销售企业或销售人员以各种名义、形式给予的回扣、提成,不参与其提供的各类娱乐活动;不违规参与医疗广告宣传和药品医疗器械促销,不倒卖号源。

5.3.7　严谨求实,精益求精。加强政治理论学习,钻研业务,努力提高专业素养,抵制学术不端行为。

5.3.8　爱岗敬业,团结协作。忠诚职业,尽职尽责,正确处理同行同事间关系,互相尊重,互相配合,和谐共事。

5.3.9　乐于奉献,热心公益。积极参加上级安排的指令性医疗任务和社会公益性的扶贫、义诊、助残、支农、援外等活动,主动开展公众健康教育。

5.4　管理人员行为规范

5.4.1　牢固树立科学的发展观和正确的业绩观,坚持医院的社会公益性,加强制度建设和文化建设,与时俱进,创新进取,努力提升医疗质量、保障医疗安全、提高服务水平。

5.4.2　认真履行管理职责,努力提高管理能力,依法承担管理责任,不断改进工作作风,切实服务临床一线。

5.4.3　坚持依法、科学、民主决策,正确行使权力,遵守决策程序,推进院务公开,自觉接受监督,尊重员工民主权利。

5.4.4　遵循"公平、公正、公开"原则,严格人事招录、评审、聘任制度,不在人事工作中谋取不正当利益。

5.4.5　严格落实医院各项内控制度,加强财物管理,合理调配资源,遵守国家采购政策,不违规干预和插手药品、医疗器械采购和基本建设等工作。

5.4.6　加强医疗质量管理,建立健全的医疗风险管理机制。

5.4.7　尊重人才,鼓励公平竞争和学术创新,建立完善、科学的人员考核、激励、惩戒制度,不从事或包庇学术造假等违规违纪行为。

5.4.8　恪尽职守,勤勉高效,严格自律,发挥表率作用。

5.5 医师行为规范

5.5.1 遵循医学科学规律,不断更新医学理念和知识,保证医疗技术应用的科学性、合理性。

5.5.2 规范行医,严格遵循临床诊疗规范和技术操作规范,使用适宜的诊疗技术和药物,因病施治,合理医疗,不隐瞒、误导或夸大病情,不过度医疗。

5.5.3 学习掌握人文医学知识,提高人文素质,对患者实行人文关怀,真诚、耐心地与患者沟通。

5.5.4 认真执行医疗文书制度,规范书写、妥善保存病历材料,不隐匿、伪造或违规涂改、销毁医学文书及有关资料,不违规签署医学证明文件。

5.5.5 按规定履行医疗事故、传染病疫情和涉嫌伤害事件或非正常死亡报告职责。

5.5.6 依法履行医疗安全(不良)事件、传染病疫情、药品不良反应、食源性疾病和涉嫌伤害事件或非正常死亡等法定报告职责。

5.5.7 认真履行医师职责,积极救治,尽职尽责为患者服务,增强责任安全意识,努力防范和控制医疗责任差错事件。

5.5.8 严格遵守医疗技术临床应用管理规范和单位内部规定的医师执业等级权限。

5.5.9 严格遵守药物和医疗技术临床实验有关规定,进行实验性临床医疗,应充分保障患者本人或其家属的知情同意权。

5.5.10 严格执行临床教学、科研有关管理规定,保证患者的医疗安全和合法权益,指导实习及进修人员严格遵守服务范围,不越权、越级行医。

5.6 护士行为规范

5.6.1 不断更新知识,提高专业技术能力和综合素质,尊重、关心、爱护患者,保护患者的隐私,注重沟通,体现人文关怀,维护患者的健康权益。

5.6.2 严格落实各项规章制度,正确执行临床护理实践和护理技术规范,全面履行医学照顾、病情观察、协助诊疗、心理支持、健康教育和康复指导等护理职责,为患者提供安全优质的护理服务。

5.6.3 工作严谨、慎独,对执业行为负责。发现患者病情危急,应立即通知医师。在紧急情况下为抢救垂危患者生命,应及时实施必要的紧急救护。

5.6.4 严格执行医嘱,发现医嘱违反法律、法规、规章或诊疗技术规范,应及时与医师沟通。

5.6.5 按照要求,及时准确、完整规范地书写病历,认真管理,不伪造、隐匿或违规涂改、销毁病历。

5.7 药学技术人员行为规范

5.7.1 严格执行药品管理法律法规,科学指导合理用药,保障用药安全、有效、经济。

5.7.2 认真履行处方调剂职责,坚持查对制度,按照操作规程调剂处方药品,不对处方所列药品擅自更改或代用。

5.7.3 严格履行处方合法性和用药适宜性审核职责。对用药不适宜的处方,及时告知处方医师确认或者重新开具;对严重不合理用药或者用药错误,可拒绝调剂。

5.7.4 协同医师做好药品使用遴选和患者用药适应证、禁忌证、不良反应、注意事项和使用方法的解释说明,详尽解答用药疑问。

5.7.5 严格执行药品采购、验收、保管、供应等各项制度规定,不得私自销售、使用非正常途径采购的药品,不违规为商业目的统方。

5.7.6 加强药品不良反应监测,自觉执行药品不良反应报告制度。

5.8 医技人员行为规范

5.8.1 认真履行职责,积极配合临床诊疗,实施人文关怀,尊重患者,保护患者隐私。

5.8.2　爱护仪器设备,遵守各类操作规范,发现患者的检查项目不符合医学常规的,应及时与医师沟通。

5.8.3　正确运用医学术语,及时、准确出具检查、检验报告,提高准确率,不谎报数据,不伪造报告。

5.8.4　指导和帮助患者配合检查,耐心帮助患者查询结果,对接触传染性物质或放射性物质的相关人员,进行告知并给予必要的防护。

5.8.5　合理采集、使用、保护、处置标本,不得违规买卖标本,谋取不正当利益。

5.9　行政后勤人员行为规范

5.9.1　热爱本职工作,认真履行岗位职责,增强为临床服务的意识,保障医院正常运营。

5.9.2　刻苦学习,钻研技术,熟练掌握本职业务技能,认真执行各项具体工作制度和技术操作常规。

5.9.3　严格执行财务、物资、采购等管理制度,认真做好设备和物资的计划、采购、保管、报废等工作,廉洁奉公,不谋私利。

5.9.4　严格执行医疗废物处理规定,不得随意丢弃、倾倒、堆放、使用、买卖医疗废物。

5.9.5　严格执行信息安全和医疗数据保密制度,加强医院信息系统药品、高值耗材统计功能管理,不随意泄露、买卖医学信息。

5.9.6　强化服务意识,提高服务质量。人文服务,文明服务,与临床一线科室进行工作沟通,虚心听取他们的意见和建议,最大可能地满足他们对工作的合理需求。

5.9.7　对患者实行首问负责制。行政后勤人员要熟悉医院门诊、住院工作流程、医院环境和科室布局,热情回答患者的咨询。

5.9.8　勤俭节约,爱护公物,落实安全生产管理措施,保持医院环境卫生,为患者提供清洁整齐、舒适便捷、秩序良好的就医环境。

5.10　实施与监督

5.10.1　医院领导要以身作则,模范遵守本规范,同时抓好本单位的贯彻实施。

5.10.2　医院相关职能部门协助院领导抓好本规范的落实,纪检监察纠风部门负责对实施情况进行监督检查。

5.10.3　医院各部门应结合岗位职责,配合医院做好本规范的贯彻实施,加强行业自律性管理。

5.10.4　本院从业人员实施和执行本规范的情况,应列入医务人员医德医风考评的重要内容,作为医务人员职称晋升、评先评优的重要依据。

5.10.5　本院从业人员违反本规范的,医院将视情节轻重,给予批评教育、通报批评、取消当年评优评职资格等。

6　流程:无。

7　相关文件

7.1　《医疗机构从业人员行为规范手册》(2012版)

7.2　《加强医疗卫生行风建设"九不准"》(国卫办发〔2013〕49号)

7.3　《医德医风建设制度》

8　使用表单:无。

批准人:　　　　　　　　签署日期:

审核人:　　　　　　　　发布日期:

第三十八节 ××××年度质量与安全管理计划

文件名称	××××年度质量与安全管理计划	文件编号	YY - XZ - ×××
制定部门	×××	版本号	1.0
生效日期	20×× - ×× - ××	页数/总页数	×/××
修订日期	20×× - ×× - ××	有效期至	20×× - ×× - ××

1 **目的**:加强医院内涵建设,持续改进医疗服务质量,确保患者安全,依据国内的医院评审标准及医院发展规划,结合医院质量改进与患者安全工作现状,拟订《××××年度质量与安全管理计划》。

2 **范围**:医院质量与安全管理工作。

3 **定义**:无。

4 **权责**

    4.1 **医院质量与安全管理委员会**:负责督导和推进全院性质量改进工作,委员会主任委员由院长担任,院长是医院质量改进与患者安全管理第一责任人。

    4.2 **各质量相关专业委员会**:负责督导和推进各领域的质量改进与患者安全工作,每季度向医院质量与安全管理委员会呈报工作。主任委员为各专业的质量改进与患者安全管理第一责任人。

    4.3 **职能部门**:质量管理的实施者,按照科室职能分工和医院年度质量监测重点,确立本职责范围内的质量与安全管理重点,指导、监管、协调医院质量和患者安全计划的实施,为医院内负责质量和患者安全的人员提供支持并实施培训。

    4.4 **科室质量与安全管理小组**:负责本科室质量改进工作,科室主任为科室质量与安全管理第一责任人。

    4.5 **质量控制科作为质量管理协调部门,负责质量与安全的日常工作**

        4.5.1 根据院领导及医院质量与安全管理委员的工作思路,制订年度质量与安全管理计划。

        4.5.2 收集、分析、汇总、总结质量与安全管理项目及改进情况。

        4.5.3 汇总各职能科室质量与安全监督结果,报医院质量与安全管理委员会审议,审议结果呈报上级主管部门备案批复。

5 **内容**

    5.1 **完善医院质量和安全管理框架,促进有关质量改进与患者安全制度的制定和落实**

        5.1.1 医院质量管理组织包括医院质量与安全管理委员会、各质量相关专业委员会、质量管理部门、各职能部门、各科室质量与安全管理小组。

        5.1.2 各委员会按照职责开展相关的质量与安全管理工作,每季度召开委员会会议,向医院质量与安全管理委员会汇报工作。通过医院内网、质量简报等形式每季度发布医疗质量信息。

    5.2 **确定医院年度院级优先级监测指标**

        5.2.1 在医院层级和各个科室/部门层级,均设立质量监测指标和质量改进项目。根据医院的战略发展目标、国际患者安全目标、JCI指标库指标和医院数量大、风险高、易出错的项目,选择重点改进项目,即医院优先级监测指标。经院长提议,医院质量与安全管理委员会评估,院办公会通过,确定下列指标为院级优先级监测指标。

5.2.1.1　国际患者安全目标。

　　5.2.1.1.1　患者身份识别正确率(责任科室:护理部)。

　　5.2.1.1.2　病区检验危急值处置时间≤10分钟病例符合率(责任科室:质量控制科)。

　　5.2.1.1.3　高危药品存放合格率(责任科室:药学部)。

　　5.2.1.1.4　手术室手术 Time – Out 完整执行率(责任科室:质量控制科)。

　　5.2.1.1.5　医务人员手卫生依从性(责任科室:感染控制科)。

　　5.2.1.1.6　住院患者因跌倒所致二级、三级伤害的发生率(责任科室:护理部)。

5.2.1.2　临床实践指南、临床路径监测指标。

　　5.2.1.2.1　急性缺血性脑卒中患者溶栓治疗 DNT 达标的比例(责任科室:神经内科)。

　　5.2.1.2.2　消化道早癌发现率(责任科室:消化内科)。

　　5.2.1.2.3　ICU 患者死亡率(责任科室:呼吸与重症医学科)。

　　5.2.1.2.4　色素性皮肤肿瘤皮肤镜诊断与病理诊断的符合率(责任科室:皮肤科)。

　　5.2.1.2.5　缺铁性贫血临床路径遵循率(责任科室:肾病血液科)。

5.2.1.3　临床研究、医学教育监测指标。

　　5.2.1.3.1　临床实习生技能考核优秀率(责任科室:教学科)。

　　5.2.1.3.2　药物临床研究质控发生缺失比例(责任科室:科研科)。

5.2.2　科室/部门优先级监测指标。

5.2.3　按照《医疗质量与安全管理制度》,采取统计学方法,收集整理与分析医院质量监测指标和数据,与国家标准、医院目标、医院之间、同期之间对比分析,持续改进医疗质量。

5.3　不良事件管理

5.3.1　在全院范围内培训《医疗安全(不良)事件管理制度》及"不良事件管理信息系统"的应用,鼓励员工积极报告不良事件,并参与不良事件的分析改进工作。通过对各级、各类不良事件的分析整改,确保患者及家属和员工的安全。

5.3.2　对于下列上报的警讯事件从事件发生或察觉事件之日起45日以内完成根本原因分析。

5.3.2.1　意外死亡,包括但不限于与患者病情的自然发展或基本状况无关的死亡(如因术后感染或医院获得性肺栓塞而死亡),足月婴儿的死亡,自杀。

5.3.2.2　与患者病情的自然发展或基本状况无关的主要功能永久丧失。

5.3.2.3　手术部位错误、操作错误和患者错误。

5.3.2.4　因输注血液或血液制品,亦或移植受污染的器官或组织而造成感染慢性疾病或不可治愈性疾病。

5.3.2.5　婴儿被绑架或被盗,或者被抱错。

5.3.2.6　强奸、职场暴力,如在医院现场攻击(导致死亡或功能永久丧失)或谋杀(蓄意杀害)患者、工作人员、医学学员、探访者、来访者、供应商等。

5.3.3　收集数据,监测数据变化,缜密分析数据,持续改进医疗质量。对输血反应、严重的药品不良反应、严重的给药错误、手术前后诊断明显不符、镇静期间发生的不良事件或反应、麻醉期间发生的不良事件或反应、其他不良事件(如医源性感染、感染性疾病暴发)等要进行数据收集与分析。

5.3.4　收集分析临界差错事件,采取干预措施,阻止事件真正发生。

5.3.5　每季度对不良事件的分析、干预、改善,上报医院质量与安全管理委员会。

5.4 **成本效益分析**：×××× 年将进行"跌倒、坠床预防措施成本效益分析"。

5.5 **风险管理**

5.5.1 采用失效模式和效应分析法(FMEA)进行风险评估,针对测得的风险指数(RPN)采取预防措施,降低风险。××××年进行"检验标本转运流程失效模式和效应分析"。

5.5.2 对医院灾害脆弱性分析(HVA)排名前五位的风险项目,完成应急预案演练。

5.5.2.1 内部火灾。

5.5.2.2 信息系统故障/瘫痪。

5.5.2.3 伤医暴力事件。

5.5.2.4 院内呼吸心脏停搏。

5.5.2.5 大雪。

5.5.3 制订××××年度七大安全计划。

5.5.3.1 突发事件管理计划。

5.5.3.2 公用设施管理计划。

5.5.3.3 安全保卫管理计划。

5.5.3.4 医疗设备管理计划。

5.5.3.5 消防安全管理计划。

5.5.3.6 有害物质管理计划。

5.5.3.7 医院环境安全计划。

5.6 **建立安全文化**

5.6.1 医院领导重视并支持安全项目文化,鼓励并支持相关部门开展安全文化工作,逐渐形成安全文化氛围。

5.6.2 对员工进行质量安全培训与教育,建立不良事件无责呈报,推行质量安全奖,有效激励员工主动发现问题,强化质量意识、安全意识。

5.6.3 ××××年完成两次安全文化调查、分析,提出改进意见与建议。

5.6.4 积极开展"健康医院""进一步改善医疗服务行动计划""优质护理服务",规范服务用语,规范医疗行为,不断提高医疗质量,确保患者安全,为实现"强内涵、精管理、做暖医、创一流人文品牌医院"目标不懈努力。

5.7 **质量安全教育计划**：按照医院《××××年度培训计划安排》执行。

5.8 **资源与支持**

5.8.1 加强信息化建设,消灭信息壁垒,实现高度集成化的信息管理;保障医患、医医、院内与院外信息交流的有效、安全、完整及通达。

5.8.2 运用互联网、电子图书、期刊、报刊等,提供有价值的信息资源,满足医疗、科研、教学、管理需求。

5.8.3 通过外出参访、进修、参加各类学术会议及医院各类培训、科室业务学习,提高质量管理知识、质量改进工具、意外事件原因分析、质量监测数据分析等技能。

5.8.4 医院将根据医院发展需求,对各专业委员会提出的人力、物力、财力需求给予支持。

5.8.5 将医院《××××年度质量与安全管理计划》呈报上级主管部门,争取给予相应的人力、技能及经费投入。

6 **流程**：无。

7 相关文件

　7.1 《国际联合委员会(JCI)医院评审标准》(第六版)

　7.2 《三级综合医院评审标准实施细则》(2011 年版)

8 使用表单:无。

批准人: 　　　　　　签署日期:

审核人: 　　　　　　发布日期:

第三十九节 质量改进与患者安全管理制度

文件名称	质量改进与患者安全管理制度	文件编号	YY－XZ－××
制定部门	×××	版本号	1.0
生效日期	20××－××－××	页数/总页数	×/××
修订日期	20××－××－××	有效期至	20××－××－××

1 **目的:**明确医院质量管理和质量改进体系,推动医院质量改进与患者安全工作,提升医院服务品质和患者满意度。

2 **范围:**全院、院外协助单位。

3 **定义:**无。

4 **权责**

4.1 **医院质量与安全管理委员会:**负责督导和推进全院性质量改进工作,委员会主任委员由院长担任,院长是医院质量改进与患者安全管理第一责任人。

4.2 **各质量相关专业委员会:**负责督导和推进各领域的质量改进与患者安全工作,每季度向医院质量与安全管理委员会呈报工作。主任委员为各专业的质量改进与患者安全管理第一责任人。

4.3 **职能部门:**质量管理的实施者,按照科室职能分工和医院年度质量监测重点,确立本职责范围内的质量与安全管理重点,指导、监管、协调医院质量和患者安全计划的实施,为医院内负责质量和患者安全的人员提供支持并实施培训。

4.4 **科室质量与安全管理小组:**负责本科室质量改进工作,科室主任为科室质量与安全管理第一责任人。

4.5 **质量控制科作为质量管理协调部门,负责质量与安全的日常工作**

4.5.1 根据院领导及医院质量与安全管理委员的工作思路,制订年度质量与安全管理计划。

4.5.2 收集、分析、汇总、总结质量与安全管理项目及改进情况。

4.5.3 汇总各职能科室质量与安全监督结果,报医院质量与安全管理委员会审议。

5 **内容**

5.1 **建立医院三级质量改进和患者安全管理框架**

5.1.1 第一级为决策级,医院质量与安全管理委员会及各质量相关专业委员会决定医院质量改进和患者安全的方针、政策、方法。制订医院患者安全和质量改进年度计划,确定医院质量监测指标和医院优先级改进计划,为质量改进和患者安全工作配置相适应的资源。医院质量与安全管理委员会下设质量控制科,负责医院质量与安全管理委员会日常工作。

5.1.2 第二级为管理级,由质量控制科及各主管职能科室组成。进行医院质量与安全工作的全面推进;医院质量改进优先级项目的组织和管理;质量改进培训,质量改进资源的配备;负责和督查各部门的质量改进工作。

5.1.3 第三级为执行级,科室成立各类质量管理小组,负责组织实施本科室的质量改进工作。组织制订本科室的质量改进和患者安全计划,制定并定期修订科室内的规范性文件,确保科室内员工严格按照规章制度、临床技术操作规范、临床诊疗指南及常规等开展工作。督促本科室不良事件(包括临界差错事件)的上报,收集本科室质量监控指标并分析,组织科室内部的质量检查。

5.2 质量监测指标管理

5.2.1 对临床、管理和国际患者安全目标的指标进行监测。

5.2.2 国际患者安全目标。

5.2.2.1 正确识别患者。

5.2.2.2 增进有效沟通。

5.2.2.3 改善高警讯药品的安全性。

5.2.2.4 确保正确的手术部位、操作和患者。

5.2.2.5 降低医疗相关感染的风险。

5.2.2.6 降低患者因跌倒受到伤害的风险。

5.2.3 对于医院确定的监测指标,医院质量与安全管理委员会应该确定。

5.2.3.1 测量过程面、结构面或结果面。

5.2.3.2 可用的科学理论或证据支持测量。

5.2.3.3 测量应如何完成。

5.2.3.4 测量如何适应本院的质量改进与患者安全规程。

5.2.3.5 测量的频率。

5.2.4 制定医院质量监测指标库:医院质量与安全管理委员会应该基于本院的现状和战略发展目标,确定临床、管理和国际患者安全目标上最重要的方面进行监控,选择医院优先级监测指标。医院优先级指标由医院质量与安全管理委员会根据质量改进项目优先级指标确定,纳入年度质量改进与患者安全计划。质量控制科负责监控数据的督促和指导,定期向医院质量与安全管理委员会汇报数据监控情况。科室监测数据由科室质量与安全管理小组确定,报各质量相关专业委员会审核,科室由专人进行数据的收集和验证。

5.2.5 医院重点监测指标的实施。

5.2.5.1 确定质量改进项目优先级的标准。

5.2.5.1.1 JCI监测指标库。

5.2.5.1.2 临床路径、临床指南、专业文献。

5.2.5.1.3 医院战略发展目标。

5.2.5.1.4 国际患者安全目标。

5.2.5.1.5 高数量、高风险、易出错的指标。

5.2.5.2 指标描述。

5.2.5.2.1 描述选择该指标的原因和理由。

5.2.5.2.2 确定是否有良好的数据、有效的定义指标。

5.2.5.2.3 描述指标的分子。

5.2.5.2.4 描述指标的分母。

5.2.5.2.5 描述数据收集的频率。

5.2.5.2.6 目标值或阈值设定原则:卫生行政部门的规定或标准、国际国内行业标准、医院自身对照。

5.2.5.2.7 确定指标监测频率。

5.2.5.3 数据收集。

5.2.5.3.1 根据数据类型的不同选择不同的数据收集方法,如数据库统计、病历回溯、现场调查等等。对现场采集的数据,应避免由于人为因素导致的数据偏差。

5.2.5.3.2 目标样本及样本大小的确定。

5.2.5.3.2.1 现场检查类数据:需要现场稽查收集数据的指标,如手卫生依从性、身份识别正确率、Time - Out 完整执行率等,此类指标因数量较大,可进行抽样采集。样本量的大小可以由统计学专用的公式确定,也可以参考下表。

选择指标的每月总体数(例)	每月抽取的样本数(例)
≥640	128
320~639	64~128
64~319	64
<64	不进行抽样,全查

5.2.5.3.2.2 回顾性数据的采集:如果技术力量许可(如可通过信息系统统计数据),建议进行全样本量采集。如因人力、物力原因无法全样本采集,也可进行抽样采集。以上两个抽样数据,不可低于上表中计算的样本数,可根据实际情况酌情增加。

5.2.5.3.2.3 说明:对于分层数据采集,每一层都不能低于最低样本数 30 例。如手卫生依从性,如果分层考虑医师、护士、医技人员、保洁人员手卫生依从性,那么每组均要有 30 例样本。如果手卫生依从性不佳,就需要了解各个科室手卫生依从性差异,应进行每个科室的分层采集,即每个科室均应有 30 例样本。

5.2.5.4 数据验证:为确保指标数据的准确性和有效性,当出现下列情况时,须由第二个人使用病历和其他数据作为统计样本核查,进行数据验证。

5.2.5.4.1 执行新的监测项目(特别是有助于医院评价,或者改进一个重要的服务流程或结果的临床监测)。

5.2.5.4.2 在医院官方网站上或通过其他方式将监测数据公布于众。

5.2.5.4.3 现有的监测发生改变,如数据收集工具的改变或数据提取流程的改变,或数据提取者的变化。

5.2.5.4.4 从现有的监测得到的监测结果发生改变而无法解释。

5.2.5.4.5 数据源发生改变,如部分患者纸质病历转变为电子病历。因此,数据来源包括电子和纸质两种形式。

5.2.5.4.6 数据收集的对象发生改变,如患者的平均年龄、合并症,研究方案、执行新的实践指南、引进新技术或新的治疗方法。

5.2.5.5 验证方法。

5.2.5.5.1 回顾性数据收集。

5.2.5.5.1.1 重新收集:不同的两个人对相同的样本使用相同的方法进行验证。

5.2.5.5.1.2 准确性收集:不同的两个人对相同的样本使用相同的方法对原始数据逐条进行验证。主要用于 JCI 指标库监测指标的验证。

5.2.5.5.2 现场收集:由两人同时进行数据收集,分别记录在各自的核查表上,再对两者的数据进行比对。

5.2.5.6 验证流程。

5.2.5.6.1 选择未参与第一次数据收集工作的员工或小组,对其进行验证方法的培训。

5.2.5.6.2 确认有效的样本量:抽取的样本量应尽可能地代表总体,从原始数据的样本量中抽取,涵盖各种相关的变量因素。样本抽取量的计算标准如下。

数据来源(例)	推荐验证例数(例)
1~16	全部数据
17~160	≥16
161~480	16~48
>480	48

5.2.5.6.3 从已经确定的样本中再次收集所需要的数据。数据验证人员在进行数据收集前不能查看之前已经收集的数据。

5.2.5.6.4 原有收集数据与核实收集数据进行比较。

5.2.5.6.5 计算符合率。

$$符合率 = \frac{A}{B} \times 100\% \, (A < B)$$

5.2.5.6.6 计算符合率≥90%,则可以认为两次数据收集无差异,数据可靠。

5.2.5.6.7 计算符合率<90%,则数据不可靠,需要找出原因纠正。

5.2.5.6.8 采取整改措施后,对新的样本量进行收集,以确保达到90%以上。

5.2.5.7 数据分析。

5.2.5.7.1 数据分析要注意进行比较,使医院了解不良变化的来源和性质,重点关注改进工作。

5.2.5.7.1.1 与医院各时期的自身情况进行比较,如按月比较或按年比较。

5.2.5.7.1.2 与其他类似医疗机构进行比较,如通过参考数据。

5.2.5.7.1.3 与标准进行比较,如由评审和专业机构设定的标准或法律法规设定的标准。

5.2.5.7.1.4 与某文献中被确定为最佳或较好实践或实践指南的公认理想实践进行比较。

5.2.5.7.2 数据应通过汇总、分析,转化为有用的信息。

5.2.5.7.3 具有临床或管理经验、专业知识和专业技能的员工应参与分析过程。

5.2.5.7.4 合适的统计工具应该用于分析,了解变异和趋势,明确改进时机。

5.2.5.7.5 数据分析的频率,原则上是一个月一次,特殊情况下根据被测量对象的特性进行调整。当发现或怀疑预期情况可能会发生不理想的变化时,医院应开展缜密地分析,以确定最需要改进的地方。尤其是当水平、模式或进展趋势三方面与预期情况、公认标准、其他同级医院的数据存在不太理想的明显差异时,更应进行缜密地分析。

5.2.5.7.6 对于连续四个周期达到并超过目标值的监控指标,监控部门可降低监控频率。或者对照行业内较高水平的标准,结合医院实际,调整目标值,再进行监测。或者申请更换监测指标。

5.2.5.8　指标的监督和反馈。

　　5.2.5.8.1　指标数据呈报与医院内部公示。

　　　　5.2.5.8.1.1　指标负责部门每月10日前发送质量监测指标数据收集表至质量控制科。

　　　　5.2.5.8.1.2　质量控制科汇总,并于20日前反馈至各相关科室,科室组织讨论、分析。

　　　　5.2.5.8.1.3　质量控制科每月20日前将重点监测指标数据分析报告提交分管院导审核;每季度提交指标数据分析报告至医院质量与安全管理委员会,委员会负责审批。

　　　　5.2.5.8.1.4　医院质量与安全管理委员会每季度在医院《质量简报》、医院内网公布相关质量监测指标数据。

　　5.2.5.8.2　外部数据比较:根据医院外部机构数据及监测系统提供的数据资料,学习标杆,分析、比较相关数据与同级、同类医疗机构数据间的差异,及时讨论、分析,执行改进。

5.2.6　监测数据的持续改进工具:选择PDCA作为医院质量改善工具。

5.2.6.1　P(Plan)——计划。

　　5.2.6.1.1　针对主要原因,思考改善措施。

　　5.2.6.1.2　评价改善措施的可行性、经济性、效益性等。

　　5.2.6.1.3　对策应永久有效,而非应急临时对策。

　　5.2.6.1.4　专业文献查证、行业标准、专家共识。

　　5.2.6.1.5　对策拟订后,须获得上级核准方可执行。

5.2.6.2　D(Do)——执行。

　　5.2.6.2.1　实施拟订的对策。

　　5.2.6.2.2　对患者进行教育,明确其在接受安全和零失误的医疗保健服务中的角色。

　　5.2.6.2.3　教育员工如何在实际操作中改进流程的安全性。

　　5.2.6.2.4　对重要的安全措施、活动进行宣传。

　　5.2.6.2.5　评估安全的临床环境。

　　5.2.6.2.6　对患者进行有关离院后注意事项的培训。

　　5.2.6.2.7　对发现的不安全事件进行干预。

　　5.2.6.2.8　收集医院关于患者安全的数据。

　　5.2.6.2.9　应配备人力资源和其他资源。

　　5.2.6.2.10　计划和测试改善措施。

5.2.6.3　C(Check)——检查。

　　5.2.6.3.1　对照国家和国际实践标准,监控医疗、护理的结果。

　　5.2.6.3.2　医疗质量改进和安全管理委员会应确定测量过程面、结构面或结果面。

　　　　5.2.6.3.2.1　可用的科学理论或证据支持测量。

　　　　5.2.6.3.2.2　测量应如何完成。

　　　　5.2.6.3.2.3　测量如何适应医院的质量改进和患者安全计划。

　　　　5.2.6.3.2.4　测量的频率。

5.2.6.4　A(Action)——处置。

　　5.2.6.4.1　审核为改进质量而进行的员工调查和收集建议的活动。

　　5.2.6.4.2　回顾需要审查和重新审查的政策和流程。

5.2.6.4.3 确保所提供优质医疗服务的病历记录的结构完整性,相应的医疗行为的证据符合标准。

5.2.6.4.3.1 审查病历的核查结果和改善措施。

5.2.6.4.3.2 医务人员培训和其他改善措施。

5.2.6.4.4 监测患者满意度调查和改进活动。

5.2.6.4.4.1 检查所有患者的满意度信息。

5.2.6.4.4.2 设计和评估新方案,以提升满意度。

5.2.7 信息交流与员工培训。

5.2.7.1 质量控制科对国际患者六大安全方面取得的进展和质量改进活动的信息,定期通过 OA 网、各种会议等方式向员工发布,组织警讯事件和不良事件的分析结果在特定会议上进行通报。

5.2.7.2 质量控制科制订《年度质量培训计划》,并组织相关人员的培训。例如,对质量改进和患者安全活动中不同作用员工的培训,高层领导质量理念的培训,质量管理负责人知识、技能和具体工具的培训等。

6 流程:无。

7 相关文件

7.1 《国际联合委员会(JCI)医院评审标准》(第六版)

7.2 《三级综合医院评审标准实施细则》(2011 年版)

8 使用表单:无。

批准人: 　　　　　　　　　　签署日期:

审核人: 　　　　　　　　　　发布日期:

第四十节 院务公开制度

文件名称	院务公开制度	文件编号	YY – XZ – ×××
制定部门	×××	版本号	1.0
生效日期	20××–××–××	页数/总页数	×/××
修订日期	20××–××–××	有效期至	20××–××–××

1 **目的**:进一步深化和规范院务公开工作,促进医院民主科学管理水平和医院工作透明度,依法执业,诚信行医,构建和谐医患关系。

2 **范围**:全院。

3 **定义**:无。

4 **权责**

  4.1 **院长**:确定并审核重大、重要、特殊性院务公开事项,组织召开院长办公会、院周会等,监督公开进程。

  4.2 **主管院领导**:审核相关院务公开事项,参与监督。

  4.3 **院长办公室主任**:核查重大、重要、特殊性院务公开内容与方式,确定公开程序。参与监督,组织、拟订相关院务公开内容,并报院长审核。

  4.4 **科室/部门主任**:组织、拟订相关院务公开内容,并报院长或主管院领导审核。

  4.5 **院长办公室干事**:印发相关公文,落实相关公开任务,确保及时、准确、无误。

  4.6 **责任科室/部门干事**:落实相关公开任务,确保及时、准确、无误。

5 **内容**

  5.1 设立院务公开领导小组及院务公开监督小组。

  5.2 院务公开内容涉及的责任部门为该项院务公开的承办科室,按照"谁主管谁负责"的原则,做好职责范围内的院务公开工作。

  5.3 医院院务公开监督小组半年监督和检查院务公开工作,促进工作落实。对不履行院务公开责任,在院务公开中弄虚作假的,按规定责令整改,引起严重后果的给予党纪政纪处分,对认真实行院务公开,并取得较好成绩的科室和个人,给予表扬奖励。

  5.4 院务公开的主要内容:除涉及国家秘密、公共安全、依法受到保护的商业秘密和个人隐私以外,原则上都予以公开。并遵循"依法、真实、及时、有效"的原则,做到政策依据公开、程序规则公开、工作过程公开。

    5.4.1 向社会公开的事项。

      5.4.1.1 医院资质公开:医院依法执业登记的主要事项,包括医院等级、名称、地址、主要负责人、所有制形式、诊疗科目、床位等。

      5.4.1.2 医院布局公开:门诊、病区各科室位置格局,科室标牌;路标引导指示牌,"绿色通道"指示牌,院内交通指示牌等。

      5.4.1.3 工作人员公开:专家专栏(姓名、职称、专业特长、门诊时间介绍),本院职工、进修生、实习生佩戴不同标识胸牌上岗。

      5.4.1.4 服务规范公开:包括医德规范、医务人员行为准则、就医流程、服务规范、便民窗口、便民措施等。

5.4.1.5 收费项目公开:包括医疗服务收费项目、标准、范围和批准文号;常用药品的通用名、商品名、剂量单位、价格、生产厂家;实行政府定价的,标明最高价格及实际执行价格。

5.4.1.6 医疗信息公开:向社会定期公布人均门诊费用、住院费用和单病种收费情况。

5.4.1.7 行风建设公开:包括行风建设的主要规定、服务承诺,患者投诉信箱、投诉电话、投诉邮箱等。

5.4.1.8 其他需要对外公开的事项。

5.4.2 向患者公开事项。

5.4.2.1 医院服务公开:包括医院门(急)诊服务流程,住院服务流程,就诊时间安排,医保、农合患者住院流程,各种惠民医疗政策、咨询服务、预约服务等。

5.4.2.2 患者告知公开:包括患者的病情告知,贵重药品(自费药品)使用告知,大型检查项目告知等。

5.4.2.3 服务收费公开:包括医疗服务项目价格、药品价格,住院患者一日清单,患者出院总费用明细清单等。

5.4.3 向职工公开的事项。

5.4.3.1 "三重一大"的公开:医院重大决策、重要人事任免、重要项目安排及大额度资金使用情况公开。包括医院的中、长期发展规划和工作计划、基建项目、重点学科建设等重大问题的决策依据、参与和决策结果等。

5.4.3.2 财务管理公开:包括财务预决算,财政拨款,医疗收入、药品收支、专项资金补助,其他收入,财务支出,成本核算,医疗、教学、科研经费使用和管理等情况。

5.4.3.3 工程建设项目公开:凡工程建设项目(含大型修缮)都必须按《中华人民共和国招投标法》实行招投标。公开工程项目的审批过程、资金来源、勘察、设计、施工,监理单位的选择、工程造价,工程竣工后的验收、决算以及审计等。

5.4.3.4 集中招标采购的公开:公开药品、医疗器械、一次性医疗用品和后勤物质等集中招标采购的有关情况。

5.4.3.5 职工奖惩公开:包括各级各类先进评选奖励的对象、条件、名额、程序、确定上报人选和评选结果,职工年度考核办法和结果,对违法违纪职工及医疗事故责任人的处理等。

5.4.3.6 人事管理工作的公开:人事制度改革方案,各科室定编定岗、岗位标准,各类卫生人员的考核录(聘)用、晋级晋职、工作变动,派出国内外进修学习,职称评审以及大中专毕业生接收的办法、任职条件和推荐人选,领导干部任职,各类先进评选等。

5.4.3.7 职工权益事项的公开:包括职工工资调整,奖金、福利分配方案,住房调整、购(建)房方案,住房公积金、养老金、医疗保险和其他社会保障基金缴纳情况,新进职工招聘录用情况。

5.4.3.8 领导干部重要事项的公开:述职报告、公务接待、车辆使用、经济责任审计和党风廉政建设责任制执行等情况。

5.4.3.9 应急方案的公开:包括信息系统、收费系统等。

5.4.3.10 医疗质量、管理与安全信息的公开。

5.5 **院务公开的方式:**根据院务公开内容的具体情况采取定时公开、随时公开、事前公开和事后公开相结合等多种形式,主要通过召开职代会、全院大会、院周会以及院务公开栏、医院官方网站、医院院报、电子显示屏等方式公开,并通过建立医院发言人制度、院领导接待日制度、公布咨询电话等多种形式进行院务公开。

5.6 **院务公开的时限:**院务公开做到经常性的工作定期公开,阶段性的工作逐段公开,临时性的工作随时公开,及时更新对外公开动态性的内容,做到准确及时、集中张贴、定时更换、醒目易懂,便于职工、患者和群众查阅和了解。对于涉及群众利益的重要事项,每次公开后都要认真听取群众意见,及时做出回应。

6 流程:无。

7 相关文件

7.1 《关于全面推行医院院务公开的指导意见》(卫医发〔2006〕428 号)

7.2 《医疗机构院务公开监督考核办法(试行)》(卫医政发〔2009〕122 号)

8 使用表单:无。

批准人:　　　　　　　　　　　　　签署日期:

审核人:　　　　　　　　　　　　　发布日期:

第四十一节 总值班制度

文件名称	总值班制度	文件编号	YY－XZ－×× ×
制定部门	×× ×	版本号	1.0
生效日期	20×× －×× －××	页数/总页数	×/××
修订日期	20×× －×× －××	有效期至	20×× －×× －××

1 **目的**:确保院令畅通,规范总值班工作流程,增强值班人员应急处置能力和服务意识。

2 **范围**:全体总值班人员。

3 **定义**:无。

4 **权责**

  4.1 **一线值班人员**:由主要行政部门工作人员担任,负责协调、沟通各科室非办公时间内相关事宜。每日收集手术与医技检查工作量,会同二线值班人员进行查房,并做好查房记录与值班记录,将值班中遇到的特殊事件、重要事项上报二线值班主任。

  4.2 **二线值班主任**:会同一线值班人员进行查房,负责协调、沟通一线无法有效解决的工作,在总值班例会上将1周内工作要点向院领导汇报。

  4.3 **三线值班领导**:负责协调、沟通值班时段内二线值班主任上报的相关工作,并在院长行政例会上通报1周工作重点。

5 **内容**

  5.1 本制度所规范的是医院总值班室每日夜间及节假日值班工作。参加值班的同志应坚守岗位,履行职责,按时交接班。

  5.2 院总值班由院领导、行政职能科室负责人和主要行政部门工作人员参加,实行24小时值班制。工作内容如下:

    5.2.1 负责处理非办公时间医院的行政和业务方面的重大事宜、临时事宜,确保全院工作正常运转。

    5.2.2 接待非办公时间来访、签收文件,及时传达、处理上级指示和紧急通知。

    5.2.3 负责协调组织赴外地的出诊抢救和院内外急会诊。

    5.2.4 如遇紧急重大事件、重要疫情时,要认真做好电话记录并立即向有关部门负责人和带班院领导汇报,按照带班院领导的指示办理落实各项任务。

  5.3 值班人员要熟悉值班工作设备,掌握电话的使用与操作,值班期间认真做好值班和交接班记录。

  5.4 **值班时间**:星期一至星期五,上午12:00~下午2:00,下午6:00~次日上午8:00。节假日,上午8:00~下午6:00,下午6:00~次日上午8:00。值班人员必须按时到岗,不得擅自离开工作岗位。

  5.5 值班人员要协助做好值班室的安全和防火、防盗工作,注意维护室内卫生,爱护值班设施,在交接班记录本上每日交清公物。

  5.6 每周日晚班值班人员于每周一上午8:00在院行政办公周会上通报1周院总值班情况。

  5.7 总值班人员在履行职责期间,要掌握基本管理知识。例如,有关部门和人员的电话、疫情的处理程序、急会诊的有关程序及每日的值班记录等。

5.8 总值班在履行职责期间,遇有大型抢救,例如,车祸、中毒事件等要及时报告带班领导及上级机关。同时在接到电话10分钟内赶到现场积极组织全院力量,调配人员、物资,协同有关科室组织抢救。

5.9 总值班在遇到院内治安问题及医务人员受到人身伤害时,要协同保卫科妥善处理避免事态扩大或矛盾激化,保护医务人员患者的切身利益。

5.10 **总值班可调配的力量**

5.10.1 急诊科、临床科室人员:如遇大型抢救、院内急会诊,请在10分钟内赶往现场。可调配内科总住院医师、各临床科室值班医生前往诊治分诊患者,同时通知各科主任及时补充医务人员。

5.10.2 全院医技科室值班人员:包括检验、放射、超声、影像、药房等部门值班人员。

5.10.3 后勤、财务、保卫等部门值班人员:包括总务科及所属班组、住院处、收费处、保卫科值班人员。

5.10.4 在汛期值班中,对防汛工作保持高度警惕。接到本地区或市卫健局电话通知后,立即组织防汛小分队队员来院集合,随时出发执行任务。

5.11 **总值班的日常性工作**

5.11.1 组织抢救:调动有关医务人员,协调科室间的关系。

5.11.2 处理投诉:分析原因、耐心说明、淡化矛盾,以求公平合理的解决。

5.11.3 办理欠费:接到急诊科收治"110""120"欠费患者,院总值班协调,及时通知住院处、收费处按相关程序办理。办理过程中可扣押当事人的有效证件(身份证、工作证、驾驶证)并请其签字留据,嘱其尽快还款。有条件的,还可通知患者单位。对于牵涉治安、交通方面欠费的,还要设法通知派出所、公安分局及交通管理部门。

5.11.4 协调床位:如遇临床科室须收治急诊患者,但暂无床位,总值班协调有关科室,借床以解患者之急。

5.11.5 取血:如遇紧急用血,总值班通知"120"值班车辆会同输血科值班人员到中心血站取血。

5.11.6 借仪器:为急需科室协调呼吸机、监护仪等抢救设备。详见设备科提供的仪器分布情况。

5.11.7 开通协作单位绿色通道:详见宣传策划部提供的有关单位绿色通道协议。

5.11.8 如遇非"110"或非协作单位运送的生命垂危须抢救的贫困患者,总值班在住院证上代为签字,本着救死扶伤的人道主义精神按医疗原则、程序进行办理,以便患者得到及时抢救。

5.11.9 接上级指令性任务、会议通知等,如需协调处理的紧急事宜,及时请示带班领导,按领导指示办理。

5.11.10 如遇媒体采访,及时通知带班领导,按领导指示办理。

5.11.11 解决临时性问题。

5.12 **院总值班工作程序(举一夜班为例)**

5.12.1 提前10分钟正式接班。

5.12.2 熟悉掌握总值班须知。

5.12.3 病房或急诊科出现问题应在10分钟内到达现场了解并处理。如遇重大抢救和重大突发事件,要报告带班领导后再报省卫生健康委员会总值班。

5.12.4 对于患者投诉,要热情接待,在不违反医疗原则的情况下,设法为患者解决问题。

5.12.5 如遇外伤、脑外伤、烧伤及传染病等需要转院时,一定要先行联系,说明情况之后再做安排。

5.12.6 在值班过程中,对发生的每一件事情,都要详细记录(包括时间、地点、人员、事件内容、处理结果等)。

5.12.7 次日上午8:00,总值班人员做好工作交接。

6 流程:无。

7 相关文件:无。

8 使用表单:无。

批准人: 签署日期:

审核人: 发布日期: